10일 동안
익히는
생활 한의학

슬기로운 건강생활

DOTORI

초판 1쇄 인쇄 2021년 6월 26일 인쇄
초판 1쇄 발행 2021년 7월 10일 발행

지은이 황만기
편집 정윤정
표지 본문디자인 정윤정 손원선
마케팅 김상열

펴낸곳 도토리
펴낸이 권우석

주소 서울특별시 강서구 마곡서로 56 SB 타워 3차 906호
전화 02.929.4547
팩스 02.929.4548

메일 dotorimedia@naver.com
블로그 blog.naver.com/dotorimedia

ISBN 979-11-91733-05-1 13510

올해(2021년)는 개인적으로 매우 특별한 해입니다. 경희대학교 한의과대학 파릇파릇한 새내기 신분으로 한의학에 입문했던 21세 청년 한의학도 황만기가, 30년이라는 긴 세월을 하루하루 나름 잘 버텨내며 어느새 51세 중년 임상한의사 황만기가 된 것입니다. 지난 시간 동안 헤아릴 수 없이 많은 국내·외 남녀노소 다양한 환자들을 최선을 다해 치료해 오면서, 스스로 돌이켜 보았을 때 부끄러움 없이 매일매일 조금씩 더 진일보되는 상황을 계속 이어가기를 늘 간절히 소망해 왔습니다. '배우는 과정에서의 고통스러움'이나 '고난을 통해서라야 결국 얻어지게 되는 지식이나 지혜'를 일컬어 '파테이 마토스(Pathei Mathos)'라고 표현하지만, 한의학을 공부해오고 실천해왔던 30년의 시간은 제게 오히려 즐거움과 행복의 나날들이었던 것 같습니다.

이번에 발간되는 '슬기로운 건강생활'은 그동안 제가 공부(연구)하고 경험(적용)해 왔던 78개 분야의 임상적 내용들을, 10일 정도의 시간만 투자해서 읽으면 모두 독파할 수 있을 정도로 아주 핵심적인 정보들만 추려서 간결하게 압축 정리한 것입니다. 14세기에 발간된 조반니 보카치오(Giovanni Boccaccio)의 '데카메론(Decameron)'이 '10일 동안의 이야기'라고 번역되는데, 그 책이 페스트(흑사병)가 창궐했던 엄혹한 시대적 배경 속에서 탄생되었다는 역사적 사실이, 코로나(COVID-19)가 아직도 계속 지속되고 있는 감염병 시대 속에서 살고 있는 제게 위와 같은(10일) 형식적 차원의 아이디어를 주었습니다.

한의학에서는 '면역'을 일컬어 수천 년 전부터 '정기(正氣 : 올바르게 균형 잡힌 기운 상태)'라는 개념으로 파악해 왔는데, '正氣存內 邪不可干(정기존내 사불가간)'이라는 매우 유명한 한의학적 명제는 현재의 코로나(COVID-19)를 비롯해서 앞으로도 계속 매년 마다 창궐할 가능성이 높은 각종 바이러스성 감염성 질병에 근본적으로 대처할 수 있는 임상의학적 실마리를 제공해 줍니다.

'면역의 시대'를 살아가고 있는 지금, 이 책을 읽으시는 모든 분들께서 본인의 건강과 사랑하는 가족의 건강을 '면역학적 차원'에서 현명하게 챙길 수 있는 10일 동안의 한의학적 지혜의 여정에 동참해 보시면 어떨까 생각됩니다. 고(故) 신영복 선생님께서 강조하신 성숙한 시민적 삶의 태도, 즉 '내게 주어진 일에 무력하지 않고, 내가 보탬이 될 수 있는 일에 무심하지 않을' 수 있는, 따뜻하면서도 단단한 지적 기반을 조금 더 갖추시는 데 어느 정도 도움이 되시리라 감히 생각합니다.

본문의 원고가 마무리되고 서문을 작성하고 있는 적막한 공수신퇴(功遂身退)의 시간에, 마지막으로 아래와 같은 쑥스러운 다짐 하나를 스스로에게 해보려 합니다.

저는 얼마 전 우연히도, 대한민국의 자랑 윤여정 배우님의 데뷔 50주년 기념 축하 파티 현장 스케치 동영상을 감동적으로 보았습니다. 그녀를 마음속 깊이 존경하고 사랑하는 후배들을 바라보며 편안하고 넉넉한 미소를 짓는 '평생 현역'인 그녀를 보면서, 진정한 인생의 승리자라는 생각이 들었습니다. 앞으로 20년 후, 나도 저렇게 '평생 현역'으로서 환한 표정을 짓고 싶다는 간절한 욕망을 가지게 되었습니다.

대단한 소명 의식을 가진 것은 아니지만, 저는 환자들을 진정으로 나의 가족으로 생각하고 진료하려는 현재의 정신 자세를 앞으로도 계속 견지할 것이며, 나에게 도움을 요청한 환자들에게 적어도 건강상에 위해를 끼치는 일을 지시하거나 처방하는 일은 없을 만큼의 임상적 실력을 더욱 높은 수준으로 갖추어 나갈 것이며, 내 스스로가 병들었을 때 '누군가가 나처럼만 좀 진료해 주었으면 좋겠다'라고 진심으로 바랄 정도의 자부심을 언젠가는 끝내 성취할 수 있도록 꾸준히 노력하겠습니다.

'이 글을 읽으시는 모든 분들의 건강'을, 마음으로 기도드립니다. 감사합니다.

2021년 5월, 서초 아이누리 한의원 진료실에서

저자 황만기 원장 드림.

Day 02

Day 03

Day 04

┃ Day 05 ┃

Day 06

Day 07

Day 08

Day 09

Day 10

DAY
01

공황장애 | 건망증 , 경도 인지장애 , 알츠하이머 치매

골절 | 만성염증 | 골다공증 | 허약아 체질개선

폐경기 증후군, 갱년기 증후군

공황장애

급성 공황발작, 공황장애 완화법

공황장애란?

공황장애(panic disorder)란 심한 불안 발작과 이에 동반되는 다양한 신체 증상들이 아무런 예고 없이 갑작스럽게 발생하는 불안장애의 하나입니다. 예전에는 일반인들에게 공황장애가 많이 알려지지 않았지만, 요즘은 여러 연예인이나 유명인들이 공황장애를 겪고 있는 것을 밝히면서 알려지기 시작했습니다. 생각보다 많은 분들이 공황장애를 앓고 계시고 치료를 통해 건강한 생활을 유지하시고 계십니다. 공황장애는 대부분 치료로 인해 증상의 큰 호전을 보이고, 많은 경우 완치가 가능합니다.

공황은 공포와 유사한 의미를 갖는데 영어로는 'panic'이라고 합니다. 공황의 어원은 그리스의 신화에서 시작됩니다. 그리스 신화의 판(Pan)은 반인반수의 목신인데, 그 성격이 어찌나 포악한지 대낮에 낮잠을 방해받으면 크게 노하여 인간과 가축에게 공포와 공황을 불어넣었다고 하여 'panic'이라는 단어가 만들어졌습니다.

공황이란 쉽게 말하면 생명에 위협을 느낄 정도의 상황에서 오는 갑작스러운 공포감을 말합니다. 따라서 공황 상태는 실제로 생명에 위협을 받는 상황이라면 누구에게서나 정상적으로 나타날 수 있는 우리 몸의 반응입니다.

하지만 공황발작은 특별히 위협을 느낄만한 상황이 아닌데도 불구하고 신체의 경보 체계가 오작동을 일으키며 위협을 느끼는 상황에서와 같은 반응을 일으키는 병적인 증상입니다.

예를 들어, 밤에 혼자 외진 길을 가다가 칼을 든 강도를 보았다고 상상해 보세요. 누구나 머리카락이 쭈뼛쭈뼛 서거나, 눈동자가 왕방울만하게 커지고, 입이 쫙 벌어지며, 심장이 급격하게 두근거리고, 숨이 턱턱 막히며, 손발 등 온몸이 떨리는 등의 반응을 보이면서 '나는 죽었구나'하는 엄청난 공포감을 맛보게 될 것입니다.

실제 위험한 상황에서 나타나는 불안은 우리가 스스로를 보호할 수 있게 도와주는 중요한 기능을 가지고 있습니다. 극한 상황에서 아무런 불안을 느끼지 않는다면 우리는 생명을 유지하기 어렵거나 크게 다치기 쉬울 것입니다. 따라서 불안의 일차적인 목적은 자신을 위험으로부터 보호하는 것입니다.

하지만 위험한 상황이나 불안을 느껴야만 하는 상황이 아닌 평상시에 이런 경험을 시도 때도 없이 하게 된다면 일상적인 생활을 제대로 이어가기 어려워질 수밖에 없습니다. 바로 이러한 상태가 공황장애입니다.

공황장애의 원인

공황장애를 보통 정신과에서 치료하다 보니 많은 분들이 공황장애가 마음이 약하고 겁이 많아서 생기는 것이라고 생각하시는 경우가 많습니다. 그래서 '나는 그렇게 심약한 사람이 아닌데 내가 공황장애에 걸릴 수는 없다'고 생각하는 경우도 많습니다. 때문에 검사를 해보면 몸에 아무런 이상이 없어서 신경성 증상 같다는 말을 흔히 듣기도 합니다.

하지만 현재까지 공황장애는 '신경생물학적 원인'에 의해 설명을 하는 것이 가장 적절한 것으로 알려져 있습니다. 이외에도 유전적, 심리 사회적 요인들이 같이 작용을 하고 있습니다.

신경생물학적 원인에 대해 간단히 알아보면 공황발작을 일으킬 수 있는 물질들이 있습니다.

공황발작을 일으킬 수 있는 물질들은 중추신경계의 노르에피네프린, 세로토닌, GABA 수용체에 작용하는 신경화학적 물질과 과호흡, 생체 내의 산-염기 균형을 깨뜨리는 호흡 관련 물질로 나누어집니다.

사람은 불안해야 하는 상황에서 불안을 느끼는 것이 당연한데 이때에는 뇌의 편도핵이라는 기관이 불안을 느끼게 해 주는 여러 기관을 중개합니다.
불안하지 않을 상황을 잘못 인지해서 공포스럽게 받아들이는 데에는 대뇌 피질이, 공포에 대해 도망가거나 얼어버리게 하는 반응을 일으키는 데에는 뇌의 회백질이 이 기능을 담당합니다.

땀이 나거나 가슴이 뛰는 등의 교감신경계와 호르몬의 분비를 자극시키는 것은 시상하부가, 중추신경계에서의 노르에피네프린 분비를 자극시키는 것은 청반이 역할을 하며, 이들은 편도핵과 함께 중추신경기관에서 불안을 종합적으로 조정하는 역할을 하게 됩니다.

공황장애를 가진 환자의 경우 그 가까운 친척들이 공황장애를 앓게 되는 경우가 일반 인구에 비해 10배 정도 더 많은 것으로 알려져 있습니다. 일란성 쌍둥이의 경우, 한쪽이 공황장애를 앓을 때 다른 쪽이 역시 공황장애에 걸릴 확률이 45% 정도나 됩니다.

최근 들어 유전적 원인에 대한 연구가 많이 이루어졌지만 아직 공황장애와 관련이 있다는 특정한 유전자나 염색체 부위가 밝혀지지는 않았습니다.

공황발작의 대표적인 증상

- 호흡이 가빠지거나 숨이 막히는 듯한 느낌이 듭니다.
- 어지럽고 휘청휘청하거나 졸도할 것 같은 느낌이 듭니다.
- 맥박이 빨라지거나 심장이 마구 뜁니다.
- 손발이나 몸이 떨립니다.
- 땀이 납니다.
- 누가 목을 조르는 듯 질식할 것 같은 느낌이 듭니다.
- 메슥거리거나 토할 것 같습니다.
- 딴 세상에 온 듯한 느낌이 들거나 자신이 내가 아닌 듯한 느낌이 듭니다.
- 손발이 저릿저릿하거나 마비되는 느낌이 듭니다.
- 화끈거리는 느낌이나 오한이 듭니다.
- 가슴 부위에 통증이나 불편감을 느낍니다.
- 죽을 것 같은 공포를 느낍니다.
- 미쳐버리거나 스스로 통제를 할 수 없게 될 것 같은 두려움을 느낍니다.

위에서 열거한 증상들 중 4가지 이상의 증상이 갑작스럽게 발생하여 점점 심해져서 10분 이내에 최고조에 달하는 경험을 하셨다면 공황발작을 경험하신 것입니다.

대개의 공황발작은 10분 이내에 급격한 불안과 동반되는 신체 증상이 정점에 이르며, 20~30분 정도 지속되다가 저절로 사라지게 됩니다. 증상이 1시간 이상 지속되는 경우는 드뭅니다.

공황장애 환자들도 하루 종일, 늘 공황발작을 경험하는 것은 아닙니다. 증상의 빈도는 개인에 따라 차이가 큰데 1년에 몇 차례만 나타나는 경우도 있지만 심할 경우 하루에 몇 번씩 공황발작을 경험하기도 합니다.
공황발작이 없는 동안에도 다시 공황발작이 나타나면 어떻게 하나 걱정하게 되는 예기불안이 지속적으로 존재하는 경우가 많습니다. 그래서 많은 환자들이 공황발작의 고통보다 예기불안의 고통 때문에 생활에 어려움이 생기는 경우를 경험하게 됩니다.

소아청소년 공황장애

소아청소년 시기에도 공황장애가 나타날 수 있습니다. 소아청소년 공황장애(Panic Disorder in Children and Adolescents)는 비교적 주위에서 자주 관찰할 수 있으면서도 적절한 조기 집중 관리를 통해서 충분히 치료가 가능한 질병입니다.
 공황발작 또는 공황장애의 평생 유병률은 약 3~4% 정도인데, 공황장애는 대개 청소년기에 시작되지만, 정신적 스트레스가 많을 때는 아동기부터 발병하는 경우도 드물지 않습니다. 가족적인 경향이 있기도 합니다.

만약 조기 진단과 조기 집중 치료가 적절히 이루어지지 않는다면 공황장애와 그 합병증은 매우 파괴적일 수 있습니다. 공황발작은 소아와 청소년의 대인 관계, 학업 그리고 정상적인 심리·행동 발달을 크게 방해합니다.

공황장애를 가진 소아와 청소년은 대부분의 시간 동안(공황 발작을 하지 않을 때조차도) 커다란 불안감을 마음속으로 강하게 느끼게 됩니다.

어떤 경우는 공황 발작이 일어날까 두려워서 특정한 장소 또는 주변의 도움을 받을 수 없는 상황들을 적극적으로 피하기 시작합니다. 예를 들어, 아동은 학교 가는 것이나 부모와 헤어지는 것을 매우 꺼려합니다. 매우 심한 경우, 공황장애 소아나 청소년은 집을 잠시 나서는 것조차도 심각할 정도로 두려워할 수 있습니다. 특정한 장소나 상황을 회피하는 이런 양상을 광장공포증(agoraphobia)이라고 부릅니다.

공황장애를 가진 일부 소아청소년은 심한 우울증에 빠질 수 있으며 자살의 위험성이 크게 높아집니다. 일부 공황장애를 가진 청소년들은 불안을 감소시키기 위한 나쁜 시도로 술이나 마약 등에 의존하기 때문에 더욱 큰 건강상의 위협이 됩니다.

공황장애에 대한 조기 집중 치료는 광장공포증, 우울증, 물질 남용 등과 같은 공황장애 합병증을 예방할 수 있습니다.

끔찍한 기억을 떠올리게 되는 큰 자동차사고 또는 가족 간의 갈등 그리고 무서운 영화나 드라마를 본 이후 소아청소년 중 일부 아이들에게서 이러한 공황장애 증상이 발현될 수 있으니 주의해야 합니다.

사실 아이들의 경우 이러한 증상이 실제로 나타나더라도 표현을 쉽게 할 수가 없고, 스스로 자신에게 공황장애가 있음을 인지하는 것이 힘들다 보니, 자신에게 갑자기 닥친 상황에 놀라면서 어쩔 줄 몰라 하더라도 구체적인 도움을 요청하는 것이 현실적으로 힘든 일입니다. 그래서 소아청소년 공황장애 또는 어린이 공황장애가 사회적으로 크게 두드러지지 못했던 것이 아닐까 싶기도 합니다.

지금부터라도 늦지 않았으니 아이들에게도 이러한 증상들이 언제든지 나타날 수 있다는 것을 잘 인지시켜 주고, 성인과 다름없이 특정한 상황에서 심각한 불안과 공포감을 느끼는 아이들이 있다면 최대한 빨리 대응할 수 있도록 구체적인 치료적 도움을 주어야 할 것입니다.일반적인 정신 질환과는 다르게 공황장애는 '예기불안'이라는 증상 때문에 더욱더 많이 괴로운 증상입니다. 외부의 자극이 없어도 언제든 공황 발작을 겪었던 상황이 나타날지도 모른다는 불안감에 휩싸여 항상 숨이 막히고 가슴이 두근거리며 식은땀이 나기도 합니다. 소아청소년들에게 이런 상황이 반복된다면 올바른 정서 발달에 지장이 생길 수밖에 없습니다. 심각한 경우에는 대인기피증이나 사회공포증, 우울증 등의 다른 정신 질환이 나타나서 더 심한 고통에 빠질 수도 있습니다.

성장이 모두 완료된 성인들과는 달리 좋은 환경에서 행복한 마음과 즐거운 마음으로 자라야 할 성장기의 아이들에게는 너무나 부정적인 문제일 수밖에 없습니다. 가족과 가까운 주위 사람들의 꾸준한 관심과 사랑이 소아청소년 공황장애를 예방하고 치료해 나가는 데 있어 매우 큰 임상적 도움이 될 수 있습니다.

한의학에서 바라보는 소아청소년 공황장애

동의보감 분류에 따라 한의학에서는 소아청소년 공황장애를 경계(驚悸), 정충(怔忡), 심담담대동(心澹澹大動)으로 표현하고 있습니다.

경계는 증상이 비교적 가벼우며 발작 시간이 짧은 심장의 두근거림을 지칭하는 표현이고, 정충은 경계가 조금 더 진행된 것으로 좀 더 만성적이고 지속적인 두근거림 및 불안을 말합니다. 심담담대동은 경계, 정충보다 조금 더 심한 상태를 가리키는 용어입니다.

공황장애의 원인을 현대 한의학에서는 크게 심열(心熱) 및 담음(痰飮)과 혈허(血虛)로 접근하고 있습니다.

심열이란 누적된 스트레스 등으로 인해 자율신경의 실조 상태를 의미하는 표현이고, 담음이란 몸의 비정상적인 체액의 흐름, 즉 수액 대사의 비생리적 정체 상태를 말하며, 혈허는 국소부위의 혈액 순환의 저하 또는 혈액 부족을 의미합니다.
현대 한의학에서는 공황장애를 단순한 일부 뇌의 문제나 정신적 문제로 보는 게 아니라 전인 의학적 관점에서 접근하고 있습니다.

한의원에서 치료를 받을 때 소아청소년 공황장애의 기본 치료 기간은 약 6개월~1년 정도의 기간을 설정하고 있습니다. 대부분의 공황장애 환자들이 한의학적 치료 과정 중에 초반에는 증상의 호전과 악화를 반복하는 면이 있지만 대개 치료가 진행되면서 점차 그 강도가 약해져 갑니다. 이후 어느 정도 안정기가 형성되면 단순히 이완 훈련을 반복하는 정도에서 극복할 수 있게 됩니다.

소아청소년 공황장애 극복에 도움이 되는 한약 처방

소아청소년 공황장애를 포함해서 소아청소년 이상 행동(부적응 행동)에 대해서 마음과 행동을 모두 평온하게 만들어 주면서 부작용도 거의 없는 유명한 한약 처방 하나를 소개해 보겠습니다. 바로 '억간산(抑肝散)'이라는 처방입니다.

먼저 소아청소년 이상 행동(부적응 행동)은 굉장히 광범위하게 존재하는데 흔하게 관찰되는 임상 증상은 다음과 같습니다.
잦은 경기(경련) 발작, 야뇨증, 야경증, 야제증, 틱, ADHD, 짜증스런 성격, 분노조절 장애, 공격적 행동(잦은 욕설, 툭하면 고래고래 괴성을 내며 소리 지르는 행동), 신경증, 불면증, 소아감증(小兒疳症: 몸이 계속 여위는 증상), 히스테리, 신경증, 자폐증 등 발달 장애, 이갈이, 피해망상, 의욕저하, 목적 없는 행동(배회), 수면 장애, 우울증, 불안증, 공황장애(공황발작), 이유 없이 잘 우는 행동, 사회공포증 등입니다.

사상체질의학적으로 판단해 보면 이러한 이상 행동들은 보통 소양인(少陽人)에게서 흔히 관찰됩니다.
억간산은 조구등(釣鉤藤), 백출(白朮), 백복령(白茯苓), 당귀(當歸), 천궁(川芎), 시호(柴胡), 감초(甘草) 등 총 7가지 약재로 구성된 한약 처방으로 다양한 소아청소년 신경정신과 장애에 매우 오랫동안 임상 현장에서 처방되었습니다.

최근에는 파킨슨병(Parkinson's disease), 치매(Alzheimer's disease)와 같이 노인들에게 흔한 퇴행성 신경계 질환에도 광범위하게 적용되고 있습니다.
억간산(抑肝散)은 중국 명나라(1555년) 때 유명한 황실 어의였던 설개(薛鎧)·설기(薛己)가 공동 집필한 한방소아청소년과 전문 서적인 '보영촬요(保嬰撮要)'에 처음 등장하는 한약 처방인데, "자모동복(子母同服)"이라 하여 "엄마와 아이가 가급적 같이 복용하는 것이 더욱 좋겠다"라고 적혀 있기도 합니다. 아빠의 육아 참여가 점차 늘어나는 요즘의 경우라면 부모가 모두 아이와 같이 복용하는 게 바람직하리라 생각됩니다.

억간산의 약리학적 작용 기전으로는 글루타민산 신경계, 세로토닌 신경계의 작용에 관한 과학적인 논문 보고가 이미 2000년대 이후 널리 알려지게 되었습니다.

억간산에 의한 공격성 억제 및 항불안 작용, 항산화 작용 및 항염증 작용에 의한 '뇌 보호 효과'도 최근 과학적 논문을 통해 학계에 보고되었습니다.

특히 억간산의 '항 스트레스 효과'를 입증하는 논문이 2017년 3월에 일본에서 발표되었는데, 스트레스와 관련된 신경단백인 오렉신(orexin) 분비를 억간산이 유의미하게 감소시킨다는 사실이 확인되었습니다. 더군다나 2017년 4월에는 억간산의 '사회성 개선 효과'를 입증하는 논문도 발표되었는데, 사회적 고립에 의해서 발생되는 신경발달 장애·행동 장애 실험 모델에서 억간산이 사회성 개선 효과 및 주의력 개선 효과를 보이는 것이 과학적으로 입증되었습니다.

공황발작 또는 공황장애 등과 같은 감당하기 힘든 소아청소년 시기의 이상 행동(부적응 행동) 증상이 나타났을 때에는, 시간이 흐르기만을 기다리지 말고 가까운 한의원에 아이와 함께 내원하여서 체질적 편향성을 먼저 진찰을 통해 확인하고, 과학적으로도 그 임상적 효과가 뚜렷하게 입증된 억간산 처방을 꾸준히 복용하면 많은 도움이 됩니다.

급성 공황발작, 공황장애를 완화하는 방법

우선 갑자기 공황발작이 일어나면, 전중(膻中)과 내관(內關)혈 부위를 눌러주고 지압해주는 방법이 좋습니다.

전중(膻中)은 양쪽 유두의 정중점이고, 내관(內關)은 손목 안쪽 중점에서 약 3~4cm 올라간 곳입니다. 위 혈 자리를 자극해주면 불안감과 심장이 두근거리는 증상이 줄어드는 효과가 있습니다.

혈 자리 지압법 외에 가장 쉬운 방법이 호흡운동입니다.

공황장애를 앓고 있는 환자분들 대부분이 비정상적인 호흡 패턴을 가지고 있거나 호흡근 및 호흡 보조 근들이 많이 굳어있거나 긴장되어 있는 경우가 많습니다. 따라서 호흡근 즉 횡격막을 좀 더 편안하게 만들어 주고, 호흡 보조 근들을 이완시켜 주는 방법이 치료에 상당히 큰 도움이 됩니다. 즉, 흉식호흡보다는 복식호흡을 하되 한 호흡에 3~6초 정도를 유지하면서 천천히 숨을 쉰다면 호흡근들이 이완이 쉽게 됩니다.

그 외에 일상생활에서는 카페인 음료, 알코올을 과도하게 섭취하면 증상이 악화되므로 카페인음료나 알코올 섭취를 줄이시는 것도 많은 도움이 됩니다.

건망증, 경도 인지장애, 알츠하이머 치매

기억력 향상 및 두뇌 건강 보호 음식

건망증, 경도 인지장애, 알츠하이머 치매란?

건망증

책상 위에 둔 서류를 찾아 온종일 사무실을 뒤지고 손에 열쇠를 든 채 자동차 앞에서 안절 부절못한다거나 벨이 울리자 전화기 대신 다리미를 들었다는 등 건망증으로 인해 벌어진 일들이 분명히 한두 번쯤 있으셨을 것입니다.

건망증은 치매의 초기 증상일 수는 있지만 건망증이 곧 치매는 아닙니다. 하지만, 건망증이 갑자기 너무 심해진 경우 치매로 갈 가능성은 정상인보다 4.5배 높습니다. 원래 건망증이 심하다면 걱정할 필요는 없지만 근래 들어 건망증이 심해진 경우라면 적극적인 예방과 진단, 노력이 필요합니다.

건망증은 단순 건망증과 병적 건망증으로 분류됩니다.
단순 건망증은 정보를 기억하는 상황에서 충분히 주의를 기울이지 않아 기억 자체가 불완전하게 저장되어 생깁니다. 이야기를 대충 흘려듣거나 여러 가지 일을 한꺼번에 하는 상황에서 주의가 분산될 때 주로 나타납니다. 하지만 기억을 떠올리려 했을 때 세세한 부분까지 기억해 내긴 어려워도 연관된 정보를 주면 내용을 바로 기억해 냅니다.

반면 병적 건망증은 치매의 한 종류인 알츠하이머의 초기 증상으로 새로 알게 된 정보나 지식이 아예 해마에 입력되지 않아 힌트를 주어도 기억해 내지 못합니다. 식사를 하고 상을 치운 뒤 식사를 깜박했다며 다시 상을 차리거나, 방금 한 이야기나 질문을 되풀이하는 것이 대표적인 예입니다.

원인은 학습과 기억에 필요한 신경 전달 물질을 생산하는 신경세포가 빠른 속도로 죽어 없어지기 때문입니다. 신경세포가 줄어들면 뇌는 쪼그라들고 시냅스가 약해지면서 신경세포의 기능도 떨어집니다. 시냅스를 통해 전달되던 외부 자극도 해마로 전달되지 못하면서 기억을 만들지도 저장하지도 못하는 상태가 됩니다.

불안증이나 우울증이 있는 경우이거나 심각한 스트레스 상황에 지속적으로 노출되어있는 경우에는 집중력 저하로 인해 일시적인 기억 저하가 흔히 일어납니다. 이것은 기억의 문제라기보다는 오히려 집중력에 문제가 있는 경우라 할 수 있습니다. 임상적으로 우울이나 불안이 호전되고 이와 함께 건망증이 사라지는 경우가 매우 많습니다.

경도 인지장애(mild cognitive impairment)

동일 연령에 비해 인지기능이 떨어져 있으나 일상생활 동작의 독립성은 보존되어있는 상태로 정의됩니다. 경도 인지장애 환자들이 대부분 알츠하이머병의 병리 증상을 보이고, 임상적으로 알츠하이머병의 전구 단계라고 간주됩니다.

역학연구 결과, 경도 인지장애는 알츠하이머병으로 이행할 수 있는 고위험군으로 지목되고 있는데, 정상 대조군이 매년 1~2%의 비율로 치매로 전환되는 데 비해 경도 인지장애에 속하는 환자는 매년 10~15%의 비율로 치매, 특히 알츠하이머병으로 이행됩니다.

경도 인지장애 상태는 알츠하이머병을 가장 이른 시기에 발견할 수 있는 단계이며 치료 효과를 극대화 시킬 수 있다는 점에서 임상적으로 매우 중요합니다.

알츠하이머병(alzheimer's disease)

치매를 일으키는 가장 흔한 퇴행성 뇌질환으로 서서히 발병하여 기억력을 포함한 인지기능의 악화가 점진적으로 진행되는 질병입니다. 전체 치매 환자의 60~70%를 차지합니다.

알츠하이머병은 1907년 독일의 정신과 의사인 알로이스 알츠하이머(Alois Alzheimer) 박사에 의해 최초로 보고되었습니다. 알츠하이머병은 매우 서서히 발병하여 점진적으로 진행되는 경과가 특징적입니다.
초기에는 주로 최근 일에 대한 기억력에서 문제를 보이다가 진행하면서 언어기능이나 판단력 등 다른 여러 인지기능의 이상을 동반하게 되다가 결국에는 모든 일상생활 기능을 상실하게 됩니다.

알츠하이머병은 그 진행 과정에서 인지기능 저하뿐만 아니라 성격 변화, 초조행동, 우울증, 망상, 환각, 공격성 증가, 수면 장애 등의 정신행동 증상이 흔히 동반되며 말기에 이르면 경직, 보행 이상 등의 신경학적 장애 또는 대소변 실금, 감염, 욕창 등 신체적인 합병증까지 나타나게 됩니다.

알츠하이머병의 호발 연령은 65세 이후이나 드물지만 40~50대에서도 발생합니다. 발병 연령에 따라 65세 미만에서 발병한 경우를 조발성 알츠하이머병, 65세 이상에서 발병한 경우 만발성 알츠하이머병으로 구분할 수 있습니다.

알츠하이머병의 정확한 발병 기전과 원인에 대해서는 정확히 알려지진 않았습니다.

현재 베타 아밀로이드(beta-amyloid)라는 작은 단백질이 과도하게 만들어져 뇌에 침착되면서 뇌세포에 유해한 영향을 주는 것이 발병의 핵심 기전으로 알려져 있으나, 그 외에도 뇌세포의 골격 유지에 중요한 역할을 하는 타우 단백질(tau protein)의 과인산화, 염증반응, 산화적 손상 등도 뇌세포 손상에 기여하여 발병에 영향을 미치는 것으로 보입니다.

대표적인 증상들로는 기억력 감퇴, 언어능력 저하, 시공간파악능력(지남력)의 저하, 판단력 및 일상생활 수행 능력 저하, 정신행동 증상(성격 변화, 초조행동, 우울증, 망상, 환각, 공격성 증가, 수면 장애, 무감동 및 무관심 등), 대소변 실금을 포함한 신체 증상 등이 있습니다.

치매 고위험군

나이가 들수록 그리고 여성이 남성보다 2배 높고 유전적 소인 중에 아포지단백 E4의 개수 여부에 따라 발생 빈도가 높아집니다. 또한, 술을 많이 하거나 담배를 피우거나 머리를 권투 선수처럼 자꾸 맞거나 비타민 B12가 부족하거나 비타민 E가 부족하거나 DHEA가 부족하면 치매의 고위험군에 들어갑니다.

총명탕의 실제적 효과

임상 현장에서 보면 "우리 아이가 총명탕 먹으면, 진짜로! 더욱 총명해지고, 머리도 맑아지며, 기억력도 좋아지나요? 아니면 그저 단순한 플라시보(placebo) 효과일 뿐인가요?"에 대해서, 실제로 궁금해 하시는 부모님들이 정말 많이 계십니다.

또 "내가 요즘 나이가 먹어서 그런지 너무 기억력이 예전 같지 않고 건망증이 심해졌는데, 혹시 초기 치매 현상이 아닌가요? 총명탕을 먹으면 치매 예방을 비롯하여 두뇌 건강에도 도움이 될까요?"라고 문의하시는 어르신 분들도 상당히 많이 계십니다.

총명탕은 중국 명나라 때 태의원(太醫院) 의관(醫官)이었던 '공정현(龔廷賢)'이 창안했으며, 그가 집필한 여러 권의 의학서적 중에서 1581년에 간행된 '종행선방(種杏仙方)'에 수록되어 있습니다. 이후 이 총명탕 처방은 기억력 감퇴와 건망증 등의 병증을 치료하는 데에 널리 활용되어 왔습니다.
총명탕(聰明湯) 원방은 백복령·원지·석창포 3가지 한약재로 구성되어 있습니다.

동의보감 내경편(東醫寶鑑 內景編)에서는 "다망(多忘: 건망증)을 치료하며 총명탕을 오래 복용하면 하루에 천 마디를 외울 수 있다(治多忘 久服能日誦千言)"라고 기재되어 있습니다.

최근 두뇌 건강, 기억력 증진, 치매에 대한 관심이 폭발적으로 늘어나면서 현대의학적 방법으로 진행된 총명탕에 대한 실험적 연구논문 결과들이 쏟아지고 있는데,

기억력을 감퇴시킨 동물실험(흰쥐)에서 총명탕이 실제로 학습과 기억력을 유의성 있게 회복시킨다는 것이 수없이 보고된 바 있으며, 기억력이 떨어진 노인분들을 대상으로 한 임상연구에서도 '인지기능 향상(기억력 증진)' 및 '체력보강(오래 집중하면서 앉아 있어도 덜 지치게 함)' 두 방면에 있어, 총명탕은 꽤 유의미한 임상적 효과가 나타나는 것으로 이미 확인되었습니다.

조금 더 자세히 설명드려 보자면

1. '총명탕'의 주원료인 원지(遠志)에서 분리·추출한 물질이, 치매를 유발하는 독성 단백질의 생성을 막고 이 단백질의 독성을 완화해서 결국 기억력을 향상시킨다는 연구 결과가 2016년에 발표된 바 있고

2. '순수 한약재로만 구성된 한약 복합처방(HT008-1)'을 가지고 세포 단위의 실험이나 동물 단위의 실험이 아닌 기억력이 많이 떨어지는 지원자 총 118명에 대한 면밀한 (Randomized, Double-Blind, Placebo-Controlled) 과학적 임상 연구(경희의료원 한방 신경정신과학교실 및 경희대학교 한의과대학 본초학교실 공동연구)를 통해, 총명탕의 '인지기능 향상'과 '여러 가지 건강지표 회복' 효능이 이미 과학적으로 입증되었습니다.

이 논문(황만기 논문)은 '약리생화학 행동학회지(Pharmacology, Biochemistry and Behavior)'라고 하는 저명한 SCI 국제의학저널에도 게재된 바 있습니다.

3. 정부출연연구기관 중 한 곳인 한국한의학연구원에서도 치매 극복을 위한 연구 결과를 내놓았습니다. 2019년 6월 한국한의학연구원은 '보중익기탕'과 '황련해독탕'의 알츠하이머 치매와 혈관성 치매 치료 효능을 과학적으로 확인했다고 밝혔는데, 해당 연구 성과를 담은 논문은 저명한 국제 학술지인 '뉴트리언츠(Nutrients)'와 '몰레큘스(Molecules)'에 잇따라 실렸습니다.

두뇌(뇌 신경세포) 보호 한약

총명탕뿐만 아니라 두뇌(뇌 신경세포) 보호 한약(neuroprotection herb)이 임상적으로 매우 많이 있습니다.

최근 상당히 많은 한약들이 뇌 면역세포인 '미세아교세포(mircoglia)'의 과잉 활성화를 효율적으로 억제함으로써 신경독성을 억제(신경보호 neuroprotection)할 수 있다는 사실이, 속속 과학적으로 밝혀지게 되었습니다. 즉, 신경세포 자체가 표적이 아니라 뇌 면역세포 기능을 조절해서 뇌 환경을 정상화시킨다는 개념입니다.

미세아교세포는 뉴런들처럼 신경 신호를 전달하지는 못하지만, 미세아교세포 없이는 뉴런들이 활동할 수 없을 정도로 중요한 역할들을 하고 있습니다. 마치 한 배우가 영화를 찍기 위해 PD와 작가, 스타일리스트, 매니저 등이 꼭 필요한 것처럼 미세아교세포는 뉴런들이 제 역할을 온전히 할 수 있도록 합니다.

뇌세포 중 약 12%를 차지하고 있는 미세아교세포는 신경 조직 안에서 물질의 운반, 파괴, 제거를 담당하고 식세포 작용을 합니다. 중추신경계의 조직을 지지하는 세포로 뇌와 척수의 내부에서 뉴런에 필요한 물질들을 공급하고, 뉴런들이 활동하기에 딱 좋은 화학적 환경을 조성하는 역할도 합니다.

특히나 미세아교세포는 쓰지 않는 시냅스를 없애 뇌 회로를 효율적으로 만들어 주고 있습니다. 뇌에 침투한 병원체나 뇌세포에서 나오는 쓰레기를 처리합니다.

미세아교세포의 기능을 한 마디로 딱 정리해 보자면 우리 뇌 속 청소부라고 할 수 있겠습니다. 기본적으로 미세아교세포는 뉴런의 정상적인 기능을 돕고 뉴런의 항상성을 모니터링하는 역할을 합니다. 따라서 이 미세아교세포는 정상적인 상황에서는 우리 뇌에 매우 유익합니다.

하지만, 이런 중요한 역할을 하는 미세아교세포도 완벽한 친구는 아닙니다.
미세아교세포는 최근 들어서 뇌 질환의 발병 및 진행에 중요하게 관여한다고도 알려졌는데, 수면이 과도하게 부족하거나 뇌의 노화가 일어날 때는 미세아교세포가 지나치게 과잉 활성화되어서, 필요한 시냅스까지도 필요하지 않다고 오판해서 없애버리는 중요한 실수를 저지릅니다. 이러한 일들이 반복되면 알츠하이머병이나 파킨슨병 같은 신경퇴행성 질환의 유발로 이어질 수도 있습니다.
이렇게 과도한 미세아교세포의 과잉 활성화는 염증-매개 신경 손상과 퇴화를 유도합니다. 뇌 손상이나 감염이 발생하면, 이 세포들은 활성화 상태가 되어 IL-1 β(인터류킨-1 베타) Nitric Oxide(NO), TNF-α(종양괴사인자-α, tumor necrosis factor-α), ROS(reactive oxygen species, 활성 산소) 등의 신경독성 물질을 방출합니다.

이로 인해서 미세아교세포는 신경 산화 스트레스를 야기하고, 다양한 인지적 및 기억 업무에서의 결함과 관련된 퇴화를 야기하는 것입니다.

따라서 많은 연구자들은 신경퇴행성 질환을 개선하기 위해 미세아교세포 과잉 활성화에 대한 약리학적 억제제에 중점을 두어 연구해 왔습니다.

- 천마(Gastrodin)
- 육계(Trans-Cinnamaldehyde)
- 단삼(Salvianolic Acid B|Tanshinone)
- 고삼(Oximatrine)
- 강황(Curcumin) : 인구 대국 인도는 65세 노인 중 치매 유병률이 1%에 불과하다고 합니다. 인도 치매 유병률이 낮은 이유는 강황을 많이 먹기 때문입니다. 항산화제인 쿠르쿠민이 많아 치매 예방에 도움이 됩니다.
- 황금(Baicalein, 우고닌(wogonin)) : '황금(黃芩)' 추출물이 뇌 신경보호 효과를 갖는다는 사실이 국내 연구진에 의해 최근 밝혀졌습니다.

이 밖에도

계혈등, 후박, 소목, 정향, 복분자, 대황, 조각자, 오수유, 조구등, 쇄양, 천초, 인진, 우방자, 구척, 애엽, 속단, 음양곽, 박하, 단향, 강활, 황백, 익모초, 금은화, 형개, 산수유, 갈근, 포공영, 진피, 시호, 가시오가피, 오미자, 인삼, 지황, 복령 등 노화나 파킨슨씨병 및 알츠하이머씨병과 같은 뇌 질환 치료가 가능한 치매 예방 한약재를 탐색하여 열심히 연구 중에 있습니다.

즉, 앞으로는 과거의 '몸 보약' 보다는 과학적 연구에 기반한, 치매 예방을 위한 '뇌 보약'이 더 많이 필요한 시대가 오리라 생각합니다.

기억력 향상 및 두뇌 건강에 도움이 되는 음식

우선 품질 좋은 견과류(호두, 아몬드, 땅콩, 잣)를 추천드릴 수 있겠습니다.

1. 호두
오메가-3 지방산이 풍부하여 두뇌가 활발히 움직이도록 해줍니다. 또한, 단백질과 지방이 풍부하여 겨울철에 먹으면 추위를 이길 수 있도록 도와줍니다.

2. 아몬드
견과류 중에서도 미네랄과 식이섬유가 많아 지방이나 콜레스테롤 흡수를 줄여주고, 대변을 통해 몸 밖으로 배출시켜서 변비 예방도 해줍니다. 비타민 E가 많아서 항산화 작용을 통해 노화 방지에 효과가 있습니다. 지방의 함량은 많지만, 흡수율이 낮고 지방 연소가 잘 되어 다이어트에도 좋습니다.

3. 땅콩
비타민 B군과 E가 풍부하여 노화 방지, 피로회복에 좋습니다. 땅에 들어있는 지방은 대장활동을 활발히 하여 변비에 효과가 있습니다. 비타민 B1, B2가 많아 피로회복에 효과가 있어 공부하는 학생이나 정신적인 활동을 많이 하는 사람에게 좋습니다.

4. 잣

철분이 많이 들어있는 잣은 빈혈이 있을 때 먹으면 좋습니다. 또한, 잣에 들어있는 지방 성분이 식욕 억제에 효과가 있어 체중감소에 도움을 줍니다. 만약, 신장 질환이 있는 경우에는 견과류에 들어있는 단백질, 칼륨 성분 때문에 섭취를 자제하는 것이 좋습니다.

또한

1. 좋은 지방(오메가-3, DHA, EPA, 리놀렌산, 리올리브유)이 많이 들어있는 해산물, 등푸른생선, 아마씨, 올리브유 등을 적극적으로 섭취하고

2. 나쁜 지방(오메가-6, 동물성 포화지방, 경화 식물성 기름, 전이 지방산, 야채 기름)이 많은 육류, 버터, 치즈, 마가린, 마요네즈, 가공식품, 옥수수·홍화·해바라기씨 기름 등을 피하는 것이 좋습니다.

그리고 항산화 식품(자두, 건포도, 블루베리, 딸기, 시금치, 케일, 브로콜리, 근대 등의 색이 짙은 과일과 채소)을 섭취하는 것이 좋습니다.

골절

2배 빠른 골절 회복, 특허 한약 '접골탕'

골절이란?

골절(骨折, fracture)이란 강한 외력이 작용하여 뼈가 부분적으로 또는 완전히 엇나가 뼈의 연속성이 소실된 상태를 말합니다.

흔히 일반인들이 "뼈가 부러졌다"라고 말하는 것이 바로 골절입니다.

골절은 한의원이나 정형외과에서 가장 흔히 관찰되는 질병 중 하나이며, 제대로 발견하고 적절한 시기에 치료하였을 경우엔 환자에게 큰 불편함을 주지는 않지만 제대로, 적절한 시기에 치료가 되지 않거나 골절의 종류가 좋지 않은 경우에는 환자에게 심각한 후유증을 남길 수도 있고 또한 (초)고령화 사회로 이행되는 현재의 대한민국 인구 분포 상황 속에서(노령 인구 폭발적 증가) 더더욱 중요성을 가지게 될 질병이라고 할 수 있겠습니다.

골절의 종류

1. 골절이 양측 겉질뼈의 연속성을 완전히 소실시키는 경우를 완전골절이라고 하며, 한쪽 겉질뼈의 연속성만을 파괴시킨 경우를 불완전골절이라고 합니다. 불완전골절은 소아에서 잘 발생합니다.

2. 그리고 골절이 일어난 방향에 따라 횡상(橫狀, transverse), 사상(斜狀, oblique), 나선상(螺旋狀, spiral), 종상(縱狀, longitudinal) 등으로도 나눌 수 있습니다.

3. 골절이 일어나고 나뉜 뼈의 수에 따라 단순 또는 선상골절과 분쇄골절로 나눌 수도 있습니다.

분쇄골절은 2개 이상의 골절선이 만나 나뉜 뼈의 수가 3개 이상인 경우를 말하며, 분절(分節, segmental) 골절은 별도의 2개의 완전한 골절이 한 뼈에 동시에 존재하는 경우를 말합니다.

정상의 뼈에는 골절을 유발하기에는 약한 힘이 작용하였는데, 뼈엉성증(골다공증)이나 뼈종양, 뼈감염 등의 뼈 질환에 의해 이미 약해진 뼈에 작용하여 골절이 발생하였을 경우 이를 병적 골절이라고 합니다.

다른 양상의 골절로, 일정 부위의 뼈에 반복되는 힘이 가해져서 점차 뼈의 연속성이 중단되는 형태를 피로 골절이라고 하는데 장거리 행군 시 발에서 발생하는 골절이나 육상선수에서 보이는 정강뼈 골절이 이에 속합니다.

'피로 골절(stress fracture)'은 뼈에 과도하고 반복적인 스트레스가 오랫동안 쌓여 미세한 골절 형태로 나타나는 스포츠 선수들에게 매우 흔한 부상 형태입니다.

피로 골절은 고된 훈련을 많이 하는 스포츠 선수나 행군을 많이 하는 군인처럼 반복적으로 걷거나 뛰는 특정한 직업을 가진 사람들에게 다수 발생하지만 최근 들어 생활체육을 즐기는 일반인들이 폭발적으로 늘면서 보통 사람들의 문제로 확산되는 추세에 있습니다.

또한, 부위에 따라 척추 골절, 골반 골절, 손목 골절, 갈비뼈 골절, 고관절 골절, 어깨 골절, 무릎 골절, 발목 골절 등으로 구분되기도 합니다.

고관절 골절에 대한 한의학적 치료법 (42. 고관절 골절편 참고)

고관절 골절(Hip Fracture)은 비단 우리나라뿐만 아니라 전 세계적으로 특히 어르신들의 발병률이 매우 높은, 아주 중요한 공중 보건&사회 문제입니다.

고관절 골절은
- 의료비 증가
- 가족에 대한 환자들의 의존성 대폭 증가
- 사망률 증가

와 높은 관련성이 있습니다.

한의약적 치료법은 일반적으로 비용 효과적이며 부작용이 거의 없기 때문에, 특히 노인 분들의 고관절 골절과 같이 장기적인 치료와 관리가 꼭 필요한 환자들에게 있어서 매우 적합합니다.

고관절 골절 환자들에 대한 CHM(한의약적 치료법)의 임상적 효과를 통계적으로 더욱 잘 이해하기 위해서, 대만(Taiwan)의 인구 기반 데이터베이스를 사용하여 CHM을 치료에 활용한 환자 556명과 CHM을 치료에 활용하지 않은 환자 556명을 연구, 분석하였습니다.

인구통계학적 특성, 전체 사망 누적 빈도, 재입원율, 재수술률 등을 확인하였고, 마지막으로 고관절 골절 환자들에 유의미한 한의학적 처방 패턴을 함께 연구하였습니다.

연구 결과 CHM(한의약적 치료법)을 고관절 골절 치료에 적극적으로 활용하는 것은

- 전체 사망률 감소
- 재입원율 감소
- 재수술률 감소

와, 통계적으로 모두 유의미한 상관성이 있었습니다.

고관절 골절 환자들에게서 가장 많이 처방된 CHM 처방 패턴은 두충(DZ) → 속단(XD)이었으며, 독활기생탕(DHJST) → 소경활혈탕(SJHXT)과 골쇄보(GSB) → 속단(XD)이었습니다.

결국, 속단이 고관절 골절 치료에 있어 가장 핵심적인 한약이었으며 두충, 골쇄보, 소경활혈탕, 독활기생탕 등은 처방 패턴에서 꽤 중요한 역할을 하는 한약 처방이라고 할 수 있습니다.

소아청소년 골절에 대한 한의학적 치료법

소아청소년의 성장판은 뼈보다 약한 연골로 구성되어 있어서 외력에 약한 편인데, 성장판이 골절 사고 등으로 인해서 손상되면 아이가 점점 성장함에 따라서 다친 팔이나 다리의 길이가 짧아지거나 휘어지는 등의 변형이 나타날 수 있습니다. 소아(어린이)와 청소년 골절 환자의 약 15~20%에게서 성장판 손상으로 인해서 팔·다리가 짧아지는 골절 후유증이 나타난다는 임상 논문 보고도 있기 때문에, 어른과 어린이 모두 한번 골절 사고가 있게 된 다음에는 골절 사고 초기부터 골절 후유증 예방을 위해서 최선을 다해 충분한 집중 치료가 필요합니다.

매우 유의미한 과학적 논문 결과를 소개해 드려 보겠습니다.

"소아청소년 골절(pediatric fracture)의 한약 치료에 대한 최신 중의학 임상연구 동향 – 대조군 연구논문을 중심으로"라는 2018년도 대한 한방소아과학회지 게재 논문입니다.

"CNKI(China National Knowledge Infrastructure)"에서, 2013년 1월부터 2017년 12월까지의 '소아청소년 골절에 대한 한의약(TCM) 치료에 대한 무작위 대조 임상시험'을 검토(문헌 검색 및 한의약적 골절 치료방법 및 그 임상적 결과에 대한 세부 분석) 했습니다.

■ 논문 결과 요약

(1) 거의 대부분의 연구(임상시험)에서, '한의약을 활용한 골절 치료 그룹의 유효성(골절 치료에 있어서의 임상 통계적 유의미성) 비율'이, 대조군(한의약을 활용하지 않은 골절 치료 그룹)보다 현저하게 높았습니다.

(2) 또한, '한의약을 활용한 골절 치료 그룹의 뼈(골절) 치료 기간'은, 대조군(한의약을 활용하지 않은 골절 치료 그룹)보다 현저히 낮았습니다.

(3) 가장 일반적으로 치료에 활용되고 있는 한약재는

- Angelicae Gigantis Radix 당귀(當歸)
- Carthami Flos 홍화(紅花)
- Drynaria Fortunei 골쇄보(骨碎補)
- Paeonia Lactiflora Pallas 작약(芍藥)
- Persicae Semen 도인(桃仁)
- Lycopodii Herba 신근초(伸筋草)
- Ligusticum Chuanxiong Hort 천궁(川芎)
- Olibanum 유향(乳香)
- Salviae Miltiorrhizae Radix 단삼(丹蔘)
- Panax Noto Ginseng 삼칠(三七)

결론적으로

소아청소년 골절 상황에서 '과학적으로 검증된 위와 같은 한약재'를 '한의학적 처방 구성 원리에 따라서 적절히 잘 활용'하게 된다면, 서양 의학적인 골절 치료보다 '골절 회복 기간을 상당히 단축' 시킬 수 있고 '여러 가지 임상적인 골절 합병증도 더욱 빠르고 효과적으로 회복' 시킬 수 있습니다.

이러한 임상연구 결과를 바탕으로 해서 앞으로 우리나라에서도 소아청소년 골절에 대한 추가적인 임상연구를 수행한다면 한약의 활용 범위를 더욱 넓힐 수 있을 것으로 기대됩니다.

골다공증 환자들에 대한 골절 예방 한약 (5. 골다공증편 참고)

"골다공증 환자들에게 한약 치료(두충·단삼·속단·우슬·현호색·계혈등·골쇄보·독활기생탕·향사육군자탕·서경활혈탕 등)를 통한 골절 발생률(골절 발생 빈도)의 감소에 관한 연구 : 대만 인구 기반 <코호트 스터디>"라는 논문을 소개드려 보겠습니다.

SCI(E) 저널인 "BMC Complementary and Alternative Medicine"에 실린 2019년 2월 출간 논문입니다.

대만의 NHIRD(National Health Insurance Research Database) 자료(2000~2010년)를 분석하였는데, 2000~2010년 사이에 새롭게 골다공증 진단을 받은 만 18세 이상 환자를 대상으로 하였고 '한약 치료를 받은 골다공증 환자의 골절 발생률 감소를 확인한 내용'입니다.

■ 논문 결과 요약

(1) Cox 's harzard model estimated hazard ratios(HR)
한약을 사용했던 환자 그룹은, 한약 비사용군 환자 그룹보다 통계적으로 유의미하게 낮은
골절 위험도를 보였습니다.

(2) Kaplan-Meier 곡선
한약을 사용했던 환자 그룹은, 골절 발생율 빈도가 한약 비사용군 환자 그룹보다 통계적으
로 유의미하게 낮다는 것을 그래프가 잘 보여주고 있습니다.

(3) 한약 복용 기간에 따른 골절 위험도(HR) 차이
1년 중 만 30일 미만으로 한약을 복용하였던 그룹 vs 1년 중 만 30일~180일 동안 한약을
복용하였던 그룹 vs 1년 중 만 180일 이상 한약을 복용하였던 그룹, 총 3그룹으로 나누어서
비교 분석했을 때

1년 중 만 30일 미만으로 한약을 복용하였던 그룹보다, 1년 중 만 30일 이상 한약을 복용하
였던 그룹에서 골절 위험도가 통계적으로 유의미하게 감소하였습니다.

다만, 1년 중 만 30일~180일 동안 한약을 복용하였던 그룹보다, 1년 중 만 180일 이상 한
약을 복용하였던 그룹에서는 골절 위험도가 통계적으로 유의미하게 감소하지는 않았습니
다.

결론적으로

골절 위험도를 '실질적으로 그리고 경제적 측면에서도 가성비 높게' 감소시키기 위해서는 '적어도 1달~6달 정도의 꾸준한 한약 복용(두충·단삼·속단·우슬·현호색·계혈등·골쇄보·독활기생탕·향사육군자탕·서경활혈탕 등)이 과학적으로 추천할만하다'라는 연구분석 결과입니다.

즉, 적절한 기간(최소 1달 이상) 동안 '뼈 건강에 유의미한 효과가 있는 한약 집중 치료'는 골다공증으로 인한 골절 예방에 통계적으로 유의미한 임상적 효과가 있다는 것이 과학적으로 충분히 입증되었다고 말씀드릴 수 있습니다. 아시아인들이 아닌 다른 인종들에게서도 유사한 임상적 효과가 나타날 수 있는지에 대해서는 추가적인 보충 연구가 필요하다고 합니다.

2배 빠른 골절 회복 효과를 보이는 특허 한약, 접골탕

각종 사고로 인해 뼈가 금이 가거나 부러졌을 때 우리는 무엇을 하고 있을까요? 응급조치 이후에는 흔히 말하는 '깁스'를 하고서 뼈가 다 붙을 때까지 조용히 지내는, 즉 시간에만 치료를 맡기는 소극적 대처만 떠올리고 있지는 않은가요?

한의학적으로, 보다 적극적이고도 명쾌한 방법이 있습니다.

'BK 21' 및 '과학기술부·한국과학재단' 우수 연구센터 육성 사업 지원으로 경희대학교 침구경락과학 연구센터에서 수행된 과학적 논문 '접골탕(接骨湯)이 백서(白鼠)의 골절 치유에 미치는 영향'을 간략히 살펴보겠습니다.

이 연구에서는 접골탕의 실제적 치료 효과를 과학적으로 확인하기 위해 흰쥐의 척골을 의도적으로 부러뜨리고 접골탕을 투여한 후 시간 경과에 따른 회복 과정을 방사선 촬영을 통해 확인했습니다.

골절을 유발한 다음날부터 60일간 하루에 한 번씩 접골탕 10ml|kg(체중)을 주사기를 이용해 흰쥐의 위에 직접 투여한 것입니다.

X-ray 촬영을 통해 뼈가 접골되는 길이를 살펴본 결과

접골탕을 복용시킨 군에서는
3주째부터 골 성장 길이가 0.43±0.27㎜로 성장하였고,
8주째에는 0.93±0.40㎜로 성장해 현저한 골절 회복 속도를 보였습니다.

골절 후 아무런 처치도 하지 않은 대조군에서는
3주째부터 골 성장 길이가 0.11±0.19㎜로 성장하였고,
8주째에는 0.52±0.27㎜로 성장해 일반적인 골절 회복 속도를 보였습니다.

접골탕을 복용한 흰쥐에서 약 2배 정도 빠르게 골절 상태가 회복되는 통계적으로 유의미한 효과가 나타난 것이지요.
접골탕(총 12개 한약재로 구성)은 한의학적으로 보혈(補血) 작용을 하는 당귀(當歸), 천궁(川芎), 녹용(鹿茸)이 중심이 됩니다.

여기에 보기(補氣) 작용을 하는 인삼(人蔘)과 골절 치료에 효과가 있다고 전승돼온 황기(黃芪), 구기자(枸杞子), 만삼(蔓蔘), 토사자(菟絲子), 속단(續斷), 석곡(石斛), 보골지(補骨脂), 합환피(合歡皮) 등을 엄밀한 비율로 배합하여 만들게 됩니다.

피로 골절을 포함해 뼈가 손상했을 경우, 임상적으로 오랫동안 확인되었고

과학적으로도 검증된 접골탕이 있음을 떠올린다면 2배 빠른 골절 회복에 많은 도움이 될 것입니다.

골절 환자가 접골탕을 복용하게 된다면 '빠른 골절 회복'과 '가속화 재활 프로그램 진행' 및 '조기 일상생활 복귀' 총 3가지 측면에 있어서 조금이나마 임상적으로 도움이 되실 것이라 확신합니다.

또한, 접골탕은 골다공증에도 뚜렷한 임상적 효과가 있습니다.

특히 여성의 경우 폐경에 의한 여성 호르몬 감소는 급격한 뼈의 감소를 초래하는데, 폐경이 되면 5~10년 내 급격하게 뼈가 약해집니다.

난소를 제거하여 갱년기를 유발한 쥐에게 접골탕을 투여하면 파골세포의 분화가 억제되어 결과적으로 골다공증의 진행을 막을 수 있다는 동물실험 결과를 최근 얻었습니다.

접골탕은 2018 한의약 치료기술 공공자원화 사업(한국한의약진흥원)에서 정보화 단계에 이어 2019년 산업화단계 연구 치료기술 1위로 선정되기도 하였습니다.
즉, 접골탕은 '뼈를 잘 붙게도 하고, 뼈를 튼튼하게도 한다' 이렇게 기억하시면 좋겠습니다.

마지막으로 부가해서 말씀드려 보자면,

골절 치유의 과정은 조직학적으로 보았을 때, '염증기, 복원기, 재형성기'라는 총 3단계로 분류하고 있는데

1. 염증기는 골절 직후부터 시작해서 비교적 짧은 기간(수일에서 수주) 동안 지속되는 과정으로서, 골절 당시 생긴 출혈이 모여서 혈종을 형성하고, 여러 세포들이 모여 염증 반응을 보이는 상태이고

2. 복원기는 염증기에 생겼던 혈종이 몸에 흡수되며 그 자리에 '가골'이라 불리는 미성숙한 뼈가 자리 잡게 되는 과정으로서, 복원기가 끝날 무렵에는 임상적으로 또 방사선 검사상으로 골절 부위의 유합이 이루어집니다.

3. 마지막으로 재형성기는 골절 유합 반응 이후 시작해서 모든 뼈의 상태가 정상으로 되돌아갈 때까지의 기간으로서, 대략 수개월에서 수년에 걸치는 상당히 길고 느린 과정입니다.

특별한 합병증 없이 순조롭게 치유가 이루어지는 경우에도 골절 치유 기간은 환자의 연령, 골절 부위의 특성, 뼈의 종류, 골절 형태, 골절 전위 정도 등에 따라 차이가 나는 것으로 알려져 있습니다.

위에서도 언급해 드린 것처럼 염증기를 지나서 특히 복원기와 재형성기 상황에서 '뼈 잘 붙는 한약' 또는 '골절 회복 한약'이 많은 도움이 되실 것입니다.

만성 염증

만성 염증 치료에 좋은 음식

만성 염증(chronic inflammation)의 개요

염증(inflammation)은 우리 몸이 세균이나 바이러스에 감염되었을 때 감염 조직 부위에서 일어나는 면역학적 반응으로서, 해당 이환 부위가 붓고 통증과 열이 생깁니다. 이를 보통 '급성 염증'이라고 부르며, 우리 몸의 면역 체계가 세균 또는 바이러스와 싸우고 난 뒤 남은 잔해물이 고름입니다. 급성 염증은 신체 이상을 해결하는 과정에서 생기기 때문에 흔히 '착한 염증'이라고도 부르게 됩니다.

문제는 '만성 염증'입니다. 만성 염증은 급성 염증과 달리, 신체 이상을 오히려 부추기는 '나쁜 염증'입니다. 최근 많은 연구에 따르면 만성 염증이 심뇌혈관질환, 치매, 암 같은 온갖 난치성 질병의 온상으로 여겨지고 있습니다.

일상생활 중 미세먼지·고혈당·고혈압·식품첨가물·정신적 스트레스 등 다양한 원인으로 몸과 마음이 혹사당하면 염증성 단백질이 아주 조금씩 꾸준히 만들어집니다. 염증성 단백질이 온몸에 퍼져 쌓이면 온갖 만성·중증 질환을 유발하게 됩니다. 만성 염증은 이런 질환들을 일으킬 때까지 아무런 증상이 없습니다.

즉, 급성 염증의 요란한 단기 국지전과는 달리, 소리 없는 전면전이 수년에서 수십 년에 걸쳐서 서서히 진행되어 몸을 망가뜨리는 것입니다.

한 가지 꼭 염두에 두어야 할 개념은, 좋은 면역 상태에서는 우리 몸에 이로운 착한 염증 반응이 일어나고, 나쁜 면역 상태에서는 우리 몸에 해로운 나쁜 염증 반응이 일어나게 된다는 것입니다.

특히 좋은 면역 상태를 잘 유지하고 가꾸기 위해서는 무엇보다도 '장(腸) 건강'이 핵심이 됩니다. 왜냐하면, 체내 면역세포의 약 70~80%가 장(腸)에 분포하고 있기 때문입니다.

독일의 의학자 기울리아 엔더스는 "장은 매우 독보적인 장기이며, 면역 체계의 3분의 2를 훈련시키고, 음식물로 에너지를 만들며, 20여 종 이상의 호르몬을 생산한다"고 밝혔습니다. 즉, 소화기 질환뿐 아니라 비만·당뇨병·고혈압·우울증·알츠하이머·자폐증과 같이 발병 부위도, 원인도 제각각인 것 같은 난치성 질환들이 모두 장 건강과 밀접하게 연관되어 있습니다.

실제로 장내 점막은 미생물이나 미생물의 부산물, 독소 등이 혈류로 유입되는 것을 막습니다. 장의 정상적인 기능에 있어서, 부담이나 악영향을 줄 수 있는 과식·야식·고염식 자극이 장기간 반복되는 경우, 장에 나쁜 염증 반응이 조금씩 나타나고, 그렇게 되면 치밀하게 결합 돼 있던 점막 세포 간격이 느슨해지고 그 사이로 독소 등이 들어오게 됩니다. 그러면 다양한 난치성 전신 질환 발생 위험이 높아지게 되는 것입니다.

좋은 면역 상태를 잘 유지하기 위해서는 무엇보다도 장내 유익균을 최대한 늘려야 합니다. 그래야 장(腸)이 건강해집니다. 장내에는 100조 개 이상의 균이 살고 있습니다. 이 균들은 장에 유익한 '유익균', 장에 유해한 '유해균', 때에 따라 유익균도 유해균도 될 수 있는 '중간 균'으로 구성되어 있습니다.

대표적인 유익균 중 하나인 '유산균'을 평소에 충분히 늘리는 것이 장(腸) 건강, 좋은 면역, 좋은 염증 반응의 핵심이 됩니다.

유산균은 중요한 면역 기능을 담당하는 체내 T림프구와 B림프구를 자극해서 이들의 활동 력을 강화합니다.

유익균을 충분히 늘리려면 ▲유익균이 많이 든 발효 식품을 섭취하는 게 좋습니다. 김치, 된 장, 청국장이 대표적입니다. 그리고 ▲곡류, 채소류 등의 식물성 식품을 섭취합니다. 식물성 식품은 장내 유익균의 좋은 먹잇감이 됩니다. ▲햄, 소시지 등의 가공육 섭취는 줄입니다. 이 것들은 세계보건기구(WHO)가 지정한 발암 유발 물질로서, 장내 유익균에도 상당히 안 좋 은 영향을 미치기 때문입니다.

만성 염증성 질환의 일반적인 증상들

- 손톱 : 손톱이 계속 갈라지고 부서집니다.
- 잦은방귀 : 방귀를 지나치게 자주 뀌거나 냄새가 너무 지독합니다.
- 혀 : 두꺼운 백태가 자주 생기며 양치를 해도 짧은 시간 안에 다시 생깁니다.
- 피로감 : 수면을 충분히 취했음에도 불구하고 지속적인, 감당하기 힘든 피로감을 느끼게 됩니다.
- 잇몸 질환 : 잇몸이 자주 붓거나 피가 납니다.
- 비만 : 뱃살이 튀어나오고 기름진 음식이 계속 당깁니다.
- 소화불량 : 소화가 계속 잘 안되고, 속이 더부룩하거나 속 쓰림이 자주 있습니다.
- 변비 : 배변 시 매우 힘듭니다.
- 집중력 저하, 불면증 : 일상생활 내내 짜증이 폭발하고 집중이 잘 되지 않으며, 수면이 불규칙하고 불면증에 시달립니다.

대표적인 만성 염증성 질환들과 합병증

1. (우리 주변에서 생각보다 흔하게 볼 수 있는) 대표적인 만성 염증성 질환들

베체트병(Behcet's disease), 크론병(Crohn's disease), 류마티스 관절염(rheumatoid arthritis), 지루성 피부염(seborrheic dermatitis), 건선(psoriasis), 루푸스(systemic lupus erythematosus), 만성 폐색성 폐질환(COPD), 과민성 장 증후군(irritable bowel syndrome), 혈관염(vasculitis) 등 수많은 종류의 만성 염증성 질환이 존재하며 너무나 많은 사람이 만성 염증으로 고통받고 있습니다.

2. 만성 염증성 질환의 합병증

만성 염증은 장·노년층의 건강을 위협하는 온갖 합병증을 직·간접적으로 유발합니다. 만성 염증 수치 즉, 고감도 CRP(C-reactive protein)가 올라가면 중증 질환 발병률도 상승한다는 연구 결과가 굉장히 많습니다. CRP는 만성 염증이 있을 때 몸속에서 만들어지는 단백질입니다. 체내 만성 염증이 심할수록 혈중 CRP 수치가 높아집니다. 일반적으로 혈중 CRP 수치가 1㎎|L 미만이면 만성 염증이 없다고 봅니다. 1~3㎎|L이면 고혈압·당뇨병 등의 만성 질환 보유 시 해당 질환이 악화하거나 합병증 위험이 있을 것으로 판단합니다. 3㎎|L 이상이면 만성 염증이 매우 심각한 상태입니다. 만성 염증으로 혈중 CRP 수치가 높은 그룹은 낮은 그룹에 비해서 급성 심근경색증이 발생할 위험도가 세 배 가량 높다는 연구도 있습니다. 만성 염증으로 혈관의 가장 안쪽에 위치한 내피세포에 상처가 생기면 그 부위를 중심으로 혈전(피떡)이 잘 쌓이게 됩니다. 즉, 혈관의 만성 염증으로 인해서 심장·뇌와 연결된 혈관이 계속 좁아지거나 막히면서 동맥경화증, 급성 심근경색증, 뇌졸중 발병 위험이 크게 증가하게 됩니다.

(1) 심·뇌혈관 질환
혈액 내 미세먼지를 비롯해 과도한 당·지방 같은 이물질을 없애는 과정에서 염증 물질이 나와서 혈관을 위축시키고, 혈관을 늘렸다 좁혔다 하는 혈관벽 기능까지 망가뜨리게 됩니다. 그러면서 동맥경화증, 고혈압 같은 질환이 생기고 이후 온갖 심·뇌혈관 질환으로 악화됩니다.

(2) 암
사이토카인 같은 만성 염증 물질은 세포를 변성시키고, 세포 속 유전자에 변이를 유발해서 암을 잘 만들게 됩니다. 고감도 CRP 수치가 1㎎|L 이하일 때보다 3㎎|L 이상일 때 모든 암

발생 및 암으로 인한 사망 위험이 각각 38%· 61%(남), 29%·24%(여) 올라간다는 서울대병원 연구 결과도 있습니다.

(3) 자가면역질환·빈혈

만성 염증은 면역계를 혼돈시켜서 자가면역 질환을 일으키기도 합니다. 만성 염증으로 체내 면역 반응이 너무 과도하게 일어나면 정상 세포를 병원균으로 오해해서 공격하므로 류마티스 관절염·천식 같은 자가면역질환 위험이 올라갑니다. 염증 물질이 혈액 세포의 생성을 촉진하는 조혈 호르몬의 정상 기능을 막으면 빈혈까지 생깁니다.

(4) 비만·당뇨병·대사증후군

만성 염증은 세포의 활성도를 떨어뜨려서 대사기능에 장애를 초래합니다. 그래서 비만·당뇨병·대사증후군 위험이 올라갑니다. 또한, 만성 염증은 인슐린 저항성을 만들어내서 당뇨병을 유발합니다.

(5) 치매·우울증

만성 염증은 뇌를 파괴해서 알츠하이머병 같은 치매 질환도 초래합니다. 알츠하이머병 사망자의 뇌를 떼어내 신경세포가 왜 죽었는지 살펴봤더니 만성 염증이 확인되었습니다. 만성 염증이 병을 가속화해서 알츠하이머병을 악화시켰다는 데는 이견이 없습니다.

(6) 근육감소증·관절염·만성 통증

만성 염증은 근육감소증도 유발합니다. 염증 물질을 만들 때 단백질을 쓰게 되므로 근육에 단백질이 덜 가게 됩니다. 만성 염증은 관절도 좀 먹습니다. 만성 염증 물질은 통증을 유발하는 물질을 만들어내서 만성 통증까지 생기게 할 수도 있습니다. 통증이 조절되지 않는 사람에게 만성 염증 수치가 올라가 있다는 연구 결과가 많이 있습니다.

장 면역력을 높이고 만성 염증을 잡는 '만성 염증 타파 솔루션'

염증(炎症)을 한자어로 써보면 불 화(火) 2개가 겹쳐져서 있는 것을 확인할 수 있습니다. 즉, 외부에서 침입한 나쁜 적(바이러스, 세균, 곰팡이 등)을 화공(火攻) 즉 불을 내어 소각시키는 것이라고 표현할 수 있습니다.

염증을 영어로 표현하면 inflammation인데, 불길·불꽃을 의미하는 flame이 중간에 들어가 있는 것을 볼 수 있습니다. 염증에 대한 동서양 이미지가 비슷했던 것 같습니다.

'염(炎)'자에 '병질 엄(疒)'을 왼쪽 옆에 이어 붙이면 담(痰)이라는 글자가 됩니다. 한의학에서는 '만성 염증'을 초래하고 있는 나쁜 면역 상태를 일컬어서 담(痰)이라고 불렀고, 여러 치담(治痰) 치료법(침치료·탕약치료 등)을 통해서 장 건강을 도모하고 만성 염증을 치료(회복)했습니다.

한의학에서는 십병구담(十病九痰)이라는 표현이 있는데 "열 가지 질병 중에서 아홉 개는 담(痰)으로 인해서 생긴 병이다"라는 뜻입니다. 수많은 난치성 질환 치료에 있어서 나쁜 면역 상태의 개선 또는 치담(治痰) 치료라는 근본적인 접근법이 핵심적인 치료 포인트가 된다는 의미이기도 합니다.

1. 치담(治痰)을 위한 제일 중요한 경혈 : 족양명위경 풍륭(豊隆)

정강이뼈 중간 지점의 바깥쪽 약 4cm 위치에 있습니다. 즉 무릎과 복사뼈의 1|2지점에서 종아리 뒤쪽 방향에 있는 경혈입니다. 독비혈(무릎을 구부린 자세에서 무릎 덮개뼈 바깥쪽의 움푹 파인 곳)과 해계혈(발목 가로무늬 중앙에 나타나는 큰 힘 줄 사이의 움푹 파인 곳)

을 잇는 선의 중간 점이 조구혈인데 이 조구혈에서 뒤로 1촌 떨어진 곳에 위치한, 근육이 불룩한 곳이 바로 풍륭혈입니다.

풍륭혈은 담(痰)을 치료하는 데 매우 중요하게 활용되는 혈자리로서, 여기서 담은 우리 몸에서 정상적으로 활동하고 있는 체액이 아닌 찌꺼기 같은 물질이라고 보면 됩니다. 특히 단 것을 끊고 싶은데 자꾸 단 음식에 손이 갈 때 풍륭혈을 활용하면 상당히 도움이 됩니다.

풍륭혈은 소화기에 담(痰)이 자리하고 있을 때 반드시 선택하는 혈자리로서, 담이 소화기에 있을 때 나타나는 증상과 설탕을 좋아하는 사람이 겪는 증상이 매우 유사하기 때문에 풍륭혈을 침이나 뜸으로 자극하면 단 것의 유혹을 뿌리치는 데 큰 도움이 됩니다.

평상시 설탕을 좋아하는 사람이 "차만 타면 멀미가 나며 어지럽다, 이유 없이 기운이 없으며 식은땀이 난다, 가슴이 두근거리면서 몸이 떨린다, 불안하며 우울하다, 머리가 아프며 쉬 피로하다"는 증상이 나타나면 풍륭혈에 24시간 동안 분구침이나 은단을 살짝 붙여주어서 자극하면 좋은 치료 효과가 있습니다.

2. 담(痰) 치료, 장 건강 회복엔 육군자탕(六君子湯), 반하사심탕(半夏瀉心湯)

2019년도 SCI급 국제의학저널에 발표된 한의약 논문을 살펴보면, 총 1451명이 포함된 총 15편의 무작위 대조군 임상시험(15 RCTs)을 메타 분석한 결과 건비이기(健脾理氣) 효능을 가진 특정한 한약재들(백출, 감초, 복령, 사인, 목향, 당삼, 반하, 진피)이 기존의 양약 처방들에 비해 복통, 복부 팽만감, 조기 포만감, 잦은 트림, 식욕부진, 피로감 등 기능성 소화불량 지표들에 있어서 통계적으로 더 우월한 개선 효과를 보이는 것이 이미 과학적으로 확인되었습니다.

최근 일본에서는 기능성 소화불량 치료에 가장 많이 사용하는 한약 처방으로서 '육군자탕', '반하사심탕', '반하후박탕'에 대한 임상 연구를 아주 활발하게 진행하고 있습니다. 이 중에서 '육군자탕'에 대한 연구가 가장 활발한 편인데 위 운동 조절, 적응성 이완 상태의 개선, 위 저장능 향상, 그렐린 분비에 따른 만성 식욕부진 개선, 스트레스 호르몬 감소 등이 이미 과학적인 논문으로 학계에 보고되어 있습니다. 최근 다기관 RCT 연구는 육군자탕이 기능성 소화불량 중에서 특히 상복부 통증 증세를 통계적으로 유의미하게 감소시켰다고 보고했습니다.

또한, 사상체질의학적으로 소음인(少陰人) 분들처럼 평상시 장 건강에 있어 상대적인 취약성을 보이는 경우에는, '생강차' 또는 '진피차'를 상시적으로 복용하는 것도 담(痰)을 치료하고 만성 염증으로부터 건강을 회복하는데 많은 도움이 됩니다.

만성 염증 치료에 좋은 음식

1. 두부 : 콩으로 만든 음식에는 이소플라본이라는 성분이 들어있습니다. 이 성분은 항암, 심장병 예방 효과가 있으며 혈중 콜레스테롤을 낮추는 역할을 합니다. 이소플라본은 두부로 만들었을 때 함량이 가장 높습니다.

2. 연어 : 연어에는 동맥경화를 예방하고 노화를 막는 등 건강에 좋다고 알려진 오메가3의 일종인 DHA와 EPA가 풍부하게 들어있습니다. 이 성분들은 염증을 줄이고 암, 심장병, 천식, 자가면역 질환의 위험을 줄입니다.

3. 토마토 : 토마토에는 항산화제로 널리 알려진 라이코펜이라는 성분이 풍부합니다. 토마토는 열을 가하면 라이코펜이 더 많이 나와서 염증 퇴치 효과가 커집니다.

4. 블루베리 : 블루베리에는 식물에서 붉은색, 푸른색, 보라색을 내는 안토시아닌이 풍부합니다. 안토시아닌은 활성 산소를 억제하는 기능을 하며 만성 염증 제거에도 효과적입니다.

5. 아몬드 : 아몬드에는 연어와 같이 오메가3가 풍부합니다. 또 비타민 E가 풍부해서 세포 노화를 막고 세포막을 유지해 노화 예방에도 효과적입니다.

6. 타트체리 : 체리는 단맛이 강한 스윗 체리(Sweet cherries)와 타트 체리(Tart cherries)로 나눌 수 있는데, 이 중 타트 체리는 관절염 등 만성 염증 치료에 효과적이고 항산화 기능이 뛰어나서 항암 효과가 큽니다.

7. 마늘 : 마늘의 다양한 효능 중 하나는 항염 효과입니다. 마늘은 만성 염증을 일으키는 물질 중 하나인 사이토카인을 줄여주는 역할을 합니다. 마늘에 열을 가하면 효능이 더 커지게 됩니다.

8. 올리브 오일 : 올리브 오일에는 만성 염증을 줄이고 통증을 억제하는 효과가 있는 올레오칸탈이라는 성분이 풍부하게 들어있습니다. 또 노화 예방에 효과적인 비타민 E도 풍부합니다.

골다공증
골다공증 예방 생활 섭생법

골다공증이란?

골다공증(osteoporosis)은 뼈의 강도(強度, solidity)가 약해져서 쉽게 골절되는 골격계 질환입니다. 뼈의 강도는 뼈의 양(量)과 뼈의 질(質)에 의해서 결정됩니다. 뼈의 질에 영향을 주는 요소로는 뼈의 구조, 교체율, 무기질화, 미세 손상 등이 있습니다. 현재까지는 뼈의 질을 전체적으로 평가할 만한 만족스런 지표가 없기 때문에 뼈의 양을 측정하는 골밀도를 이용하여 골다공증 진단에 사용합니다. 세계보건기구는 건강한 젊은 성인 평균 골밀도 수치와의 차이를 기준으로 하는 T점수로 골다공증 진단 기준을 제시하고 있습니다.

뼈는 성장이 멈춰있는 조직이 아니라 일생동안 지속적으로 생성과 성장, 흡수의 과정을 반복하며 변하는 장기입니다. 1년마다 10%의 뼈가 교체되고 10년이 지나면 우리 몸의 뼈는 모두 새로운 뼈로 교체됩니다. 20대에서 30대까지 골밀도가 가장 높고 그 이후로는 조금씩 감소하다가 여성의 경우 폐경 첫 5년간 급속도로 골밀도가 약해집니다.

골다공증의 분류

골다공증은 노화에 의하여 자연적으로 발생하는 일차성 골다공증과 여러 질환 및 약물 등으로 인해 발생하는 이차성 골다공증으로 크게 분류할 수 있습니다.

■ 일차성 골다공증

일반적으로 자연적인 노화와 연관되어 폐경 여성에서 발생되는 a. 폐경 후 골다공증과 b. 노인성 골다공증이 일차성 골다공증에 속합니다. 최대 골량을 형성하는 가장 중요한 요소는 유전적 성향입니다. 그 외에도 청소년기 동안의 신체 활동과 칼슘 섭취도 최대 골량 형성에 기여하게 됩니다. 또한, 성장 호르몬, 갑상선 호르몬, 성호르몬과 같은 호르몬의 영향도 받습니다. 최대 골량에 이른 후에는 연령이 증가됨에 따라 뼈의 양은 점차 줄어들게 됩니다. 여성의 경우에 폐경에 의한 여성 호르몬 감소는 급격한 뼈의 감소를 초래하게 됩니다. 따라서 폐경이 되면 5~10년 내에 급격하게 뼈가 약해지게 됩니다. 남성은 여성과 달리 명백한 폐경이 없기 때문에 골다공증의 발생이 훨씬 적습니다. 남성의 경우는 나이가 증가함에 따라 장에서 칼슘의 흡수가 적어지고 뼈 생성도 감소하기 때문에 골다공증이 발생됩니다.

■ 이차성 골다공증

이차성 골다공증은 질병이나 약물에 의하여 골다공증이 발생되는 경우를 말합니다.

1. 약물 : 스테로이드 계통의 약물, 항경련제, 과량의 갑상선 호르몬, 항암제
2. 내분비 질환 : 당뇨병, 부갑상선기능항진증, 쿠싱증후군, 갑상선기능항진증, 성호르몬 결핍
3 소화기 질환 : 위절제술, 염증성 장 질환, 흡수 장애
4. 류마티스 질환 : 류마티스 관절염
5. 만성 신부전
6 호흡기 질환 : 만성 폐쇄성 폐질환
7. 악성 종양
8. 장기이식
9. 유전 질환
10. 기타 : 장기간 활동저하, 과도한 음주, 흡연

골다공증의 임상적 증상

골다공증은 그 자체만으로는 거의 증상을 일으키지 않고 뼈가 부러져서 골다공증을 발견하게 되는 경우가 많습니다. 따라서 골다공증의 주 증상은 골절이라고 할 수 있습니다. 손목, 척추, 대퇴골 골절이 골다공증에서 흔히 발생되는 골절입니다.

척추 골절이 발견된 대부분의 환자는 증상 없이 지내다가 검사 중에 우연히 발견하게 됩니다. 골다공증의 위험요인을 가진 사람이 갑자기 등 쪽에 통증을 호소하거나 키가 줄어든다

면 척추 골절의 가능성을 고려해야 합니다. 대퇴골 골절은 반드시 수술을 필요로 하며, 수술 전후에 발생하는 합병증으로 인해 사망률이 증가됩니다. 이외에도 대퇴골 골절 환자들은 수술 전의 활동을 유지하기 어렵고 장기간 도움을 필요로 하는 경우가 많습니다. 손목 골절은 넘어질 때 몸을 보호하기 위하여 대부분의 사람들이 손으로 땅을 짚기 때문에 발생되는 것입니다. 따라서 손목 골절은 척추와 대퇴골 골절에 비하여 50대의 상대적으로 젊은 층에서 발생됩니다.

골다공증 골절의 위험성

골다공증에 의한 골절이 발생하면 이후 '재골절'의 위험이 2~10배 증가합니다. 척추 골절이 발생되면 5명 중의 1명은 1년 이내에 또 다른 척추 골절이 발생할 수 있습니다. 골다공증으로 골절이 발생하면 지속적인 후유증도 문제이지만 골절과 연관된 사망률 증가가 더 심각한 문제입니다. 골절이 없는 사람에 비하여 척추 혹은 대퇴골 골절 환자의 5년 생존율은 약 80% 정도로 낮아집니다. 대퇴골 골절에 의한 사망률은 남자에서 여자보다 높게 관찰됩니다. 대퇴골 골절에 의한 사망은 첫 1년 이내에 가장 높게 관찰되는데, 일반적으로 대퇴골 골절 후 첫 1년 내에 사망할 확률은 15~20%에 이르는 것으로 알려져 있습니다. 사망률은 연령과 비례하는데, 이는 만성 질환의 동반과 연관되기 때문인 것으로 추정됩니다.

대퇴골 골절뿐만 아니라 척추 골절도 사망률을 증가시킵니다. 손목 골절도 골절 후 5년까지는 사망률이 증가되는 결과가 관찰되어 주요한 골다공증 골절은 모두 사망률의 증가와 관련 있는 것으로 판단됩니다.

골다공증 골절은 골절 자체에 대한 치료만으로는 부족합니다. 골다공증 골절은 재골절의 위험이 증가되기 때문에 골다공증에 대한 적극적인 치료와 함께 낙상을 예방하기 위한 지속적인 노력이 동반되어야 합니다.

골다공증 골절의 위험 인자

세계보건기구(WHO)에서 골절 위험도를 추정하는 분석표에 사용된 임상적인 골다공증 골절의 위험 인자는 다음과 같습니다.

- 연령(고령일수록 골절 위험 증가)
- 성별(여성에서 증가)
- 적은 체질량지수(kg|m2)
- 과거 골다공증 골절 병력
- 부모의 대퇴골 골절 병력
- 류마티스 관절염
- 이차성 골다공증
- 현재 흡연
- 과음(1일 3단위 이상 마시는 경우, 1단위는 알콜 8mg으로 각 술잔의 1잔 정도)
- 스테로이드계열 약물(프레드니솔론 5mg에 해당되는 양을 3개월 이상 복용)
- 대퇴골 골밀도(낮을수록 골절 증가)

이와 같은 위험인자를 많이 갖고 있을수록 골절의 위험은 통계적으로 크게 증가됩니다.

양방 진료실에서 매우 흔하게 환자들에게 처방되고 있는 양약인 골흡수억제제(비스포스포네이트(Bisphosphonate) 제제)는 어느 정도 골다공증 골절의 예방에 기여하고는 있지만, 드물게는 턱뼈 괴사나 비전형 대퇴골 골절 및 척추 체내 균열(골다공증성 골절 환자의 뼈가 정상적으로 붙지 못하고 척추 주변 조직의 괴사로 척추 사이 틈이 생긴 것) 등의 심각한 부작용이 생길 수 있기 때문에 반드시 전문가와의 심도 깊은 상담 후에 처방받으셔야 합니다. 또한, 스테로이드제·항경련제·위산과다 억제제·항정신병제 등의 양약들도 오랜 기간 장기적으로 복용하면 오히려 골다공증의 중요한 원인이 될 수도 있으므로, 해당 환자가 내분비(호르몬) 질환이나 위장관 질환 등 대사성 질환을 겪고 있다거나 스테로이드제와 같은 양약을 오랫동안 복용하고 있었다면 반드시 골다공증과 뼈 건강에 대한 정기적인 검사와 체크를 받으셔야 합니다.

세계보건기구(WHO)가 제시한 골다공증 진단 기준

골밀도를 판정할 때는 측정된 절대값을 사용하기보다는 T-값과 Z-값을 주로 사용합니다. T-값은 동일한 성별에서 젊은 성인 집단의 평균 골밀도와 비교하여 표준편차로 나타낸 값으로, 건강한 젊은 성인과의 차이를 의미하게 됩니다. 이에 반해 Z-값은 같은 연령대의 성인들과의 골밀도 평균치와의 차이를 의미하는 것입니다.

폐경 이후의 여성과 50세 이상의 남성에서는 T-값에 따라 골다공증을 진단하고 소아, 청소년, 폐경 전 여성과 50세 이전 남성에서는 T-값을 사용하지 않고 Z-값을 사용합니다.
T-값이 -2.5 이하이면 골다공증, -1.0에서 -2.5 사이이면 골감소증으로 판정합니다.
Z-값이 -2.0 이하이면 '연령 기대치 이하(below the expected range for age)'라고 정의하며 이차성 골다공증의 가능성을 생각해야 합니다.

생화학적 골-표지자

뼈에는 뼈를 생성하는 조골세포(osteoblast)와 뼈를 파괴시키는 파골세포(osteoclast)가 존재합니다. 뼈의 양이 증가하고 감소하는 것은 뼈에 존재하는 두 세포의 기능에 의하여 좌우됩니다. 뼈를 파괴하는 세포의 기능이 뼈를 생성하는 세포의 기능보다 과도한 경우에는 뼈의 양이 감소하게 됩니다. 또는 뼈를 만드는 세포의 기능이 떨어져서 뼈 파괴를 충분히 보충할 수 없을 때에도 뼈의 양이 감소합니다.

두 가지 세포의 기능은 대개 연계되어 있어 한쪽 세포의 기능이 활성화되면 반대의 기능을 갖고 있는 세포의 기능도 활성화됩니다. 이런 과정을 통해서 오래되고 구조적으로 결함이 있는 뼈를 건강한 새 뼈로 교체하게 됩니다.

뼈에서 배출되는 칼슘은 혈액에서 칼슘 농도를 일정한 수준을 유지할 수 있게 하기 때문에 뼈는 칼슘의 주요 보관 장소라고 할 수 있습니다. 생화학적 골 표지자는 위와 같은 뼈 형성 세포의 기능과 뼈를 파괴하는 세포의 기능을 혈액과 소변에서 측정하는 것입니다.

뼈를 형성하는 세포의 기능을 측정하는 것을 '골형성-표지자'라고 하며, 뼈를 파괴시키는 세포의 기능을 측정하는 것을 '골흡수-표지자'라고 칭합니다. 생화학적 골-표지자는 뼈의 질을 일부 반영하기 때문에 골밀도만으로 알 수 없는 뼈의 건강 상태를 대변하여 골절 위험을 예측하거나, 치료 약제를 사용한 후에 치료제에 대한 효과를 판정하는 데 이용되고 있습니다.

골다공증 치료 및 골절 예방에 도움이 되는 한약

골다공증에 일반적으로 많이 처방되고 있는 양방 골다공증 치료제(Bisphosphonate)의 널리 알려진 부작용들로는, 상부 위장관 부작용(구역, 구토, 복통, 속쓰림 등), 저칼슘혈증, 식도암, 안과적 합병증(비특이적 결막염, 포도막염, 공막염 등), 턱뼈 괴사, 심방세동, 대퇴골 부전 골절, 신독성 등이 있기 때문에 골다공증 치료와 골절 예방에 모두 도움이 되는 과학적 근거를 갖춘 적절한 한약 처방을 가까운 한의원에서 받으시기를 꼭 권유드리고 싶습니다.

한국한의학연구원에서는 전통 한약재인 황련(黃連), 황백(黃柏), 치자(梔子), 황금(黃芩)이 들어간 '황련해독탕(黃連解毒湯)'을 유산균으로 발효시켜 골다공증 치료에 효과가 있는 천연물신약 후보물질을 개발하는 데 성공했다고 밝혔습니다.

한국한의학연구원 연구팀은 불면증이나 신경과민 증상에 주로 사용되던 한약인 '황련해독탕'을 유산균으로 발효시켜서 실험을 진행하였는데, 이 '황련해독탕 기원 물질'을 골다공증이 있는 쥐에게 먹였더니

- 골밀도 감소 현상을 약 52%,
- 골량 감소 현상을 약 31%

개선하는 것으로 나타났습니다. 이것은 뼈 성분을 파괴하는 '파골세포의 활성화를 억제'하기 때문인 것으로 분석되었습니다. 이 논문은, SCI(E) 저널인 'BMC Complementary and Alternative Medicine'(IF 2.082)에 게재되었습니다.

또한, Evidence-Based Complementary and Alternative Medicine(2013년 SCI 국제 학

술지)에 실렸던 "골다공증에 대한 한의약 연구 : 무작위 대조군 연구들(RCTs)에 대한 체계적 문헌 고찰(Chinese Herbal Medicine for Osteoporosis : A Systematic Review(SR) of Randomized Controlled Trials(RCTs))"을 살펴보면, 총 1,816명의 골다공증 환자가 참여한 총 12개의 RCT가 포함되어서, 골다공증 치료에 있어

1. 한의약(Chinese Herbal Medicine)과 2. 위약(placebo, 僞藥) 그리고 3. 표준적인 항 골다공증 양방 요법을 객관적 기준을 통해 성과(효과)| 부작용 측면에서 상대적으로 비교했는데, 이번 연구 결과를 통해서, 한의약 치료가 위약 또는 표준적인 항 골다공증 양방 요법(양약) 제제와 비교했을 때, BMD(bone mineral density, 골밀도)를 통계적으로 유의미하게 더 많이 증가시킬 수 있음을 객관적으로 입증했습니다.

마지막으로 '특허 한약' 접골탕(接骨湯)의 주요 성분인 당귀(當歸)의 경우, 이미 기존의 연구(뼈세포 증식 능력에 관한 당귀의 효능 연구)에서 당귀가 직접적으로 proliferation, alkaline phosphatase(ALP) activity, protein secretion을 자극하고, 용량에 따라서 type I collagen synthesis of OPC(osteoprecursor cells)-1을 촉진하여서 뼈세포 증식에 관여한다고 보고된 바 있습니다.

접골탕은, 보혈(補血) 작용을 하는 당귀(當歸), 천궁(川芎), 녹용(鹿茸)이 주요 한약재가 되어서, 보기(補氣) 작용을 하는 인삼(人蔘) 등과 더불어 골절 치료에 효과가 있는 몇 가지 다른 한약재를 엄밀히 조합(황기(黃芪), 구기자(枸杞子), 만삼(蔓蔘), 토사자(菟絲子), 속단(續斷), 석곡(石斛), 보골지(補骨脂), 합환피(合歡皮)) 해서, 골절의 2배 빠른 회복 및 재골절 예방 그리고 골다공증 치료에 임상적으로 큰 효과를 보이는 유명한 처방입니다. (P 55, 특허 한약 '접골탕' 참고)

일반적인 피로(스트레스) 골절을 포함해서 각종 자동차사고, 스포츠 손상, 낙상 등으로 인해 뼈가 부러졌을 경우, 그리고 평소 골다공증이 있어서 (재)골절이 걱정되시는 경우, 임상적으로 오랫동안 확인되었고 과학적으로도 충분히 검증된 접골탕이 있음을 떠올린다면 2배 빠른 골절 회복 및 재골절 예방 그리고 골다공증 치료에 많은 도움이 될 것입니다.

골다공증 예방을 위한 생활 섭생법

1. 칼슘

칼슘과 비타민D는 뼈의 건강에 가장 중요한 영양소입니다. 일생동안 적절한 양의 칼슘 섭취는 최대 골량의 취득과 건강한 뼈를 유지하는 데 필요합니다. 칼슘은 뼈의 무기질 침착에 필요한 재료일 뿐만 아니라 뼈의 파괴를 억제하는 효과를 가지기 때문에 골다공증의 예방에 꼭 필요합니다. 50세 미만의 성인에서는 하루 1,000mg, 50세 이상 성인에서는 하루 1,200mg의 칼슘 섭취를 권장합니다.

2. 비타민D

비타민D는 식이를 통한 섭취와 자외선에 의한 피부 합성을 통해 체내로 공급되며 간과 신장을 거치면서 활성형 비타민D가 되어 장에서 칼슘의 흡수를 증가시키고 뼈의 무기질 침착에 중요한 역할을 합니다. 비타민D가 결핍되면 뼈가 약해지는 골연화증이 발생됩니다. 경미한 비타민D 부족은 골밀도의 감소를 초래할 뿐만 아니라 낙상에도 기여하는 것으로 알려져 있습니다.

비타민D가 풍부한 음식이 많지 않기 때문에 햇볕을 잘 쬐지 않는 사람이나 노인은 비타민D 부족의 위험이 높습니다. 50세 이상의 성인에서는 골다공증의 예방을 위하여 비타민D를 하루에 800~1,000IU 복용하도록 권유합니다.

3. 운동

젊은 사람에게서 운동은 유전적으로 결정된 최대 골량을 확보할 수 있는 가능성을 증가시킵니다. 최대 골량이 획득된 후 성인에서의 운동은 골량을 더 이상 증가시키지는 않지만, 뼈의 감소를 막을 수 있습니다. 골다공증에는 체중 부하 운동이 좋습니다. 운동은 근육 기능에도 좋은 효과를 주며 조정 기능, 균형감을 증가시켜 낙상의 위험을 감소시킵니다. 걷지 못하는 사람에서는 뼈에 대한 효과는 크지 않고 극히 미미하지만, 근육에 대한 효과 때문에 수영과 수중 운동이 도움이 될 수 있습니다. 하루에 30~60분 이상, 1주일에 3~5일 실시하는 것이 좋습니다.

허약아 체질개선

임상 현장에서 가장 많이 나타나는 폐계 허약아들에 대한 음식 섭생법

금수저·은수저보다 더 중요한 것이 바로 '건강 수저'일 것입니다. 이 세상 모든 부모님들이 자녀들에게 바라는 공통적인 소원이 바로 '아프지 말고 건강하게 잘 자라주는 것'이겠지요. 여기에 살짝 욕심을 좀 더 보태서 키도 훌쩍 크고 마음도, 인성도 건강한 아이로 자라준다면 더할 나위가 없을 것입니다.

하지만 모든 어린이들은 가볍게는 감기부터 더러는 특정 질환까지 다양한 질병과 싸우며 성장과 발달의 오랜 과정을 거치게 됩니다. 가벼운 질환이라면 가까운 시일 내에 저절로 호전되는 것이 정상이지만, 체질이 약한 아이는 감기와 같은 잔병을 끊임없이 앓게 되며 위험한 합병증 상황으로도 많이 빠지게 됩니다.

혹시 식사 때마다 아이에게 밥을 한 수저라도 더 먹이기 위해 전쟁을 치루거나, 아이가 자주 짜증을 내고 환절기만 되면 각종 호흡기 질환을 달고 산다거나 별것 아닌 활동 후에도 피로 감을 크게 느낀다면 하루빨리 아이의 면역 상태를 꼭 체크해 보아야 합니다.

허약아의 정의와 분류

'허약아(虛弱兒, Weak Children)'는 일반적으로 밥을 잘 먹지 않고, 성장 상태가 또래 아이들의 정상(표준) 수준에 많이 못 미치고, 각종 잔병치레를 자주 하며 수면 상태도 좋지 못하고, 덥지 않은 기후에도 땀을 지나치게 많이 흘리며 놀이나 운동 등에도 특별한 관심을 보이지 않고 혈색도 창백한 유형의 아이들을 포괄적으로 일컫는 말입니다.

동의보감에 따르면 "소아의 장부(臟腑)가 교눈(嬌嫩)하여 형기(形氣)가 미충(未充)하므로, 외감풍한사(外感風寒邪)를 감수(感受)한 후 정사(正邪)가 교쟁(交爭)할 때 정기(正氣)의 항사(抗邪)하는 힘이 박약(薄弱)하다."라고 했습니다.

즉, 소아는 아직 오장육부가 미성숙한 상태이므로 장기(臟器)의 형태와 기능이 약해서 감기를 비롯한 바이러스성 질환 등에 걸리면 질병을 이겨내는 힘이 부족하다는 뜻입니다. 면역력이 약한 소아들은 성인에 비해 잔병치레가 훨씬 더 많이 있을 수밖에 없다는 의미입니다.

그런데 원래부터 면역력이 약한 일반적인 상황에 속하는 소아들보다도 훨씬 더 면역력이 떨어지는 아이들을 일컫는 '허약아'들은 유전적(가족적) 영향 또는 모체(母體) 환경적 영향 등을 복합적으로 받은 경우입니다.

태어날 때부터 충분한 발육이 이루어지지 않았거나 더욱이 출생한 이후의 후천적인 면역 관리 소홀 등의 이유로 인해 각종 질병이나 합병증이 지나치게 자주 나타납니다.

미세먼지를 비롯한 대기 환경 및 토양 환경의 오염 및 각종 유해 전자파, 조기 교육 등과 연관된 심리적 스트레스 등에 지속적으로 노출되는 과정에서 '허약 징후'가 훨씬 더 심해지는 경우를 자주 보게 됩니다.

한의학에서는 '허약아'를 보통 폐계(肺系) 허약아, 비계(脾系) 허약아, 신계(腎系) 허약아, 심계(心系) 허약아, 간계(肝系) 허약아 등 다섯 가지로 분류합니다. 임상적으로는 폐계 허약아와 비계 및 신계 허약아가 제일 많이 관찰됩니다.

물론 '복합적 소견을 가진 허약아'(폐계 + 비계 또는 신계 허약아 + 심계 허약아)들도 흔하게 볼 수 있습니다.

폐계 허약아(호흡기계 허약아)의 임상적 양상들과 한의학적 치료법

- 추위에 지속적으로 노출된 것도 아닌데 감기를 끊임없이 달고 산다.
- 감기 기운이 없어도 콧물과 코막힘, 재채기와 잔기침 및 가래 증세가 이상하게 오래간다.
- 가끔씩 밤이나 새벽에 쌕쌕거리는 천명음이 들리기도 한다.
- 편도가 잘 붓는다. 또한, 감기에 걸리면 코골이를 동반한다.
- 감기에 한 번 걸리면 축농증(상악동 부비동염), 삼출성 중이염, 기관지 천식 등의 합병증으로 잘 이행된다. 특히 '중이염 성향 어린이'라는 얘기를 들은 적이 있다.

- 피곤한 일도 별로 없는 것 같은데 눈 밑에 다크써클이 생긴 것처럼 까맣거나 검푸르스름하게(또는 보랏빛으로) 착색되어 있다.
- 환절기를 별 탈 없이 지나가는 법이 없다. 환절기만 되면 여지없이 각종 감염성 질환, 특히 호흡기 질환이 잘 생긴다.
- 가족 중 집안에서 흡연하는 사람이 없는데도 가래 끓는 소리(그렁그렁한 소리)가 가슴 목에서 잘 들린다.
- 모세기관지염, 폐렴 등을 자주 앓는다.
- 알레르기(음식, 금속, 먼지 등)가 있어서 식사 메뉴를 정하거나, 특히 외식, 외출, 반려동물 양육 등에 상당한 어려움이 있다.
- 기후 변화에 민감하다. 조금만 찬바람이 불어도 바로 감기 증세가 나타난다.
- 찬 공기에 잠깐만 노출되어도 바로 기침이나 재채기 또는 콧물을 흘린다.
- 아침·저녁으로 재채기를 연발적으로 한다.
- 땀이 쉽게 나고 잘 때 땀을 흠뻑 흘린다.
- 알레르기 비염 경향이 있다는 얘기를 병원에서 잘 듣는다.
- 양방 감기약을 써도 잘 반응하지 않는다.

위의 증상들 중에 적어도 30% 이상의 소견이 아이에게 나타나고 있다면 반드시 소아청소년 전문 한의원을 방문해서 정확한 진찰과 상담을 받아보시는 것이 좋습니다.

한의학에서는 일반적으로 '형개보중탕합소청룡탕 가감방'이나 '삼소음합갈근탕합과루지실탕 가감방' 또는 '청화보음탕합형개연교탕 가미방' 등과 같이 '폐계 허약아'들에게 크게 도움이 되는 체질별 한약 처방 복용과 정기적인 침구 치료를 통해 관리합니다.

비계 허약아(소화기계 허약아)의 임상적 양상들과 한의학적 치료법

- 만성적인 식욕부진 증상을 자주 보인다.
- 배꼽 주위의 빈번한 복통(특히 조금 찬 음식이나 약간이라도 기름기 있는 음식을 먹었을 때)을 호소한다.
- 아랫배 주위의 잦은 불편감이나 더부룩한 느낌을 호소하거나, 배(장)에 가스가 잘 차고 수시로 방귀를 끼며 방귀 냄새가 아주 독하다.
- 걸핏하면 체하고 구취(입 냄새)가 심한 경우가 많다.
- 변이 늘 풀어져서 나오거나 잦은 설사 또는 변비가 심하다.
- 배에서 꾸르륵 꾸르륵하는 소리가 잘 난다.
- 자주 손발이 차고, 얼굴빛은 황백색으로 윤기가 없는 편이고 쉽게 피로를 느끼며, 왠지 무기력해 보이고 팔다리가 나른하다고 하며, 권태감을 잘 느끼며 체중이 잘 늘지 않을 뿐 아니라 체중 백분율이 또래 아이들에 비해 현저하게 뒤떨어져 있는 상태, 최근 몇 개월간 먹는 양이 절반 이하로 줄었거나 키와 체중이 최근 몇 개월 동안 거의(전혀) 변화가 없다.
- 장염으로 고생했던 경우가 많다.
- 어른들로부터 '아이가 뱃골이 작다'라는 얘기를 자주 듣는다.
- 밥을 먹고 나서 바로 또는 밥 먹는 도중에 속이 불편하다고(또는 배가 아프다고) 하면서 화장실로 달려가 대변(대부분 묽은 변)을 보는 경우가 많다.
- 영유아 때부터 모유나 분유의 하루 총 수유량이 600mL 전후였고, 한꺼번에 많은 양을 먹지 않아 하루 종일 조금씩 나눠 먹였다.
- 밥보다 과자나 음료수를 더 좋아하거나 초콜릿, 사탕과 같은 단 것만 찾는다.
- 부모님이 편식이 심한 편이고 외식을 즐긴다.

- 혈액 검사상 빈혈(특히 철 결핍성 빈혈) 진단을 받은 적이 있다.
- 익숙하지 않은 음식은 먹으려 하지 않고 혹시 먹더라도 결국은 다 토해버린다.
- 아이가 씹는 것을 싫어하고 음식을 오랫동안 입에 물고 삼키려 하지 않는다. 보통 한 끼 식사 시간이 30분 이상 걸린다.
- 영유아 때 영아산통(infantile colic)으로 고생한 적이 있다.
- (특히 여자아이들의 경우) 배가 차갑다는 느낌을 자주 받는다.
- 갑자기 환경(캠핑, 여행, 1차 양육 담당자 교체 등)이 변하면 속으로 안절부절못하면 서 스트레스를 많이 받는다.

위의 증상들 중에 적어도 30% 이상의 소견이 아이에게 나타나고 있다면 반드시 소아청소 년 전문 한의원을 방문해서 정확한 진찰과 상담을 받아보시는 것이 좋습니다.

한의학에서는 일반적으로 '향사양위탕합보화환합자음건비탕 가감방'이나 '육군자탕합지출 환합정전가미이진탕 가감방' 또는 '곽향정기산합평위산합보중익기탕 가미방' 등과 같이 '비 계 허약아'들에게 크게 도움 되는 체질별 한약 처방 복용과 정기적인 침구 치료를 통해 관 리합니다.

신계 허약아(선천적인 성장발달 허약아, 선천면역 및 비뇨생식기·근골격계 허약 아)의 임상적 양상들과 한의학적 치료법

- 소변을 너무 자주 보거나 밤에 잘 때 소변을 팬티에 지리는 경우가 많고 오래 참을 수 없는 경우가 많다.

- 야뇨증(1차성 또는 2차성) 진단을 받은 적이 있다.
- 간혹 혈뇨(피 섞인 오줌)가 나오거나 탁하고, 거품이 나고, 냄새가 심하고 진한 소변을 보며 배뇨 시 가끔 통증을 호소한다.
- 치아 발육이 또래보다 늦거나 치아가 잘 썩는다.
- 머리카락에 힘이 없고, 가늘며 윤기가 없는 편이고 머리숱이 또래보다 적은 편이다.
- 머리카락 색깔이 약간 노랗게 보인다.
- 원인 미상의 소아 원형탈모증이 생긴 적이 있다.
- 얼굴이나 눈 주위가 자주 붓는다.
- 뼈가 가늘고 약한 느낌을 받는다.
- 여아인 경우 생식기 주위에 분비물이 묻어 나오는 경우가 자주 있다.
- 얼굴색이 검은 편이고 손발이 차갑거나 추위를 잘 탄다.
- 저체중 출생아 또는 미숙아(preterm infant), 쌍둥이 또는 유전적 결함(발달 장애)을 가지고 태어난 경우가 많다.
- 재태 기간을 충분히 채우지 못하고 너무 일찍 태어났거나, 임신 중 산모가 정신적 스트레스를 심하게 받았거나, 아이의 출생 당시 산모의 체중이 오랜 입덧이나 여러 가지 임신성 합병증(당뇨병, 심한 빈혈, 갑상선 질환) 등의 이유로 충분히 늘지 못한 상태였다.
- 아이가 운동을 좋아하지 않고, 툭하면 잘 넘어지며 멍이 잘 들고 다리가 아프다는 얘기를 자주 한다.
- 또래 아이들보다 언어 발달(특히 표현 언어 발달)이 늦다.
- 아이가 겁이 매우 많고, 낯선 상황이나 낯선 사람을 지나치게 무서워하고 별것 아닌 일에도 눈물을 자주 보여서 울보 소리를 많이 듣는다.
- 안색이 창백하고 왠지 기운(힘)이 없어 보인다.

위의 증상들 중에 적어도 30% 이상의 소견이 아이에게 나타나고 있다면 반드시 소아청소년 전문 한의원을 방문해서 정확한 진찰과 상담을 받아보시는 것이 좋습니다.

한의학에서는 일반적으로 '육미지황탕합축천환 가감방'이나 '신기탕 가감방' 등과 같이 '신계 허약아'들에게 크게 도움이 되는 체질별 한약 처방 복용과 정기적인 침구 치료를 통해 관리합니다.

심계 허약아(순환기계 및 정신신경계 허약아)의 임상적 양상들과 한의학적 치료법

- 아이가 별것 아닌 소리, 기타 자극에 깜짝깜짝 잘 놀라고 겁이 많다.
- 늘 불안해하고, 차분하지 못하고 오랫동안 한 가지에 집중을 잘 못하며 긴장을 너무 많이 한다.
- 잘 때 숙면을 잘 취하지 못하고, 잠꼬대를 많이 하고 쉽게 잠에서 깨 울고 보채는 경우가 많다.
- 긴장하면 손발 또는 얼굴에 땀이 지나치게 많이 난다.
- 잘 삐치고 과도하게 예민하며 짜증이 많고 신경질적이다.
- 산만하다는 소리를 자주 들으며 과잉행동 경향이 있다. 공공장소에서 다른 사람들에게 민폐를 끼칠까 봐 항상 불안하다.
- 여러 가지 틱(Tic) 증상을 보인다.

위의 증상들 중에 적어도 30% 이상의 소견이 아이에게 나타나고 있다면 반드시 소아청소년 전문 한의원을 방문해서 정확한 진찰과 상담을 받아보시는 것이 좋습니다.

한의학에서는 일반적으로 '복령보심탕합온담탕합귀비탕합분심기음 가감방'이나 '사물안신탕합향부자팔물탕 가감방' 등과 같이 '심계 허약아'들에게 크게 도움이 되는 체질별 한약 처방 복용과 정기적인 침구 치료를 통해 관리합니다.

간계 허약아(간 기능계 및 운동기계 허약아)의 임상적 양상들과 한의학적 치료법

> • 두통이나 어지럼증을 자주 호소한다.
>
> • 눈 충혈이 잘 된다.
>
> • 시력이 나쁘다. 근시뿐 아니라 난시, 사시가 있는 경우도 흔하다.
>
> • 손톱과 발톱의 발육이 불량하다.
>
> • 우측 옆구리가 뻐근하다고 한다.
>
> • 눈 떨림 또는 다리에 쥐가 잘 난다.
>
> • 열성경련(열 경기)이 자주 나타난다.
>
> • 계절을 잘 타고 쉽게 피로감을 느낀다.
>
> • 조금만 걷거나 뛰어도 힘들다며 업어달라고 한다.

위의 증상들 중에 적어도 30% 이상의 소견이 아이에게 나타나고 있다면 반드시 소아청소년 전문 한의원을 방문해서 정확한 진찰과 상담을 받아보시는 것이 좋습니다.

한의학에서는 일반적으로 '세간명목탕합작약감초탕 가감방'이나 '시호계지건강탕합사물탕 가감방' 등과 같이 '간계 허약아'들에게 크게 도움이 되는 체질별 한약 처방 복용과 정기적인 침구 치료를 통해 관리합니다.

면역의 종류

아이들을 건강하게 키우고자 할 때 반드시 주의를 기울여야 할 중요한 사항 중 한 가지가 바로 '면역'입니다. 면역에는 좋은 면역과 나쁜 면역의 두 가지 상태가 존재합니다. 주의해야 할 것은 면역이라고 하는 것이 무조건 좋기만 한 것이 아니라 나쁜 상태로 존재하는, 즉 나쁜 면역도 분명하게 존재한다는 사실입니다.

따라서 그 나쁜 면역 상태에 놓여 있는 아이들을 적극적인 한방 체질개선 요법을 통해 '좋은 면역' 상태로 이끌어 주어야 합니다.

나쁜 면역에는 첫째, '만성적인 면역 저하 상태'를 들 수 있습니다. 필자가 앞서 5가지로 정리한 허약아들에게서 아주 흔하게 나타나고 있습니다. 특히 만성적인 호흡기 면역 저하 상태(잦은 감기, 잘 낫지 않는 오랜 감기, 만성 축농증과 만성 중이염, 반복되는 편도염, 임파선염, 기관지염, 폐렴 등)와 만성적인 소화기 면역 저하 상태(만성 식욕부진, 잦은 복통, 변비와 설사, 헛구역질, 잦은 장염, 식체 등)에 놓여 있는 아이들은 거의 매일 필자가 진료실에서 만나고 있는 케이스입니다.

무분별한 '양약(특히 항생제)의 지나친 남용' 역시 큰 문제가 되고 있습니다. 항생제를 직접적으로 먹지 않더라도 소위 '공장식 밀집 사육' 환경 속에서 항생제가 듬뿍 들어간 사료를 먹고 사육되다 도축된 소, 돼지, 닭고기 등의 섭취를 통해 항생제를 간접적으로 축적하고 있는 것 또한 안타까운 현실입니다. '항생제 내성균(일명 슈퍼박테리아)의 역습'이 21세기 인류의 최대 위협이 되고 있는 엄혹한 현실 속에서 만성적인 면역 저하 상태에 놓인 허약아들에 대한 적절한 한의학적 치료법(좋은 면역탕, 좋은 면역침 등)의 적용은 중요한 의미를 담고 있습니다. 즉 면역 기능 강화를 목적으로 하는 한방 체질개선 요법은 21세기를 살고 있는 우리 아이들의 건강 증진에 있어 매우 특별한 보건사회학적 의미를 가진다고 생각합니다.

둘째, '과잉 면역' 또한 나쁜 면역 상태입니다. 알레르기 질환은 면역이 과잉 활성화되어 별 것 아닌 외부 인자에 대해 과도하게 예민한 반응을 보이는 면역 불안정 상태에서 발생합니다. 이런 경우 막연히 면역력을 강화시켜 주는 것, 가령 시중에서 쉽게 구매할 수 있는 홍삼 제품을 전문가의 정확한 진단 없이 먹이는 것 등은 오히려 임상적 문제를 더욱 꼬이게 하거나 악화시키는 요인으로 작용할 수 있습니다. 전문 한방 의료기관에서 면역학적인 안정을 도모하는 '집중적인 한방 체질개선 치료'를 받게 하는 것이 매우 중요합니다.

셋째, '자가 면역' 상태입니다. 면역계의 인식 시스템에 문제가 생겨서 내부 인자를 외부 인자로 오해하고 자기 스스로를 공격하게 되는 상황을 말합니다. 면역 인식에 대혼란이 생겨 피아(彼我·적군과 아군) 구분을 못 하는 면역 상태로써 사실 이 경우는 치료가 매우 어렵습니다. 원인 규명과 같은 본질적인 치료가 아닌, 증상 개선 및 악화 방지와 같은 소극적인 목표를 설정해 치료하게 됩니다.

허약아 치료에 있어 한방 치료의 특장점

허약아들의 건강을 위해 적절한 영양과 좋은 환경을 제공함과 동시에 '음양(陰陽)의 역동적 평형성(dynamic equilibrium, dynamic balance)을 회복'함으로써 '좋은 면역' 상태를 계속 유지하거나 '좋은 면역' 상태로 조기 복귀할 수 있도록 돕는 것이 한의학적 체질개선 치료의 본질이라고 할 수 있겠습니다.

건강하지 못한, 즉 나쁜 면역 상태에 있는 허약아들이 하루속히 좋은 면역을 획득하기 위해선 적절한 환경 개선과 전문적인 한의학적 임상 적용이 필요합니다.

올바른 실천은 정확한 지식에서 얻은 깨달음과 합리적인 접근에서 비롯된다고 할 수 있겠습니다.

한의학에서는 우리 몸이 역동적 평형성을 잘 이루고 있는 상태를 '건강하다'라고 봅니다. 따라서 어떤 부분이 모자라면 채워주고 넘치면 덜어내는 것이 한의학 치료의 근간을 이루고 있는 핵심 원리라고 할 수 있습니다.

또한, 당장 문제되고 있는 '병증(病證, 현재 겉으로 드러나고 있는 질병 상태)'에 대한 개선 작업도 중요하겠지만, 평상시에 건강을 잘 유지하고 나아가 건강 수준을 향상시키고자 도모하는 예방의학적 관점에서는 '소증(素證, 바탕이 되는 체질)'에 대한 적극적 개선 작업 역시 매우 중요성을 가지고 있다는 점을 꼭 기억할 필요가 있습니다.

특히 허약아들에 대한 장기적인 체질개선 치료를 한의학적으로 진행함에 있어서는 이러한 예방의학적 태도를 반드시 견지할 필요가 있습니다.

흔히 '어린이 보약'이라고 하면 녹용이나 홍삼이 들어있는 탕약만을 생각하는 경우가 많은데 사실 한의학에서의 보약은 크게 '보기약(補氣藥)', '보혈약(補血藥)', '보양약(補陽藥)', '보음약(補陰藥)'의 네 가지로 나누어서, 아이들의 체질적 불균형과 현재 진행되고 있는 병증의 상태 및 심각도 등에 따라 최적의 한약재를 선택하여 적절한 비율로 조합해서 안전성(safety)과 유효성(Efficacy) 및 안정성(stability)이 모두 잘 충족될 수 있도록 처방하고 있습니다.

따라서 막연하게 면역력을 키워주는 음식이나 약재를 찾아 아이에게 먹이기보다는 한의학 전문가를 통해 우리 아이가 진짜로 약한 부분, 불안정한 부분, 혹은 지나치게 넘치는 부분이 어디인지 전문적으로 진찰한 후 파악하는 것이 가장 중요합니다.

임상 현장에서 가장 많이 나타나는 폐계 허약아들에 대한 음식 섭생법

한방 소아청소년과 진료실 안에서 가장 많이 관찰되는 '폐계 허약아(호흡기계 허약아)'들에게 도움이 되는 가정 내에서의 음식 섭생법 몇 가지를 정리해 보겠습니다.

1. 가래가 자주 나오는 아이들의 경우에는 도라지를 약하게 삶아서 자극성이 적은 양념을 첨가해 먹게 하면 좋습니다. 도라지에 들어 있는 사포닌(Saponin) 성분은 가래를 삭이는 작용을 합니다. 물론 체질적으로 도라지가 안 맞는 아이들이 있기 때문에 약간의 주의가 필요하지만 특별하게 편향된 독성이 있는 것은 아니므로 도라지에 대해서는 크게 걱정하지 않아도 됩니다.

2. 배와 무를 강판에 갈아 각각 반 홉씩 준비하고 여기에 생강즙 5 스푼을 넣어서 잘 저은 후 마시거나 우엉 뿌리의 생즙을 내어 마시면 가래와 기침 증세를 삭이고 기관지를 튼튼하게 해 주는 보조 효과가 있습니다.

3. 오이즙은 미네랄이 풍부한 알칼리성 식품입니다. 오이 피클을 만들어 일상에서 자주 먹이거나 강판에 갈아 즙을 내어 먹이면 기관지를 튼튼하게 하는 데 도움이 됩니다.

4. 배즙은 진해(기침을 가라앉히는 효과), 거담(가래를 제거하는 효과), 소염(염증을 누그러뜨리는 효과) 작용을 동시에 합니다. 마땅한 약이 없던 시절, 민간에서 기침 치료 약으로 많이 사용한 섭생법입니다. 미리 먹여두면 기관지를 튼튼하게 해 감기를 예방하는 효과도 있습니다. 진료 현장에서도 생후 6개월 이후의 아이일 경우 배를 갈아서 숟가락으로 조금씩(하루 1~2스푼) 떠먹일 것을 권하고 있습니다. 아이가 배즙을 좋아한다면 위에서 언급한 여러 가지 섭생법보다 우선적으로 시행해 보길 권합니다.

폐경기 증후군, 갱년기 증후군

건강 Q&A - 갱년기 장애 극복을 위한 생활 섭생법

폐경기 증후군이란?

폐경기 증후군이란 폐경기에 접어든 여성들에게서 여성호르몬 부족으로 인해 나타나는 여러 가지 이상 증세를 말합니다.

폐경은 난소 내의 난자가 모두 소진되어서 나타납니다. 난자가 자라면서 여성호르몬을 만들게 되는데 난자가 자라지 못하면 여성호르몬도 감소됩니다. 폐경기 증후군의 대표적 증세인 열성 홍조(Hot flush)는 얼굴·목·가슴 등이 갑자기 달아오르며 후끈거리다가 땀이 나는 증상인데, 이런 증상은 수 분간 계속되며 하루에도 몇 차례씩 나타나게 됩니다. 전체 폐

경 여성의 3|4이 이러한 열성 홍조 증세를 겪게 되고 폐경 이후 2~5년이 지나면 자연스럽게 소멸됩니다. 그 밖의 폐경기 증후군 증상으로는 피부 및 점막 위축에 따른 증세들로서 위축성 질염·유방 크기 감소·방광염·요실금 등이 발생됩니다.

폐경기 증후군의 심리적 증세로는 무력감·불안·초조·불면증·두통 등이 나타나게 되는데, 이것은 여성호르몬 부족 이외에도 가정적·사회적 소외감도 그 원인이 되는 것으로 추론하고 있습니다. 폐경 후 여성호르몬 부족이 지속되면 관상동맥질환과 함께 골다공증도 흔히 발생하게 됩니다.

폐경 이행기 및 폐경

여성이 나이가 들면서 난소가 노화되어 기능이 떨어지면 배란 및 여성호르몬의 생산이 이루어지지 않는데, 이로 인해서 나타나는 생리적 현상이 바로 폐경(menopause)입니다. 대개 1년간 생리가 없을 때 폐경으로 진단합니다. 이러한 변화는 대개 40대 중후반에서 시작되어 점진적으로 진행되는데, 이때부터 생리가 완전히 없어지는 폐경이 나타난 이후의 약 1년까지를 '폐경 이행기(menopausal transition)' 흔히는 '갱년기'라고 하며 그 기간은 평균 4~7년 정도입니다. 폐경은 난소의 노화에 의한 것이며 질병이라기보다는 자연적인 신체적 변화 과정의 하나입니다. 여성이 나이가 들면서 난소가 노화되어 기능이 떨어지면 배란 및 여성호르몬의 생산이 더 이상 이루어지지 않아 발생됩니다.

폐경 이행기에 가장 흔하게 나타나는 증상은 생리가 불규칙해지는 것입니다. 또한, 여성호르몬 결핍에 의한 증상들이 나타나는데 우리나라 여성의 60% 정도는 급성 여성호르몬 결핍 증상(안면홍조, 발한 등)을 경험하는 것으로 알려져 있습니다. 그리고 약 20%에 해당하는 여성들은 증상이 좀 더 심하게 나타나는데 안면홍조와 함께 피로감, 불안감, 우울, 기억력 장애 등이 동반되기도 하고 주로 밤에 증상이 나타나는 경우에는 수면장애를 겪기도 합니다. 급성 여성호르몬 결핍 증상은 폐경 약 1~2년 전부터 시작되어 폐경 후 3~5년간 지속될 수 있습니다.

만성적으로 여성호르몬이 결핍되면 비뇨생식기계의 위축에 따른 증상(질 건조감, 성교통, 반복적인 질 감염과 요로계 감염으로 인한 질염, 방광염, 배뇨통, 급뇨), 정신적 불안정(집중장애 및 단기 기억장애, 불안과 신경과민, 기억력 감소, 성욕 감퇴), 피부 및 관절계통의 이상 변화(피부 건조와 위축, 근육통, 관절통), 골다공증의 진행으로 인한 골절의 증가 등이 발생할 수 있습니다.

이 중에서 질 건조증과 이로 인한 성교통(dyspareunia)은 부부 관계를 기피하게 하고 성욕 저하를 유발하는 원인이 되고 있으며 이러한 증상들을 모두 폐경기 증상으로 간주합니다.

폐경 이행기 및 폐경에 대한 진단

1. 폐경 이행기 : 40대 이후 생리 주기가 불규칙하면서 점점 길어지는 경우에 의심하게 되며, 임신이나 다른 내분비학적 이상이 아닐 경우에는 폐경 이행기로 진단할 수 있습니다.

2. 폐경 : 수술적으로 양측 난소가 모두 제거된 상태는 수술적 폐경으로 진단할 수 있습니다. 난소의 기능이 소실되어서 자연적 생리 후 1년간 생리가 없을 때에는 폐경으로 진단할 수 있습니다.

혈중 여성호르몬 검사 및 난포자극호르몬(follicle stimulating hormone, FSH) 검사 수치를, 진단을 위해 참고할 수 있습니다. 이 시기의 호르몬 변화는 월경 전체 주기 동안 난포자극호르몬의 혈중 농도가 증가 되어 있는 것이 특징적입니다. 증가 된 난포자극호르몬으로 인해서 월경 주기가 대체로 짧아지고, 난소 기능이 저하되면서 무배란의 빈도가 증가하여서 생리 주기가 불규칙해지는 것입니다. 이후 무월경이 초래되고 이런 상태가 1년간 지속된다면 폐경으로 진단할 수 있습니다.

전형적인 폐경 증상이 동반되면 진단이 보다 쉬워집니다. 또한, 호르몬 검사로 혈중 난포자극호르몬 및 에스트라디올(estradiol, E2) 농도를 측정한 결과 난포자극호르몬 수치가 증가되어 있고 에스트라디올 수치는 저하되어 있다면 진단에 도움이 됩니다. 특히 호르몬 검사가 진단에 도움이 되는 경우는 자궁적출 수술을 받아서 생리가 없는 경우 등과 같이 진단이 불확실한 경우이며, 혈중 난포자극호르몬이 30~40IU|ml 이상이면 폐경으로 진단할 수 있습니다. 하지만 이런 호르몬 수치는 폐경 이행기 동안 심한 변동을 보일 수 있기 때문에 일반적으로 반복 측정이 필요합니다.

남성 갱년기 장애

일반적으로 남성이 여성보다 강하고 건강하다고 생각하는 경우가 많은데, 이것은 간단한 의학 통계 자료만 보아도 대단히 잘못된 생각인 것을 쉽게 확인할 수 있습니다. 남성의 40대 사망률이 여성의 3배 이상이며, 평균 연령도 남성이 여성에 비해서 7년 이상이 짧습니다. 남성에게 많은 질병으로 고혈압 및 심장병과 같은 심혈관질환, 간질환, 당뇨병 등이 있으며 이들은 중년 이후 남성의 건강을 위협하는 대표적인 질환들입니다.

위와 같이 건강을 위협하는 질병들이 남성에게 많은 것은 신체적인 요인 이외에도 남성의 생활 방식이 여성과 다른 것에도 상당 부분 연관되어 있습니다.

남성들은 여성에 비해 자신의 건강에 대한 관심이 적고 술, 담배와 같은 기호품을 더 많이 선호하며 활동량이 많기 때문에 사고의 위험도 올라갑니다. 남성은 큰 병이 생기기 전까지는 병원을 찾는 경우가 매우 적으며, 설령 병원을 찾아서 전문가로부터 건강에 대한 조언을 들어도 대부분의 경우 이를 잘 지키지 않습니다. 이러한 경향은 특히 우리나라 남성들에게서 심하게 나타나며 선진국에 비해 40대 남성 사망률이 현격히 높은 이유가 됩니다.

'갱년기'라고 하면 보통 일반적으로는 여성들의 폐경 이후에 나타나는, 여성호르몬 부족으로 발생되는 일련의 증상들을 머리에 떠올리게 되지만, 사실 남성들도 나이가 들면서 남성호르몬 부족으로 인해서 남성 갱년기 증상들이 매우 흔하게 나타납니다.

여성의 갱년기는 월경이 끊기고 신체적, 정신적 변화가 매우 크게 나타나지만, 남성은 서서히 변화가 나타나고 그냥 지나치기 쉽기 때문에 더욱 주의를 해야 합니다.

위에서 말씀드린 것처럼, 남성 갱년기 증상의 특징은 그 증상이 서서히 조금씩 진행되므로 이러한 변화를 잘 느끼지 못하는 경우가 흔하며, 설사 증상을 느끼더라도 이런 남성 갱년기 증상들을 단순히 스트레스로 인한 것으로만 생각하거나 나이에 따른 당연한 변화라고 축소해서 생각하는 경우가 너무나 많습니다.

그러나 남성 갱년기 증상들은 한번 발생하면 남성들의 노화를 더욱 촉진시키고 신체의 저항력을 크게 떨어뜨리기 때문에 중년 이후 남성 건강에 큰 적이 됩니다.

남성들은 보통 30세가 넘어서면서부터 서서히 남성 호르몬과 성장호르몬이 감소하며 이러한 호르몬 감소가 점점 축적되어서 나타나는 것이 남성 갱년기 증상들입니다. 본격적인 남성 갱년기는 50대 전후로부터 발생하고 나이가 많아질수록 그 발생 빈도가 증가해서 만 60세 이후에는 약 30%의 남성들에게서 나타납니다.

남성 갱년기의 주요 증상들로는 피로감을 쉽게 느끼고 기억력이 현저하게 떨어지며, 우울증 증상이 자주 나타나며, 신체적으로는 근력이 저하되고 체지방이 증가하며 뼈가 약해지는 문제가 나타납니다. 성 기능도 저하되며 발기부전, 성욕저하증 등이 문제가 됩니다. 남성 갱년기의 원인은 뇌, 고환의 노화 현상에 따른 남성 호르몬 감소와 과도한 음주, 흡연, 스트레스 등 환경적 요인 및 고혈압, 당뇨, 간 질환 같은 신체적 요인 등이 있습니다.

여성과 남성의 흔한 갱년기 장애 증상 '화병(火病)'

화병 또는 울화병은 한국적인 고유한 문화적 배경 속에서, 특히 갱년기를 전후로 한 중년의 남녀 한국인들에서 특징적으로 나타나는 질환으로서 이미 국제적으로도 공인되어 있는 문화 관련 임상 증후군입니다.

영어로는 분노 증후군(Anger Syndrome)으로 번역됩니다. 화, 분노, 억울함, 우울 등의 감정이 억눌려서 제대로 표현되지 못한 채 오랫동안 지속되어, 정신적 증상이나 신체적 증상으로 폭발적으로 나타나는 질환을 말합니다.

이러한 화병(火病)의 원인은 대부분 심리적인 문제로서, 일상에서 겪는 정신적인 스트레스로 인해 발생되는 분노 감정을 적절하게 표현하지 않고 지속적으로 억압한 결과로서 발생됩니다. 특히 한국의 중년 여성들에게서 많이 발생하는데, 감정 표현을 절제하고 참는 것을 미덕으로 삼는 한국적 문화 속에서 주로 남편이나 시댁과의 갈등을 겪거나 그 밖에 경제적 문제, 사회적 좌절 등을 겪으면서 분노, 화, 증오, 속상함, 억울함 등의 감정을 표현하지 못하고 담아두는 경우에 많이 발생합니다.

화병의 증상에는 정신적 증상인 불안, 초조, 가슴 두근거림, 우울, 불면, 짜증, 귀찮음, 놀람, 공황, 임박한 죽음에 대한 두려움, 자신감 저하, 의욕저하, 흥미 저하 등이 있으며, 신체적 증상으로는 두통, 얼굴 화끈거림, 침침한 눈, 입마름, 피로, 메스꺼움, 어지러움, 손발 떨림, 전신 동통, 가슴 통증, 목이나 상복부에 덩어리가 있는 듯한 느낌(매핵기), 소화불량, 식욕부진, 호흡곤란, 빈맥 등이 포함됩니다.

이런 증상들은 우울증, 신체형 장애, 불안 장애와 같은 정신과적 장애에서 흔히 관찰되기 때문에 화병을 기존 정신과적 장애와 관련된 증후군으로 볼 수 있고, 감정 표현을 억제하는 한국 문화에서 정신과적 장애가 화병의 형태로 나타나는 것으로 보기도 합니다.

최근 화병 연구에 따르면, 화병은 충격기-갈등기-체념기의 과정을 밟으면서 진행되는데, 일반적으로 충격기에는 불안 증상이 주를 이루게 되고 체념기에는 우울 증상이 주를 이루게 되며 갈등기에는 불안 증상과 우울 증상이 비슷한 빈도로 나타난다고 합니다.

화병 또는 갱년기 장애에 대한 한의학적 치료법

한의학에서 화(火)란 오행의 하나로서 격렬한 감정이나 심기의 흥분을 의미합니다. 만약 칠정(七情, 7가지 감정)이 과도해지면 각 소속 장부에서 화(火)가 일어나 각종 증상을 유발하게 됩니다.

장기적으로 정신 활동이 과도하게 흥분 혹은 억제될 경우 기의 흐름을 문란하게 하여서, 오장육부가 부정적인 영향을 받게 됩니다.

한의학에서는 화병 또는 갱년기 장애의 병리를 종합하여서, 교과서적으로는 간기울결(肝氣鬱結), 간화상염(肝火上炎), 심신불교(心腎不交), 기혈양허(氣血兩虛), 담울담요(膽鬱痰擾), 간신음허(肝腎陰虛) 등으로 원인 분석을 많이 하게 됩니다.

그러나 사실 임상 현장에서 보면 음허화동(陰虛火動) 패턴의 갱년기 장애 증세가 매우 많이 나타납니다. 한의학에서 음은 수(水)로서 신장에 해당하고 화는 양(陽)으로서 심장에 해당합니다. 즉, 음이 허하다는 것은 몸속의 혈액, 체액, 정액이 부족하여 신체 기반이 시들어 간다는 의미인데, 오히려 불길(火)은 움직이고 있으니 가슴(심장)에서는 불이 나는 것입니다.

화병 또는 갱년기 장애의 치료는 현재 임상적으로 문제가 되는 증상들을 고려해서, 증에 따라서 변증 치료를 하게 됩니다.

주로 올라간 화를 아래로 내려주고 뭉쳐진 기를 소통시키는 방법을 쓰는데 한약, 침, 뜸 치료요법 등이 사용됩니다.

그리고 한의학적 심리요법으로서 이정변기요법(移精變氣療法), 지언고론요법(至言高論療法), 경자평지요법(驚者平之療法), 정서상승요법(情緒相勝療法), 명상 등을 활용하여 화병 또는 갱년기 장애 치료를 돕고 있습니다.

한방정신요법에서는 치료자가 적극적으로 개입하여 환자의 정서를 역동적으로 중재하기도 하며 때로는 환자가 자활할 수 있도록 호흡이나 명상 요법을 지도하기도 합니다.

그리고 한의학에서는 폐경기 증후군이나 갱년기 장애를 모두 소양증(少陽症)이라고도 진단합니다.

'소양증'이란 일반적으로 입이 쓰고 침이 마르며 어지러운 증세를 말합니다. 이것을 상기감(上氣感)이라고도 합니다. 이러한 소양증은 이전에는 40대 이후의 중년 여성들에게서 많았지만, 요즈음은 30대 초반에서도 흔하게 나타납니다. 이른바 '화(火)'가 들었다고 하는 스트레스 질병 즉 기울증(억압되고 침울한 정신 상태로 인하여 모든 생리 기능이 침체되는 현상)인 것입니다.

심열(心熱)을 덜어 주는 한의학적 치료로서 청심사화(淸心瀉火, 마음을 맑게 하고 열이 잘 흐르게 한다는 의미)해 진행해주면 상당히 효과가 좋습니다.

또한 '소시호탕'이나 '가미소요산', '기국지황환(杞菊地黃丸)'과 같은 폐경기 증후군이나 갱년기 장애를 치료하는 특효 한약을 3~6개월 동안 꾸준하게 복용하면, 얼굴에 열이 오르면서 불안하고 가슴 뛰는 것과 같은 증상들부터 먼저 가라앉게 됩니다. 그러면서 차츰 정신도 맑아지고 의욕도 새로워질 것입니다.

건강 Q&A – 갱년기 장애 극복을 위한 생활 섭생법

Q. 49세 주부입니다. 최근 갱년기가 되어서 그런지, 신체적으로도 너무 힘들고 심리적으로도 많이 우울합니다. 갱년기 장애를 극복하는데 도움이 될 수 있는 좋은 생활요법을 좀 알려주세요.

A. 1. 우선 건전한 스트레스 해소 방법을 찾으셔야 합니다. 갱년기 연세가 되면 대부분 가정에서의 역할에 대한 심각한 회의가 생기는 것과 같은 정신적 갈등이 나타나기 쉽습니다. 특히 주부이신 여성분들의 경우 '빈둥지 증후군'과 같은 심리적 어려움에 자주 빠지게 됩니다. 건전한 취미, 운동 등 즐겁게 집중할 수 있는 일을 가지는 것처럼 건전한 스트레스 해소책을 꼭 찾아보시고, 긍정적인 생활 태도를 가지는 것이 매우 중요합니다.

2. 체온 조절과 혈액 순환에 관심을 가지셔야 합니다. 안면홍조가 잦을 때에는 온도 조절이 잘 되는 여러 겹의 옷을 입으시고 필요에 따라 벗고 입고 해서 순발력 있게 체온을 조절해야 하며, 냉온 목욕으로 혈액 순환이 잘되도록 하시는 것도 좋습니다.

3. 정상 체중을 유지하셔야 합니다. 폐경 이후에는 대사 속도가 늦어지고 필요한 열량도 낮아지므로 갑작스럽게 체중이 증가하기 쉽습니다.

소식과 운동으로 정상 체중을 유지할 수 있도록 주의하셔야 합니다.

4. 영양 균형에 관심을 가지셔야 합니다. 심리적 스트레스 대처에 필요한 영양소를 충분히 잘 섭취해 주셔야 합니다. 콩에 들어있는 이소플라본은 여성호르몬과 유사한 기능으로 갱년기 증세 완화에 도움이 되므로 콩밥, 두부 등을 자주 드세요. 칼슘과 마그네슘을 충분히 섭취하면 신경과민 증상 완화에 도움이 되며, 골밀도의 급격한 저하도 어느 정도 줄여줄 수 있습니다. 저지방 우유나 잔뼈 생선이나 해조류 등도 도움이 됩니다.

그리고 과식하지 않고 소량씩 자주 드시는 것이 안면홍조를 예방하는 데도 도움이 됩니다. 지방이나 당질 섭취를 줄이시고 양질의 단백질을 충분히 섭취하십시오. 비타민 E는 밤에 땀이 많이 나는 증상이나 안면홍조 등 통증, 피로, 신경과민, 불면증, 호흡곤란 등 갱년기 증상 완화에 도움이 됩니다. 참기름, 들기름, 씨앗류, 견과류 등을 자주 드시는 것도 도움이 됩니다.

항바이러스 한약

(코로나 바이러스를 포함해서) 항바이러스 활성을 가지는 한약

바이러스란?

바이러스는 라틴어로 독(poison)이란 뜻입니다. 바이러스의 존재는 19세기 후반이 되어서야 겨우 알려지기 시작했는데, 그 이전에는 질병을 일으키는 작은 미생물은 세균뿐이라고 생각했습니다. 그러나 세균보다 작은 어떤 액체(fluid) 혹은 입자(particle)가 병을 일으킨다는 것을 발견했을 때, 세균보다 작은 것은 독(poison)일 것이라고 학자들이 추정했었기 때문에 세균보다 작은 전염성 병원체를 일컬어 virus(poison)라 명명한 것입니다.

바이러스는 '단백질'과 '핵산(DNA나 RNA와 같은 유전 물질)'으로 아주 단출하게 구성된,

생물과 무생물의 경계에서 존재하는 미생물로서 스스로의 힘만으로는 물질대사를 전혀 수행할 수 없습니다. 따라서 동물이나 식물과 같은 살아있는 세포에 기생해서 살아갈 수밖에 없는데, 동물이나 식물의 세포 속으로 침투한 바이러스는 핵산을 이용해서 자기 자신을 무수히 복제하면서 증식하게 됩니다.

세균이 세포막·세포벽·핵산·단백질 등 하나의 독립된 구조로 이루어져 있는 반면에 바이러스는 유전정보가 들어 있는 핵산과 이를 둘러싸고 있는 단백질이 그 구조의 전부입니다. 또 세균이 땅·물·공기 등 양분이 있는 어느 곳에서나 기생하고 스스로 세포 분열을 하면서 생존하는 데 비해서 바이러스는 살아 있는 생물체의 세포를 숙주로 삼아야만 살아갈 수 있습니다. 바이러스와 세균은 크기에서도 차이가 있는데, 세균의 크기가 1~5㎛(마이크로미터, 100만 분의 1m)인 데 반해서 바이러스는 30~700㎚(나노미터, 10억 분의 1m)로 세균보다 훨씬 더 작습니다.

아울러서, 세균과 바이러스가 병원체가 되었을 때 그 대처법도 다른데, 세균의 경우에는 그 세포벽을 약하게 만들어서 감염된 세포를 직접 죽이는 항생제를 가지고 주로 치료하는데 반해서 바이러스의 경우에는 주로 백신이나 항바이러스제가 이용되는데, 백신은 바이러스를 약하게 만들거나 죽여서 몸속에 일부러 미량 주입하는 것이고 항바이러스제는 몸에 침입한 바이러스의 증식을 억제하거나 바이러스 자체를 없애는 것입니다.

바이러스의 분류

바이러스는 여러 가지 기준으로 분류가 가능합니다. 바이러스의 '모양'을 가지고 분류하면 막대기 모양(rod shape), 구형 모양(sphere shape), 총알 모양(bullet shape) 등으로 분류가 가능합니다. 또한, 바이러스가 감염되는 '숙주'에 따라서 분류를 하기도 하고 '질환'에 따라서 분류를 하기도 합니다. 예를 들어서 간염 바이러스로 분류된 바이러스는 보다 세분해서 A, B, C, D, E형 등으로 나눌 수 있는데, 이들 바이러스는 생물학적으로는 매우 큰 차이가 있는 바이러스들입니다.

현재 바이러스를 분류할 때 전 세계적으로 가장 널리 일반적으로 쓰이고 있는 방법은 '볼티모어 분류 체계(Baltimore classification scheme)'입니다. 바이러스가 가지는 유전체(genome)와 복제 방식, 유전자 발현 방식에 따라서 분류하는 것입니다. 볼티모어 분류 체계는 바이러스의 변하지 않는 특징을 기준으로 해서 바이러스를 분류한 것인데 분류된 클래스(class)를 통해서 바이러스에 대해서 알 수 있는 정보가 제한적이라는 단점이 있습니다.

바이러스에 의한 질환들

바이러스는 다양한 질환의 원인이 됩니다. 바이러스가 일으키는 대표적인 질환들은 다음과 같습니다.

1. 인간 면역결핍 바이러스(HIV) - 후천성 면역결핍증(AIDS)
2. 인플루엔자 바이러스(influenza virus) - 독감(flu)
3. 간염 바이러스(Hepatitis virus) - 간염과 간암
4. 인간 유두종 바이러스(Human Papillomavirus) - 자궁경부암 및 각종 종양
5. 헤르페스 바이러스 (Herpesvirus) - 피부 질환과 각종 종양
6. 에볼라 바이러스 (Ebolavirus) - 유행성 출혈열
7. 메르스 바이러스 (MERS virus) - 호흡기 질환

8. 로타 바이러스(Rotavirus), 노로 바이러스(Norovirus) - 식중독

9. 코로나 바이러스(Coronavirus) - 호흡기 질환(폐렴)

10. 코로나19 바이러스(SARS-CoV-2) - 2020년, 전 세계적으로 유행하고 있는 호흡기 질환(폐렴)

바이러스 예방법

바이러스를 예방할 수 있는 가장 손쉽고도 효과적인 방법은 '손 씻기'입니다. 집에 돌아와서 손을 씻는 것은 물론이고, 코를 풀거나 기침을 한 뒤에도 반드시 손을 씻어야 합니다. 재채기나 기침을 할 때는 휴지나 손수건을 이용해서 침과 분말이 타인에게 닿지 않도록 신경 써야 합니다. 특히 바이러스가 크게 유행할 때에는 사람이 많이 모이는 곳은 최대한 피하고, 사람들과 접촉해야 할 때는 마스크와 장갑을 꼭 착용해야 합니다. 또, 면도칼, 칫솔, 주사기처럼 혈액이 묻을 위험이 있는 물건들은 절대로 다른 사람과 함께 사용하지 말아야 하고, 주사 바늘 등 감염자의 혈액이나 오염된 물건에 의해 상처가 난 경우에는 빨리 병원으로 가야 합니다.

물과 음식은 항상 끓이거나 익혀서 섭취해야 하고, 주위를 청결히 유지하고 충분한 휴식을 취하도록 해야 합니다. 그래야 우리 몸이 선천적으로 가진 면역 기능을 강화시켜서 바이러스에 잘 대항할 수 있습니다.

1. 바른 마스크 착용법

마스크는 오염 물질을 걸러 주는 기능을 하기 때문에 최대한 얼굴에 밀착시켜서 공기 중의

해로운 물질이 쉽게 들어가지 못하게 하는 것이 중요합니다. 일회용 마스크는 한 번만 쓰고 버려야 하고, 일반 마스크는 매일 삶아서 소독한 후에 착용합니다. 마스크 안은 입안의 분비물이 묻게 되고 습도도 높아서 균이 번식하기 좋은 환경입니다. 그래서 더러운 마스크를 계속 착용하면 마스크를 쓰지 않은 것보다 오히려 훨씬 더 위험한 상황이 되기 때문에 각별히 주의해야 합니다. 공기로 전염되는 바이러스가 유행할 경우에는 N95 미립자용 마스크를 착용하고 수술 마스크나 방진 마스크를 대신 착용하는 것도 가능합니다. 면 마스크는 먼지를 거르는 효과가 약하기 때문에 바이러스 발생 시 뿐 아니라 황사 때에도 N95 마스크를 착용하는 것이 좋습니다.

2) 바른 장갑 착용법

바이러스는 손을 통해서 전파될 가능성이 아주 높기 때문에 바이러스가 유행하게 되면 소독 장갑을 착용해서 가급적 손이 오염되지 않도록 하는 것이 좋습니다. 장갑은 손목이 노출되지 않도록 장갑의 끝이 소매 위에 올라오도록 껴야 합니다. 장갑을 벗는 과정에서도 손이 오염될 수 있으므로 장갑을 벗을 때에는 소독 장갑을 끼지 않은 손으로는 장갑의 안쪽만 만져야 합니다.

먼저 손가락 끝으로 한쪽 장갑의 소매 끝을 잡고 뒤집어 잡아당깁니다. 반 정도 벗긴 상태에서 반대편 손으로 다른 쪽 장갑의 소매 끝을 잡아 똑같이 뒤집어 완전히 벗긴 후, 다 벗겨지지 않은 장갑의 안쪽을 잡아서 벗깁니다. 소독 장갑은 대체로 일회용으로, 사용 후 반드시 버려야 합니다.

3. 우리 몸 외부에서의 바이러스 소독법

대부분의 바이러스는 열에 취약하기 때문에 56℃ 이상의 열처리에 소독이 되고, 염소 농도 0.1㎎|L에도 소독이 가능합니다. 그러므로 가열이 가능한 경우에는 56℃ 이상으로 끓여서 소독하고, 가열이 불가능한 경우에는 염소 소독을 하는 것이 좋습니다. 일반 가정용 염소계 표백제의 염소 농도가 50g|L이므로 이것을 100배 희석하여 사용해도 바이러스를 충분히 소독할 수 있습니다.

4. 우리 몸 내부에서의 바이러스 퇴치법

우리 몸은 바이러스와 세균 그리고 곰팡이와 같은 병원체의 침입과 공격을 스스로 지혜롭게 막아낼 수 있는 '면역계'라는 아주 효과적인 방어 시스템을 갖추고 있습니다. 이러한 방어 역할을 하고 있는 기관이나 조직, 세포는 평소에도 활발히 움직이면서 우리 몸에 병원체가 들어오는 것을 미리 막거나, 이미 비집고 들어온 병원체를 철저히 공격해서 우리 몸을 보호하고 있습니다. 하지만 몸의 균형과 몸의 건강이 무너지면 면역계를 통한 방어 시스템 또한 힘을 잃고 맙니다. 그래서 항상 몸을 건강하게 유지하고, 평소 몸과 마음의 음양 밸런스를 적절하게 관리하는 예방적 조치가 매우 중요한 것입니다.

내 몸의 면역력을 건강하게 잘 유지하기 위해서는 규칙적인 생활과 균형 잡힌 식사, 충분한 수면이 가장 중요합니다. 매주 5회, 매회 45분 이상 유산소 운동을 꾸준히 하면 질병에 걸릴 확률이 절반으로 떨어지고, 음식을 골고루 먹어야 건강 유지에 필요한 영양분을 공급받을 수 있습니다. 특히 수면이 중요한 이유는, 우리가 잠을 잘 때 뇌에서 분비되는 '멜라토닌'이라는 호르몬이 우리 인체의 면역력을 높여 주는 중요한 역할을 하기 때문입니다. 그래서 하루 수면 시간은 가급적 7시간 이상을 유지하는 것이 좋습니다. 그 밖에도, 적당한 햇빛을 쬐면 몸속에 당뇨병이나 암 등을 예방해 주는 비타민 D가 증가하고, 즐겁고 긍정적인 마음을 가지면 면역 체계를 억제하는 호르몬인 코르티솔의 분비가 감소해서 몸과 마음이 더욱 건강해집니다.

면역계의 여러 세포들은 주로 '림프관'이라는 투명한 관을 타고 온몸을 돌아다닙니다. 림프관 속에는 림프액이라는 액체가 들어있는데, 림프액은 혈관과 조직을 연결해서 노폐물과 기초대사 물질, 영양물질 등을 운반합니다. 우리 몸의 면역 시스템은 림프 기관들이 연결되어서 이루어진 림프계를 기본으로 하는데, 대표적인 면역 세포인 백혈구 역시 림프계의 하나인 림프샘에서 만들어집니다. 백혈구 중에는 면역 반응에 직접적으로 작용하는 T세포와 B세포가 있습니다. T세포는 혈관 벽을 따라서 기어 다니면서 발견한 병원체를 잡아먹어 버리고 B세포는 우리 몸을 공격하는 항원에 대항하는 항체를 만들어서 병원체를 파괴시키는 역할을 수행합니다.

건강 Q&A – 바이러스 면역에 좋은 음식

Q. 코로나 바이러스가 확산되고 있어서 외출하기가 너무 무섭습니다. 이럴 때일수록 면역력을 충실하게 해야 좋을 것 같은데, 면역력에 좋은 음식들을 좀 추천해 주세요.

A. 1. '물'은 섭취한 음식물로 에너지를 생산하고 필요 없는 물질을 몸 밖으로 내보내는 신진대사에 결정적인 도움을 줍니다. 특히 아침에 마시는 따뜻한 물 한 잔은 혈액 순환과 장운동을 돕습니다.

2. 항산화 성분이 풍부하게 들어있는 '과일'도 면역력 강화에 도움이 됩니다. 특히 바나나는 백혈구의 수를 늘리고 백혈구의 활동력을 향상시켜서, 암 치료와 면역력 강화에 효과적인 식품으로 손꼽히고 있습니다. 그리고 염분을 내보내는 칼륨도 많이 함유하고 있어서, 혈압을 낮추고 혈관을 튼튼하게 하기 때문에 심혈관질환 예방에도 도움이 됩니다.

3. '버섯'에 들어있는 면역 성분은 세포의 비정상적인 성장과 복제를 막아줍니다. 또, 우리 몸의 정상 세포를 노화시키는 주범인 활성 산소를 제거해 줍니다.

4. '발효 식품'은 체내 불순물을 제거해 주고 정상 세포 기능을 강화시켜 주며 병원체에 대한 저항력을 높이는 최고의 면역 식품입니다. 특히 '재래식 된장'은 백혈구 수를 풍부하게 증가시켜서 면역력을 직접적으로 높여줍니다. 또한, 된장의 주원료인 콩은 식물성 여성 호르몬과 사포닌, 비타민이 풍부하게 들어있는 매우 좋은 영양 식품이기도 합니다.

(코로나 바이러스를 포함해서) 항바이러스 활성을 가지는 한약

'항바이러스 한약' 용어가 왠지 낯설고 좀 생소하시죠? 대다수의 '식물 기원 한약'들의 경우, 진화적 차원의 매우 긴 시간 동안 무수한 바이러스, 세균, 곰팡이 등과 끊임없이 싸우면서 결국은 이겨내거나 공생하는 법을 알아낸 어마어마한 생존의 천재들입니다. 우리가 얼핏 그냥 피상적으로 식물 세계를 관찰할 때는 상당히 정적(靜的)인 세계로 보이지만, 사실 식물(or 식물 기원 한약)은 무수한 바이러스, 세균, 곰팡이 등을 각종 놀라운 '생화학적(약리학적) 방법'들을 동원해서 속이고, 이용하고, 정복하고, 파괴하고, 내쫓고 때로는 동맹을 맺는 등 다양한 생존 전략과 번식 전술을 통해서 치열하고 적극적으로 생존을 영위해 왔습니다.

2020년 초반부터 우리를 괴롭혀온 코로나바이러스에 이렇게 계속 우리가 속수무책일 수만은 없습니다. 오랜 기간 동안 수많은 다양한 '(변종·신종)바이러스'에 대해서도 스스로의 '항병(抗病) 능력'과 '항상성(homeostasis) 유지 능력'을, 진화적 적응과 진화적 생존으로 이미 진화 생물학적으로 증명한 식물(or 식물 기원 한약)의 지혜와 힘과 에너지를 과학적으로 그리고 임상적으로 잘 빌려와야 합니다.

과거, 전 세계를 강타했었던 '신종플루'의 치료제인 타미플루(Tamiflu)도

팔각회향(八角茴香)이라는 중국 전통 한약에서 추출한 성분을 기반으로 해서 만들어졌음은 이미 세계적 상식이 되었습니다. 팔각회향(八角茴香)의 핵심 추출물인 시킴산(shikimic acid)은 복제된 바이러스가 세포 밖으로 퍼져 나가는 것을 막아서 독감 항바이러스제인 타미플루(Tamiflu)의 주요 성분으로 쓰이고 있습니다.

한약, 특히 식물 기원 한약의 항바이러스 효과에 대해서 약리학적 기전 및 임상적 효과를 과학적으로 잘 확인할 수 있는, 저명한 국제 학술지에 실린, 한의약 관련 논문들 총 20건의 핵심 부분만 요약하면 다음과 같습니다.

1. 인삼(人蔘) : 인플루엔자 A 바이러스, 콕삭키 바이러스 B3(Coxsackievirus B3), 엔테로 바이러스 71(enterovirus 71), 사람 코감기 바이러스 3(human rhinovirus 3)
2. 감초(甘草) : 헤르페스 바이러스 1, C형 간염 바이러스
3. 하고초(夏枯草) : 인간 면역결핍 바이러스(HIV), 렌티 바이러스 (lentivirus)
4. 연교(連翹) : 인플루엔자 A(H3N2) 바이러스
5. 진피(陳皮) : 호흡기 세포 융합 바이러스(RSV)

6. 황금(黃芩) : 인플루엔자 바이러스(H1N1|H3N2), 센다이 바이러스 (Sendai virus)

7. 대황(大黃) : 단순성 포진 바이러스

8. 연자육(蓮子肉) : 단순성 포진 바이러스

9. 갈근(葛根) : 호흡기 세포융합 바이러스

10. 승마(升麻) : 간염 바이러스(MHV-A59), 돼지 유행성 설사 바이러스 (PEDV), 수포성 구내염 바이러스(VSV), 사람 호흡기 세포융합 바이러스 (HRSV)

11. 단삼(丹蔘) : 엔테로 바이러스 71(EV 71)

12. 고량강(高良薑) : 호흡기 세포 융합 바이러스, 폴리오 바이러스, 홍역 바이러스, 1종 단순 헤르페스 바이러스

13. 인진호(茵蔯蒿) : B형 간염 바이러스

14. 시호(柴胡) : 인플루엔자 바이러스(H1N1)

15. 치자(梔子) : 인플루엔자 바이러스 A|FM|1|47-MA

또한, 2011년에 고삼(苦蔘)·오가피(五加皮)·지유(地楡)·사상자(蛇床子) 라는 4개의 한약이 '항 코로나바이러스 효과(코로나바이러스 증식 억제) 에 매우 뛰어나다는 사실'을 아주대학교 의과대학 미생물학 교실 연구팀 이 밝혀냈고, 이 논문은 바이러스학 분야에서 세계적 권위를 가지고 있는 'Antiviral Therapy'에 게재되었습니다.

고삼·오가피·지유·사상자, 이 4개 한약의 항바이러스 효과는 과거 사스(SARS)가 발생했을 때 치료 목적으로 사용했었던 양약인 '리바비린(합성 뉴클레오시드 제제)'의 효능보다 2배에서 11배까지 효과가 더 큰 것으로 나타나서, 한약을 통한 코로나바이러스 치료 가능성을 시사했습니다. 연구 결과 고삼·오가피·사상자는 코로나바이러스의 RNA 합성을 억제했고, 지유는 주로 코로나바이러스의 단백질 합성을 억제해서 코로나바이러스 증식을 효과적으로 막은 것으로 확인되었습니다.

그리고 임상적으로 굉장히 많이 처방되고 있는, 과학적인 근거도 확립되어 있는 대표적인 항바이러스 한약 처방으로는 옥병풍산과 보중익기탕, 쌍화탕 등이 있습니다. 가까운 한의원에서 또는 비대면 원격 진료를 통해서 옥병풍산과 보중익기탕, 쌍화탕 등을 개인별 상황에 맞게 잘 처방 받으셔서, 엄중한 코로나 상황을 지혜롭고 건강하게 잘 이겨내시기를 기원드리겠습니다.

만성피로 증후군

만성피로 증후군 개선을 위한 생활법

만성피로 증후군의 개요

피로(疲勞)는 일반적으로 '일상적인 활동 이후의 비정상적인 탈진 증상, 기운이 없어서 지속적인 노력이나 집중이 필요한 일을 할 수 없는 상태, 일상적인 활동을 수행할 수 없을 정도로 전반적으로 기운이 없는 상태'로 의학적으로 정의되고 있습니다.

이러한 피로가 1개월 이상 지속되는 경우 '지속성(prolonged) 피로'라고 부르고, 6개월 이상 지속되는 경우를 '만성(chronic)피로'라고 부릅니다.

만성피로 증후군은 잠깐의 휴식으로 회복되는 일과성 피로와는 달리, 수개월에 걸쳐 충분한 휴식을 취하더라도 잘 호전되지 않으면서 일상생활을 수행하는데 있어 많은 지장을 초래할 정도로 환자를 매우 쇠약하게 만드는 피로감이 지속되는 특징이 있습니다.

만성적인 피로를 유발할 수 있는 질병은 사실 굉장히 많습니다. 심한 빈혈이나 악성 종양 또는 결핵이나 간염과 같은 감염성 질환, 갑상선 기능 저하증이나 당뇨병, 항고혈압제나 항우울제 또는 신경안정제 투약, 류마티스 관절염이나 수면 무호흡증과 같은 다양한 질환들이 만성적인 피로와 개운하지 않는 컨디션 상태를 초래할 수 있는데, 검사를 했을 때 특별한 문제가 없고, 충분한 휴식을 취하더라도 회복되지 않는 피곤함을 오랫동안 느끼게 되며, 활동량이 절반 이상으로 줄었다면 '만성피로 증후군(chronic fatigue syndrome)'을 의심해 보아야 합니다.

만성피로 증후군의 원인에 대해서는 아직까지 확실하게 밝혀진 것이 없기 때문에 명확한 진단 기준이나 검사 수치가 나와 있지는 못한 실정입니다. 다만 바이러스 감염을 포함한 각종 감염증, 일과성 외상 혹은 충격, 극심한 스트레스, 독성 물질 등이 원인으로 거론되고 있는데 최근에는 중추신경계 장애에 의한 질환이라는 학설도 제시되고 있습니다.

한의학에서는 만성피로의 원인을 크게 원기(元氣) 부족과, 거친 음식을 많이 먹어서 비위에 생긴 습담의 정체 그리고 운동 부족에서 비롯된 어혈로 인한 순환 장애와 같은 3가지 인자가 복합적으로 관여하여 만성피로가 생긴다고 보고 있습니다.

만성적인 피로감 이외의 다른 증상과 자가 진단법

가벼운 일상적인 활동을 한 뒤에도 엄청난 피로감과 어지러움증, 식은땀 그리고 전신 무력감을 호소하게 되고, 집중력과 기억력이 떨어지게 됩니다. 흔히 깊은 숙면을 취하지 못하게 되고, 두통과 전신 근육통, 관절통을 동반하는 경우도 많고, 위장 장애가 있어서 소화가 잘 되지 않는 경향이 뚜렷해 집니다. 손발이 찬 증세가 동반되는 경우도 있고, 광선 기피증(photophobia)이 나타나기도 합니다. 이 외에도 복통과 흉통, 식욕부진, 오심, 호흡곤란, 체중 감소, 우울감과 불안감 등 매우 다양한 증상이 드러날 수 있습니다.

충분히 쉬었는데도 여전히 피곤하거나, 잠을 자고 일어나도 개운하지 않고 어깨가 왠지 무겁다고 느껴지거나, 피로감으로 인해서 업무 능률이 많이 떨어지거나, 기억력이나 집중력이 저하되거나, 목 안이나 목 주변, 겨드랑이 부위가 이유 없이 아픈 증상을 보이거나, 특별한 외상이 없었는데도 근육이나 관절 부위가 수시로 아프거나, 원인을 알 수 없는 두통 때문에 고생하거나, 운동을 하면 하루 이상 심한 피로감이 지속되거나, 얼굴에 기미가 생기거나 푸석푸석한 느낌을 가지게 된다면 일단 만성피로 증후군으로 한 번쯤 생각해 볼 수 있겠습니다.

만성피로 증후군과 성별, 섭생법

일반적으로 만성피로증후군은 여성 환자가 남성 환자에 비해 1.5~4배 정도 더 많이 나타날 정도로 여성들에게 더 흔한 질환입니다. 연령적으로는 25~45세 때 가장 많이 발생하고 있지만, 청소년과 어린이 또는 중년 이후에서도 종종 나타난다고 보고되어 있습니다.

정확한 질병의 원인이 밝혀져 있지 않기 때문에 뚜렷하고 확실한 치료법이 아직까지는 개발되어 있지는 못한 실정인데 그래도 영양소가 편중되지 않는 균형 잡힌 식사를 하면서 인체 내에서 항산화제 역할을 하는 비타민 C가 풍부하게 들어있는 딸기, 오렌지, 레몬, 고추, 귤, 피망, 브로콜리, 키위, 토마토, 감자, 시금치와 같은 음식을 평소보다 더 많이 섭취할 것을 권장하고 있습니다. 또한, 현미와 저지방 육류 그리고 로얄젤리, 청록 해조류 등도 많이 먹어주는 것이 피로 회복에 도움이 됩니다. 한의학에서는 저하된 원기 보충을 위해 인삼차나 황기차를 꾸준하게 복용할 것을 권유하고 있습니다.

인공적인 첨가물이 포함된 모든 가공식품은 일단 피하는 것이 좋은데, 대표적인 것들이 카페인이 들어있는 커피와 홍차, 콜라와 같은 음료들이고 단맛이 나는 감미료, 알코올, 동물성 지방, 인공 식품 첨가제 등도 주의해야 할 음식들입니다.

만성피로 증후군 개선을 위한 생활법

예전에는 만성피로 증후군에서 운동이 오히려 증상을 악화시키는 것으로 생각하여 운동을 별로 권유하지 않았었는데, 최근에는 점진적으로 유산소성 운동량을 늘려나가는 운동 요법이 만성피로 증후군 환자들의 증상 개선에 오히려 많은 도움이 된다는 연구 결과들이 속속 발표되고 있는 실정입니다. 걷기, 자전거 타기, 수영 등을 포함한 점진적인 유산소성 운동이 유연성 운동, 스트레칭, 그리고 이완 요법만을 시행한 경우에 비해서 만성피로 개선에 있어 더 효과적인 것으로 알려져 있습니다.

일반적으로 알려진 만성피로 증후군 환자를 위한 운동 처방은 환자들에게 총 12주 동안 매주 최소 5일은 운동을 하도록 하고, 매회 마다 최소 5~15분 정도는 운동을 지속하게 하고 있습니다. 환자 상태에 따라서 매주 1~2분씩 운동 시간을 점진적으로 늘려서 매회당 최대 30분이 될 때까지 운동량을 늘리는 것을 목표로 하고 있습니다. 그렇지만 운동 강도는 최대 산소 소비량의 60% 정도로 제한하고, 처방된 한계 이상으로 지나치게 운동하지 않도록 주의해야 하겠습니다. 만일 어느 특정 단계에서 피로가 더 심하게 유발되면 피로 증상이 줄어들 때까지 그 이전 단계의 운동 강도로 돌아가야 하겠습니다.

너무나 당연한 이야기지만, 잦은 야근과 과음 그리고 불규칙한 수면 습관을 고치는 것이 정말 중요합니다.

비만(소아청소년)

소아청소년 비만 관리에 도움이 되는 운동법과 식이법

소아청소년 비만이란?

소아청소년 비만은 전 세계적으로 소아청소년에게 가장 흔한 영양 장애로서 매년 그 빈도가 폭발적으로 증가하고 있습니다. 성인에서는 비만 진단 시에 절대 수치가 있지만 소아청소년에서는 성장을 하는 중이기 때문에 성별·연령별로 비교해서 상대적으로 비만을 진단하고 있습니다.

소아청소년 비만 진단 방법으로는 여러 가지가 있으나 실제로 이용하기 쉬운 비만도와 체질량지수, 신장별 체중 등 3가지를 보통 많이 이용하고 있습니다.

그중에서도 흔히 사용되는 체질량지수(Body Mass Index: BMI)는 체중을 키의 제곱으로 나누는 것{체중(kg) ÷ [키(m) x 키(m)]}인데, 체질량지수가 성별과 나이를 기준으로 해서 85~94.9 백분위 수는 과체중(or 비만 위험군), 95 백분위 수 이상이면 비만이라고 정의합니다. 6세 이상, 특히 청소년 비만 진단에 유용하게 이용되고 있는데 만 18세 이상에서는 25(kg|m2) 이상이면 비만으로 진단합니다.

또한, 다른 질병이 있어서 비만이 생기는 경우를 병적 비만, 다른 질병이 전혀 없이 비만이 생기는 경우를 단순 비만이라고 분류합니다.

비만 자체는 당뇨병, 고혈압, 고콜레스테롤증, 심혈관 질환 등을 유발해서 이차적으로 심각한 건강 장애를 초래합니다. 하지만 비만은 예방이 충분히 가능하고 다소 힘들 수는 있지만, 분명히 치료가 가능하기 때문에 비만 치료의 실패에 굴하지 않는 적극적이고도 낙관적인 마음과 태도가 치료에 있어 대단히 중요하고 사실상 가장 결정적인 부분이기도 합니다. 보통 간, 심장, 혈관, 내분비, 생식샘 등에 지방이 쌓이는 경향이 높습니다.

소아청소년 비만의 원인

소모되는 양보다 훨씬 더 많은 양의 칼로리 섭취가, 제일 중요한 소아청소년 비만의 원인입니다. 그러나 섭취 및 소모하는 칼로리 외에도 다양한 요인들이 비만 발생에 관여하고 있습니다.

TV 시청, 컴퓨터 게임이나 컴퓨터 작업, 비디오 게임, 비활동적인 생활, 인터넷 등으로 칼로리 소모량이 점점 줄어들고 있는 반면에 고지방, 고칼로리, 저섬유식, 불규칙한 식사, 잦은 외식 등에 의해서 칼로리 섭취는 엄청나게 증가하고 있습니다. 결국, 이와 같은 식이 패턴 불균형에 의해 비만이 어린아이들부터 노년에 이르기까지 마치 유행병처럼 증가하고 있습니다. 소아청소년에서의 비만은 부모의 비만과 강한 상관성이 있어서 부모가 비만이면 자식의 80%, 부모 중 한쪽이 비만이면 40%, 부모 모두 비만이 아니면 7% 정도에서 발생되는 것으로 알려져 있습니다.

또한, 과체중이나 비만은 두뇌 손상, 특정 호르몬 이상(성장호르몬 결핍증, 갑상선기능 저하증, 부신피질 호르몬 과다증), 특수 질환(프레더-윌리 증후군, 다운 증후군) 등의 질병이 있어도 발생합니다. 하지만 거의 대부분의 비만은 원인 질병이 없는 단순 비만이며, 이런 단순 비만인 경우에는 키가 나름 정상에 근접하게 자라는 것이 특징적이라고 할 수 있겠습니다.

소아청소년 비만의 증상과 합병증

비만 아동들은 같은 연령의 다른 아이들에 비해서 키는 약간 큰 편이지만, 사춘기가 빨리 오기 때문에 성인 최종 키는 일반인과 큰 차이가 없습니다. 남아나 여아 모두에서 가슴 부위에 지방이 잘 축적되면서 유방이 돌출되어 나오는 것처럼 보이기도 합니다. 남아에서는 치부에 지방이 많이 쌓이면서 고추가 실제에 비해 작아 보이기도 합니다.

소아청소년 시기에 비만이 있으면 성인 시기에도 비만이 지속적으로 있을 가능성이 매우 높습니다. 소아청소년 시기에 비만이 발생하면 심리사회적 영향을 강하게 미치게 되어서, 소아청소년 시기에 반드시 획득해야 할 자기 존중감 등이 상당히 결여되기도 합니다. 최근에는 소아 비만이 증가함에 따라 2형 당뇨병이 소아 시기에서도 증가하고 있고 발생 연령이 점점 어려지고 있는 추세입니다.

비만이 지속되면 지방간, 고콜레스테롤 혈증, 고혈압, 당뇨병, 심혈관 질환, 호흡기 질환, 종양, 불임, 우울증, 사회 부적응 등이 다양하게 발생할 수 있어서 결국 수명 단축까지 초래하게 됩니다.

소아청소년 비만 치료 성공을 위한 열쇠, 마음 자세

솔직히 말씀드려 보자면, 소아청소년 비만 치료는 너무너무 어려워서 소아청소년 시기에 체중 감량이 성공적으로 성인기까지 이어지는 경우는 상당히 드뭅니다. 신체는 자기 체중을 감지하고 유지하고자 하는 항상성 기능이 있어서, 체중을 감량하면 신체는 자기가 굶고 있다고 판단하여 체내 대사량을 줄이고 지방을 축적하는 방향으로 신체 작용의 방향을 바꾸어, 결국 요요 현상으로 알려진 것처럼 비만 상태의 체중으로 다시 돌아가게 됩니다. 결국, 소아청소년에서의 체중조절도 얼마나 감량된 체중을 유지하느냐가 매우 중요합니다.

다음과 같은 경우에는 체중 감량에 거의 실패한다고 보면 됩니다.

1. 체중 감량 의지가 없는데 부모님이나 지인이 꼭 하라고 해서 비만 치료를 받는 경우
2. 한 번에 성공해야 떳떳하게 보인다는 잘못된 생각
3. 이상적이지만 비현실적인 단기적이고 강박적인 계획의 수립
4. 실제적이고 구체적인 도움을 주는 든든한 마음의 지원군이 없는 경우
5. 한 번 실패했다고 두려워서 지레 포기하는 마음을 가진 경우
6. 자기가 게을러서 비만이 생겼다는 잘못된 생각에 빠진 경우

마라톤을 뛰는 사람과 100m를 달리는 사람의 마음가짐과 자세가 완전히 다르듯이, 체중

감량은 마라톤을 뛰는 사람의 마음가짐으로 장기간의 계획을 세우고 꾸준히 자신 자신을 조절하는 방법밖에 없습니다. 물론 좋은 코치가 있으면 성공 가능성은 훨씬 더 높겠지요. 마라톤을 뛰는 사람 중에서 처음부터 42.195km를 완주하는 사람은 한 명도 없으며 많은 실패를 거치면서 서서히 거리를 늘리고 시간을 줄여나가는 것입니다. 절대로, 서두르거나 한 번에 성공하려고 해서는 안 됩니다. 또한, 이번에 실패했으니 또 실패할 것이라는 패배감에 미리 빠져들 이유도 없습니다. 누구나 모든 일에 시작은 서툴고 어려우며 중간에 실수하고 실패할 수 있기 때문입니다.

시작은 자기가 할 수 있는 것부터 시작하며 처음에는 '체중을 줄이기보다는 체중을 유지하기만 하면 성공하는 것'이라고 생각해야 합니다. 자기 자신을 믿고 사랑하는 마음의 넓이만큼 체중은 서서히 줄어들게 되어 있습니다. 사실 소아청소년 비만 치료의 구체적인 과정은 매우 복잡하기 때문에 처음에는 반드시 전문가의 도움이 필요합니다. 전문가-부모님-아이가 실현 가능한 방법들을 같이 찾아보고 이 중에서 가장 잘 할 수 있는 것부터 시행하면 되는 것입니다. 성공하면 좋은 것이고, 실패해도 어느 정도는 당연한 것이고 다시 도전하면 되는 것뿐이기 때문입니다.

소아청소년 비만 환자들에 대한 한의약적 관리법

비만이란 실제로 체중이 많이 나가는 것이 아니라 체지방이 과잉 축적된 상태를 말합니다. 최근 코로나19 사태로 집안에서의 실내 생활이 너무 장기화되면서 활동량이 부쩍 적어진 아이들의 성장과 비만 관리에 모두 빨간불이 들어왔습니다. 노트북이나 컴퓨터로 온라인 수업을 듣거나, 스마트폰을 보면서 밥을 먹거나 하루종일 게임만 하는 것과 같은 나쁜 습관에 익숙해지고, 불규칙해진 식생활 패턴과 운동 부족이 자연스럽게 소아청소년 비만으로까지

고착화되기에 이른 것입니다. 이와 같은 어린 시기의 소아청소년 비만이 결국 성인 비만으로까지 이어질 확률은 거의 50~80%에 달합니다.

아시다시피 소아청소년 비만은 체내의 지방 세포수 자체가 증가하는 것(지방세포 증식형 비만)입니다. 이렇게 지방이 축적된 상태는 다시 성장호르몬 분비를 방해하는 중요한 원인이 되기 때문에 성장기에 있는 어린이들의 경우 아주 각별한 주의가 필요합니다. 소아청소년 비만 환자들 대부분이 사상체질의학적으로는 태음인 경향성이 매우 높습니다.

어릴 때 찐 살은 크면서 키로 갈 것이라는 잘못된 속설은 오히려 비만을 부추기는 요인이 되어서 아이들에게 정신적인 스트레스를 주게 되고 결국은 성조숙증, 성장방해, 성인비만, 대사증후군 특히 여자아이들은 다낭성난소증후군, 난임(불임), 여성암(자궁암, 유방암) 등으로까지 연쇄적으로 이어질 수 있기 때문에, 아이의 건강한 성장과 발달을 돕기 위해서는 부모의 세심하고도 적극적인 소아청소년 비만 관리가 필요합니다.

사실 소아청소년 비만은 정서적 불안감과 우울감을 유발하기도 합니다. 비만한 아이는 또래 아이들 사이에 놀림거리가 되고 외모에 대한 스트레스로 인해 열등감을 갖기 쉬우며 친구들과 어울리는 것을 싫어하게 됩니다. 또한, 자신감과 사회성을 점차 잃게 되고 자존감이 저하되어 교우관계뿐만 아니라 학습에서도 의욕을 잃게 됩니다.

소아청소년 비만에서 나타나는 합병증들은 성인에서 발생하는 합병증과 유사하지만, 소아청소년 비만에서의 관리와 치료는 성인 비만과 달리 소아청소년에서의 특징인 '성장하고 있다'는 것을 반드시 고려해야 합니다.

소아청소년 비만을 한의약적으로 관리할 때 반드시 우선적으로 고려해야 할 점은 다음과 같습니다.

첫째, 성인에서의 비만 치료는 체중 감량에 목적을 두지만, 비만 아동에서는 체중의 감량이 아니라 비만도 감소를 목표로 해야 합니다. 체중의 변화가 없더라도 키가 커지면 상대적으로 날씬해져 비만이 해소되기 때문입니다.

둘째, 비만한 아이들의 경우 정신적으로 미성숙하므로 반드시 부모들의 적극적인 협력을 필요로 합니다.

셋째, 비만한 아이들의 성장에 지장을 초래하는 극단적인 저칼로리 요법을 시행하지 않습니다. 일반적으로 비만 치료방법으로는 식이요법, 운동요법, 행동교정요법과 약물요법 등의 방법이 있습니다. 그중에서 '신호등 식이요법'은 어린이들에게 아주 유용하게 사용할 수 있는 방법입니다. 이는 신호등의 색깔에 따라 초록군, 노랑군, 빨강군으로 나눕니다. 초록군은 섬유소가 풍부하고 열량이 낮은 식품으로 대부분의 채소들이 여기에 속하며 제한 없이 먹어도 됩니다. 노랑군은 단백질을 포함하여 중간 정도 열량의 식품들(과일)이 해당되며 정해진 양만 먹고 과잉섭취를 하지 않도록 주의해야 합니다. 빨강군은 열량이 매우 높은 기름진 음식이나 당분이 함유된 음식들이 해당되며 되도록 먹지 않도록 해야 합니다.

아이의 체질적 경향성에 맞는 적절한 한약 복용(방풍통성산, 분심기음, 태음조위탕, 조위승청탕, 억간산, 보중치습탕 등)을 통한 체중 관리 및 체형 관리는 비만 관리뿐 아니라 성장증진에 있어서도 임상적으로 매우 효과적입니다.

일반적으로 어린이와 청소년의 체중조절 및 비만 치료에 있어서, 어린이와 청소년의 체형 상태가 어느 정도인가에 따라서 또 어린이와 청소년의 기본적인 생리학적 특성 및 어떤 체질을 가지고 있느냐에 따라서 그리고 어린이와 청소년이 얼마만큼의 자기 조절 능력(살과의 전쟁에서 이기고야 말겠다는 의지력)을 가지고 있느냐에 따라 치료방법과 치료 기간 및 치료 성과가 결정됩니다. 진료실에서 많이 질문 하시는 식단 역시도, 체중조절을 위한 누구에게나 적용되는 표준 식단을 제시받는 것보다는 담당 한의사 선생님께서 제시하는 아이에게 맞는 식단과 영양 관리가 더욱 좋은 효과를 발휘하리라 생각됩니다.

대개의 경우 한약, 침, 운동요법, 식이 영양 요법이 균형 있게 이루어져야 원하는 만큼의 감량에 성공할 뿐만 아니라 요요 현상도 방지할 수 있습니다. 사실 성장기의 어린이와 청소년들에게 비만이란 단순히 살을 빼는 문제가 아니라 건강하게 성장 발육할 수 있는 기본 몸 상태를 만들어 준다는 면에서 더 큰 의미가 있습니다. 꾸준히 한의학적 체질개선 치료를 진행하면 과잉된 식욕 조절도 가능하고 더욱 바람직한 체형으로의 개선뿐 아니라 키 성장 측면에서도 상당히 도움을 받으실 수 있을 것입니다.

소아청소년 비만 관리에 도움이 되는 운동법과 식이법

소아청소년기는 성장과 발달에 중요한 시기이므로 적절한 열량의 균형 잡힌 식사가 필요하며 성인과는 달리 연령, 성별, 사춘기 진행, 신체활동에 따라 개별화되어야 합니다.

균형 잡힌 세 끼 식사를 하고 아침은 거르지 않도록 합니다. 채소와 적당량의 과일을 통해 식이섬유를 충분히 섭취하도록 합니다. 포화지방산, 트랜스 지방이 함유된 음식은 줄이고 불포화 지방산 특히 오메가-3 지방산이 풍부한 음식을 섭취하도록 합니다.

즉, 육류는 껍질보다는 살코기 부위를 섭취하고 해조류와 생선류 섭취를 권장합니다. 전곡류(잡곡밥, 통밀류 등)를 먹고 천천히 오래 씹도록 하며 식후에는 움직이도록 합니다. 열량 많고 영양가는 낮은 가당 음료수(탄산음료, 가당 우유 등)나 스낵류, 패스트푸드, 인스턴트 식품 등의 섭취는 제한하도록 합니다. 튀김이나 볶음 대신 찜이나 구이로 조리하는 등의 여러 가지 저열량 조리법을 권장합니다.

그리고 움직이지 않는 습관을 줄이고 신체활동을 증가시키도록 합니다. 우선 일상생활에서 TV 시청, 컴퓨터나 게임 이용 시간을 줄이고 걷기나 계단 이용, 집안일 거들기와 같은 움직이는 습관부터 가지도록 합니다.

정기적으로 운동을 하도록 장려하는데 운동 종류는 체력에 맞는 즐겁게 할 수 있는 운동을 아이가 직접 선택하도록 도와줍니다. 주의할 부분은 운동시간이 1시간 이내인 경우에는 식욕이 감소하지만 1시간이 지나면 식욕이 증가하는 경향이 높기 때문에 비만한 아이들에게는 가급적 운동시간을 1시간 이내로 하도록 권장하고 있습니다.

유산소운동(걷기, 조깅, 자전거, 수영 등), 근력 향상 운동, 스트레칭이 골고루 포함된 운동이 좋습니다. 준비와 마무리 운동을 포함하여 하루에 적어도 1시간, 심박수가 빨라지고 땀이 날 정도의 중등도 이상의 운동을 주 3~5회 이상 규칙적으로 하도록 합니다. 평소에 운동을 하지 않던 비만 어린이의 경우에는 체력이 허용하는 범위 내에서 현실적인 목표를 세워 운동 강도를 서서히 늘리도록 합니다.

우리 아이는 물만 먹어도 살이 찐다고 얘기하시는 부모님들이 있는데 맞는 말일까요? 완전히 틀린 얘기입니다. 물은 열량이 전혀 없기 때문에 물만 마셔서는 살이 찌지 않습니다. 살이 찌는 경우는 열량의 섭취가 열량의 소비보다 많기 때문에 생깁니다. 물만 먹어도 살이 찐다고 하는 경우 실제로 식사일기와 운동일기를 작성하여 분석해 보면 음식이나 간식의 섭취량이 많고 운동량이 적은 경우가 대부분입니다.

또한, 마음껏 먹어도 운동만 열심히 하면 체중을 줄일 수 있다는 속설도 있는데 맞는 얘기일까요? 결론적으로 불가능합니다. 일례로 햄버거 1개의 칼로리가 270kcal 정도 됩니다. 이 칼로리를 소모하기 위해서는 걷기나 자전거는 약 1시간, 달리기는 30분 동안 하여야 합니다. 자장면의 경우 칼로리가 540kcal 정도이므로 걷기나 자전거는 약 2시간, 달리기는 1시간 동안 하여야 합니다. 그러므로 식이조절 없이 운동만으로는 체중 감량이 불가능합니다.

연골보호 한약

무릎 관절염 치료에 도움이 되는 생활 관리법

연골이란?

연골(軟骨, cartilage)은 흔히 '물렁뼈'나 딱딱한 뼈가 아닌 '부드러운 뼈'라고도 하는데 조직학적으로는 '연골 세포'와 '연골 기질'로 구성됩니다. '연골 기질'의 50~60%는 콜라겐(collagen)이지만, 골(骨) 조직 콜라겐의 주성분이 Ⅰ형인데 반해서 연골 조직에서는 콜라겐 Ⅱ형입니다. 이 외에도 '연골 기질'에는 당(糖)이 많이 결합하고 있는 글리코스아미노글리칸, 프로테오글리칸, 당단백질 등이 포함되어 있기 때문에 점조도(viscosity)가 높습니다. 끈적끈적한 느낌이 난다는 뜻입니다.

흔히 교원질(膠原質)이라고도 불리는 콜라겐은 대부분의 동물 특히 포유동물에서 많이 발견되는 섬유 단백질로서, 피부와 연골 등 체내의 모든 결합 조직의 대부분을 차지합니다. 콜라겐은 폴리펩타이드 세 분자가 서로 '삼중 나선'으로 꼬인 밧줄과 같은 형태를 이루고 있습니다. 이러한 특이한 구조 덕분에 콜라겐은 매우 강해서 장력에 잘 견디고 장기간 분해되지 않지만, 섭씨 약 37도 이상의 다소 높은 온도에서는 폴리펩타이드 간 연결이 약해지는 경향을 보이기도 합니다.

연골이 닳아서 아픈 병 : 퇴행성 관절염

퇴행성 관절염(degenerative arthritis)은 한마디로 '연골이 닳아서 또는 심한 교통사고, 반복적인 스포츠활동 등으로 인해 손상되어서 아픈 질병'입니다. 골관절염(osteoarthritis)이라고도 부릅니다. 관절을 보호하고 있는 연골의 점진적인 손상이나 퇴행성 변화 등으로 인해서 관절을 이루는 뼈와 인대 등에 손상이 함께 일어나서 염증과 통증이 생기는 질환입니다.

일차성(특발성) 퇴행성 관절염의 확실한 원인은 밝혀져 있지 않지만 나이, 성별, 유전적 요소, 비만, 특정 관절 부위 등이 영향을 주는 것으로 생각되고 있습니다.

이차성(속발성) 퇴행성 관절염은 관절 연골에 손상을 줄 수 있는 외상(부상·사고), 질병 및 기형이 원인이 되는 것으로서 세균성 관절염이나 결핵성 관절염 후 관절 연골이 파괴된 경우, 심한 충격이나 반복적인 가벼운 외상 후에 발생되는 경우 등이 대표적입니다.

'어, 정말이야?'하고 이상하게 들리실 수도 있겠지만 관절염에는 나이 제한이 없습니다. 면역력이 약한 10세 이하 어린이들도 관절염에 걸릴 수 있습니다. 감기나 폐렴을 앓은 후에 바이러스나 세균 등에 감염될 때가 바로 그런 경우입니다. 골반 관절에 통증과 함께 발생하는 경우가 많습니다. 보통 만 5~6세 아이들에게서 주로 이런 양상이 나타나게 됩니다. 또한, 7~8cm 이상 높은 굽의 하이힐을 오랫동안 신은 20~30대 여성들도 언제든 관절염 환자가 될 수 있습니다. 하이힐의 작고 높은 뒷굽이 체중을 앞쪽으로 쏠리게 해서 관절에 무리를 주기 때문인데 이때 연골이 얇아지면서 통증이 유발됩니다. 중고등학교 청소년들이나 대학생들의 경우에도 갑작스럽고 무리한 다이어트와 운동 부족 등으로 뼈와 관절 자체가 약해질 때에도 관절염이 발생할 수 있습니다. 그리고 평소 다리를 꼬고 앉는 등 좋지 않은 자세 습관으로 관절이 뒤틀려서 관절염으로 발전하기도 합니다. 2018년 건강보험심사평가원 통계에 따르면 골관절염으로 진료받은 환자 수가 2016년 368만 명으로 2012년 328만 명 대비 12.3% 증가했습니다. 특히 20대 젊은 연령층에서도 골관절염 환자 수가 급증했는데, 2017년 20대 골관절염 환자는 6만 6,600여 명으로 2013년보다 14.8% 늘어서 80세 이상과 60대에 이어 세 번째로 높았습니다.

특히 무릎 골관절염이 임상적으로 굉장히 흔하게 나타나는데, 이것은 무릎 안쪽의 연골이 손상되거나 퇴행성 변화가 생겨서 발생되는 질환입니다. 무릎에 있는 반월상 연골은 허벅지와 종아리뼈 사이에 있는 반달 모양의 연골 조직으로서 무릎 관절의 충격을 줄여주고 관절 연골에 영양분을 공급해 줍니다. 그리고 무릎 관절의 움직임을 원활하게 해주고 체중을 받쳐주는 역할도 수행합니다. 반월상 연골 손상은 이러한 연골 조직을 무리하게 사용하거나 외부 충격이 가해져서 연골이 파열되는 것을 말합니다. 여러 가지 이유로 치료를 미루거나 방치하면 퇴행성 변화를 촉진해서 무릎 골관절염으로 이어지기 쉽기 때문에 조기 진단과 조기 치료가 매우 중요합니다.

일반적으로 무릎 관절은 경골(tibia)과 대퇴골(femur)의 접촉으로 이루어지는데 그 주위에 근육과 힘줄, 인대들이 있어서 관절을 안정적으로 유지시킵니다. 뼈의 끝에는 2~4mm 두께의 연골이 있어서 뼈를 보호해주고, 반달(menisci)이라는 섬유 연골판이 관절 양쪽에 있어서 관절면을 더 잘 맞춰주고 충격도 잘 흡수해 줍니다. 골관절염(퇴행성 관절염)이 가장 흔하게 오는 부위는 바로 무릎 안쪽입니다. 왜냐하면, 걷거나 서 있을 때 체중의 75~90%가 무릎 안쪽으로 쏠리기 때문입니다. (27. 퇴행성관절염 편 참고)

무릎 관절염의 임상 증상과 진단 기준

무릎 관절염(Knee Arthritis)의 대표적인 임상 증상은 통증, 피로감, 관절 운동 장애, 가벼운 종창, 관절 주위 압통, 운동 시 마찰음, 골극 형성 같은 것입니다. 주로 무릎 관절 부위에 통증을 느끼거나 이상음이 발생하는 것은 초기 증상입니다. 무릎 관절염 증상은 일반적으로 서서히 진행됩니다. 무릎 관절염이 점점 진행되면서 계단 오르내리기, 기립하기 등과 같은 체중 부하를 받는 운동 시 통증이 발생하는데 이것은 보통 휴식을 취함으로써 사라지게 됩니다. 그러나 더 무릎 관절염이 진행되면 활액막이 비후되고, 관절액이 증가하고 근경련이 일어난 후 근위축이나 운동 제한, 관절 잠김, 골결손(骨缺損), 인대 불안정성 등을 나타나게 됩니다.

진료실에서 무릎 관절염 환자들이 흔히 호소하게 되는 실제적인 증상은 다음과 같습니다.

1. 계단을 올라가거나 내려갈 때 무릎이 쑤시면서 아픈데 앉거나 누워서 쉴 때는 좀 괜찮아요.
2. 무릎에서 삐걱거리는 느낌이 나면서 뼈와 뼈가 부딪히는 소리가 크게 나요.
3. 무릎을 굽히면 통증이 생기면서 굽히는 동작을 하기 어려워요.
4. 무릎 주위 근육이 가늘어지고 힘이 없어져요.

무릎 관절염 진단 기준은 '미국 류마티스학회(American College of Rheumatology, ACR)'에 의해 제안되었습니다. 무릎 관절염은 통증과 함께 다음 증상 가운데 5가지 이상을 충족할 경우 진단할 수 있습니다.

- 50세 이상의 환자
- 활동 시 관절 염발음(捻髮音:뼈가 마찰될 때 들리는 소리)
- 골 압통
- 골 비대증
- 촉진으로 느낄 수 없는 윤활막 열감
- 적혈구 침강 속도(ESR) < 40mm|h
- 비염증성 윤활액

무릎 관절염의 한의학적 분류

한의학에서는 무릎 관절염을 학슬풍(鶴膝風), 비증(痺症), 역절풍(歷節風), 각기(脚氣)의 범주로 분류하고 있습니다.

1. 학슬풍

'무릎이 은은하게 아프면서 학의 다리처럼 무릎 부분이 붉거져 튀어나와요'라고 표현됩니다. 풍한습(風寒濕) 등 외적 이유로 인해서 기혈 운행이 막히고, 내적 원인인 노화에 의해서 간신(肝腎)이 모두 쇠약해져서 조직이 손상된 것입니다.

2, 비증

'무릎이 시큰거리면서 저리고 묵직한 느낌이 나요'라고 표현됩니다. 풍한습열사(風寒濕熱邪)로 인해서 기혈 운행이 막힌 것이 원인입니다.

3. 역절풍

'무릎이 붉게 붓고, 아프고 밤이 되면 더 심해요'라고 표현됩니다. 외부의 풍한습이 내부의 기혈과 상박(相博)하고 응체(凝滯)해서 발생됩니다.

4. 각기

'시간이 갈수록 무릎을 움직이기 힘들고, 붓고 아파요'라고 표현됩니다. 수습(水濕)이 기본 원인입니다.

과학적 근거를 갖춘 연골보호 한약(cartilage-protection herb)

'무릎 관절 건강의 핵심'은 '무릎 연골 조직 보호'에 있습니다. 무릎 관절염 치료의 포인트는 '무릎 연골을 얼마나 잘 사수'하느냐에 달려 있는 것입니다. 연골은 두께가 2~4mm 정도밖에 되지 않습니다. 한번 닳은 연골은 재생이 되지 않기 때문에 관절염은 예방과 조기발견 및 조기치료가 정말로 중요합니다. 관절 약화의 핵심적인 병리적 원인은 단백질분해효소인 'matrix metalloproteinase(MMPs)'의 과잉 활성화입니다. 골관절염의 발병 원인은 제각기 다를 수 있겠지만 연골 조직이 파괴되는 기전은 모두 동일합니다. '지나치게 과잉 활성화된 단백질분해효소(MMPs)'가 연골 세포를 둘러싸고 있는 '세포외 기질'을 직접적으로 분해함으로써 연골 조직의 점진적 퇴행이 유도되는 것입니다.

약해진 관절을 강화시키기 위한 핵심적인 치료 원칙은 '염증 제거'와 '연조직 재건'입니다. 한의학에서는 무릎 골관절염을 퇴행(regression)이나 노화(Aging)가 아닌 약화(Weakness)로 봅니다. 무릎 골관절염 환자가 자신의 관절을 보다 오랫동안, 보다 건강하게 쓸 수 있도록 최대한 돕는 것이 한의학 치료의 목표입니다.

물론, 안타깝게도 이미 연골 파괴가 너무 심하게 진행되어서 뼈의 변형이 있는 환자는 양방에서의 인공관절 치환술 등 수술적 치료가 반드시 필요합니다. 다만 수술하기에는 연령이 너무 이르거나 수술 자체에 대해서 큰 거부감을 가진 환자 그리고 연골 파괴는 별로 심하지 않은데 통증을 느끼는 환자들에게는 한의학적인 비수술적(보존적) 접근이 매우 적합합니다.

과학적 근거를 갖춘 대표적인 연골보호 한약에는 우슬(牛膝), 방풍(防風), 구척(狗脊), 두충(杜沖), 오가피(五加皮), 대두황권(大豆黃卷), 천수근(天授根), 골쇄보(骨碎補), 녹각교(鹿角膠), 와우교(蝸牛膠), 별갑교(鱉甲膠), 구판교(龜版膠), 아교(阿膠) 등이 있습니다.

SCI급 국제 전문 학술지인 'eCAM(Evidence-Based Complementary and Alternative Medicine- Impact Factor 2.964)'에 발표된 논문과 미국 보완·대체의학 분야 학술저널 '차이니즈 메디신(SCI)'에 게재된 논문을 각각 살펴보면 우슬, 방풍, 구척, 두충, 오가피, 대두황권 등의 한약재가 통계적으로 매우 뚜렷한 연골 보호 효과를 발휘하고 있음을 과학적으로 잘 확인할 수 있습니다.

그리고 역시 SCI급 국제학술지인 '파이토테라피 리서치(Phytotherapy Research)' 논문과 영국의 권위 있는 관절 전문 학술지 'Arthritis Research & Therapy(SCI)'에 실린 논문도 살펴보면 녹각교, 와우교, 별갑교, 구판교, 아교 등의 한약재 역시 통계적으로 매우 뚜렷한 연골 보호 효과를 발휘하고 있음을 과학적으로 잘 확인할 수 있습니다.

그렇다면 과연 '뼈'와 '연골'이 동시에 손상되었을 때(자동차사고, 스포츠 손상, 낙상 등)에는 한의학에서는 어떻게 한약 처방을 과학적으로 구성하게 될까요?

'2배 빠른 골절 회복'을 과학적으로 입증해서 특허까지 취득한 특허 한약 '접골탕(接骨湯)'을 먼저 떠올려 볼 수 있겠습니다.

접골탕은 2018년 국가기관인 한국한의약진흥원에서 시행한 한의약치료기술 공공자원화 사업에서 정보화 단계 선정에 이어 2019년 산업화단계 연구 치료기술 최종 1위로 선정되기도 하였습니다. (P 55, 특허 한약 접골탕 참고)

결국 '뼈'와 '연골'이 동시에 손상되었을 때, 접골탕에 과학적 근거를 갖춘 연골 보호 한약들인 우슬, 방풍, 구척, 두충, 오가피, 대두황권, 천수근, 골쇄보, 녹각교, 와우교, 별갑교, 구판교, 아교 등을 군신좌사(君臣佐使) 원리에 따라서 가감(加減)하여 적극적으로 한약 치료를 하게 되면, 보다 확실하고 빠른 뼈와 연골 동시 회복에 상당히 좋은 임상적 효과를 볼 수 있습니다.

무릎 관절염 치료에 도움이 되는 생활 관리법

(퇴행성) 무릎 관절염은 걷거나 서 있을 때 통증이 느껴지는 즉시 충분한 휴식을 취하는 것이 중요합니다. 그리고 쪼그려 앉는 자세에서는 무릎 관절에 무리가 갈 수 있기 때문에 이러한 자세는 최대한 피해야 하겠습니다. 또한, 과체중은 무릎 관절에 당연히 역학적 부담을 주기 때문에 항상 적정 체중을 유지하는 것이 중요합니다. 그리고 가파른 경사의 등산 혹은 농구나 줄넘기 등 무릎에 과도한 충격이 가해지는 운동은 자제해야 합니다.

무릎 관절염 치료에 좋은 운동을 해야 하나 단, 무릎 관절 건강에 좋은 운동이라고 할지라도 이미 증상이 나타났거나 치료 중인 상태에서는 의료진과 충분한 상담을 통해 적절한 개인별 맞춤 운동법을 찾는 것이 중요합니다.

1. 뒷무릎 늘이기
① 의자에 오른발을 올린 후 무릎을 펴고 발목은 세워 상체를 앞으로 구부립니다.
② 허벅지에 양손을 올려 지그시 누릅니다.
③ 발목은 젖히고 상체는 세우며 고개를 숙이지 않습니다.

2. 무릎 뒤쪽 늘이기

① 왼쪽 다리는 양반다리처럼 접고 반대쪽 다리는 쭉 펴서 발목을 세웁니다.

② 뻗은 다리 양쪽에 손을 짚어 지탱한 후 앞으로 천천히 숙입니다. 허리를 굽히지 않습니다

3. 앞무릎 늘이기

① 벽이나 책상 등을 잡고 균형을 잘 유지한 채 한쪽 무릎을 뒤로 구부려 손으로 천천히 당깁니다.

② 손으로 다리가 충분히 꺾이게 잡아줍니다. 고관절을 펴줍니다.

단, 아플 때는 과도하게 하지 않습니다.

혈전

건강 Q&A – 혈전 치료와 스트레스 해소에 좋은 생활 섭생법

혈전이란?

생물체의 혈관 속에서 피가 굳어서 된 조그마한 핏덩이를 혈전(血栓, thrombus)이라고 부르고 혈전에 의해서 발생되는 모든 질환을 '혈전증(thrombosis)'이라고 하는데, 혈전증은 '혈전색전증'이라고도 부릅니다.

사실 혈전은 생사를 가르는 죽음의 덩어리이기도 합니다. 혈전 관련 질환은 세계적으로 37초마다 1명이 사망할 정도로 매우 치명적입니다. 유럽에서 매년 정맥혈전색전증으로 인해서 사망하는 사람의 수는 교통사고, 에이즈, 유방암, 전립선암으로 인한 사망자 수를 모두 합친 것의 3배에 달하는 것으로 조사되어 있습니다. 혈전이 생기면 1차적으로 혈관이 죽습니다. 그 이후로 심혈관질환과 뇌혈관질환이 유발되어서 결국 사망에까지 이어지게 되는 것입니다.

참고로 색전증(塞栓症, embolism)은 혈류나 림프류에 의해서 맥관계(脈管系 : 혈관 및 림프관) 속으로 운반되어 온 여러 부유물들이 가는 혈관강(血管腔)의 일부 또는 전부를 막은 상태를 의미합니다.

색전증의 원인이 된 물질을 색전(embolus)이라 하고, 색전 중에서 가장 임상적으로 흔한 것이 바로 '혈전'입니다.

색전은 정맥으로 운반되는 정맥성 혈전증과 동맥으로 운반되는 동맥성 혈전증이 있습니다. 정맥성 혈전증은 주로 폐에서 자주 발생하는데 반드시 혈류에 따라 일어나는 것은 아니고, 때로는 혈류의 흐름과 반대 방향으로 색전이 생기는 경우(역행성 색전증)도 있습니다. 류머티즘성 심내막염(心內膜炎)이 있을 때 뇌색전(뇌연화)을 일으키는 수도 있는데, 이것은 동맥성 색전증의 예입니다.

색전을 형성하는 것으로서 임상적으로 가장 중요한 것은 '유리된 혈전'이고 이로 인한 색전증을 '혈전성 색전증'이라고 합니다. 이외에도 가스 색전증(잠함병·공기색전증 Air embolism), 지방색전증, 세포색전증 등이 있습니다.

가스 색전증 중에서 특히 동맥 내에서 가스 색전증이 발생할 수 있는 대표적인 경우가 바로 스쿠버 다이빙을 하는 경우인데, 압축된 고압의 기체를 흡인한 상태에서 갑작스러운 압력 저하로 혈액 속에 녹아 있는 기체가 폐를 통해 나오지 못하고 혈관 내에서 기포를 형성해서 중요한 혈관을 막을 수 있습니다. 깊은 수중에서 작업하고 있던 잠수부가 급히 해면으로 올라올 때, 즉 고기압 환경에서 급히 저기압 환경으로 옮길 때 흔히 잘 생기는 질병이기도 해서 영어로는 'Diver's paralysis'라고 부르기도 하고 우리나라에서는 '잠수병'이나 '해녀병'으로 많이 알려져 있습니다.

우리 몸은 여러 가지 '혈전 형성 인자'와 '혈전 억제 인자'가 역동적인 균형을 이루고 있어서 일반적인 정상 상태에서는 과도한 혈전이 만들어지지 않지만, 혈전 형성과 혈전 억제에 관여하는 복합적인 많은 인자들의 균형이 운동 부족, 수면 부족, 만성피로, 스트레스, 과도한 음주, 흡연 등의 이유로 깨지게 되면, 혈관 속의 혈소, 대식세포, 과립구, 섬유세포 등이 영화 부산행에서 부산으로 출발하려는 열차에 좀비들이 막 달라붙듯이 정말 마구 달라붙어서 결국 혈전이 발생되는 것입니다.

혈전은 그 색깔에 따라 적색 혈전, 자색 혈전, 혼합 혈전으로 분류되는데, 혈관내피 손상이나 혈류 정체, 혈액 성분의 변화 등이 흔하게 동반될 수 있고 동맥과 정맥 어느 곳에서도 모두 생길 수 있습니다.

혈전증의 원인

혈전증의 핵심적이고도 대표적인 발병 원인을 3가지로 딱 정리해 보자면 혈류의 느림과 정체, 응고 과다(과응고 기전 작동), 혈관 내피세포 손상 이렇게 얘기할 수 있는데, 이 세 가지 원인들이 단독 혹은 복합적으로 작용해서 혈전증의 직접적인 원인이 되는 것입니다. 혈전증 발생의 위험 요인으로는 암, 임신, 피임약 복용, 골절·관절염 등 거동 제한이나 거동 불가로 인한 와상 상태, 비좁은 공간에서 장시간 비행기 탑승(이코노미 클래스 증후군) 등이 있습니다.

참고로 비행기나 자동차에 탑승한 채 장시간 이동하는 경우 비좁은 공간에서 오랫동안 같은 자세를 유지할 수밖에 없기 때문에, 다리와 복부 정맥이 압박을 받아서 혈액이 원활하게 흐르지 못해서 혈전이 생기기 쉽습니다. 이런 경우에 혈전은 주로 다리 속 깊숙이 위치한 굵은 정맥에서 잘 생깁니다. 이것을 '심부 정맥 혈전증'(deep vein thrombosis)이라고 합니다.

오래 움직이지 않고 앉아 있으면 혈전이 잘 생기고, 혈전이 떨어져 나와서 우심방과 우심실을 통해서 폐동맥을 막는 폐색전증이 발생하면 사망할 수도 있게 됩니다. 하지만 폐색전증은 4,600번의 장거리 비행기 여행을 할 때 한 번꼴로 나타난다고 할 정도로 매우 드물게 일어납니다.

기내, 특히 이코노미 좌석에 오래 앉아 있는 승객들에게 혈전증이 발생하는 현상을 '이코노미 클래스 증후군'이라고 부릅니다. 움직일 수 있는 공간이 한정돼 혈전 발생 가능성이 높은 것입니다.

특히 하지정맥류 환자, 과거에 혈전증 경험이 있거나 최근에 외과적 수술을 받은 사람, 임신부, 진행성 암환자 등은 혈전증이 더 잘 생길 수 있어서 아주 각별히 주의해야 합니다. 이러한 고위험군의 경우에는 복도 쪽 자리에 앉아서 자주 일어나 가볍게라도 움직이며 운동하는 것이 좋습니다. 또 의료용 압박스타킹 착용도 도움이 됩니다.

단, '심부 정맥 혈전증'은 밖에서 보이는 하지 표재 정맥의 순환이 잘되지 않아서 생기는 하지정맥류와는 완전히 다른 질환임을 아셔야 합니다. 표재 정맥의 혈류 장애에서는 폐동맥 내로 혈전이 이동하는 일이 거의 없고, 오랜 시간 '서서' 일하는 사람에게 흔하게 발생한다는 차이점이 있습니다.

혈전증의 증상

혈전증이 발생한 장기의 위치 그리고 혈전증이 발생한 혈관의 종류에 따라서 매우 다양한 증상들이 나타날 수 있습니다.

동맥에 혈전증이 발생한 경우 신체 조직에 혈액이 제대로 공급되지 못해서 말초 혈류가 부족할 때 발생할 수 있는 '허혈(虛血, ischemia, 조직이 생존하는데 필요한 산소와 영양소가 모두 부족해진 상태)' 증상이 주를 이루게 되고, 정맥에 혈전증이 발생한 경우에는 혈액이 말초에까지는 도달하였으나 심장으로 되돌아오지 못해서 생길 수 있는 '울혈'이나 '충혈' 증상이 주를 이루게 됩니다.

동맥 혈전증은 매우 급한 수술이나 치료를 필요로 하는 초응급 상황이 많은 반면에 정맥 혈전증은 동맥 혈전증에 비해서는 상대적으로 응급도가 낮긴 하지만, 그래도 최대한 빠른 개입과 치료를 필요로 하는 경우도 종종 있습니다.

1. 동맥 혈전증

(1) 급성 심근 경색증 : 가슴 통증, 호흡곤란, 의식소실 등
(2) 뇌졸중 : 두통, 의식소실, 운동 이상, 감각 이상, 성격 변화, 시력 저하, 간질 발작 등
(3) 폐 혈전증 : 호흡곤란, 가슴 통증, 의식소실 등
(4) 급성 말초 동맥 폐쇄증 : 팔이나 다리 통증, 얼굴이나 손발이 갑자기 창백해지고 차가워짐 등

2. 정맥 혈전증

(1) 심부 정맥 혈전증 : 다리가 붓거나 다리 통증 등

(2) 간문맥 혈전증 : 복수, 전신이 붓는 증상 등

(3) 급성 신장정맥 폐쇄증 : 혈뇨, 단백뇨, 소변량 감소 등

(4) 뇌 정맥동 혈전증 : 두통, 의식소실, 운동 이상, 감각 이상, 성격 변화, 시력 저하, 간질 발작 등

(5) 중심 망막 정맥 폐쇄 : 시력 저하

혈전에 대한 한의약적 분류법과 치료법

혈전을 한의학에서는 어혈(瘀血, 응어리진 피)이라고 부릅니다. 혈액의 정상적인 흐름이 막혀서 경맥(經脈) 내에 혈액이 머물러 있거나 경맥 바깥으로 새어 나와서 조직 틈 사이에 혈액이 오랫동안 쌓여 있는 경우 그리고 혈액이 특정한 장부에 오랫동안 쌓여서 제거되지 않은 상황에서, 어혈이 뭉쳐있다고 보는 것입니다. 어혈은 육음(六淫)을 비롯한 칠정(七情), 음식, 외상 등에서 그 원인을 찾을 수 있고 이러한 원인에 의해 혈액의 정상적인 순행이 교란되면서 생겨나는 병리적 산물로 이해하고 있습니다.

한의학에서는 혈전 즉 어혈을 다음과 같이 4가지로 분류해서 치료하고 있습니다.

1. 장부경락(臟腑經絡)과 조직 간의 혈류가 정체되거나 그와 관련된 복합적인 요인으로 인해 쌓인 어혈

2. 혈액 자체의 어떤 성분 혹은 혈액의 성질이 바뀌어서 유속과 지혈, 청혈 등의 생리 기전에

문제가 생겨서 발생한 어혈

3. 대혈관과 소혈관의 병변으로 인해 정상 혈류가 파괴되고 혈전이 생겨 혈류가 불창(不暢) 되어 발생한 어혈

4. 혈관 밖으로 나온 혈액이 체외로 배출되거나 다시 흡수되지 못하고 피하에 쌓여 발생한 어혈

혈전 즉 어혈이 발생된 경우, 한의학에서는 혈맥을 부드럽게 소통시키고 혈어증 상태를 없애주는 '활혈거어(活血祛瘀)'의 방법으로 치료합니다.

활혈거어 효능을 발휘하는 한약으로는 강황, 건칠, 계혈등(鷄血藤), 단삼, 도인, 삼릉, 소목, 봉출, 왕불유행(王不留行), 우슬, 현호색, 당귀, 천궁, 백작약, 건지황 등이 있습니다. 또한, 사물탕, 계지복령환, 도핵승기탕, 당귀작약산 등 어혈을 풀어주는 대표적인 한약 처방들을 통해서 오래된 어혈을 제거하고 정상적인 혈류 흐름을 복원시켜 주게 됩니다.

또한, 오랫동안 밀가루 음식 먹고 체했을 때 등 소화 장애를 빠르게 치료하고 산모들의 유즙분비 부족 개선을 위해 임상에서 굉장히 많이 사용되었던 한약인 '맥아(麥芽)' 즉 '새싹보리'를 어혈과 혈전을 개선하는데 많이 활용하시면 상당한 도움이 됩니다.

한약재인 맥아에는 '클로로필'이라는 성분이 많이 함유되어 있는데, 클로로필은 식물의 엽록소 성분으로서 아주 강력한 항산화 물질입니다. 혈전이 발생되는 여러 원인 중 하나가 바로 혈관의 만성 염증인데, 이 클로로필은 혈관의 만성 염증의 원인 중 하나인 활성 산소를 억제하고 몸속의 노폐물을 제거하는데 큰 도움을 주는 물질이기도 합니다.

최근 농촌진흥청 연구에 따르면, 맥아에는 또 '폴리코사놀' 성분이 많이 함유되어 있음이 확인되었는데 폴리코사놀은 우리가 흔히 혈관청소부라고 부르는 중요한 물질입니다. 우리 몸에 지방 분해 효소를 활성화시켜서 나쁜 콜레스테롤이 덜 만들어지게 하고 기존에 있는 콜레스테롤도 더 잘 분해되게 만들어 줍니다. 실제 동물 실험 결과를 보면, 한약재인 맥아추출물을 12주간 매일 섭취하게 한 결과 해로운 콜레스테롤이 약 40% 감소되었고 혈당은 약 39% 감소되었습니다. 폴리코사놀은 보통 식물 줄기나 잎 표면에 있는 천연 성분인데, 쌀겨에 2.1mg 들어있는 반면에 맥아에는 무려 342mg으로 쌀겨보다 무려 160배 정도가 더 많이 함유되어 있습니다.

건강 Q&A - 혈전 치료와 스트레스 해소에 좋은 생활 섭생법

Q. 저희 친정 어머님 상담입니다. 너무나 오랫동안 만성적인 스트레스에 시달리셨어요. 모 한방병원에서는 화병 진단도 받으셨습니다. 그런데 몇 달 전, 우측 고관절 골절 수술 이후 계속 거동이 많이 불편하셔서 그랬는지 다리가 많이 저리고, 쥐도 잘 나고 무엇보다 손발이 너무 차다는 호소를 많이 하셨습니다. 병원에 가서 초음파 검사를 받았는데 심부 정맥 혈전증이 있으니 매우 주의해야 한다는 얘기를 들었습니다. 정신적 스트레스도 중요한 원인일 수 있으니 마음을 편하게 가져야 한다고도 말씀하셨어요. 스트레스 해소와 혈전 치료에 모두 도움이 될 수 있는 좋은 생활 섭생법을 꼭 좀 알려 주세요.

A. 보약에 버금가는 아주 효과적인 혈액 순환 비책을 말씀드리겠습니다. 어머님의 수족냉증과 심부 정맥 혈전증은 모두 장기간의 심리적 스트레스가 상당히 중요한 요인으로 보여집니다. 심리적 스트레스를 너무 오랫동안 받게 되면 코티솔이 혈중에 계속 많이 분비되어서, 혈액이 뇌와 심장 등 생명유지에 꼭 필요한 핵심적인 기관으로만 주로 몰리게(집중되게) 됩니다. 즉, 말초 부위인 손과 발까지 충분히 혈액이 잘 돌지 못해서 수족냉증이 생기거나 심해지는 것입니다. 또 스트레스를 너무 오래 받게 되면 혈류 정체가 반복적으로 일어나서 혈전이 만들어지기 때문에, 현재 진단된 어머님의 심부 정맥 혈전증을 개선하기 위해서라도 스트레스 관리가 매우 매우 중요합니다.

일단 스트레스를 해소할 수 있는 자신만의 취미를 만드는 것이 좋고 음식으로는 토마토, 호박, 감자를 열심히 잘 챙겨 드시는 것이 아주 좋습니다. 토마토, 호박, 감자에 들어있는 '감마아미노낙산'이라는 성분이 몸속에서 과잉된 흥분을 억제하는 물질을 분비해서 심리적 스트레스를 줄이는 데 상당히 도움을 주기 때문에, 결과적으로 수족냉증과 혈전증을 개선하는 데 큰 도움을 주게 됩니다. 그리고 족욕을 꼭 하시면 좋겠습니다. 족욕은 40~43도 정도의 물 온도로 해서 복사뼈가 충분히 잠길 정도까지 매일매일 꾸준히 시행해 주시면 됩니다. 또한 어혈(瘀血)을 풀어주는데 도움이 되는 '당귀차'나 '생강차'를 꾸준하게 드시는 것도 상당한 도움이 됩니다.

또한, 매일 계란 1~2개를 반숙으로 해서 드시는 것도 추천합니다. 계란 하나에는 노른자 속에 고품질의 단백질과 항산화 물질들이 많이 들어있는데 비타민 A, D, E, 아연 등 면역 영양소도 아주 풍부합니다. 이러한 항산화 물질은 동맥과 정맥의 혈전 형성을 억제하고, 특히 비타민 E는 미국 영양학회 저널(2016.11월호)을 보면 심장병 환자의 심근경색 위험을 통계적으로 유의미하게 낮춰주는 효과가 있는 것으로 밝혀졌습니다. 또, 좋은 단백질을 섭취하면 근육량을 채우는 데 많은 도움이 되는데, 근육은 혈당을 조절하고 혈압을 낮추면서 혈관의 전반적인 건강을 지켜줍니다. 한의학에서는 계란 노른자를 '난황'이라고 해서 한약재로 많이 활용했었는데 동의보감에서도 매우 추천했던 영양가 만점의 어혈 개선 한약이기도 합니다.

암성 악액질

건강 Q&A - 암성 피로에 좋은 한방차

악액질이란?

악액질(Cachexia)이라는 병명은 좀 생소할 수도 있는데 악액질(惡液質)은 흔히 종말 증후군 또는 소모 증후군이라고도 합니다. '암(Cancer)'과 같은 악성 질환이 말기로 진행되었을 때 나타나는, 몸이 엄청나게 많이 쇠약해진 증세를 의미합니다.

칼로리를 열심히 보충해도 영양학적으로 비가역적인 체질량 소실이 이루어지는 전신적인 영양 부족 상태를 말하며, 영양소의 이용이나 대사가 제대로 이루어지지 않는 '영양 불균형 상태'를 뜻하기도 합니다.

암, 에이즈, 만성 폐쇄성 폐질환, Simmonds' disease(뇌하수체 전엽 이상으로 생긴 전신 쇠약), 다발성 경화증, 울혈성 심부전, 결핵, 당뇨병 등의 환자에게서 볼 수 있으며 기저 질환이 급격하게 악화되는 경우 사망 가능성이 높아집니다.

특히 암으로 인한 악액질 즉 암성 악액질(Cancer Cachexia)인 경우 정상적으로 대사되던 탄수화물, 단백질, 지방의 대사나 이용이 전혀 다른 방향으로 이루어지게 되어 환자가 정상적인 식사를 한다고 할지라도 이를 몸에서 이용하는 것이 아니라 대부분 종양에 빼앗기게 되어 점차적으로 몸의 상태가 소모적인 진행을 거치게 되는 것입니다.

임상적으로 보았을 때, 악액질은 악성 종양(암) 진행 과정에서 흔히 수반되는 식욕의 대폭 감소, 급격한 체중감소, 심한 체력 감퇴, 쇠약감, 엄청난 피로감, 비자발적인 근육 소실과 근육 위축, 비가역적인 체지방 소실, 빈혈, 소화불량 등의 임상 증후군을 말합니다.

이러한 증상들은 암이 진행되면서 생산되는 독성 물질에 의한 것이라고 추정되지만, 아직 원인 규명이 확실하게 이루어지지 못하고 있습니다.

체중 변화 관찰, 피부 두께 측정, 중앙 상박 둘레 측정, 혈청 알부민이나 크레아티닌 수치 측정 등을 시행하여 진단하게 되는데 현재까지 악액질과 식욕부진의 특별한 양방적 치료법은 없다고 알려져 있습니다.

환자에게 수액을 투여하는 수액 요법이 있지만, 근육 강화나 칼로리 축적 효과 없이 소변으로 배출되기 때문에 한계가 있습니다.

과거 부신피질호르몬(스테로이드 제제)이 악액질 환자의 삶의 질을 개선시키는 데 사용되었지만, 장기간 투여할 경우 환자의 면역력을 떨어뜨려 세균감염 위험을 높이고 부종, 안면홍조 등의 부작용이 보고되었기 때문에 현재는 아주 일부의 환자들에게만 사용되고 있습니다.

암성 악액질의 임상 사례

만 55세 여성 A씨는 약 2년 전에 위암 진단을 받아서 현재 투병 중입니다. 항암 치료 과정이 힘들어서 그런지 최근 6개월 동안 체중이 평소보다 5kg 이상 줄었고 얼굴에 핏기가 없으며 가벼운 산책도 힘들 정도로 다리 근육이 많이 부실해졌습니다. 2년 전까지만 해도 사회 활동을 매우 적극적으로 수행할 정도로 활달한 성격이었지만 최근 들어서는 체력이 너무 떨어져서 아예 옴짝달싹할 수 없는 지경까지 이르렀습니다.

입맛도 너무 심하게 떨어져 있는 상태라 가족들이 많이 걱정하고 있습니다. 사실 A씨는 입맛이 2년 전과는 완전히 달라졌으며 아예 입맛 자체가 거의 없어서 산해진미 앞에서도 식욕을 전혀 느끼지 못하는 다소 심각한 상황입니다. 몸이 왠지 무겁다는 느낌이 들고 여기저기가 붓고 어지럼 증상도 자주 나타납니다. 한 달 전에는 가벼운 감기가 갑자기 폐렴으로 진행돼 크게 고생을 한 적도 있어서 요즘처럼 아침저녁으로 기온 차가 심한 환절기 날씨에는 아예 외출 생각도 못 하고 있습니다.

암 환자의 폭발적 증가와 함께 A씨와 같은 '암성 악액질(Cancer Cachexia)' 환자들이 점점 늘고 있습니다. 특히 위암, 대장암, 식도암, 췌장암 등과 같은 소화기암 환자들에게서 암성 악액질 증상이 더 흔하게 나타나는 경향이 높습니다.

세계적인 IT 기업 '애플' 창업자인 스티브 잡스가 췌장암으로 세상을 떠나기 약 한 달여 전에 공개된 온몸에 뼈만 앙상하게 남아 있던 초췌한 모습을 기억할 것입니다. 바로 그 충격적인 장면이 전형적인 암성 악액질 환자의 모습입니다.

증상 개선에 도움이 되는 과학적으로 입증된 한약 처방

2014년 일본 국립암센터-암연구소 연구진이 암(특히 위암·대장암·식도암 등과 같은 소화기암) 환자에게 나타나는 식욕부진 및 체중·체력 감소, 만성 소화불량 등 고도의 전신 쇠약 증세를 통칭하는 악액질 상태에 대해 '육군자탕(六君子湯)'이 통계적으로 유의미한 임상적 개선 효과를 발휘한다는 사실을 과학적으로 명확히 규명했습니다.

역류성 식도염, 기능성 소화불량 등과 같은 흔한 소화기 질환이나 암 환자의 섭식 장애 등에 수천 년 동안 사용되어 왔던 전통 한약 육군자탕은 일반적으로 식욕촉진 호르몬인 그렐린(Ghrelin) 분비를 유도하여 식욕을 상당한 수준으로 증진시키고 위장관 운동을 활발히 촉진시킨다고 알려져 왔습니다.

실험 결과, 육군자탕을 투여한 그룹에서 혈중 그렐린 농도는 영향을 받지 않았지만, 시상하부에서의 성장호르몬 분비 촉진제(GHS-R) mRNA는 증가했고 식욕부진 현상도 통계적으로 유의미하게 개선되었습니다.

연구진들은 이러한 결과를 바탕으로 그렐린 저항성이 식욕부진과 체중감소의 원인이 되는 것으로 보고 육군자탕이 그렐린 신호를 강화시켜서 그렐린 저항성을 개선함으로써 암성 악액질에 대한 임상적 치료 효과를 가질 수 있다고 추론하였습니다.

놀랍게도 영양 불량은 암 관련 사망 원인의 20~40%를 차지합니다. 특히 췌장암, 소화관암 환자는 80%가 영양 불량입니다.

영양이 양호한 암 환자는 불량한 암 환자보다 2배 이상 치료 효과가 좋다는 논문 보고도 있습니다. 더불어서 영양이 양호한 암 환자는 입원 기간 역시 짧아지고 감염증 등의 위험률도 감소합니다.

일반적으로 암 환자의 50~80%가 암성 악액질을 경험하고 이로 인해 영양 결핍이 생깁니다. 암 환자는 속이 메스껍고 먹지 않아도 포만감이 들고 불안하고 우울한 감정이 생기며 맛과 냄새를 감지하는 감각이 변해 악액질을 경험하게 됩니다.

만성 식욕부진은 항암 치료 중 발생하는 가장 대표적인 부작용 중 하나로서 보통 항암 치료 중이나 항암 치료 후 진행성 암 환자에게 나타나서 암 환자의 삶의 질을 크게 저해합니다. 암 관련 만성 식욕부진으로 인한 체중감소는 진단 시 15~40%를 차지하며 진행 암의 경우는 80% 이상까지 증가합니다.

사실 특정한 한약 처방이 암 환자 삶의 질에 미치는 효능에 대한 연구들은 이미 많이 진행되었습니다.

황기(黃芪)를 기본으로 하는 한약 처방을 현저한 식욕부진이 있거나 과거 6개월간 5% 이상의 체중감소가 있었던, 양약으로는 치료가 불가능했던 성인들에게 3주간에 걸쳐 하루 3회 경구 투여시킨 결과 식욕부진 정도가 평균 6에서 4로 유의성 있게 감소하였고 최대 체중의 중앙값 또한 54.6kg에서 55.6kg으로 증가하는 결과가 별다른 부작용을 동반하지 않으면서 나타났습니다.
암(특히 소화기암) 치료 과정 중 흔히 나타나는 부작용인 심각한 만성 식욕부진 및 급격한 체중감소 그리고 그에 따른 만성 피로 및 기력 소진 때문에 너무나 고통스러운 환자들이 있다면, 어쩔 수 없다고 또는 거스를 수 없는 운명이라고 미리 자포자기하거나 괜히 근거 없는 이상한 민간요법을 찾느라 몸고생 마음고생 하지 마시기를 바랍니다.

오랫동안 다양한 임상적 경험을 통해서 뿐만 아니라 최신의 과학적 실험 방법을 통해서도 치료 효과와 안전성이 모두 뚜렷하게 입증된 육군자탕과 같은 한약 처방을 잘 받도록 하면 큰 도움이 될 것입니다.

암성 피로의 한의학적 분류

극심한 암성 피로(Cancer-Related Fatigue)는 암 환자들이 흔히 겪는 증상입니다.
암성 피로란 암 자체 또는 항암 치료 과정에서 발생하는 극심한 피로감을 말합니다. 이는 종양의 성장, 항암 화학요법, 생체반응조절물질, 분자 표적 치료, 방사선 치료, 빈혈, 통증, 스트레스, 수면장애와 불량한 영양 상태 등이 원인입니다.

암성 피로는 매우 지속적인 특정이 있으며 그 피로의 정도가 너무나 심하고 충분한 휴식을 취했음에도 불구하고 쉽게 회복되지 않아서 삶의 균형을 무너뜨리고 의욕을 잃게 만듭니다.

한의학에서는 내인성으로 인한 질병을 음식상(飮食傷), 노권상(勞倦傷), 칠정상(七情傷), 방로상(房勞傷) 등으로 구분하는데 암으로 인한 극심한 암성 피로는 대표적인 '노권상'에 해당됩니다.

노권상에는 2가지가 있습니다. 노력과도(勞力過度)로 인한 것은 원기(元氣)가 손상되고, 노심과다(勞心過多)로 인한 것은 심혈(心血)이 모상(耗傷)하는데 노심과 노력이 동시에 과도하면 기혈(氣血)이 모두 함께 상합니다.

암성 피로의 한의학적 임상 사례

67세 남성 A씨는 약 1년 전 위암 진단을 받았습니다. 사실 A씨는 2~3년 전부터 상복부 불쾌감과 팽만감이 반복적으로 있었고 명치 부위가 자꾸 살살 아팠었는데 그냥 일반적인 소화불량이려니 하고 대수롭지 않게 생각했습니다. 그러다 잦은 어지러움과 식욕부진, 체중감소 및 심한 피로감 등의 증상이 연이어 나타나서 혹시나 하여 내시경 검사를 했더니 위암 진단이 덜컥 나온 것입니다.

다행히도 생존율이 높은 조기 위암이라고 해서 암 수술도 받고 열심히 항암 치료 중인데, 다른 것은 둘째 치고라도 최근 들어 너무 피로감이 심해져서 하루 종일 의욕도 없고 정신이 나간 듯 얼떨떨하고 멍하니 지내느라 삶의 질이 말도 못 하게 떨어지고 있습니다. 너무 힘들어서 담당 의사와 상담을 했더니 아마도 '암성 피로'인 것 같다고 하며 신선한 야채나 과일, 충분한 유제품을 섭취하고 아울러 과음과 흡연, 스트레스를 피하라는 답변을 들었습니다.

하지만 A씨는 의사 상담 이전부터도 그런 방법들을 이미 적극적으로 실천하고 있었습니다. 그럼에도 불구하고 극심한 피로감은 별다르게 개선되지 않았던 것입니다. A씨는 오늘도 어깨가 축 늘어진 채로 눈 뜨기조차 힘든 체력 상태로 하루하루를 힘겹게 보내고 있습니다.

A씨와 같은 암성 피로 증상으로 고통을 호소하는 사람들이 늘고 있습니다.
최근 통계에 따르면 약 30~40%의 유방암 환자가 치료가 끝나고 5년 이상의 기간이 지난 뒤에도 현저한 피로를 호소한다고 합니다. 처치 받은 암 치료 종류가 많을수록 그 정도는 심합니다. 예를 들면 항암제와 방사선 치료를 모두 받은 환자는 하나의 처치만 받은 환자보다 더 높은 피로를 호소합니다.

사실 암성 피로는 진행성 암일수록 더욱 흔한데 종양 관련 치료나 골수 이식을 받는 환자에게서도 가장 흔하게 나타나는 대표적인 부작용입니다. 암의 종류와 단계에 따라서 적게는 25%, 많게는 거의 100%의 암 환자들이 암성 피로를 경험하고 있기에 적절한 임상적 대책이 반드시 필요합니다.

최근 국제학술지인 영국의 '임상종양학저널'에 따르면 302명의 유방암 환자를 대상으로 암성 피로에 대한 침 치료 효과를 과학적으로 평가했습니다.

유방암 환자 302명 중 75명에게는 기존의 표준적 치료만 시행하고 227명에게는 기존의 표준적 치료에다 침 치료를 병행했습니다. 치료 시작 전에 피로 측정 지수인 일상 피로 점수(GFS)를 측정하고 각각의 치료를 6주간 진행한 후 다시 측정하여 얼마나 피로가 감소하였는지 비교했습니다.

그 결과 기존의 표준적 치료만을 받은 그룹은 평균 점수가 0.62 감소했지만 침 치료를 병행한 그룹은 3.72 감소했습니다. 침 치료 병행 요법이 기존의 표준적 치료만 시행했을 때보다 유방암 환자의 암성 피로 감소에 있어 월등하고 확실한 임상적 효과가 있었다는 얘기입니다.

암성 피로에 대해서는 침 치료뿐만 아니라 탕약도 매우 효과가 큽니다. 예를 들면 '보중익기탕'이나 '십전대보탕', '인삼양영탕' 등의 처방은 암성 피로에 매우 효과적입니다.

보중익기탕은 황기, 인삼, 백출, 감초, 당귀, 진피, 승마, 시호로 구성된 처방인데 특히 인삼이나 황기처럼 기허증(氣虛證)를 치료하는 한약이 임상적으로 효과적인 경우가 많았다는 연구 결과가 최근 발표되기도 했습니다.

이에 대해서, 대규모 연구가 미국에서도 이루어졌습니다. 40곳의 364명 환자를 대상으로 미국 삼(wisconsin ginseng)이 암성 피로 극복에 임상적으로 매우 효과적이라는 연구가 나왔습니다. 이러한 연구는 미국 의료기관에서 많은 환자를 대상으로 시행되었으며 '임상종양학저널'과 같은 저명한 국제학술지에 게재되어 있습니다.

또한, 최근 발표된 "말기 암 환자에서 한의학적 완화치료법 현황에 대한 체계적 문헌고찰"이라는 논문(암 관리법에 의한 말기 환자를 대상으로 영국, 미국, 대만, 일본, 중국과 비교 분석한 논문)을 살펴보면 침 치료는 구토와 불안을 감소하는 데 매우 효과적이었으며 암성 피로와 백혈구 감소증을 완화하는 것에도 효과적이었습니다. 뜸 치료는 구토와 암성 피로, 백혈구 감소증을 완화하는데 도움이 되었으며 한약 투여는 삶의 질을 높이고 면역 체계 수치를 향상시키는데 매우 유의미한 결과를 보였습니다.

한의학적 완화치료법은 부작용이 없었거나 있더라도 굉장히 미미한 수준이었으며, 한의학적 완화치료를 받은 대부분의 암 환자들이 만족스럽게 생각하고 있다는 결과가 논문으로 확인되었습니다.

최근 보건의료계에서 암성 피로의 관리에 대한 중요성을 인식해 적극적인 관리를 권고하고 있습니다. 실제 미국 임상 종양협회(ASCO)와 미국 종합암네트워크(NCCN)는 암성 피로에 대한 즉각적인 평가와 관리를 강력히 권유하고 있습니다. 일차적인 치료를 마친 시점부터 시작해 치료가 종료된 후에도 암성 피로에 대한 지속적인 관찰과 적극적인 지지가 필요하다고 제안하고 있는 것입니다.

암 치료를 받으면서 또 치료 후에 피로감이 지속한다면 스스로 점수를 매겨서 관리가 필요한지 평가해 보아야 합니다. 전혀 피로하지 않은 상태를 0점, 상상할 수 있는 최악의 피로한 상태를 10점이라고 할 때 4점 또는 그 이상이라면 전문가의 통합적인 평가를 통해 적절한 한의학적 암성 피로 관리가 필요합니다.

건강 Q&A – 암성 피로에 좋은 한방차

Q. 암 환자들 중 만성적인 식욕부진이나 극심한 피로감을 호소하는 환자들에게 추천할 수 있는 대표적인 한방차는 무엇이 있을까요?

A. 황기차, 인삼차, 진피차, 당귀차가 도움이 됩니다.

스포츠 한약

임상적 효과가 과학적으로 밝혀진 스포츠 한약

스포츠 한의학이란?

스포츠 한의학(Sports Korean Medicine)이란 여러 가지 기존의 한의학적 방법들 예를 들어 침과 뜸, 부항, 한약, 추나 등을 이용해서 스포츠로 인한 각종 부상의 예방, 치료, 재활을 도와주고 연구하는 학문 분야입니다.

1980년대부터 스포츠 분야에 응용되기 시작한 신생 융합 학문으로서 좁은 의미로는 스포츠 활동 중 발생하는 부상을 예방, 치료하거나 재활을 돕는 학문이고 넓게는 운동생리학, 운동역학, 생화학, 영양학, 운동치료학 등 다양한 학문을 포함하고 있습니다. 그러므로 단순하게 운동선수들의 부상에만 국한된 것이 아니라 운동이 부족하여 발생할 수 있는 여러 질병의 예방 및 치료와도 연관되어 있습니다.

스포츠 한의학의 주요 목표와 연구 방향은 각각의 스포츠 종목에서 발생할 수 있는 부상에 대한 한의학적인 치료법을 정립하고 운동 능력을 향상시킬 수 있는 한약 등을 개발하는 것이라고 할 수 있습니다.

실제로 운동선수들이 스포츠 도중 염좌, 요통, 슬관절 질병, 타박상, 근육경련을 일으켰을 때 응급처치로 스포츠 한의학을 응용한 침구 요법 등이 시행되고 있고 체급별 스포츠 선수의 경우에는 한방 다이어트 요법을 사용하기도 합니다. 또 선수들을 정신적으로 안정시키기 위한 방법으로 한약을 통한 약물요법과 함께 부항 요법, 침 치료, 호흡법 및 도인법 등이 널리 병행되고 있습니다.

스포츠의학과 대비되는 스포츠 한의학의 특장점이 있는데, 자연 친화적인 한의학적 치료 수단을 최대한 적극적으로 활용함으로써 부작용이나 몸에 무리 없이 또한 도핑 염려 없이도 부상을 예방하고 컨디션을 유지시키면서 재활을 돕는다는 점이 스포츠의학과는 다르다고 할 수 있겠습니다. 또한, 천편일률적으로 치료하는 것이 아닌 선수들의 개별적인 세세한 부분까지도 반영하는 맞춤 의학이라는 점에서 차이가 있습니다.

스포츠 한의학의 활용 사례와 안전성 및 효과성에 대한 국제적 인정

올림픽 개인 통산 19번째 금메달을 딴 수영 황제 마이클 펠프스가 2016년 리우 올림픽에서 어깨 주위의 부항 자국으로 큰 화제가 되었었습니다.

김연아 선수의 청소년 시절 관절 및 척추 부상을 한의학적 방법인 추나 치료로 극복한 사례 그리고 박지성 선수가 맨체스터 유나이티드 선수 시절 한의학으로 컨디션을 관리하면서 최고의 기량을 선보였던 사례 등이 대표적입니다. 골프선수 최경주 선수도 마찬가지였고요.

또 집중력 향상 및 스트레스 완화를 위해 머리에 침을 맞으며 경기를 하는 한국 바둑 기사들도 있었습니다. 이세돌, 이창호, 김윤영 기사가 2010 광저우 아시안 게임에서 남녀 바둑 단체전 금메달을 휩쓸었습니다.

피로 회복과 컨디션 조절, 긴장 완화, 스트레스 조절, 골절 부상의 조기 회복 등이 대표적으로 스포츠 한의학이 임상적으로 크게 효과를 발휘하는 부분이기 때문에, 실제로 오랫동안 각종 국제경기대회에서 스포츠 한의학의 안전성과 효과성은 이미 검증이 끝났습니다.

특히 지난 평창 동계 올림픽에서는 국제올림픽위원회(IOC) 메디컬 커미션이 침술 등을 활용한 한방 치료를 공식적으로 인정함으로써 스포츠 한의학의 우수성이 널리 전파될 수 있었습니다.

사실 그동안 저를 비롯한 수많은 한의사분들이 서울올림픽부터 이번 평창 동계 올림픽까지 국제경기대회가 열릴 때마다 선수촌 병원에 참여하거나 별도의 한의 진료실을 설치해 운영하는 등 선수, 임원, 외교사절, 수행원, 경기진행요원과 관람객의 건강관리에 최선을 다해왔습니다.

스포츠 한약의 임상적 활용

선수들이 침 치료나 부항 치료가 아닌 스포츠 한약 처방이 필요하면 체질과 병증 그리고 부상 심각도 등에 따른 맞춤 한약 처방을 받게 됩니다.

'Korean Journal of Sport Science'라는 저널에 "엘리트 선수들의 한약 복용 실태와 도핑 안전성 검증"이라는 논문을 보면

엘리트 선수들의 한약 복용의 목적은 운동 후 피로 회복이 주된 목적이었는데 실제 임상적으로 한약 처방 중에는 심폐기능 개선 및 지구력 향상, 피로 회복, 강한 집중력과 정신력을 도와주는 한약 등 매우 다양한 기능을 가진 처방이 있습니다.

사실 이 논문은 엘리트 선수들의 한약 복용 실태와 복용되고 있는 한약을 대상으로 하여 국제 반도핑기구(WADA : World Anti-Doping Agency) 금지약물 리스트에 기재된 약물의 존재 여부를 확인하기 위해 작성된 논문이라는 점에서 의미가 있는데

대상 엘리트 선수들은 228명(남자 128명, 여자 100명)이었고 해당 종목은 유도, 태권도, 탁구, 농구 등 총 14개 종목이었습니다.

조사 대상자 선수 중 한약 복용 빈도는 62.2%로 응답자의 과반수 이상이 한약을 복용했던 것으로 나타났고 전체의 82%가 운동 영양 보조물 섭취를 했다고 한 것으로 미루어 볼 때, 운동 영양 보조물 중에서 단연 한약(韓藥)의 도움을 가장 많이 받았다고 할 수 있었습니다.

무작위 수거를 통해서 엘리트 선수들이 평소 복용 중인 한약을 검사했는데 국제 반도핑기구(WADA) 금지약물 리스트 분석 결과, 210종의 금지약물 모두에서 '음성'으로 분석되었습니다.

즉, 한의사로부터 제대로 진찰받고 처방된 의료용 한약(처방 한약)의 경우 도핑의 위험이 전혀 없이 피로 회복, 근력 향상, 심신안정, 컨디션 조절 등에 큰 도움을 줄 수 있음이 공식적으로 그리고 과학적으로 확인된 것입니다.

'의료용 한약(처방 한약)', 한의원이나 한방병원과 같은 의료기관에서 처방되는 한약은 식품의약품안전처가 정한 엄격한 품질검사에 합격한 한약으로서, 임의로 구매할 수 없는 양질의 것입니다.

즉 '식품 한약'과 '의료용 한약(처방 한약)'은 전혀 다릅니다. 식품 한약의 경우 도핑에 대한 안전을 담보할 수 없으나 의료용 한약(처방 한약)은 한약의 최고 전문가인 한의사에 의해 국가의 한약 공정서에 수재 된 한약재로 처방됩니다. 의료용 한약(처방 한약)은 도핑에 대한 규정을 준수하고 있습니다. 따라서 한약은 반드시 한의사에게 처방된 의료용 한약(처방 한약)을 복용하는 것이 안전하고 효과적입니다.

스포츠 한약과 도핑 테스트

스포츠 한약과 도핑 테스트 관련해서는 아주 소수의 몇 가지 한약만 주의하시면 됩니다.

결론적으로, 우리나라 한약 공정서에 수재 된 한약 중에 도핑 상시 금지약물은 없으며 지금까지 우리나라에서 한의사가 처방한 한약으로 인한 도핑 위반 사례가 한 건도 없었습니다.

한국도핑방지위원회 KADA 홈페이지에는 2013년 한약재 성분 분석 및 도핑 관련 물질연구 보고서를 바탕으로 한 한약 도핑에 대한 정보가 게시되어 있는데 도핑 금지성분을 포함할 가능성이 있는 한약재로 마황, 마인, 호미카, 보두를 언급하고 있습니다.

다행히도 우리나라 한약 공정서 수재 한약 중에는 아나볼릭 스테로이드와 같은 상시 금지 약물은 없습니다. 즉, 운동선수들은 평소에 한약을 복용해도 좋다는 뜻입니다.

질병 치료와 운동성 피로 회복 및 체력 강화 및 부상 방지 그리고 재활 기간 단축과 스트레스 완화 및 집중력 향상 등의 구체적 목적을 위해서 적절한 의료용 한약 즉 처방 한약 복용이 권장됩니다.

마황, 마인, 호미카, 보두 같은 아주 소수의 몇 가지 한약만 경기 직전과 경기 중에 복용을 피하면 됩니다.

먼저, 감기약이나 비만 치료제로 매우 오랫동안 널리 처방되어 온 마황은 흥분제 금지약물인 에페드린을 약 1~2% 함유하고 있습니다. 에페드린의 반감기, 즉 성분이 1|2로 줄어드는 시간은 3~6시간입니다. 실험에 의하면 마황이 함유된 한방 감기약인 소청룡탕 과립제를 1일 3회, 3일간 복용한 경우 에페드린이 48시간 내에 100% 배출되었고, 완전 소실기는 반감기의 약 10배이므로 단기간 복용 시에는 3~4일, 장기간 복용 시에는 6~7일의 약물 휴지기만 가지시면 됩니다.

그리고 (잘 사용되지 않는 한약이긴 하지만) 대마의 씨인 마인(麻仁)은 금지약물인 THC. tetrahydrocannabinol을 함유하고 있는데 산지에 따라 함유량의 차이가 큽니다. THC가 거의 검출되지 않는 것도 있고, 일본에서는 마인이 도핑 금지약물에 해당되지 않습니다. THC는 지용성으로 반감기가 4일인데 우리나라에서는 주로 변비약에 처방되고, 유통되는 껍질이 제거된 약용 마인은 도핑에 안전합니다.

또 (거의 사용되지 않는 한약이긴 하지만) 위장약이나 진통제에 쓰이는 호미카와 보두는 약 1~2%의 스트리키닌을 함유하고 있으며 지용성으로 반감기가 53시간에 이르는데, 이들은 독성이 심해 사용량이 미미하고 처방례가 적으므로 도핑에 문제가 될 소지가 사실상 거의 없습니다.

특히 강조하고 싶은 점은 선수들에게 굉장히 많이 처방되는 공진단이나 기타 보약(녹용보약 포함)들은 도핑과 완전히 무관합니다.

보고서에 따르면 평소 약물을 복용하지 않는 K 대학교 태권도 선수들에게 십전대보탕, 생맥산, 육미지황탕 등과 같은 보약을 꾸준히 복용시킨 결과 모두 음성으로 나타났습니다.

그리고 마황, 반하, 백굴채, 마인을 하루 최대 복용치 50% 농도(10g|50ml)로 1일 2회 2일간 복용케 한 경우에도 모두 음성으로 나왔습니다.

스포츠 한의학 분야의 한방 응급 처치

스포츠 활동을 하는 과정에서 많이 나타나는 각종 급성 통증인 두통, 복통, 근육통, 관절통, 사지통, 급체, 급성 염좌, 급성 경련 등에 작약 감초탕과 같은 약물치료 및 침 치료 등을 통해서 응급 상황에 대처하고 있습니다. 경기 중에 쥐가 나거나 정신적 긴장으로 근육이 잘 뭉치는 응급 상황에 대비해서 모과차 등을 평소에 많이 마시라고 하기도 합니다.

특히 침구 요법은 운동선수의 응급처치 및 상해 치료에 매우 탁월한 효능이 있으며 현장에서의 간단한 시술만으로도 선수를 경기에 신속하게 복귀시킬 수 있을 뿐 아니라 경락에 적절한 자극과 조절 작용으로 선수들의 경기력 향상과 체력증강에도 기여할 수 있습니다.

또 스포츠 상해 중에서 염좌, 경부근 좌상, 요통, 슬관절 질환, 타박상, 근육경련, 견관절 질환, 테니스 엘보 등에도 효과적입니다.

최정상급 SCI 저널인 'Pain'에 "급성 요통의 경우 침 치료 환자군이 양방 진통 주사를 맞은 환자군보다 부작용 없이 통증 감소 효과가 37.3% 더 높았다"라는 과학적 연구 결과도 있습니다.

임상적 효과가 과학적으로 밝혀진 스포츠 한약

1. 항 스트레스 효과 : 육계, 음양곽, 육종용, 숙지황, 황기, 파극천, 백출 감초 오미자 등

2. 내인성 테스토스테론 증가 효과 : 녹용, 합개, 동충하초, 인삼, 해삼, 오가피, 사상자, 백질려

3. 면역력 개선 효과 : 여정자, 황기, 황정, 백작약, 하수오, 구척, 녹용, 인삼, 토사자, 구기자, 보골지, 숙지황, 맥문동, 백합, 선모, 두충, 백편두, 백출, 오미자, 동충하초, 자하거, 산수유, 당귀, 아교, 계혈 등

4. 항산화능력 증강 효과 : 인삼, 구기자, 영지, 하수오, 단삼, 황기, 동충하초

5. 헤모글로빈 함량 증가 효과 : 당삼, 대조, 당귀, 숙지황, 황기

6. 심혈관계 기능 증강 효과 : 오가피, 맥문동, 인삼, 황기, 보골지

7. 중추신경 흥분성 조절 효과 : 오미자, 오가피

8. 항 산소결핍 작용 효과 : 삼칠근, 구기자, 당삼, 맥아, 백출, 백작약, 당귀, 숙지황, 용안육

그리고

9. 쌍화탕(雙和湯)의 운동 수행 능력 개선에 대한 논문을 살펴보면 조혈 작용과 유영 시간 증가, 유영 시간 증가와 부신피질 기능부전 개선, 운동 선수의 운동 능력 및 피로 회복에 효과적이라는 것이 밝혀져 있고

10. 보중익기탕(補中益氣湯)의 운동 수행 능력 개선에 대한 논문을 살펴 보면 Lactate 농도 감소 및 glucose & pyruvate 농도 증가에 유의미한 효과, 축구 선수들의 근력·유연성·민첩성 및 환기량의 증가와 심박수 및 최대심박수 감소, 근대 5종 선수들의 조혈 기능 및 최대 산소섭취량 향 상, 장거리 선수들의 FFA와 lactate 및 전해질 대사에 유의미한 차이 발 생, 심근의 insulin 저항성 감소 및 glucose 운반 대사를 활성화 시키는 데 효과적이라는 것이 입증되어 있습니다.

11. 생맥산(生脈散)의 운동 수행 능력 개선에 대한 논문들을 보면 유영 시간 증가와 간장보호 작용, 운동 지속시간의 연장 및 심박수 저하, 근육 내 glycogen 함량 증가와 LDH 활성도 감소, 젖산 내성과 운동 지속시간 에 긍정적 영향, 항산화와 운동성 피로 회복에 효과적이라는 것이 밝혀져 있습니다.

마지막으로 운동 선수분들의 '가속화(加速化) 재활 프로그램'에 크게 도움이 되는 2배 빠른 골절 회복, 특허 한약 '접골탕(接骨湯)'은 골절이 된 운동 선수분들께 꼭 추천드리고 싶은 한약입니다. (P 55, 특허 한약 '접골탕' 참고)

접골탕은 보혈작용을 하는 당귀, 천궁, 녹용이 주요 한약재가 되어 보기작용을 하는 인삼 등과 더불어 골절 치료에 효과가 있는 몇 가지 다른 한약재를 엄밀히 조합해서 골절 회복에 임상적으로 큰 효과를 보이는 유명한 처방입니다.

DAY
03

불면증 | 붓기(부종) | 류마티스 관절염

만성기침 | 변비

불안장애 | 갈비뼈 골절 | 월경통

불면증

불면증 치료에 도움이 되는 음식과 유의사항

불면증이란?

잠(수면)은 우리의 삶에서 대단히 큰 비중을 차지하는 건강의 핵심적인 영역입니다. 불면증은 크게 2가지로 분류되는데, 잠들기가 어려운 '입면 장애'와 잠은 쉽게 들지만 자는 도중에 너무 자주 깨거나 너무 일찍 잠에서 깨어나는 '수면유지 장애'가 바로 그것입니다. 밤에 충분히 잠을 잘 자지 못하면 수면 부족 상태가 되어서 낮 동안의 졸음, 피로감, 의욕 상실 등을 초래해 일상생활에 큰 지장을 주고 삶의 질을 많이 떨어뜨립니다. 우리나라 20세 이상 성인 500명을 대상으로 한 한국보건사회연구원 연구 결과에 따르면 지난 한 달간 불면증을 경험한 적이 있다고 응답한 비율이 73.4%로 매우 높게 조사되었습니다. 수면이 부족하면 면역력에도 좋지 않은 영향을 주게 되어 암세포나 바이러스 등의 면역질환에 취약해지고, 백혈구 활동성도 떨어지는 것으로 알려져 있습니다.

참고로, 불면증보다 훨씬 더 넓은 개념이라고 할 수 있는 수면장애(sleep disturbance)에는 불면증을 포함해서 '기면증'(수면 과다증 - 야간에 최소 7시간 이상 수면을 취하고도 낮에 과도한 졸음을 호소함. 그 증상이 청소년기에 처음 나타나는 경우가 많으며, 심한 졸음으로 학업에 장애를 초래하며 운전 중인 사람에게는 사고 위험을 높임), '하지불안 증후군'(잠들 무렵 다리, 특히 종아리 부근에 느껴지는 말로 표현하기 힘든 불편감으로 잠들기가 힘들어서 수면 부족을 초래하는 수면장애. 보통 50대 이후에 발병하는 경우가 흔하지만, 최근의 보고에서는 7세 이전의 아동에게서도 나타난다고 함) 그리고 '코골이'와 '수면 무호흡증', 자신도 모르게 다리를 주기적으로 움직이는 '주기성 사지운동증', 꿈꾸는 도중에 꿈 내용을 행동으로 나타내는 '렘수면 행동 장애', 소아에게는 흔히 나타나는 수면 중에 갑자기 깨어 심하게 울며 달래기 힘든 '야경증'과 수면 중에 일어나서 걸어 다니는 '수면 보행증(몽유병)' 그리고 청소년에게는 너무 늦게 자고 너무 늦게 일어나는 '수면 위상 지연 증후군', 반대로 노인들에게서는 너무 일찍 자고 새벽에 너무 일찍 잠에서 깨어서 다시 잠들기 힘든 '수면 위상 전진 증후군' 등이 있습니다.

노인성 불면증(senile insomnia)이라는 개념도 있는데, 노년기에 잠들기 어렵거나 자더라도 숙면을 취하지 못하고 새벽에 깨어 다시 잠을 이루지 못하는 증세를 말합니다. 일반적으로 잠들기가 어렵고 밤에 자주 깨거나 숙면을 취하지 못하며, 일찍 자고 일찍 일어나게 되는 증세를 말하기도 합니다. 이로 인해 낮에 졸음이 자주 오고 잠자는 시간이 줄어들며, 낮잠을 자주 자게 됨으로써 피로감에 시달리는 상태가 됩니다. 우리 대한민국의 경우 만 65세 이상 노인 3명 가운데 1명이 이러한 노인성 불면증 증세에 시달리는 것으로 알려져 있습니다. 노인이 되면 낮 동안에 사회적 활동을 비교적 적게 하므로 낮잠을 자는 횟수가 많아져서 밤에 수면장애를 일으키기가 쉽습니다. 또 젊은 사람들에 비해서 신체적·정신적 질병이 많고 양약을 너무나 많이 복용한다는 점도 중요한 원인이 됩니다. 기분장애나 불안장애 등과 같은 정신과 질병, 배우자와 사별로 인한 스트레스, 수면 관련 호흡장애, 야간 간대성 근육경련, 악몽 등도 노인성 불면증의 원인이 됩니다.

불면증의 원인

불면증(insomnia)은 일반적으로 평소 잠자는 시간이나 습관이 불규칙한 사람들에게서 생기는 경향이 뚜렷하며, 환경 변화와 심리적인 스트레스를 겪으면서 불면증 증상이 악화됩니다. 불면증 자체에 대해 지나치게 걱정하는 경우에도 신경계가 긴장하여 불면증이 지속되고 심해질 수 있습니다. 불면증의 원인은 매우 다양하지만, 일시적으로 겪는 불면증의 흔한 원인은 여행으로 인한 시차, 새로운 직장(일), 이사, 입원 등으로 규칙적인 생활 리듬이 바뀌는 것입니다. 사실 이러한 경우에서는 대부분 며칠이 지나면 자연스럽게 좋아집니다.

만성적인 신체 질환이 있는 경우 통증, 관절염, 두통, 호흡곤란 등의 증상이 불면증과 동반될 수 있습니다. 기분이 우울하거나 불안한 심리적인 문제도 불면증에 영향을 줍니다. 수면제 복용 기간이 너무 오래되어도 수면 단계의 변화로 불면증이 심해질 수 있습니다. 각성제, 스테로이드제, 항우울제, 교감신경 차단제 등의 양약이나 카페인이 많이 함유된 커피와 지나친 음주도 불면증의 중요한 원인입니다.

소량의 술은 수면 유도에 어느 정도 도움을 줄 수 있지만, 과도한 음주는 잠이 자주 깨고 숙면이 크게 방해되기 때문에 결국 수면의 질을 많이 떨어뜨리게 됩니다. 코골이나 수면 무호흡증, 하지불안 증후군, 주기적 사지 운동증(수면 중에 다리나 팔에 경련이 생기는 질환)에 불면증이 동반될 수 있습니다.

불면증의 진단

불면증은 적어도 1개월 이상 잠들기 어렵거나 잠을 유지하는 데 어려움이 있고, 그로 인한 낮 동안의 피로감으로 인해 일상생활에 어려움이 있을 때 진단하게 됩니다. 불면증을 진단하기 위해서 가장 중요한 것은 수면 일기를 통해 본인의 수면 습관을 꼼꼼하게 확인하는 것입니다.

수면 일기란 환자 본인의 잠과 관련된 모든 사항을 일기 형식으로 세밀하게 작성하는 것으로서 잠자리에 드는 시간, 잠이 든 시간, 잠에서 깨는 횟수와 시간, 전체 수면 시간, 일어나는 시간, 낮잠 등을 모두 상세히 기록합니다. 수면 일기를 쓰면서 잠자리에 드는 시간이 일정하지 않다는 등 잘못된 수면 습관을 눈으로 확인할 수 있게 됩니다. 함께 자는 동거인을 통해서 환자에게 코골이가 있는지, 수면 중의 행동에 대해서 물어보는 것도 불면증 진단에 도움이 됩니다. 현재 복용 중인 양약에 대해서도 살펴보아야 하는데, 불면증을 일으키는 흔한 양약으로는 각성제, 스테로이드제, 항우울제, 교감신경 차단제 등이 있습니다. 그 밖의 불면증의 원인 진단을 위해 뇌파 검사, 근전도 검사, 심전도 검사 등을 하루 정도 수면을 취하면서 시행하는 수면다원검사가 도움이 될 수 있습니다.

숙면을 위한 10가지 원칙

사실 불면증의 가장 흔한 원인은 잘못된 수면 습관입니다. 잘못된 수면 습관을 하나씩 수정하고 건강한 숙면을 취할 수 있도록 수면 위생을 잘 지키는 것이 중요합니다. 숙면을 위한 10가지 원칙은 다음과 같습니다.

1. 낮잠을 최대한 피해야 합니다. 밤에 충분히 자지 못해 낮에 피곤하고 졸려서 낮잠을 자게 되면 밤에 다시 잠을 못 자게 되는 악순환이 생겨나므로 가급적 낮잠을 최대한 자제하는 것이 좋습니다.

2. 잠자리에 누워 있는 시간을 일정하게 해야 합니다. 예를 들어 수면 시간을 8시간으로 결정했으면, 잠을 잤는지의 여부와 관계없이 침대에 눕기 시작한 순간부터 8시간이 지나면 정확하게 딱 일어나서 침대를 떠나야 합니다. 수면은 우리 몸의 생체 시계에 영향을 받게 됩니다. 만약 잠자리에 들고 일어나는 시간이 불규칙할 경우 이 생체 시계에 혼란을 주게 되고 이에 따라 잠이 들기가 점점 더 어려워지게 됩니다.

3. 잠자리에 누워 10분 이상 잠이 들지 않으면 일단 자리에서 일어나 침대 밖으로 나와 단순한 작업을 하면서 잠이 올 때까지 기다립니다. 이때 TV나 스마트폰을 보는 것보다는 가급적이면 눈으로 책을 읽는 것이 좋습니다.

4. 침대는 오로지 잠을 자기 위한 용도로만 사용하고 다른 일을 하거나 생각을 하기 위해서 침대에 눕는 것을 피해야 합니다.

5. 주말이나 휴일에도 일어나는 시간을 일정하게 합니다. 평일에 업무로 인해 수면이 부족했다고 해서 주말에 늦잠을 자지 않도록 해야 합니다.

6. 밤에 깨더라도 절대 시계를 보지 않아야 합니다.

7. 매일 규칙적으로 운동을 하되 저녁 늦은 시간에는 가급적 운동을 하지 않는 것이 좋습니다.

8. 잠자리에 들기 약 2시간 전에 따뜻한 물로 목욕을 하면 숙면을 취하는데 도움이 됩니다.

9. 숙면을 방해하는 담배, 커피, 홍차, 콜라, 술 등을 최대한 피합니다. 위에서도 말씀드렸듯이 소량의 술은 숙면을 유도하는 효과가 일부 있지만, 과도한 술은 숙면을 방해하여 결국 자주 깨게 하고 깊이 잠들지 못하게 합니다. 또한, 지속적인 음주는 빨리 잠들게 하는 효과도 점점 떨어집니다. 따라서 불면증이 있을 때 음주는 전혀 도움이 되지 않으며 지속적인 음주는 알코올 의존이나 중독의 위험성을 높이므로 최대한 피해야 합니다.

10. 배고픈 느낌인 공복감도 잠들기 어려운 원인이 되므로 우유 등을 따뜻하게 데워서 마시면 숙면에 도움이 됩니다.

불면증에 대한 한의약적 치료법

한의학에서는 불면증의 원인을 아래의 다섯 가지로 분류합니다.

1. 사결불수(思結不睡)
생각이나 고민을 너무 지나치게 골똘하게 해서 잠을 못 자는 경우

2. 영혈부족(營血不足)
과로, 수술, 출산 등으로 피가 부족해서 생기는 경우

3. 음허내열(陰虛內熱)
음(陰, 호르몬 등)이 부족해서 허열(虛熱)이 생겨 잠을 이루지 못하는 경우

4. 심담허겁(心膽虛怯)
갑자기 정신적으로 큰 충격을 받아서 잠을 설치는 경우

5. 담연울결(痰涎鬱結)
담(痰)이 가슴에 뭉쳐서 잘 놀래고, 가슴이 두근거리는 불면증 양상

'동의보감' 몽(夢)문을 보면, 위에서 첫 번째로 언급한 "사결불수(思結不睡)"라는 구절이 나오는데 생각이나 고민이 너무 지나쳐서 잠들지 못한다는 말입니다. 이런 사결불수 패턴의 불면증의 경우에는 가슴이 답답하고, 가슴이 자꾸 콩당콩당 두근거리게 되며, 입도 마르고 소화도 잘 되지 않습니다. 생각이 많으면 기운이 쉽게 막히니까 기운을 소통시켜 주는 '가미사칠탕'이나 '귀비탕'과 같은 처방을 해야 불면증이 좋아지게 됩니다.

또한 담화(痰火)가 많거나 위열(胃熱)이 과잉되게 있어도 불면증이 생기게 됩니다. 담은 깨끗하게 소화되지 않은 수액대사 과정에서의 찌꺼기인데, 소화기의 순환 능력이 떨어져도 불면증이 생길 수 있다는 의미입니다. 그리고 잠을 푹 잘 자려면 머리로 열이 오르면 안되는데 담화나 위열은 머리 쪽으로 열이 발생하기 때문에 잠을 푹 자지 못하는 것이므로, 이런 패턴의 불면증 상황에서는 '온담탕'이나 '산조인탕'과 같은 한약 처방으로 담화와 위열을 제거하면 불면증이 빠르게 좋아집니다.

임상적으로는 기혈이 약해서 쉽게 잠들지 못하는 경우도 굉장히 많이 있습니다. 흔히 노인이나 낮밤이 바뀌어 생활하는 사람들에게 잘 나타날 수 있는데, 기운이 부족해서 순환 능력이 떨어져 불면증이 발생하는 것입니다. 이런 패턴의 불면증 상황에서는 '십전대보탕'과 같이 기혈을 함께 보익해주는 처방을 복용하면 쉽게 불면증이 개선됩니다.

또한, 불면증 치료에 좋은 3곳의 경혈 자리가 있는데 손목 근처에 있는 신문혈, 발바닥에 있는 용천혈, 하지부 내측에 위치한 삼음교입니다. 이 3개 경혈 자리를 잠자리에 들기 전에 부드럽게 지압이나 침 치료를 해주면 상당한 효과를 발휘하게 됩니다.

그리고 음의 기운을 보충해줌으로써 숙면에 도움이 되는 음식과 한약을 소개해 보겠습니다.

불면증을 치료하고 숙면을 도와주는 최고의 음식으로는 양파를 꼽을 수 있습니다. 양파는 음의 성질이 강하고 기운을 안쪽으로 모아주는 힘이 아주 셉니다. 저녁 식사 때 양파 0.5~1개를 된장에 찍어 먹으면 불면증 치료에 도움이 됩니다. 하지만 불면증에 좋다고 해서 너무 많이 먹으면 오히려 속이 쓰라리니 주의해야 합니다. 만일 생양파를 먹기 힘들다면 냄새만으로도 숙면을 취할 수 있습니다. 양파를 반으로 잘라서 3~4번 칼집을 낸 다음에 접시에 담아 머리맡에 놓아두면 양파의 알싸한 향이 방에 퍼지게 됩니다. 이 향에는 '유화알린'이라는 성분이 들어있어서 비타민 B1의 흡수를 도와주는데, 이 비타민 B1이 신경을 안정시켜 주게 되어 숙면에 도움을 주는 것입니다.

그리고 대추도 음의 기운을 보충해주는 대표적인 한약입니다. '동의보감'에 보면 "대추는 단맛으로 부족한 경맥의 기운을 도와주어서 음혈(陰血)을 보충한다. 음혈이 보충되면 경맥이 살아나기 때문에 능히 12경맥을 도와준다"고 하였습니다. 이렇게 음혈이 보충되면 얼굴색이 대추같이 변하고 심기(心氣)가 좋아져서 불면증에도 역시 도움이 됩니다. 특히 겉에 있는 대추 살보다는 안에 있는 대추 씨가 숙면에 더 효과가 있기 때문에, 살은 별로 없고 씨앗이 아주 굵은 산대추(멧대추) 즉 '산조인'을 적극적으로 활용하는 것이 좋습니다. 산조인은 멧대추나무의 성숙한 종자를 건조하여 만든 것으로, 중추신경계통에 대한 조절 기능이 매우 좋아서 불면증에 수천 년 동안 임상에서 활용된 대표적인 한약재입니다. 산조인 하나만을 노릿노릿하게 볶아서 가루로 만든 후 저녁 식사 이후에 티스푼으로 한 숟가락씩 복용하면 좋습니다. 가루를 못 먹는 사람의 경우에는 꿀로 반죽해서 산조인 알약으로 만들어서 복용합니다. 또한, 연꽃의 열매(연자육)나 연꽃의 잎을 사용해서 꾸준하게 한방차를 마시는 것도 불면증 치료에 상당히 도움이 됩니다.

불면증 치료에 도움이 되는 음식과 유의사항

우선 상추입니다. 사실 상추가 불면증에 좋다는 것은 이미 잘 알려져 있습니다. 왜 불면증에 상추가 좋을까요? 바로 '락투신'이라는 물질 덕분입니다. '락투신'은 특히 상추의 줄기 부분에 많이 함유되어 있습니다. 상추를 먹을 때 위쪽의 줄기 부분이 억세다고 잘라내고 잎부분만 먹는 사람도 있는데, 만일 불면증을 개선하기 위해서 상추를 먹는다면 가급적 줄기 부분까지 다 챙겨 먹어야 하겠습니다.

감자도 불면증 치료에 도움이 됩니다. 감자는 멜라토닌이 풍부하게 함유된 대표적인 식품입니다. 더구나 감자는 적당한 포만감도 주기 때문에 과식을 피하게 도와주어서 다이어트에도 도움이 되고, 사과의 5배에 해당하는 비타민C를 포함하고 있어서 피로 회복에도 좋을 뿐 아니라 피부 미용 및 항암 효과까지 있습니다.

바나나도 불면증에 좋은데, 바나나에 포함된 마그네슘과 칼륨은 근육을 이완시켜서 편안한 잠을 유도하는데 도움이 됩니다. 체리도 다량의 멜라토닌이 함유된 식품인데, 숙면 유도뿐 아니라 편두통을 완화시키는 효능까지 있습니다. 매일 체리 쥬스 1~2잔씩 마시는 사람은 양질의 잠을 40분이나 더 많이 잘 수 있다는 연구 보고도 발표되어 있습니다. 호두도 많은 멜라토닌을 함유하고 있는 식품입니다. 호두는 두뇌를 위한 영양 성분이 많이 함유되어 있는데, 두뇌의 활성화와 기억력 개선뿐만이 아니라 두뇌의 휴식과 쾌면에도 좋은 식품입니다.

파는 성질이 따뜻하고 혈액순환을 좋게 해서 불면증의 보조 치료제로도 사용할 수 있습니다. 잠이 오지 않거나 흥분이 가라앉지 않을 때 달여 마시거나 생파를 된장에 찍어 먹으면 됩니다. 대추는 뇌 호흡과 혈행 순환을 도와서 신진대사를 촉진시킵니다. 특히 고민과 스트레스로 인한 불면증에 대추 달인 물이 효과적입니다. 영지는 몸의 기운을 보하고 마음을 진정시키며 혈중 콜레스테롤 수치를 낮추는 작용을 합니다. 또한, 혈액 부족으로 인한 불면증, 가슴 두근거림에도 효과가 있습니다. 대추나 감초와 함께 섞어서 마시게 되면 마음을 안정시켜서 불면증에 도움이 될 수 있습니다. 연근은 정신을 안정시키고 잠이 잘 오게 하는 효과가 있기 때문에 특별한 이유 없이 불면증이 심한 사람은 신선한 연근을 약한 불에서 푹 삶은 뒤 얇게 썰어서 꿀과 함께 자주 먹으면 좋습니다.

배가 너무 고파도 편안하게 잘 수 없지만, 과식도 깊은 잠을 방해하기 때문에 잠자리에 들기 전에 위장에 부담이 가지 않을 정도로만 가볍게 먹어야 하겠습니다. 특히 자극이 강한 마늘과 고추, 생강은 먹지 않는 것이 좋겠습니다. 또한, 잠들기 전에 물이나 음료수를 많이 마시면 소변 때문에 잠자다가 자꾸 깨게 되므로 주의할 필요가 있습니다.

붓기(부종)

건강 Q&A - 부종에 관한 대표적인 질문들

붓기(부종)의 개요

부종(edema)이란 체액이 혈관 밖 세포 외 부분(세포와 세포 사이) 즉, 간질 조직에 비정상적으로 너무 많이 쌓여서 몸이 붓고 피부가 부어오르는 현상입니다. 조직 내에 림프액이나 조직의 삼출물 등의 액체가 고여서 과잉 존재하는 상태를 의미하며 누구나 한 번쯤 경험할 정도로 매우 흔한 증상으로서 한마디로 몸이 부어있는 상태를 말합니다. 우리 몸은 수분이 70%를 차지하고 있으며 그중 2|3는 세포 내에 있고 나머지 1|3은 세포 외에 있습니다. 세포 외 수분의 25%는 혈액 속에 존재하고 75%는 세포와 세포 사이에 간질액으로 존재합니다. 혈액과 간질 사이에는 수분이 이동할 수 있습니다. 혈액 내부의 압력이 높거나 혈액 내

부의 삼투압이 떨어져 있을 때 혈액 속의 수분이 세포 사이 공간인 간질로 이동하여 부종이 생기게 됩니다. 피부와 피부밑 조직에 부종이 발생하면 겉으로 보았을 때 부풀어 오르고 푸석푸석한 느낌을 갖게 되며, 누르면 피부가 일시적으로 움푹 들어가게 됩니다.

일반적으로 전신 부종은 심부전, 간경화, 신부전 등 전신 질환이 원인인 반면, 국소 부종은 주로 동맥, 정맥, 림프관 등 혈관계 이상이 원인입니다. 우선, 전신성 부종은 신체 여러 곳이 동시에 붓는 것으로서 대개 심부전증이나 간경변증, 폐성심, 영양결핍, 갑상선 기능 저하증이나 신증후군과 같은 질병의 증상으로 나타납니다. 따라서 전신성 부종이 반복된다면 반드시 내과적 검사를 먼저 받아보아야 합니다. 간혹 드물게는 별다른 이유 없이 발생하는 특발성 전신 부종도 있지만, 이 경우는 염분이나 수분을 증가시킬 수 있는 다른 모든 장기 이상을 배제한 뒤에야 진단을 내릴 수 있습니다. 특발성 전신 부종은 일반적으로 여성분들에게서 잘 나타나며, 배가 더부룩한 느낌과 함께 주기적으로 다리, 손, 얼굴이 붓는데 주로 20~30대에 잘 발생하고 폐경 후에는 잘 나타나지 않습니다. 일반적으로 오전보다는 오후 늦은 시간에 더 많이 붓고 얼굴이나 손이 붓기도 하는데, 가끔씩 저녁보다는 아침에 더 심한 경우도 있습니다. 드물게 유방의 팽창을 호소하기도 합니다. 전신에 힘이 없고 흥분, 우울증, 소화 장애 등이 잘 동반되며 피곤함이나 우울증 등이 환자의 80%에서 나타나는 수반 증상들입니다. 염분을 과다하게 섭취하는 경우에도 부종이 나타날 수 있으므로, 몸에 별다른 이상 없이 일시적이고 약한 정도의 부종이 반복된다면 염분 섭취를 줄여보는 것(고단백·저염식)도 증상 치료를 위해서는 도움이 될 수 있습니다.

반면 국소 부종은 신체의 일부분만 붓는 것을 뜻하는데 정맥피가 제대로 순환되지 못하는 정맥 순환 부전, 림프관의 막힘, 염증이나 국소적인 과민 반응에 의하여 발생합니다. 계속해서 움직이지 않으면 다리가 붓는 것은 일종의 정맥 순환 부전입니다. 피부밑 조직의 감염(연부조직염, 봉소염)이나 혈관부종 같은 경우는 염증이나 국소 과민 반응에 의한 부종입니다. 정맥류나 알러지 과민 반응 등이 원인일 수 있으므로 역시 정확한 검사를 받아보는 것이 좋습니다.

정리해 보자면, 일반적으로 부종은 다음과 같은 질병들 즉 울혈성 심부전, 교착성 심낭염, 간경변, 신부전, 신증후군, 봉소염, 화상, 벌레 물림, 세균 감염, 정맥류 등과 연관되어 있습니다. 이 중에서 신장과 심장 기능이 나빠져서 부종이 생기는 경우가 가장 흔합니다. 그런데 이 두 가지 경우에 부종이 생기는 양상에 있어 특징적인 차이점이 있습니다. 즉, 신장이 나빠서 부종이 생기는 경우는 온몸이 전체적으로 다 붓는 반면에, 심장이 나빠서 생기는 부종은 주로 낮은 부위, 즉 서 있을 때에는 종아리, 누워 있을 때에는 엉덩이 쪽이 많이 붓습니다.

또한, 부종의 일반적인 진행 단계는
부종 ⇒ 혈액순환 나빠짐 ⇒ 저산소 증 ⇒ 피부 손상⇒ 섬유성 변화 ⇒ 감염 ⇒ 부종 악화
부종의 악순환을 흔히 반복하게 됩니다.

부종의 구체적인 원인들

1. 울혈성 심부전

심장에서 혈액을 배출하는 기능이 떨어지는 질환을 의미합니다. 심장 질환 중 부종을 유발시키는 가장 대표적인 질환입니다. 울혈성 심부전이 되면 심장의 펌프 기능이 떨어져 혈액 속에 흐르는 피의 양이 적어지고 신장이 수분과 나트륨을 재흡수해 수분이 빠져나가지 못하게 됩니다. 혈관 속으로 재흡수된 수분이 세포 사이 공간인 간질로 빠져나가게 되면 전신 부종과 함께 폐의 부종이 생깁니다.

2. 간경변증

만성적인 염증으로 인해 정상적인 간 조직이 딱딱하게 섬유화 조직으로 바뀌어 간 기능이 저하되는 것을 의미합니다. 간이 딱딱하게 굳으면서, 간으로 들어오고 나가는 혈액의 순환이 좋지 않아 간으로 흐르는 간문맥에 고혈압이 유발됩니다. 그뿐만 아니라 간에서 만들어 내는 단백질인 알부민 생산이 감소함에 따라 혈액 내 알부민 농도 또한 감소하여 삼투압이 약해집니다. 삼투압이 약하면 혈관 내 수분을 잡아둘 수 있는 힘이 약하므로 수분이 혈관을 둘러싸고 있는 세포 사이 공간인 간질로 빠져나가게 되어 부종이 발생합니다. 이러한 이유로 간경변증 환자에서는 전신 부종과 함께 복수가 잘 발생합니다.

3. 콩팥(신) 증후군

콩팥(신) 증후군은 부종의 드문 원인 중 하나이며 부종과 동반되는 과다한 단백뇨, 혈액 내 알부민 농도가 감소하는 저알부민혈증, 혈액 내 지질이 침착되는 고지질혈증을 특징으로 하는 질환입니다. 콩팥(신) 증후군에서 부종이 발생하는 원인에 대해 과거에는 삼투압 감소 때문으로 여겨졌지만, 최근에는 나트륨 과다로 인한 수분의 정체로 인해 발생하는 것으로 생각되고 있습니다.

4. 갑상샘 기능 저하증

갑상샘 기능 저하증으로 생기는 부종은 일명 점액 부종으로서 히알루론산(Hyaluronic acid)이 많이 함유된 단백질이 피부에 축적되어 나타나는 특수한 형태의 부종입니다. 주로 정강이 앞쪽에 생기며 눌러도 쑥 들어가지 않고 딱딱하게 붓는 특징이 있습니다. 부종이 심해지면 넓은 부위로 진행이 되어 얼굴, 눈, 손, 발까지 퍼지게 됩니다.

5. 저알부민혈증

저알부민혈증이 생기면 삼투압이 감소되어 염분과 수분을 혈관 내에 잡아둘 수가 없어 순환되는 혈액량이 감소하게 됩니다. 이에 대한 보상으로 염분과 수분을 재흡수하지만, 삼투압이 감소되어 있으므로 혈관 밖으로 빠져나가 부종이 됩니다.

6. 약물로 인한 부종

많은 양약들이 부종을 일으킬 수 있습니다. 약물로 인한 부종은 주로 발등과 발목에 발생합니다. 일부 약물이 신장의 혈관을 수축하고 나트륨 재흡수의 증가를 유발하는데 진통소염제, 스테로이드, 칼슘 통로 차단제 혈압약이 대표적인 약제입니다. 약물로 인한 부종은 약물을 과다하게 사용하거나 장기간 사용할 때 나타납니다.

7. 특발성 부종

특발성 부종이란 원인이 밝혀지지 않은 부종을 말합니다. 대부분 여자에게 많고 월경 주기와 상관없이 주기적으로 발생하는 부종을 말합니다.

8. 월경 전 부종

월경 주기와 관련해서 생기는 부종을 월경 전 부종이라고 합니다. 과도한 에스트로겐자극에 의해 2차적으로 나트륨과 수분의 저류가 생겨 부종이 생깁니다. 부종 이외에도 다양한 증상을 동반합니다. 주기적으로 부종이 발생한다는 점에서 특발성 부종과 차이가 있습니다.

9. 정맥 부전증

정맥 부전증이란 정맥 기능이 저하되어 생기는 부종입니다. 주로 심부정맥혈전과 같이 정맥이 막히면 모세혈관의 압력이 증가해 혈관에서 간질 내로 수분이 이동하여 부종이 생깁니다.

10. 림프 부종

림프 부종이란 림프계 손상으로 인해 단백질이 풍부한 체액이 국소적으로 과다하게 축적된 경우입니다. 주로 암에 걸렸거나 암 치료 후에 림프절의 손상으로 림프액 이동 경로에 문제가 생겨 사지에 부종이 생깁니다. 아프리카나 서남아시아 일부 국가에서는 림프관에 기생하는 사상충증이라고 하는 기생충 감염에 의해 림프 부종이 생길 수 있습니다.

11. 지방 부종

지방 부종이란 피하 지방이 비정상적으로 많이 축적된 경우입니다. 여성 호르몬이 관여하며 주로 골반에서 발목 사이에 생깁니다. 피하에 지방세포의 과다생산으로 작은 혈관구조에 변화가 와서 부종이 생깁니다. 지방 부종 환자는 사춘기 후 1~2년 내에 시작되어 지속적으로 다리, 허벅지, 골반이 무겁고 아프다고 느낍니다. 발목 양쪽 끝에 피하지방이 동일하게 축적되는 것이 특징입니다. 초기에 피부 표면은 잘 구분이 안 되는 덩어리로 만져지다가 나중에는 오렌지색의 축적된 지방들로 나타납니다.

12. 노인성 하지 부종

노인성 하지 부종이란 나이가 들어가면서 피부의 탄력성과 근력 약화로 인해 다리에 혈액이 많이 몰리고 순환이 잘 안 되어 생기는 부종을 말합니다. 주로 무릎 아래로 붓고 무겁다는 증상을 자주 호소합니다.

'동의보감'에서의 부종 분류법과 붓기(부종)의 한의약적 치료법

'동의보감'에서는 부종이 발생되는 부위에 따라서 부종을 열 가지로 분류(10종 부종)했습니다.

1. 양쪽 옆구리부터 붓는 것을 청수(淸水)
2. 혀 밑부터 붓는 것을 적수(赤水)
3. 허리와 배부터 붓는 것을 황수(黃水)
4. 다리부터 붓는 것을 백수(白木)
5. 음부부터 붓는 것을 흑수(黑水)
6. 얼굴부터 붓는 것을 현수(玄水)
7. 팔다리부터 붓는 것을 풍수(風水)
8. 외신(外腎)부터 붓는 것을 석수(石水)
9. 아랫배부터 붓는 것을 고수(高水)
10. 병이 심해졌다 나았다 하는 것을 기수(氣水)

그리고 부종의 원인과 증상에 따라서 결양증(結陽證), 기분증(氣分證), 혈분증(血分證) 등으로 나누기도 합니다. 결양증이란 본래 기(氣)에 병이 있을 때 습열이 겹쳐서 생긴 부종입니다. 기분증은 기가 음에 막혀서 가슴이 더부룩하고 그득하며 배가 끓고, 뼈가 아프고 시리며 저린 증상을 말합니다. 혈분증은 경맥이 잘 돌지 못하여 혈이 물로 변해서 팔다리가 벌겋게 붓는 증상을 말합니다.

"수종으로 부은 것을 치료하는 대체적인 원칙은 중초(中焦)를 보하고 습을 빠지게 하며 오줌을 잘 나오게 하는 것이다. 따라서 '보중치습탕' 등을 처방한다"라고 동의보감에는 기재되어 있습니다.

또한, '동의보감'에서는 부종 증상이 있을 때 조심해야 할 3가지 금기 사항을 제시했습니다.

첫째, '소금을 털끝만큼도 입에 넣어서는 안 된다.' 입맛이 없으면 음식에 식초를 약간 넣어서 조리해 먹는다. 부종이 있을 때에는 소금을 입에도 대지 말라고 했는데, 이는 현대 서양의학적으로도 올바른 금기 사항입니다. 신장 기능에 이상이 있을 때 신장에 부담을 주는 소금을 먹으면 부종이 더욱 심해집니다!

둘째, '침놓기를 매우 조심하라.' 침을 놓을 때에는 오직 수구혈(水溝穴:인중 정중선의 정중앙에 위치한 혈자리)에만 침을 놓아야 한다. 만약 침을 아무 데나 놓으면 그곳으로 물이 흘러나오면서 죽을 수도 있다.

셋째, '달콤한 맛의 약을 삼가야 한다.' 그렇지 않으면 습이 더 심해져서 창만(脹滿)이 된다.

얼굴과 다리가 잘 붓고, 비만 경향이 있으면서, 여드름도 많이 나는 여자 청소년들에게 꼭 추천할만한 한방차가 있습니다. 바로 율무차입니다. 율무는 차로도 끓여 마실 수 있는 곡식의 한 종류로서 누구나 쉽게 접할 수 있고 주변에서 구하기도 쉽습니다. 한의학에서는 '薏苡仁(의이인)'이라는 이름으로 사용하는 한약재의 한 종류인데 의이인의 기본 효능은 1) 이뇨삼습(利尿滲濕) 2) 건비지사(健脾止瀉) 3) 해독배농(解毒排膿)입니다. 즉, 위장관 기능을 좋게 만들어 주면서 우리 몸에 불필요하게 쌓여있는 노폐물인 습(濕)을 소변으로 배출시킬 수 있는 대표적인 한약재라고 할 수 있습니다. 실제 현대 약리학적으로도 혈중 콜레스테롤 강하, 부종 및 배뇨장애 등에 효과가 있다고 알려져 있습니다. 그리고 율무는 혈류의 흐름을 원활하게 하고, 눈을 건강하게 하고, 안정 피로를 치료하는 효과도 있기 때문에 특히 수험생들에게 좋습니다. 또한, 율무는 칼슘이 풍부하게 함유되어 있고 소염 효과와 통증 억제 효과가 뛰어나기 때문에 자세 문제로 늘 어깨와 목이 아픈 수험생들의 관절통 완화에도 효과적인 한약재입니다.

건강 Q&A – 부종에 관한 대표적인 질문들

Q. 부종이 오래되면 살이 된다?

A. 비만한 사람에게 초음파 검사를 해보면 부종이 있는 경우가 많습니다. 그럼 부종이 오랫동안 방치되면 살, 즉 지방이 될까요? 결론부터 말씀드리면 아닙니다. 부종이란 앞에서 설명한 것처럼 일종의 물, 액체입니다. 혈관 내 수분이 혈관 밖에 축적된 상태를 말합니다. 이것은 에너지가 축적된 지방과는 전혀 다릅니다. 그럼 비만한 사람에게서 부종이 잘 관찰되는 원인은 무엇일까요? 비만이 심한 경우에는 혈액순환이 원활하게 되지 않아서 부종이 잘 생길 수 있는 것입니다. 또한, 부종이 심한 경우 몸의 신진대사가 잘 일어나지 못하여 에너지를 잘 사용하지 못해 지방으로 축적되어 비만이 심해지기도 합니다. 그러므로 부종이 지방이 되는 것은 아니지만, 부종으로 인해서 지방 축적이 더 진행될 수는 있고 지방 축적이 부종을 악화시킬 수도 있습니다.

Q. 밤에 짠 음식을 먹거나 물을 많이 마시면 살이 찐다?

A. 밤에 짠 음식을 먹거나 물을 많이 마신다고 살이 찌지는 않지만, 살이 찐 것처럼 느껴질 수는 있습니다. 물의 이동에 의한 부종이 발생할 뿐

지방으로 축적되거나 살이 되지는 않습니다. 또 이런 증상은 일시적이라 대부분 얼마 가지 않아서 완화됩니다.

Q. 피임약을 복용하면 살이 찐다?

A. 피임약을 복용하면 몸 안에 수분이 축적되어 부종과 함께 체중이 약간 증가할 수 있습니다. 하지만 최근 개발된 저용량 경구 피임약은 약간의 이뇨 효과로 수분 축적을 막기 때문에 체중 증가와는 관련이 없습니다. 또 흔히 피임약이 부종을 불러온다는 인식이 있으나, 피임약을 복용하면서 저염식 식이요법이나 스트레칭이나 걷기 등의 운동을 하면 체중조절이 충분히 가능합니다.

Q. 몸이 부으면 신장에 이상이 있나요?

A. 몸이 붓는 원인은 여러 가지이며 신장 이상은 그중 하나에 불과합니다. 다른 원인일 가능성도 있기 때문에 정확한 검사를 통해 진단을 받는 것이 좋습니다.

Q. 다리에 부종이 생겼습니다. 스타킹이나 부츠 등으로 압박을 하면 가라앉게 하는 데 도움이 될까요?

A.다리는 신체에서 낮은 부위에 주로 놓여 있기 때문에 전신 부종이 함께 있으면서 특히 더 심해 보이는 것일 수 있습니다. 따라서 다리에 생기는 부종이, 전신 부종이 있으면서 주로 다리에 더 발생하는 것인지 아니면 정말 다리에만 발생하는 부종인지 잘 구별해야 합니다. 만약 국소 부종이라면 정맥피가 제대로 순환되지 못하는 정맥 부전, 림프관의 막힘, 염증이나 국소적인 과민 반응에 의해 발생합니다. 계속 서서 움직이지 않으면 다리가 붓는 것은 일종의 정맥순환 부전입니다. 피부밑 조직의 감염(연부조직염, 봉소염)이나 혈관부종 같은 경우는 염증이나 국소 과민 반응에 의한 부종입니다. 어떤 원인에 의한 것이든 액체가 고이는 것을 막아주면 도움이 되기 때문에 다리를 가슴보다 높은 곳에 올려놓거나 주물러 주는 것 등이 증상 개선에 도움이 됩니다. 압박 스타킹을 처방받아서 착용하는 것이 정맥 부전이나 림프관 막힘증 환자에게 도움이 되지만 부츠로 압박하는 것은 오히려 상태를 악화시킬 수 있습니다. 압박 스타킹과 달리 부츠는 근육의 수축과 이완 움직임을 저해하여 정맥이나 림프액의 순환을 방해하기 때문입니다.

류마티스 관절염

류마티스 관절염 악화방지를 위한 생활습관과 식이요법

류마티스 관절염의 증상

아침에 일어나서 1시간 이상 손가락의 뻣뻣함이 지속되거나 관절이 붓고 열이 날 경우에는 일단 류마티스 관절염을 제일 먼저 의심해 보아야 합니다. 류마티스 관절염의 강직과 통증은 주로 아침에 제일 많이 발생하기 때문입니다.

류마티스 관절염은 전형적으로 초기부터 손가락, 손목, 발가락 관절 등이 주로 침범되고 있으며, 병이 진행함에 따라서 팔꿈치 관절이나 어깨 관절, 발목 관절, 무릎 관절 등도 침범됩니다.

이러한 관절 주위에 통증이나 뻣뻣함, 부종의 증상이 수 주 동안에 걸쳐서 서서히 나타나게 되는데, 류마티스 관절염은 손가락의 중간 마디와 손바닥 부위를 흔히 잘 침범하고, 손가락 끝 마디의 관절은 잘 침범하지 않는 특징이 있습니다. 침범된 관절은 만지면 아프고 움직임이 제한되며, 손바닥의 홍반이 동반되기도 합니다. 또한 손목을 뒤로 젖히는 동작에 장애가 생기고, 손가락을 펴는 것뿐 아니라 굽히는 데에도 장애가 잘 생겨서 주먹을 꽉 쥘 수 없는 경우도 많습니다.

무릎은 우리 몸에서 가장 큰 관절로서 류마티스 관절염 초기에는 잘 침범되지 않지만, 전 기간을 놓고 보면 80% 이상의 환자에서 침범되는데, 침범된 무릎은 잘 부어 오르고 누르면 아프고 관절액의 삼출(滲出) 현상도 잘 나타나게 됩니다.

류마티스 관절염과 여성

류마티스 관절염은 주로 여성들이 많이 걸리는 대표적인 질병인데, 류마티스 관절염 환자의 70~80%는 여성입니다. 즉 여성의 류마티스 관절염 발병률이 남성보다 2~3배 정도 높은 상황입니다. 여성에게서 류마티스 관절염이 주로 많이 발생하는 원인에 대해서는 아직까지 명확하게 밝혀져 있지 않지만, 여성 호르몬과 임신·출산 등의 과정이 류마티스 관절염의 발병과 악화에 일정 정도 영향을 미치는 것으로 추정하고 있습니다. 또한, 여성은 뼈의 크기가 작고 뼈의 강도와 근육량 등이 부족하기 때문에 상대적으로 남성에 비해서 근골격계 관련 질환의 발병이 쉽고 증상도 더 심하게 나타난다고 생각됩니다.

보통 일반적으로는 류마티스 관절염은 40대 이상 중장년층 여성들에게서 주로 많이 발생하고 있다고 인식되고 있지만, 젊은 여성분들도 류마티스 관절염의 안전지대에 있는 것은 아닙니다. 대한 류마티스 학회가 류마티스 관절염을 진단받은 2,104명을 조사한 결과 여성 류마티스 관절염 환자의 약 40%가 30대 이하의 젊은 여성인 것으로 조사되었습니다. 20대 이하의 여성이 류마티스 관절염을 진단받은 경우도 15%나 되었습니다.

류마티스 관절염의 원인과 유전성

류마티스 관절염의 정확한 원인은 아직 밝혀져 있지 않지만, 자가면역 현상이 주요한 발병 기전으로 알려져 있습니다.

'자가면역'이란 외부로부터 인체를 지키는 면역계에 이상이 생겨서, 면역계가 오히려 스스로를 공격하는 현상을 말합니다.

현재 유전적인 요인을 비롯해서 세균이나 바이러스 감염 등도 류마티스 관절염을 일으키는 원인으로 추정하고 있는데, 신체적 또는 정신적 스트레스를 받은 후에도 발병하기 쉽다고 알려져 있습니다.

또한, 폐경 초기에도 발병률이 높은데 이는 류마티스 관절염이 어느 정도 호르몬의 영향을 받고 있다는 것을 보여주는 임상적인 사례라고 할 수 있겠습니다.

류마티스 관절염의 치료현황

현재까지 나와 있는 어떤 약으로도 류마티스 관절염을 완치시킬 수는 없습니다. 양방에서는 비스테로이드성 항염제와 스테로이드, 항류마티스 약제와 TNF 차단제 등을 상황에 따라서 선택적으로 사용하고 있습니다.

한의학에서는 주로 침과 뜸 치료법을 많이 활용하고 있는데, 침 치료는 경혈점 자극을 통하여 기(氣)의 소통을 원활하게 하고, 경락의 기능을 정상화시켜 통증을 조절하게 됩니다. 뜸 치료는 약쑥을 경혈점에 직간접적으로 태움으로 생기는 온열 자극을 통해서 기혈(氣血) 소통을 활발히 하여 통증을 완화시키고 관절의 가동 범위를 늘리게 됩니다.

류마티스 관절염 악화방지를 위한 생활습관과 식이요법

우선 깊은 숙면을 취할 수 있도록 환경 조성을 하는 것이 중요한데, 수면 부족은 류마티스 관절염 악화의 원인이 되기 때문입니다. 또한, 류마티스 관절염 환자들은 더위, 추위, 습도에 민감하기 때문에, 습도와 온도를 환자가 편안하게 느낄 수 있도록 적절하게 조정해 주어야 합니다.

그리고 무릎 꿇는 자세를 피하는 것이 좋고, 신발은 굽이 높지 않고 바닥이 두껍고 쿠션감이 있는 것을 신도록 하는 것이 바람직하겠습니다. 가급적이면 좌변기를 사용하도록 하고, 욕실 바닥은 미끄러지지 않도록 카페트를 깔아주는 것이 좋습니다. 비만 예방을 위해서 과식하지 않는 것도 중요합니다.

식이요법으로는 질 좋은 단백질을 충분히 섭취하는 것이 중요합니다. 또한, 지방은 총열량의 20% 정도만 섭취하는 것이 좋고, 술, 담배, 카페인 음료 등의 섭취를 제한해야 합니다. 가급적이면 육류보다는 생선과 해조류를 많이 섭취하는 것이 좋은데, 류마티스 관절염에 있어서 임상적인 효과가 입증된 식품은 어류의 불포화 지방산뿐이라는 보고도 있습니다.
또한, 자극적인 음식, 조미료가 많이 첨가된 음식을 자제하는 것이 좋겠습니다.

만성기침

만성기침 완화에 도움이 되는 음식 섭생법

기침의 개요

기침(cough)은 소아청소년 전문 한의원이나 일반 병의원에 내원하는 환자들이 가장 많이 호소하는 증상 중 하나입니다. 제일 흔하게 볼 수 있는 기침은 가래가 없는 마른기침인 '건수'와 가래가 많이 끼는 기침인 '담수'입니다.

만성적인 기침의 가장 흔한 원인은 담배이고 공기 중의 자극물들(연기나 화학 물질, 자극적인 증기, 꽃가루, 먼지, 동물에서 떨어진 비듬, 새로운 환경의 사무실이나 카페트 등)도 기침을 직접 일으키는 유발인자로서 많이 작용하고 있습니다. 물론 기관지염이나 폐렴 등을 일으키는 세균이나 바이러스 곰팡이들도 호흡기를 자극하게 되면 기침이 나기도 합니다. 위식도역류 같은 소화기 증상도 기침의 원인이 되기도 합니다. 기침의 원인은 가벼운 감기에서부터 폐암에 이르기까지 너무나 다양하기 때문에 절대 소홀하게 대할 수 없는 증상이기도 합니다.

원인 규명에 있어서 문진 및 진찰 소견만으로 쉽게 진단이 되는 질환도 있지만, 여러 가지 복잡한 검사를 해도 진단이 확실하지 않는 경우도 종종 있습니다. 또한, 기침의 원인이 단일 질환일 수도 있지만 기관지 천식과 후비루가 같이 동반되어 있거나, 기관지 천식과 위식도역류가 같이 동반되어 있는 것처럼 한 가지 이상의 질환이 동시에 기침의 원인이 되기도 하기 때문에, 한 가지 질환만 열심히 치료해서는 치료 효과가 별로 좋지 않은 경우도 임상적으로는 실제로 꽤 많이 있습니다.

기침은 원인이 너무나도 다양하기 때문에 원인에 대한 정확한 진단을 하기 위해서는 기침의 지속 기간에 따른 분류가 매우 중요합니다.

일반적으로 급성 기침은 지속 기간이 3주 이내이며, 그 원인으로는 감기, 알레르기 비염, 급성 세균성 기관지염, 만성 폐쇄성 폐질환(COPD)의 급성 악화 등이 있습니다.

아(亞)급성 기침은 3주에서 8주 정도 지속된 기침으로서, 아급성 기침의 원인으로는 감염 후 기침(post-infectious cough), 세균성 부비동염, 천식 등이 있습니다.

만성기침은 보통 8주 이상 지속된 기침으로서 상기도 기침 증후군(upper airway cough syndrome), 기침 이형 천식(cough variant asthma), 위식도역류(gastroesophageal reflux, GERD)가 흔한 3대 원인이지만 만성기침의 원인을 찾을 수 없는 경우도 상당히 많습니다.

발작적으로 심하게 숨넘어갈 듯이 하는 기침이 지속적으로 나타나는 것은 만성 기관지염이나 폐기종 등을 암시하는 것이므로 문제가 심각합니다. 이 경우의 기침은 좁아진 기도에 갇혀있는 공기를 빼내기 위한 신체의 반사 현상으로 나타나기 때문에 호흡이 짧아지고 호흡 곤란이 생기게 되어서 일상생활에 큰 지장을 줄 수 있으므로 적극적으로 치료를 받아야 합니다.

급성 기침의 분류

1. 감기

감기에 의한 기침은 발병 2일 이내에는 83%, 14일째에는 26%에서 보이며, 3주 정도 되면 대부분 증상이 없어집니다. 감기에는 코막힘, 콧물, 발열이 동반되기도 합니다. 감기에서의 기침은 후비루나 목젖 청소(throat clearing) 각각 혹은 이 두 가지에 의해서 상부 호흡기 기침 반사가 자극되어서 기침이 나오게 됩니다. 감기는 바이러스에 의한 것으로 저절로 좋아지는 경우가 대부분이므로, 사실 원인에 대한 특별한 치료는 굳이 필요 없고 증상 완화를 위한 대증 요법을 일반적으로 시행합니다.

2. 알레르기 비염

알레르기 비염은 기침과 더불어 맑은 콧물, 코막힘, 코 및 눈 주위의 가려움증이 주증상입니다. 심한 경우에는 눈부심, 과도한 눈물, 전두통 등의 증상이 동반되기도 합니다. 집먼지진드기, 꽃가루나 동물의 털 등 어떤 특정 알레르기 항원에 의해 야기되며, 이러한 과민성 소질은 유전적 경향이 있습니다.

코안을 진찰하여 보면 점막이 부어있고 창백하며, 수양성 또는 점액성 분비물이 고여 있는 것을 볼 수 있습니다. 농성 분비물이 있으면 이차 감염으로 인한 부비동염을 생각하고서, 부비동염도 비염과 같이 치료해 주어야 합니다.

3. 급성 세균성 부비동염

급성 세균성 부비동염은 콧속의 작은 구멍이 막혀서 뼛속 공간인 부비동이 제대로 환기 및 배설이 되지 않아 2차적으로 부비동에 염증이 발생하고 농성 분비물이 고여서 염증이 심해진 상태를 말합니다. 기침, 누런 콧물, 코막힘, 안면부 통증이 수반되었을 때 의심해 볼 수 있습니다. 감기 증세가 평소보다 오래 지속되면서 맑았던 콧물이 누렇거나 연두색이 되고 발열 및 오한이 날 수도 있습니다. 또한, 안면부 통증과 더불어 치통이 동반될 수도 있습니다.

아급성 기침의 분류

1. 감염 후 기침(post-infectous cough)

감염 후 기침은 폐렴 등의 합병증이 없이 다만 급성 호흡기 감염에 의해서 기침이 유발되는 경우를 총칭합니다. 감염 후 기침은 사실 특별한 적극적 치료가 없이도 대부분 증상이 없어집니다. 이 질환에서의 기침의 원인은 감염에 의해서 유발된 비염이나 기관지염 등에 의한 것이며, 기관지 과민성이 같이 동반되기도 합니다.

2. 아급성 세균성 부비동염

부비동에 대한 방사선학적 검사에서 부비동 점막이 두꺼워져 있거나 기수위(air-fluid level), 혼탁(opacities) 등이 있을 때 의심해 볼 수 있는 질환입니다.

만성기침의 분류

만 8주 이상 지속적인 기침을 하는 것을 보통 만성기침이라고 합니다. 담배를 피우지 않는 사람에게서 흉부 X선 검사가 정상이라면, 만성기침은 상기도 기침 증후군, 기침 이형 천식, 위식도역류, 호산구성 기관지염 등에 의한 것이 거의 대부분입니다. 이외에도 만성 기관지 염, 기관지 확장증, 드물게는 폐암, 심인성 기침 등이 원인이 되기도 합니다.

1. 상기도 기침 증후군 (Upper airway cough syndrome)

상기도 기침 증후군은 만성기침의 가장 흔한 원인으로서, 주로 감염, 알레르기 비염, 혈관 운동성 비염, 비 알레르기성 호산구성 비염, 만성 세균성 부비동염 등과 연관되어 발생하며, 상기도 기침 증후군 진단은 분비물이 목 뒤로 넘어가는 증상, 콧물, 코를 입으로 빨아들여 내뱉는 등의 증상이 있거나, 진찰 소견상 인후에 분비물이 있거나 점막이 자갈 모양을 보이는 경우에 보통 의심해 볼 수 있습니다.

2. 기침 이형 천식 (cough variant asthma)

전형적인 기관지 천식은 기침, 호흡곤란 및 천명음(쌕쌕거리는 소리) 등의 증상이 함께 나타납니다. 그런데 기침을 유일한 증상으로 하는 천식을 보통 기침 이형 천식(cough variant asthma)이라고 하며, 만성기침 환자의 약 30~40%를 차지합니다. 기침은 대개 건성이며, 발작적입니다. 감기나 원인 알레르기에 노출 시, 기도 염증이 악화되거나 담배 연기, 자극적인 냄새, 운동, 에어컨 같은 찬 공기에 노출 시에도 악화될 수 있습니다.

3. 위식도역류 질환

위식도역류는 서양에서는 만성기침 환자의 10~20%를 차지하고 있지만, 우리나라와 같은 동아시아권에는 빈도가 상당히 낮습니다. 역류감, 속 쓰림, 신맛, 흉통 등의 위역류 증상 없이 만성기침이 유일한 증상인 경우도 50~75%에 이릅니다.

위식도역류 시 기침을 일으키는 기전으로는 위식도역류에 의해 식도하부 점막에 분포해 있는 기침 수용체가 자극되어 기침이 발생합니다. 위 내용물이 호흡기로 흡입되어 직접 기도를 자극하여 기침이 발생한다고도 알려져 있습니다.

위식도역류에 의한 만성기침의 진단을 위해서는 24시간 식도 pH 감시를 시행할 수 있습니다. 취침 전 2~3시간 동안의 금식 그리고 카페인, 술, 초콜릿 등을 피하고, 베개를 10cm 정도 높게 해서 자면 치료에 어느 정도 도움이 됩니다.

4. 호산구성 기관지염

호산구성 기관지염은 만성기침의 4번째로 흔한 원인입니다. 기침 이외에 다른 증상은 없으며 흉부 X선 검사, 폐기능 검사, 기도 과민성 검사 등 모두가 정상입니다. 따라서 다른 치료에 반응이 없거나 부분적으로만 반응이 있는 경우 반드시 고려해야 할 진단입니다. 호산구성 기관지염의 유발 요인은 불확실하지만, 흡입성 알레르기 항원이나 직업적 자극원에의 노출과 연관이 있을 것으로 생각됩니다.

5. 흡연에 의한 만성기침

만성 기관지염은 흡연자에서 2년 이상 연속적으로 3개월 이상의 객담과 기침이 있는 경우를 말합니다. 담배를 비롯한 기도 자극 물질에 노출된 경우가 대부분으로 담배 등의 자극 물질에의 노출을 피하면 일단 호전됩니다. 이를 감별하기 위해서, 금연을 지속하면서 4주간 관찰하는 것이 검사에 우선적인 일입니다.

6. 고혈압약에 의해서 유발되는 만성기침

고혈압약 특히 안지오텐신 전환효소 억제제(ACE inhibitor)를 복용하는 경우 고혈압약에 의한 부작용으로서, 약 10% 정도의 환자들에게서 만성기침이 유발될 수 있습니다. 목이 간질거리는 느낌과 심한 마른기침이 주된 증상으로서, 폐기능과는 무관하기 때문에 천식 환자에게서 더 많이 나타나지는 않습니다. 이러한 고혈압약을 복용하는 환자의 경우에는, 고혈압약의 종류를 바꿔보고 4주간 경과를 관찰하는 것이 검사에 우선적인 일입니다.

소아청소년 기침

기침이란 폐포의 공기가 기도를 통해서 한꺼번에 나오는 현상으로서, 이물질의 흡인을 막고 점액이나 입자를 밖으로 내보내어 기도를 보호하려는 반사 작용의 일종입니다. 기침은 그 자체가 질병은 아니지만, 다양한 흉부 질환의 중요한 기본 증상 중 하나입니다.

소아청소년 기침의 경우, 원인 질환에 따라서 기침 소리가 다릅니다. 상기도 폐쇄성 질환이 있으면, 보통 컹컹하면서 울리거나 쇳소리가 나는 기침이 납니다. 하기도 폐쇄성 질환이 있으면, 보통 약하고 연속적인 기침 소리가 납니다. 연속적인 고음의 휘파람 소리는 좁아진 기관지벽의 진동에 의해서 생기는 천명음입니다.

사실 건강한 아이들도 매일 기침을 조금씩 하며, 하루에 보통 10~20회 정도 합니다. 물론 간접흡연이나 집안에 애완동물을 키우는 지의 여부에 따라서 횟수는 달라질 수 있습니다.

급성 비인두염, 천식, 백일해, 폐결핵 등 다양한 원인에 의해 기침이 유발될 수 있습니다. 한 달 이상 지속되는 기침의 경우, 호흡기 감염 이외에도 이물 흡인, 천식, 만성 기관지염 및 기타 만성적 질환의 유일한 증상으로서 유발되기도 합니다.

소아청소년 기침은 기침만 단독으로 하는 경우가 임상적으로는 가장 많습니다. 천식의 경우 마른기침이 활동 시, 심하게 웃거나 울 때, 밤에 심해지는 경향을 보입니다. 호흡기 감염에서는 열, 콧물과 가래를 동반하는 경우가 많습니다. 이물 흡인의 경우 갑자기 시작되는 경우가 많고, 사레 들린 병력이 없더라도 기침이 지속되면 반드시 의심해 보아야 합니다. 성장 장애나 심장 잡음이 동반되는 경우도 있습니다.

소아청소년 만성기침에 대한 한의약적 치료법

한의학에서는 기침을 해수(咳嗽)라고 표현했고, 오래 반복되는 만성기침을 구수(久嗽)라고 했습니다. 특히 동의보감에서는 '16종 해수(咳嗽)'로 기침을 분류했는데, 16종 해수 각각의 기침 유발 원인에 따라서 맞춤 치료를 진행했습니다.

한의학에서는 기침의 원인을 보통 외감(外感)과 내상(內傷)으로 구분해서 치료합니다. 바깥의 나쁜 기운이 호흡기계에 침입해서 기침이 발생된 것이 외감해수이고, 호흡기계통의 기능 자체가 불안정하거나 약해서 발생한 것이 내상해수입니다.

일반적으로 기침 발병이 급작스러운 양태를 보이게 되는 외감해수의 주증상은 기침, 오한, 발열, 두통입니다. 외감해수의 한의학적 원인은 풍한(風寒), 풍열(風熱), 풍조(風燥) 등 외부의 나쁜 기운이 호흡기계통에 침범한 것입니다.

반대로 내상해수는 발병이 완만하고 기침이 오랫동안 지속되어서 잘 낫지 않는 경향을 보입니다. 내상해수의 원인은 보통 폐를 비롯한 여러 장부의 허약 상태나 기능 부조화 상태입니다. 특히 소화기계통이 약한 경우에는 담(痰)에 취약한데, 이로 인해서 만성기침이 유발된 경우를 비허생담(脾虛生痰)이라고 하고, 정신적 스트레스로 인해서 만성기침을 유발된 경우를 간화범폐(肝火犯肺)라고 하며, 폐의 진액이 부족해지고 폐기(肺氣)가 약해서 숨이 짧아지는 폐장허손(肺臟虛損)이 또한 만성기침의 원인이 될 수도 있습니다.

특히 소아청소년 중에서, 폐계 허약아인 경우에는 만성기침에 시달릴 가능성이 훨씬 높아집니다. 또한 간대폐소(肝大肺小)의 경향성이 높은 태음인(太陰人)들 역시 만성기침에 노출될 개연성이 매우 높습니다.

별로 추위에 지속적으로 노출된 것도 아닌데 만성기침을 끊임없이 계속 달고 살거나, 감기기운이 없어도 콧물과 코막힘 및 재채기와 잔기침 및 가래 증세가 이상하게 오래가는 경우 그리고 밤이나 새벽에 쌕쌕거리는 천명음이 들리는 것과 같은 양상을 지속적으로 보이는 경우가 바로 그러한 폐계 허약아들에게서 임상적으로 잘 나타납니다.

이렇게 만성기침에 시달리고 있는 소아청소년들에게는 형개보중탕, 소청룡탕, 삼소음, 갈근탕, 과루지실탕, 청화보음탕, 형개연교탕 등과 같이, '폐계 허약아'들이나 폐기운이 약한 태음인들에게 크게 도움이 되는 체질별 한약 처방 복용과 정기적인 침구 치료를 통해 만성기침을 보다 적극적으로 관리해야 합니다.

사실 폐계 허약아들의 건강을 위해 적절한 영양과 좋은 환경을 제공함과 동시에 '음양(陰陽)의 역동적 평형성을 회복'함으로써 '좋은 호흡기 면역' 상태를 계속 유지하거나 '좋은 호흡기 면역' 상태로 조기에 복귀할 수 있도록 돕는 것이 한의학적인 소아청소년 만성기침 치료의 본질이라고 할 수 있겠습니다. 또한, 당장 문제가 되고 있는 '병증'(病證, 현재 겉으로 드러나고 있는 만성기침과 같은 질병 상태)에 대한 개선 작업도 중요하겠지만, 평상시에 건강을 잘 유지하고, 나아가 건강 수준을 더욱 크게 향상시키고자 도모하는 예방의학적 관점에서는 '소증'(素證, 바탕이 되는 체질)에 대한 적극적 개선 작업 역시 매우 중요성을 가지고 있다는 점을 기억할 필요가 있겠습니다. 특히 폐계 허약아들에 대한 장기적인 호흡기 체질개선 치료를 한의학적으로 진행함에 있어서는 이러한 예방의학적 태도를 반드시 견지할 필요가 있겠습니다.

기침 완화를 위한 생활법

따뜻한 물을 소변 색깔이 투명해질 때까지 최대한 많이 먹는 것이, 단순하지만 매우 중요한 방법이고, 기침을 너무 많이 해서 목이 아픈 경우에는 소금물로 목 안을 헹궈주는 것이 도움이 됩니다.

건조한 공기는 폐를 자극하여 기침을 악화시키므로 집에서는 항상 가습기를 사용하거나 빨래를 널어놓아서 공기를 약간 습하게 만들어주는 것이 좋습니다. 사실 성인의 경우 가장 중요한 예방법은 담배를 끊는 것이고 청소년이나 아이들에게 있어서는 규칙적으로 운동을 하게 하고, 잠자리에 들기 전에 기름기가 많은 음식이나 카페인이 들어간 음식을 먹지 않게 하는 것이 중요합니다. 또한, 숨을 내쉴 때 입을 오무려 내쉬는 것이 기침 증세 예방에 도움이 됩니다. 즉 숨을 깊게 들이쉰 다음에 내쉴 때는 윗입술과 아랫입술을 붙이는 식으로 마치 키스하려는 듯이 천천히 내쉬는 방법입니다.

만성기침 완화에 도움이 되는 음식 섭생법

1. 만성기침이 가래와 함께 자주 나오는 아이들의 경우에는, 도라지를 약하게 삶아서 자극성이 적은 양념을 첨가해서 먹게 하면 아주 좋습니다. 도라지에 들어 있는 사포닌(Saponin) 성분은 기침을 완화시켜 주고 가래를 삭이는 작용을 합니다.

2. 배와 무를 강판에 갈아 각각 반 홉씩 준비하고 여기에 생강즙 5 스푼을 넣어서 잘 저은 후 마시거나 우엉 뿌리의 생즙을 내어서 마시면, 만성기침 증세를 완화하고 기관지를 튼튼하게 해 주는 좋은 효과가 있습니다.

3. 오이즙은 미네랄이 풍부한 알칼리성 식품입니다. 오이 피클을 만들어서 일상에서 자주 먹이거나 강판에 갈아 즙을 내어서 먹이면, 기침을 줄여주고 기관지를 튼튼하게 하는데 도움이 됩니다.

4. 배즙은 진해(기침을 가라앉히는 효과), 거담(가래를 제거하는 효과), 소염(염증을 누그러뜨리는 효과) 작용을 동시에 합니다.
만성기침에 대한 마땅한 특효약이 없었던 시절, 민간에서 만성기침 치료약으로 굉장히 많이 활용된 섭생법입니다. 미리 먹여두면 기관지를 튼튼하게 해서 감기를 예방하는 효과도 있습니다.

진료 현장에서도 생후 6개월 이후의 아이일 경우에는 배를 갈아서 숟가락으로 조금씩(하루 1~2스푼) 떠먹일 것을 적극적으로 권하고 있습니다.

만일 아이가 배즙을 좋아한다면 위에서 언급한 여러 가지 섭생법보다 우선적으로 시행해 보길 권합니다.

변비

변비와 고구마, 생활습관

변비의 현 상황

최근의 연구 조사에서 보면 일주일에 2회 이하의 배변을 변비라고 정의할 때, 우리나라 전체 인구의 약 8%가 변비 환자인 것으로 보고됐습니다. 열 명 중 한 명이 변비 환자인 셈이니 굉장히 높은 수치입니다. 더구나 변비 증상이 있는 분들이라 하더라도 수치심이나 번거로움 등을 이유로 해서 전문 병원을 찾지 않고 증상을 키워나가는 경우가 많고, 변비 자체를 당장 치료해야 하는 심각한 질병으로 생각하지 않고 가볍게 생각하는 경향이 높기 때문에 숨어 있는 변비 환자는 더욱 많이 있을 것으로 생각됩니다. 사회적으로도 인구의 고령화가 급격하게 진행되고 있고, 자동차 문화가 확산되고, 서구적인 식습관이 퍼지고 운동 부족이 심화되면서 변비 환자 수는 앞으로 더욱 늘어날 것으로 예상됩니다.

변비의 분류

변비를 분류하는 한의학적인 기준은 의가에 따라서 조금씩 차이가 있지만, 보통 열비(熱秘)와 한비(寒秘)로 크게 나눌 수 있습니다. 熱과 寒, 즉 뜨거워서 생기는 경우와 차가워서 생기는 경우가 있다는 것입니다.

뜨겁다는 것은 체내에 열의 많다는 것인데 특히 위와 대장에 열이 많이 뭉쳐 있을 때 변비 발생의 확률이 높아집니다. 위와 대장에 열이 많이 쌓여 있으면 대장 안의 진액이 말라버리게 됩니다. 뙤약볕이 쏟아지는 한여름에 도랑이 가물어서 땅바닥이 갈라지듯이 대장도 말라버려서 그 안의 대변 역시 수분이 없어지고 딱딱하게 굳어지게 되는 것을 열비(熱秘)라고 합니다. 열비가 대장 안이 뜨거워서 수분이 말라버려 생긴 변비라면 한비(寒秘)는 그와 정반대로 대장 안이 차가워서 대장이 말라 버린 경우입니다. 열비는 보통 어린이들에게 많이 발생하고, 한비는 노인분들에게 많이 발생합니다.

변비 방치에 따른 문제와 합병증

변비를 적극적으로 치료하지 않고 그대로 방치할 경우에 가장 흔하게 나타나는 문제가 바로 치질(특히 치핵)인데, 이렇게 치질이 한번 생기게 되면 일상생활에서 많은 문제가 나타날 수 있습니다. 변비 증상으로 인해서 대변을 보는 시간이 오래 걸리게 되면 항문에 장시간 동안 힘을 주게 되고, 이는 항문 주변의 정맥에 과도한 혈액순환을 가져와서 정맥이 늘어나게 됩니다. 이런 과정이 반복되면서 치질(치핵)로 발전하게 되는 것입니다. 또한, 변비 환자들은 대부분 수분이 적은 변을 배출하게 되는데, 이 때문에 휴지를 쓰는 경우라면 뒷 처리가 쉽지 않습니다. 휴지로 항문 주변을 닦아내는 과정에서 휴지가 항문 주변을 민감하게 자극하게 되는데 이러한 것도 치질의 한가지 원인이 됩니다. 따라서 치질이 나타나기 전에 미리미리 변비를 해결하는 것이 중요하겠습니다.

오랜 시간 변비에 시달리게 되면 면역력이 약해져서 다른 질병에도 쉽게 노출될 뿐만 아니라, 만성 변비는 장부 기능을 떨어뜨릴 수 있으므로 반드시 빠른 시일 내에 적절한 관리를 받아야 합니다. 또한, 만성 변비가 있으면 장 안에 있는 노폐물에서 발생되는 유해 가스와 유해 물질이 체내에 흡수되어서 기미, 주근깨, 여드름, 뾰루지 등 각종 피부 트러블을 유발시키거나 악화시키게 됩니다.

변비의 원인

가장 대표적인 원인으로는 섬유질이 적은 식사 패턴과 영양 부족입니다. 인스턴트 식품과 가공식품을 많이 먹거나 섬유질이 적은 음식을 계속 먹으면 장이 충분한 운동을 하지 못하게 되어 변비가 잘 생깁니다. 그리고 다이어트를 한다고 음식을 너무 적게 먹으면 충분한 양의 변을 만들 수가 없고 장이 무력해져서 변비가 잘 생깁니다. 물을 너무 적게 마실 때에도 변비가 잘 생깁니다. 불규칙한 배변습관도 변비의 원인인데, 변을 억지로 참거나 어릴 때부터 배변습관이 잘못된 사람, 비위생적이라고 하여 집 밖에서는 대변을 잘 보지 못하는 예민한 성향을 지닌 사람들은 변비에 걸리기 쉽습니다.

스트레스와 정신적 긴장도 변비의 중요한 원인입니다. 스트레스를 받으면 대장의 장벽이 긴장되어 수축되고 장이 운동을 잘 할 수 없어서 변비가 잘 생기게 됩니다. 중풍, 파킨슨병과 같은 만성적인 질병이나 갑상선 기능 저하증, 당뇨병 같은 내분비 질환, 임신 중의 호르몬 불균형 등도 변비에 있어서 신체적 원인이 될 수 있습니다. 또한, 변비약을 지나치게 많이 먹어서 장 신경이 손상을 입은 경우이거나 진통제, 수면제, 우울증 치료제, 칼슘이나 철분제, 고혈압 치료 약 같은 약물로 인해서 변비가 잘 생길 수 있으니 주의할 필요가 있겠습니다.

변비와 여행, 스트레스

여성들은 일반적으로 남성들에 비해 예민하고 스트레스로 인한 신체 반응이 쉽게 나타나는데, 장거리 여행과 같은 낯선 환경에의 적응 스트레스가 여성들에게 변비를 잘 유발시키게 됩니다. 또한, 여행할 때 흔히 옷맵시를 위해서 거들과 같은 꽉 끼는 속옷 등을 착용하게 되는데, 너무 꼭 끼는 옷을 입게 되면 부교감신경의 작용을 둔화시켜서 소화액 분비도 줄고 음식물을 분해해 밀어내는 힘이 약해져서 음식물 찌꺼기가 대장에 남아 있는 시간이 길어지고 배변량이 줄면서 변비가 잘 생기게 됩니다. 여행하면서 탄산음료나 주스, 커피 등을 많이 마신다면 변비가 더 심해질 수 있습니다.

변비는 두려움이나 분노, 우울, 스트레스, 긴장, 걱정, 강박관념과 같은 정신적이거나 정서적인 문제로 인해서도 아주 잘 생겨날 수 있습니다. 경쟁적 분위기에 있는 직장인들은 물론이고 시험 스트레스를 많이 받는 학생들에게서도 변비는 매우 흔한 증상입니다.

변비의 치료법과 식이섬유

변비를 앓고 있던 기간, 증상의 정도, 유발 인자, 연령, 환자의 개인적 기대치 등에 따라 치료가 조금씩 달라질 수 있습니다. 변비가 별로 심하지 않고 이환 기간이 짧은 경우라면 약물치료 없이도 고섬유소 식이요법과 물 공급 같은 영양관리나 수분관리 또는 배변습관교정과 같은 행동요법만으로도 좋은 효과를 낼 수 있습니다. 하지만 증상이 심하고 이환 기간이 길고 환자가 많이 불편해하고 연령이 많을수록 적극적인 치료를 하는 것이 좋습니다.

권장되는 식이섬유소의 양은 1,000kcal 당 14g 정도로 하루에 성인 여성은 25g, 성인 남성은 38g 정도를 필요로 합니다. 그러나 현재 우리나라를 비롯하여 서구적 식단을 가진 많은 나라의 국민들의 식이섬유 실제 섭취량은 일일 권장 섭취량인 25~40g에도 턱없이 부족한 것으로 나타나고 있습니다.

하지만 섬유소 섭취가 갑자기 증가하면 복부 팽만감과 가스 생성 그리고 잦은 복통과 설사와 같은 부작용이 나타날 수 있기 때문에 변비 환자의 경우에는 무작정 식이섬유를 많이 먹지 말고 전문가로부터 진찰과 상담을 받고 본인의 상황에 맞게 늘려나갈 필요가 있겠습니다. 보통 약 2~4주간에 걸쳐서 서서히 증가시켜 나가야 합니다.

섬유소가 많은 식품으로 우리 주변에서 흔히 구할 수 있는 것은 우엉, 양배추, 복숭아, 키위, 시금치, 감자, 요구르트, 미역, 다시마, 버섯, 곤약, 브로콜리, 매실, 메밀, 된장, 꿀, 배, 마늘, 검은깨, 보리 등이 있습니다.

변비와 고구마, 생활습관

고구마에 함유된 셀룰로오스와 식이섬유는 배설을 촉진하는 작용을 하므로 만성 변비 환자에게 특히 권유해 드릴만 합니다. 게다가 '세라핀'이라는 성분은 장 내부를 청소하는 기능이 있어서 대장암을 예방하는 효과도 밝혀져 있습니다. 그러나 고구마의 '아마이드' 성분은 장에서 이상 발효를 일으켜 냄새가 지독한 가스를 잘 만들고 설사를 일으킬 수도 있기 때문에 '펙틴' 성분이 풍부한 사과와 함께 먹으면 이런 부작용을 줄일 수 있습니다.

아침에 일어나서 물을 마시게 되면 잠자는 동안 쉬고 있었던 장의 운동이 활발해져서 쾌변에 상당히 도움이 됩니다. 적어도 하루에 1.5~2L의 수분을 섭취(8~10컵 이상)해야 변비에 도움이 되기 때문에 변비 환자들이나 변비 경향을 보이는 분들은 물을 수시로 많이 마시는 것이 중요합니다.

변비의 원인은 사실 대부분 불규칙한 생활습관에서 비롯됩니다. 변의를 느끼면 바로 화장실로 가는 습관을 갖는 것이 변비 해결의 첫걸음이라고 할 수 있습니다. 변의를 느껴도 그 신호를 계속 무시하게 되면 직장 벽의 지각이 둔화되어 변의를 느끼는 감각도 둔해지게 됩니다. 이 때문에 변을 내보내야 하는 순간에도 변을 못 보게 되는데 이런 현상들이 반복되면 변비가 생기게 됩니다. 또 화장실에 갈 때는 되도록 빈손으로 가야 합니다. 수험생은 문제집이나 암기용 노트를, 남성들은 신문이나 책을 들고 용변을 보는 경우가 많은데 이런 습관은 배변에만 집중하기 어렵게 만듭니다. 다른 것에 신경을 쓰다 보면 변의가 사라지게 되고 완전하게 용변을 끝내기 어렵습니다. 게다가 변기 위에 오래 앉아 있는 것은 치질 등 다른 항문 질환을 유발하기도 하기 때문에 주의해야 하겠습니다.

불안장애

건강 Q&A – 수험생 시험 불안에 좋은 처방법

불안장애란?

불안장애(anxiety disorder)는 다양한 형태의 비정상적, 병적인 불안과 공포로 인해서 일상 생활에 불편과 장애를 일으키는 정신 질환을 말합니다. 불안과 공포는 당면한 위험에 대한 경고 신호로써 정상적인 정서적 반응이지만, 너무 지나칠 경우에는 상황에 대한 적절한 대처를 훨씬 더 어렵게 만들고 정신적 고통과 신체적 증상을 유발하게 됩니다.

불안으로 인해 교감신경이 흥분되어서 두통, 심장 박동수 증가, 호흡수 증가, 소화 장애와 같은 신체적 증상이 나타나서 여러 가지 불편함을 초래하고, 불안이나 걱정 혹은 신체적 증상들이 학교·직장 생활, 대인 관계, 학업·업무와 같은 일상적인 활동에 어려움을 초래하는 경우에는 불안장애로 진단할 수 있습니다.

불안장애에는 다양한 진단이 포함되는데 각각 특징적인 정의와 진단 기준이 마련되어 있습니다. 불안장애에 해당되는 질환으로는 공황장애(panic disorder), 광장 공포증(agoraphobia), 범불안 장애(generalized anxiety disorder), 사회불안 장애(social anxiety disorder), 특정 공포증(specific phobia), 분리불안 장애(separation anxiety disorder), 선택적 함구증(selective mutism) 등이 있습니다.

불안장애의 원인

불안장애에는 각기 다른 성격의 여러 정신 질환(공황장애, 범불안 장애, 사회불안 장애, 특정 공포증 등)이 속해 있어서 원인을 한마디로 딱 규정하기는 매우 어렵습니다. 일반적으로 불안이나 우울과 같은 정서적인 부분을 담당하는 뇌 신경회로 내의 신경전달물질의 부족 또는 과다, 유전적으로 타고난 소인, 뇌 영상 연구에서 밝혀진 뇌의 기능적 변화나 구조적 변화를 포함해서 사회심리학적인 측면, 과거의 경험과 현재 받아들인 정보를 해석하고 판단하는 인지 행동적 측면 등이 병적인 불안을 일으키는 원인이 될 수 있다고 알려져 있습니다.

불안장애의 증상

불안장애의 증상은 각각의 진단에 따라 다르며 전형적인 증상은 아래와 같습니다.

1. 공황장애

갑작스럽게 심한 공포나 불편함이 수 분 내 최고조에 이르고 그동안 호흡곤란, 가슴 답답함, 심장 박동 증가, 발한 등과 같은 신체적 증상과 극심한 불안, 죽을 것 같은 두려움 등과 같은 정신적 증상이 나타납니다. 공황 발작이 다시 올 것에 대한 두려움이 있어서 그와 관련되어 있다고 생각하는 장소나 상황을 피하고 달리기나 계단 오르기, 언쟁하기 등 공황 증상과 유사한 신체감각이 생기는 활동도 흔히 회피합니다.

2. 광장 공포증

대중교통 이용, 공원과 같은 열린 공간에 있는 것, 영화관 같은 밀폐된 공간에 있는 것, 줄을 서 있거나 군중 속에 있는 것, 집 밖에 혼자 있는 것과 같은 상황에서 극심한 공포와 불안을 느끼고 그러한 상황을 회피하려고 하는 상태가 6개월 이상 지속되는 경우입니다. 일반적으로는 공황장애와 밀접한 관련성이 있는 경우가 많습니다.

3. 범불안 장애

사소하고 일상적인 일에 대한 과도한 불안과 걱정이 장기간 지속되며, 이를 통제하기 어렵고 불안과 연관된 다양한 신체 증상(불면, 근 긴장도 증가 등)을 흔히 동반합니다.

4. 사회불안 장애

특징적 증상은 면밀한 관찰이나 부정적인 평가를 받을 수 있는 사회적 상황에서 현저한 공포와 불안을 경험하며, 이는 그러한 사회적 상황에 대한 회피로 이어집니다.

5. 특정 공포증

특정 대상이나 상황에 대한 공포가 과도해서 이에 노출되면 거의 예외 없이 지나친 공포를 보이는데 높은 곳, 뱀, 곤충, 혈액, 주사기 바늘 등을 접했을 때 울면서 주저앉거나 의식을 잃는 등의 행동이 나타나며 공황 발작에 이르는 경우도 빈번합니다.

6. 분리불안 장애

만 12세 미만 어린이에게서 가장 흔한 불안장애로서 주된 애착을 형성하고 있는 대상이 옆에 있어야만 안심을 하고 잠시라도 헤어지게 되면 심한 불안을 느끼게 됩니다. 자신이나 부모에게 불행한 일이 닥칠지도 모른다는 두려움, 지나친 걱정을 자주 보이며 복통, 두통, 오심, 구토 등의 신체 증상을 호소함으로써 관심을 유발하기도 합니다.

7. 선택적 함구증

부모, 형제와 같이 가까운 사람과는 대화를 하는데 문제가 없지만, 낯선 사람과 혹은 특정 상황에서 입을 다물고 말을 하지 않습니다.

8. 시험 불안(test anxiety)

필기시험과 실기시험 모두를 포함해서 수행에 대한 평가가 이루어지는 장면에서 느끼게 되는 인지적, 정서적, 신체적 불안 반응을 모두 의미합니다. 사실 어느 정도 수준 이하의 적정한 시험 불안은 긴장감과 각성을 유발해서 학생들이 시험을 열심히 준비하는 데 긍정적인 도움을 줍니다. 그러나 지나치게 높은 시험 불안은 학업 수행을 심각하게 방해합니다. 시험 불안이 너무 높은 사람은 시험 자체보다는 시험과 관련 없는 생각에 주의가 분산되기 때문에 시험에 적절하게 대응하지 못합니다. 이는 불안의 정도가 심할수록 더 심각하게 나타납니다.

국가 청소년 위원회 조사에 따르면, 청소년이 경험하는 스트레스 중 가장 큰 비율을 차지하는 것이 학업 문제(67.0%)이고 그다음이 진로 문제(13.8%)였습니다. 이러한 스트레스로 청소년은 오랜 기간 동안 괴로움을 호소합니다. 특히, 최근에는 과열된 입시 경쟁으로 인해 모든 학생들이 학업 수행 평가의 압박을 경험하고 있고, 시험을 앞두거나 시험을 치르는 중에 상당한 수준의 시험 불안을 겪게 됩니다.

일반적으로 시험 불안은 정서적인 긴장과 흥분으로 경험되며, 시험 과제와 관련해서 인지적으로 지각됩니다. 즉, 시험 불안은 인지적 측면의 걱정(worry)과 정서적 측면의 정서성(emotionality)으로 구성되어 있습니다.

• 걱정(worry) : 걱정이란 성취에 대한 관심, 실패 결과, 부정적인 자기 평가, 다른 사람과의 관계를 맺는 능력 등의 요소가 포함된 인지적 활동입니다. 시험의 실패 가능성, 타인과의 비교, 자신의 능력에 대한 낮은 자신감, 과제와 관련 없는 부적절한 생각 등을 포함합니다.

• 정서성(emotionality) : 정서성은 시험 상황과 관련되어 나타나는 항진된 자율신경계의 반응을 말하며 매우 긴장하여 기억력이 감소되거나 심장 박동이 빨라지거나 불안, 초조감을 느끼는 등의 신체적인 반응이 포함됩니다. 즉 땀이 난다거나, 가슴이 두근거리거나, 소화가 잘 안되고 괜히 안절부절못하는 등의 증상을 의미합니다.

시험 불안 수준이 지나치게 높은 학생은 시험 불안 수준이 낮은 학생에 비해서 학업 성적이 통계적으로 유의미하게 낮은 것으로 보고되고 있습니다. 일정 수준 이상의 과도한 시험 불안은 시험에 대한 자신감을 상실시키고 학습 의욕 및 행동의 능률을 저하시킵니다. 시험 불안이 심한 경우 신체적으로 가슴이 두근거리고 속이 거북하며 마음이 조급해서 일을 서두르거나 사소한 일에도 과민해집니다. 그뿐만 아니라 이러한 시험 불안은 주위 사람들에게 화를 내며 학교에 적응하지 못하고 우울증, 신경증, 또는 정신 질환까지 경험하게 됩니다. 시험 불안으로 인해 발생한 심리적 패배감은 낮은 자존감과 부정적 자기 개념을 형성하는데, 이는 오랜 기간 동안 삶 전반에 걸쳐 나쁜 영향을 미칩니다.

불안이라는 감정의 긍정적 측면

유명인들 중에는 불안증에 시달리는 사람이 많을 뿐만 아니라, 불안증 때문에 유명해진 경우도 있습니다. 괴테, 카프카, 비발디, 뭉크 등 불안증으로 고통을 받았던 유명인들의 이름을 적자면 끝이 없습니다. 유명해져서 불안증에 쉽게 걸리는 것일까요? 아니면 원래 불안증이 있어서 유명해졌을까요? 그것은 사람마다 다르겠지만 불안에 더 가혹하게 시달리는 사람일수록 더 빨리 또 더 많이 유명해질 수도 있습니다. 왜냐하면, 마음이 불안할수록 더더욱 완벽을 추구하게 되고 최고의 능력을 발휘할 수 있도록 열심히 노력하기 때문입니다. 즉 최고가 아니면 스스로 견딜 수 없기에 불안은 뛰어난 업적을 이루기 위한 무한한 에너지를 제공하기도 합니다. 실패하는 것, 인기가 떨어지는 것, 그냥 평범한 사람에 머무는 것 등에 대한 불안이 최고가 되려는 에너지를 제공합니다.

철학자 키르케고르는 이런 말을 남겼습니다. "불안은 사람을 완전히 마비시킬 수도 있고 반대로 사람을 최고 수준으로 발전시키는 동력도 제공하는, 양측면에 있어서의 무한한 가능성을 내포하고 있다."

세계적인 큰 부자들도 사실은 마음속 불안감 때문에 돈을 많이 벌었는지도 모릅니다. 그들은 돈을 획득할 때만 마음속 불안감을 조금이나마 잊을 수 있었을 겁니다. 돈이 그 자체로 사람을 행복하게 만들어 주는 것은 아니지만, 마음속 불안을 조금은 덜어 주어서 마음을 어느 정도 편안하게는 해 줍니다. 세계적인 전문가들 중에는 일 중독자라고 불릴 만한 사람이 굉장히 많습니다. 일 중독도 사실은 불안 때문입니다. 일 중독자들은 일할 수 있는 꺼리가 없으면 굉장히 불안해합니다. 팔을 다쳐 병원에 입원해서도 일을 해야 하고 휴가 중에도 일에 대한 생각으로 가득 차 있습니다. 이런 불안증이 성공을 추동하는 것 같습니다.

불안장애에 대한 예방법과 식이요법 그리고 생활 관리법

1. 불안장애 예방법

불안장애는 다양한 원인에 의해 발생하며 대부분은 예방이 어렵습니다. 그러나 휴식, 취미 활동, 심호흡, 명상 등의 이완을 통해서 심리적 스트레스를 조절하고 관리하는 것이 필요합니다.

2. 불안장애에 대한 식이요법과 생활 관리법

우선, 불안해하는 환자를 이해해주고 지지해주는 태도가 꼭 필요합니다. 그리고 불안을 유발하는 요인을 환자에게 무작정 마구 노출시키거나 접하게 하는 것은 대단히 좋지 않습니다. 환자의 상태를 고려하고 전문가의 면밀한 처방에 따라서 불안 요인에 대한 노출 단계를 단계적으로 조절하고 적절한 대응 방법을 익혀 나가도록 하는 것이 바람직합니다.

사실 불안장애를 완화하는 데 특별히 도움을 주는 음식은 없다고 알려져 있습니다. 간혹 공황장애 환자가 커피, 초콜릿과 같이 카페인을 함유한 음식을 먹을 경우 심장 박동수가 변하는 등의 증상이 있어서 이러한 음식들을 피하라고 권하곤 하는데, 환자가 만일 이런 음식들을 원한다면 전문가와 상담해서 조정해 보는 것이 좋겠습니다. 불안을 조절하기 위하여 술을 마시기도 하는 경우가 간혹 있는데 이러한 음주 습관은 알코올 남용, 알코올 의존과 같은 다른 정신 질환뿐만 아니라 간 질환과 같은 신체 질환을 일으킬 수 있으므로 별로 좋은 방법이 아닙니다.

소아청소년 불안장애에 대한 한의약적 치료법

시험 불안을 포함해서 소아청소년 이상 행동(부적응 행동)에 대해서 불안한 마음을 평온하게 만들어주면서 부작용도 없는 유명한 한약 처방이 있습니다. 바로 '억간산(抑肝散)'입니다. 사상체질의학적으로 판단해 보면 이러한 이상 행동들은 보통 '소양인(少陽人)'에게서 흔히 관찰됩니다. 억간산은 조구등, 백출, 백복령, 당귀, 천궁, 시호, 감초 등 총 7가지 약재로 구성된 한약 처방으로 다양한 소아청소년 신경정신과적 장애에 오랫동안 활용되어져 왔습니다. 최근에는 파킨슨병, 치매와 같이 노인들에게 흔한 퇴행성 신경계 질환에도 광범위하게 적용되고 있습니다.

억간산은 중국 명나라(1555년) 때 유명한 황실 어의였던 설개(薛鎧)·설기(薛己)가 공동 집필한 한방소아청소년과 의서인 '보영촬요(保嬰撮要)'에 처음 등장하는 한약 처방인데 '자모동복(子母同服)'이라 하여 "엄마와 아이가 가급적 같이 복용하는 것이 더욱 좋겠다"라고 적혀 있기도 합니다. 아빠의 육아 참여가 점차 늘어나는 요즘의 경우라면 부모님이 아이와 같이 복용하는 것이 바람직하리라 생각됩니다.

억간산의 약리학적 작용 기전으로는 글루타민산 신경계, 세로토닌 신경계의 작용에 관한 과학적인 논문 보고가 이미 2000년대 이후 널리 알려지게 되었습니다. 억간산에 의한 공격성 억제 및 항불안 작용, 항산화 작용 및 항염증 작용에 의한 '뇌신경세포 보호 효과'도 최근 과학적 논문을 통해 학계에 널리 보고되었습니다. 특히 억간산의 '항 스트레스 효과'를 입증하는 논문이 2017년 3월에 일본에서 발표되었는데, 스트레스와 관련된 신경단백인 오렉신 분비를 억간산이 유의미하게 감소시킨다는 사실이 확인되었습니다. 더군다나 같은 해 4월에는 억간산의 '사회성 개선 효과'를 입증하는 논문도 발표되었는데, 사회적 고립에 의해서 발생되는 신경발달 장애·행동 장애 실험 모델에서 억간산이 '사회성 개선 효과 및 주의력 개선 효과'를 보이는 것으로 나타났습니다. 지금까지 과학적 실험 논문을 통해 밝혀진 억간산의 임상적 약리 작용을 간단하게 정리하면 다음과 같습니다.

- 항불안 작용
- 통증 완화 작용
- 공격 행동 개선 작용
- 항우울 작용
- 항 아토피 작용
- 알츠하이머 치매 행동-심리 증상(ex. 폭언·폭력 등의 공격성, 고함, 배회, 수집벽, 성적 일탈, 사회적 부적절한 행동 등의 행동 증상과 불안, 우울, 초조, 무감동, 환각, 망상 등의 심리 증상) 개선 작용

시험 불안을 포함해서 감당하기 힘든 소아청소년 시기의 이상 행동(부적응 행동) 증상이 나타났을 때에는 가까운 한의원에 아이와 함께 내원하여서 체질적 편향성을 먼저 진찰을 통해 확인하고 과학적으로 효과가 입증된 억간산 처방을 꾸준히 복용하면 상당한 도움이 됩니다.

건강 Q&A - 수험생 시험 불안에 좋은 처방법

Q. 시험 불안증이 너무 심해서 늘 실력에 비해서 성적이 저조하게 나오는 고 2 여학생의 엄마입니다. 억간산이라는 처방이 시험 불안증을 개선하는 데 큰 도움이 된다고 말씀하셨는데, 억간산 처방 말고도 혹시 또 다른 한약 처방들도 우리 아이의 시험 불안증을 완화하는데 도움이 되는 것이 있을까요? 상시적으로 복용할 수 있는 좋은 한방차도 추천해 주시면 좋겠습니다.

A. 학생들의 시험 불안증을 개선하는 데 도움이 되는 과학적 근거를 갖춘 한약 처방들은 억간산 이외에도 굉장히 많이 있습니다. 우선 장기간 축적된 우리 학생의 심리적 스트레스(한의학적 용어로는 간화(肝火) 또는 심화(心火)라고 표현)를, 죽여, 용안육, 진피, 향부자, 지실, 소엽, 산조인, 백복신, 용뇌, 안식향 등 불안감 완화 및 스트레스 조절 한약을 통해서 속열을 식히면서 울화(鬱火)를 부드럽게 풀어줍니다. 추가적으로 분심기음, 가미온담탕, 향부자팔물탕, 사물안신탕, 복령보심탕 등의 한약 처방을 통해서 울체(鬱滯)된 기운을 순조롭게 흐르게 해 주면서 건지황, 황정, 천문동, 맥문동, 당귀, 천궁, 백작약 등의 한약을 통해서 불안한 마음 상태를 평화로운 마음 상태로 만들어주는 복합적인 면역 조절 요법을 시행하는 것이 바람직하겠습니다.

시험 불안증 개선에 도움을 주는, 손바닥에 가벼운 자극을 줄 수 있는 몇 가지 방법들을 소개해 봅니다. 외국에서는 '스트레스 볼(stress ball)'이라고 불리는 조그마한 탄력적인 공을 스트레스 상황의 환자들에게 쥐여준다고 하는데, 마치 불교 수행을 하는 스님들이 염주를 손에 들고 계속 굴리는 것과 비슷한 효과를 낼 수 있다고 알려져 있습니다. 이것은 불안하거나 긴장된 상황에서 엄마 손을 꼭 잡으면 그나마 불안감과 긴장감이 많이 완화되고 공포감이 극복되는 유아기의 심리적 상황과도 연관될 수 있습니다. 한의학에서는 손목 근처에 있는 경혈인 '신문혈(神門穴)'이나 셋째 손가락 끝에 위치한 경혈인 '중충혈(中衝穴)'을 자극해 주는 것을 많이 권하고 있습니다. 물론 그냥 손바닥을 가볍게 비비거나 탁탁 소리를 내면서 가볍게 양 손바닥을 두드리는 것도 임상적으로는 어느 정도 비슷한 수험생 긴장 완화 효과를 낼 수 있습니다. 몇 가지 한방차는 수험생들의 집중력과 기억력 향상에 도움이 됩니다. 열이 많고 욱하는 성질의 소양인 수험생들은 영지버섯차, 항상 몸이 천근만근인 태음인 수험생들은 녹차, 의기소침하고 근심 걱정이 많은 소음인 수험생들은 코코아 음료나 대추차를 꾸준히 섭취하면 좋습니다.

갈비뼈 골절

건강 Q&A – 골절에 좋은 음식 총정리

갈비뼈(늑골 or 흉곽) 골절(rib fracture)의 개요

흉추와 흉골을 결합해서 흉곽을 이루는 활 모양의 뼈가 바로 갈비뼈(늑골)입니다. 좌우 대칭으로 총 12쌍이 있으며 폐, 심장, 우리 몸에서 가장 큰 대혈관 등과 같은 가슴 부위에 있는 중요한 내장 기관들을 보호하고 있습니다. 갈비뼈는 1번부터 7번까지는 점차 길이가 길어지며, 이후 12번까지는 점차 짧아집니다. 3번 갈비뼈부터 9번까지는 전형적인 갈비뼈 (typical rib)라고 불리며 외견상 여러 공통점을 갖습니다. 11번과 12번 늑골을 제외하고는 모두 앞가슴 정중앙에 위치한 흉골에 붙게 되는데, 대략 젖꼭지 안쪽 위치부터는 연골로 변해서 1~6번까지는 흉골에 각각 연결되고, 7~10번까지는 연골 부위가 모여져서 1개의 연골로 되어 흉골에 연결되어 있습니다.

흉부외과 전문의들과 로컬 한의사들이 임상에서 가장 흔하게 접하게 되는 외상 환자는 흉부 타박상과 갈비뼈(늑골) 골절 환자입니다. 흉부 외상 환자의 약 40% 정도에서 갈비뼈(늑골) 골절을 발견할 수 있다고 알려져 있습니다.

갈비뼈 골절은 일반적으로 낙상, 자동차사고, 또는 야구 방망이에 맞는 것과 같은 강하고 둔탁한 외부의 물리적 힘이 가해져서 발생합니다. 그러나 골다공증이 있는 고령자의 경우에는 약간의 힘(경미한 넘어짐 등)만 가해져도 골절이 발생할 수 있습니다.

심한 기침 혹은 오랫동안 지속된 만성기침 후, 세탁기에서 세탁물을 꺼낼 때처럼 가슴의 특정한 부위가 자주 심하게 눌린 후, 몸을 비틀거나 평소 안 하던 상체 운동이나 골프 스윙 이후에 발생한 심한 흉통 혹은 특정한 가슴 부위를 누를 때 아픈 압통이 있다면 갈비뼈 골절을 반드시 의심해야 하고, 방사선학적 검사를 통해서 갈비뼈 골절 여부를 꼭 확인해봐야 합니다. 목욕 중에 미끄러져 넘어지거나 버스 안에서 급출발·급정지 시 중심을 잃고 넘어지거나 부딪혀서 갈비뼈(늑골) 골절이 오는 경우는 매우 흔합니다.

만일 갈비뼈 골절이 자주 반복되거나 경미한 충격 이후에도 갈비뼈 골절이 왔다면 골다공증 검사도 반드시 시행해보아야 합니다. 대부분의 늑골 골절은 늑골 사이에 있는 근육, 건, 인대의 염좌나 파열을 수반하기 때문에 함께 치료해 주어야 합니다. 횡경막 아래의 늑골(11번, 12번)이 골절되었을 경우에는 복부 통증도 올 수 있습니다. 호흡곤란이나 기침 또는 재채기가 동반될 수 있습니다.

갈비뼈 골절의 통증은 심호흡이나 기침을 할 때, 몸을 틀거나 눕고 일어날 때조차 참을 수 없을 만큼 심하게 아프며, 누르면 압통이 너무 심해서 환자가 전문가의 촉진을 완전히 거부

할 정도입니다.

단순히 갈비뼈 골절만 있는 경우는 다른 합병증이 없는 경우가 대부분이지만, 늑골이 잘못 어긋나게 되면 갈비뼈 아래에 붙어서 주행하는 늑간동맥·늑간정맥 손상이 동반될 수도 있고, 간혹, 부러진 갈비뼈가 폐에 구조적 손상을 주어서 갈비뼈 안쪽인 흉강 안에 피가 고이는 '혈흉'이나 폐가 찢어져 공기가 새고 샌 공기가 다시 폐를 누르는 '기흉'이 발생할 수도 있습니다.

한꺼번에 3개 이상의 갈비뼈가 골절되면서 어긋남이 크고 통증이 심한 다발성 늑골 골절, 또는 다발성 늑골 골절 중 한 늑골에서 두 군데 이상 골절되어서 부러진 가운데, 뼈조각이 들숨 시 흉곽 안쪽으로 빨려 들어가는 '동요흉(flail chest)'이 생기면 정상 호흡에 크게 지장이 오거나, 이로 인해서 가래 배출도 힘들어지고 더 나아가 기도가 막혀서 폐가 허탈되는 '무기폐' 혹은 '폐렴'으로의 합병증 진행이 의심될 때에는 늑골을 고정해주는 수술이 필요한 경우도 있습니다.

상부 1, 2, 3번 갈비뼈 골절은 흔하지는 않지만, 만일 발생하였다면 그 물리적 외상성 충격이 매우 강하였음을 추측할 수 있으며, 팔로 가는 신경과 쇄골하동·정맥과 대동맥의 손상을 동반할 수 있어서 매우 주의해서 관찰하여야 합니다. 11, 12번 갈비뼈 골절이 의심된다면 복부 내 장기 손상 여부도 꼭 확인해 보아야 합니다. 우측인 경우에는 간, 좌측인 경우에는 비장 손상이 동반될 수도 있습니다.

실제로 갈비뼈 골절이 발생되어 있어도 처음부터 엑스레이를 통해서 확실하게 갈비뼈 골절이 확인되는 확률은 약 30%를 넘지 못합니다. 이것은 갈비뼈 끝 선의 어긋남으로 판단할 수밖에 없는 원천적인 한계 때문이고 또한 앞쪽 중심부 늑골일 경우 연골로 이루어져 있어서 방사선 투과로 인해 영상이 잘 맺히지 않기 때문입니다. 그래서 갈비뼈 골절 여부가 확실하지 않을 경우에는 흉부 CT를 실시하면 좀 더 확실한 평가가 가능합니다. 요즘은 3D 조합 영상으로 흉곽을 돌려가며 확인할 수 있기 때문에 누구나 직관적으로 이해하기 쉽게 해 주고 있으며, 혹시 있을지 모르는 흉강 내 손상 여부까지 확인할 수 있기 때문에 자주 시행하고 있습니다. 하지만 이것 또한 연골 부위 골절이나 미세한 골절의 확진에는 한계가 있습니다.

초기에는 정상이라고 확인되었다가도 시간이 점점 지나면서 호흡 및 움직임으로 인해 점차 어긋남이 심해져서 나중에 다시 검사를 받았을 때 갈비뼈 골절로 진단 되는 경우도 아주 흔합니다.

초음파 갈비뼈 검사는 단순 엑스레이 촬영에 비해서 2~3배 정도 골절 여부 확진율이 높다고 알려져 있지만, 부위에 따라 어려움이 있을 수 있고 특히 비만이나 거대 유방 환자의 경우에는 오히려 진단율이 떨어지며 검사한 전문가의 개인 소견 차이가 있을 수 있기 때문에 이것 또한 완전한 검사라고 하기 힘듭니다.

확진된 진단서의 필요성이 커지고 있기 때문에 흉통이 1주일 이상 지속되거나 흉통이 점점 더 악화되는 경우, 수상 후 1주 후부터는 동위 원소를 주사해서 촬영하는 골 주사(Bone Scan) 검사를 시행하면 미세 골절 경우까지도 발견될 가능성이 높고 1년이 넘은 과거 골절과의 구별도 가능합니다. 그러나 이것 또한 늑골의 염증성 병변이나 암 등에 의한 경우와 구분이 안 되는 단점이 있습니다. 또한, 늑골 초음파나 골 주사 검사는 내부 장기 손상 여부는 확인할 수 없다는 단점도 있습니다.

갈비뼈가 골절되면 다른 뼈의 골절 치료와는 달리 붕대로 고정한다거나 깁스를 할 수 없습니다. 다만 골절 1주일 후부터 주변 조직이 뼈를 받쳐주기 시작하고 3주째에는 통증이 누그러들며, 약하게 부러졌을 경우에는 보통 4~8주 정도가 지나면서 뼈가 저절로 붙게 됩니다. 인체의 뼈 중에서 골절이 되었을 때 상대적으로 빨리 잘 아무는 편에 속하는 뼈가 바로 갈비뼈입니다.

팔다리 골절과 같이 유합을 위해 고정하여 움직이지 못하게 하면 호흡할 수가 없기 때문에 기껏해야 복대 같은 것을 겹쳐서 조이거나 부드러운 쿠션으로 압박을 가하여 고정하는 게 전부라서 초기의 가슴 통증을 완화시켜 줄 진통제 투여가 보통입니다.

가슴 통증으로 기침을 잘 못 하여서 만일 객담 배출이 안 되면 무기폐, 폐렴 같은 합병증으로 입원하는 경우가 생길 수 있으며, 특히 폐의 염증성 기저 질환(폐렴, 결핵, 늑막염 등)을 앓고 있던 분이나 만성 호흡기 질환으로 평소에도 숨이 찬 사람에게 늑골 골절이 생기면 치명적인 결과를 초래할 수도 있기 때문에 매우 주의해야 합니다.

갈비뼈가 골절되면 절대 안정을 취해야 한다고 오해하는 분들이 굉장히 많지만, 가만히 있는 것보다는 최대한 많이 걷는 것이 좋습니다. 왜냐하면, 갈비뼈가 골절되었다고 해서 그저 누워만 있으면 노년층은 폐렴, 젊은 층은 폐포에 물이나 이물질이 들어가 폐가 쪼그라드는 '무기폐'에 걸리기 쉽기 때문입니다. 걸어서 폐를 움직여야 폐렴과 무기폐 위험이 낮아집니다. 이때 상체 움직임은 당연히 최소화해야 합니다.
보통 통증이 유발되지 않는 자세는 별 문제가 없으며, 같은 맥락으로 객담 배출이 용이하고 심폐기능 회복과 혈액 순환을 위한 가벼운 산책 같은 통증이 없는 하체 운동은 권장되고 있습니다.

별다른 처치 없이 진통제에 안정 가료만 하면서 세월이 해결해 주기를 바라는 다발성 늑골 골절이 있는가 하면, 한 개의 골절로도 생명에 위협이 되는 상황을 만들 수 있는 경우까지 전문가의 시점에서 보면 쉽고도 어려운 것이 바로 늑골 골절입니다. 실제 임상에서 보면 특히 골프의 재미에 빠진 골프 초심자의 경우, 다발성 늑골 골절로 고생하면서도 쉬지 않고 골프 연습에 매진하는 우직한 분들도 많이 봅니다. 통증은 매우 주관적인 것임을 깨닫는 순간이기도 합니다.

임상적으로 보았을 때 늑골 골절은 50세 전후의 중년 남성들의 경우에 매우 흔하게 일어나는데 이것은 ① 준비되지 않은 상태에서 갑자기 심한 운동을 시작하거나 ② 몸통의 한쪽에 치우쳐 무리한 힘이 가해졌거나 ③ 몸통의 뒤틀림이 과도하였거나 ④ 운동 전후에 골다공증을 비롯한 기존의 질병을 갖고 있던 경우입니다.

젊은 시절부터 조금씩이라도 꾸준하게 운동을 해오지 않았던 50세 이후의 중년 남성이 갑자기 골프 클럽을 들고 휘두르다 보면 운동 시작 6개월 전후에 늑골 골절을 당하는 경우가 많습니다. 골프를 시작하고 6개월 전후가 기본 스윙이 숙달되고 비거리에 욕심을 내서 다운 스윙 시에 힘을 가하기 시작하는 시기이기 때문입니다. 사람의 욕심은 끝이 없어서 1미터의 거리라도 더 멀리 볼을 보내고 싶은 욕심은 비기너이든 로우 핸디의 선수든 마찬가지인데 주말 골퍼일수록 무리한 힘을 쓰게 마련입니다.

갈비뼈 골절에 대한 한의약적 치료법

갈비뼈 골절 치료시, 한약(치타박일방(治打撲一方))이 양약(Loxoprofen, diclofenac 등의 NSAIDs)보다 우수한 효과를 보인다고 하는 최근 일본 논문을 하나 소개해 보겠습니다.

'치타박일방(일본명 Jidabokuippo)'은 천궁(川芎), 박속(樸, 상수리나무 가지), 천골(川骨,

가시연꽃의 뿌리) 계지(桂枝) 각 3g, 정향(丁香), 대황(大黃) 각 1g, 감초(甘草) 1.5g 등으로 구성된 처방으로 일본에서는 쯔무라 제약 등에서 한방 제제약으로 이미 출시되어 있습니다.

갈비뼈 골절이 발생했을 경우 통증 및 염증의 조절을 위하여 '비스테로이드성 항염증 제제 (Nonsteroidal Anti-Inflammatory Drugs, NSAIDs)'가 일반적으로 많이 처방되고 있습니다. 본 연구에서는 외상성의 부종이나 통증에 대한 치료 목적으로 일본에서 특히 다용되어온 한약 처방인 '치타박일방'을 NSAID 대신 사용하여서 NSAID 적용군과의 치료 효과를 비교&연구하였습니다.

본 연구는 약 2년 5개월간 3개의 병원을 통하여 모집된 늑골(갈비뼈) 골절 환자 170명을 대상으로 시행되었습니다.

무작위로 85명씩 나누어 한 군은 Loxoprofen, diclofenac 등의 NSAID 약물을, 다른 한 군은 치타박일방을 처방하였습니다.

각 약물의 투여는 통증이 VAS(visual analog scale : 시각 아날로그 척도 - 주관적인 통증의 강도를 평가하는 방법으로 통증 척도의 하나임. 선상의 좌측에 '통증 없음' 우측에 '참기 어려운 통증'으로 기록하고 환자가 통증 정도를 주관적으로 표기하는 것) 기준 50% 이상 감소될 때까지 시행되었고 환자가 이전부터 복용하고 있던 각종 약물들, 즉 항고혈압제제, 항부정맥제제, 고지혈증 치료제, 항혈소판제제, 신경정신계, 위장관계 약물 등은 그대로 유지되었습니다.

각 군에서 최종적으로 연구를 종료한 인원을 대상으로 분석한 결과, 양쪽 군에서 연령이나 성별, 중증도 등에서 차이가 없었음에도 불구하고 치료 기간이 치타박일방을 복용한 군에서 통계적으로 유의미하게 감소하였고 치료 비용도 역시 NSAID 군보다 유의미하게 낮았습니다.

결국, 치타박일방은 늑골(갈비뼈) 골절에 대하여 기존의 관례처럼 사용되었던 NSAID 제제보다 치료 기간을 통계적으로 유의미하게 단축시키는 새로운 한의학적 대체 약물로 사용될 수 있을 것으로 보입니다.

건강 Q&A - 골절에 좋은 음식 총정리

Q. 오랫동안 골다공증이 있었던 저희 어머님께서 얼마 전에 자동차사고로 인해서 우측 6~9번 갈비뼈 골절상이 있었습니다. 평소 치아도 별로 안 좋으신 상황이라서 영양 공급도 시원치 않아서 골절 회복이 많이 늦어질까 봐 자식으로서 너무 걱정이 되는데 골절 회복에 도움이 될 수 있는 좋은 음식을 좀 추천해 주세요.

A. 1. 치아가 안 좋으신 어르신 분들에게 골절 후유증 관리에 도움이 되는 음식으로는 우선 '자두'를 추천드릴 수 있습니다. 자두에는 뼈 건강에 좋은 비타민 K가 풍부합니다. 비타민 K는 뼈가 만들어지는 대사 과정을 촉진해서, 골밀도를 높여주어 골절을 회복하고 골절 후유증을 극복하는 데 있어 많은 도움이 됩니다. 또한, 자두에는 항산화 물질 중 하나인 폴리페놀도 많이 함유되어 있는데 폴리페놀은 뼈를 파괴하는 파골세포의 수를 줄여줍니다. 특히 말린 자두 '푸룬'은 국제 골다공증재단(NOF)에서 '뼈 건강을 위한 음식'으로 선정하기도 했으며 비타민 K, 구리, 붕소 등의 미네랄과 비타민이 풍부합니다.

실제로 미국 플로리다 주립대학교의 최근 연구 결과에 따르면 폐경기(갱년기) 중년 여성 160명이 말린 자두 '푸룬'을 12개월 동안 꾸준하게 먹은 결과, 골밀도가 1년 전에 비해서 통계적으로 유의미하게 향상되었습니다.

2. 또한, 두유도 함께 추천드릴 수 있겠습니다. 두유는 액체 성분이라서 몸에 쉽게 잘 흡수되고 소화도 잘 됩니다. 일반 두유보다는 검은콩으로 만든 검은콩 두유가 칼슘 함유량이 더 높습니다. 두유를 먹을 때 당분 함량이 높은 음식은 칼슘 배설을 촉진하기 때문에 함께 먹지 않는 게 좋겠습니다.

3. 콩은 식물성 단백질이 풍부한 음식으로 잘 알려져 있습니다. 그중에서도 '병아리콩'은 일반적인 콩 종류보다 단백질과 칼슘이 더 풍부하게 많이 함유되어 있습니다. 특히 칼슘 함량은 100g당 45mg으로 완두콩보다 약 2배 정도 더 많습니다. '병아리콩'은 열량도 낮은 편이라서 '슈퍼 곡물'로 불리기도 합니다. 밥에 넣어서 먹어도 좋고, 으깬 뒤에 아보카도나 크림치즈를 섞어서 빵에 발라 넣으면 색다른 맛을 즐길 수도 있습니다.

4. 견과류도 뼈 골절 회복에 좋은 음식입니다. 견과류에 많이 들어 있는 오메가3 지방산은 뼈 건강에 큰 도움을 줍니다. 오메가3는 우리 몸에서 뼈를 만드는 역할을 수행하는 조골세포 형성에 상당한 도움을 줍니다. 또한, 견과류에는 칼슘과 단백질 성분도 풍부합니다. 견과류를 먹을 때에는 한 가지 견과류를 먹는 것보다는 다양한 견과류를 먹는 것이 좋습니다. 다만, 견과류는 열량이 높은 편이므로 하루에 한 줌 정도만 먹는 것이 바람직합니다.

5. 치즈도 좋습니다. 기본적으로 유제품에는 칼슘과 단백질이 풍부합니다. 그중에서도 치즈는 소화·흡수율이 다른 식품보다 높아서 어린이나 어르신이 드시기에 적합합니다. 치즈에 들어간 비타민 B2는 근육 조직을 유지하고 세포 성장을 돕는 역할도 합니다. 치즈는 포화지방 함량이 높습니다. 비만이나 고지혈증이 있는 사람은 저지방 제품을 선택하는 것이 좋겠습니다.

6. 홍화씨는 국화과 식물인 홍화(紅花)의 씨앗으로서, 백금·칼슘·마그네슘 성분이 많아서 뼈에 금이 가거나 골절 부상으로 뼈가 부러졌을 때 먹으면 골절 회복에 일정 부분 도움이 됩니다.

한의학적으로 홍화씨는 기본적으로 뭉친 어혈(瘀血)을 풀어주는 등 해독(解毒) 작용을 하면서 혈액 순환을 개선시켜 줌으로써 골절 초기(염증기) 회복에 도움이 된다고 알려져 있습니다. 또한, 혈중 콜레스테롤 농도를 의미있게 저하시키는 작용을 함으로써 동맥경화증, 고지혈증, 고혈압 등 순환기 질환의 예방과 치료에도 효과가 있습니다. 뼈를 튼튼하게 해서 골절, 골다공증, 골형성부전증 등에도 어느 정도 치료 효과가 있습니다. 홍화씨가 골밀도를 높인다는 과학적인 연구 결과도 발표되었습니다. 부산대학교 구강생물공학연구소가 골다공증 및 골감소증 환자들에게 홍화씨 추출물을 매일 90~120㎎씩 제공한 이후 3개월이 지나자 환자들의 골밀도가 통계적으로 유의미하게 개선되기 시작했고, 약 12개월 뒤에는 환자들의 골밀도가 약 31%까지 증가했습니다.

단, 홍화씨는 달여먹거나 곱게 갈아 먹어야 위장에 부담이 덜 합니다. 평상시 위장관의 소화력이 약한 사람들이 먹을 경우에는 설사나 복통과 같은 소화기 계통의 부작용이 나타날 수도 있습니다. 특히 임신한 여성분들은 가급적 홍화씨를 먹지 않는 것이 좋겠습니다.

7. 접골탕의 핵심 성분인 당귀(當歸)의 경우, 이미 기존의 연구(뼈세포 증식 능력에 관한 당귀의 효능 연구)에서 당귀가 직접적으로 proliferation, alkaline phosphatase (ALP) activity, protein secretion을 자극하고, 용량에 따라서 type I collagen synthesis of OPC(osteoprecursor cells)-1을 촉진하여서 뼈세포 증식에 관여한다고 이미 학계에 보고된 바 있습니다. 당귀차를 하루 1~2잔 드시는 것도 좋고 가까운 한의원에 방문하셔서 '뼈에 좋은(과학적·임상적으로 모두 입증된) 골절·골다공증 치료 한약' 처방을 꾸준하게 받으시는 것도, 갈비뼈 골절 후유증 관리에 있어 또한 기력 회복에 있어 모두 상당한 도움이 되실 것입니다.

월경통

월경통에 대한 생활 섭생법

월경통이란?

월경통(생리통)은 월경 주기와 직접적으로 연관되어서 나타나는 주기적 골반 통증을 말하며, 생리를 하는 국내 여성의 약 77~94%가 생리통을 호소하며 이들 가운데 53%는 매우 격심한 통증을 경험하는 것으로 보고되어 있습니다.

골반 장기에 어떤 이상을 유발하는 병리적 원인 여부에 따라 원발성 생리통과 속발성 생리통으로 나눌 수 있는데, 골반 장기의 이상소견 없이 나타나는 생리통은 원발성 생리통이라고 하며 골반 장기의 이상에 의해 나타나는 생리통을 속발성 생리통이라고 합니다.

생리통은 증상의 형태와 정도에 따라 차이가 있고 너무 흔하게 경험하는 증상이기 때문에 이를 별 것 아닌 것으로 쉽고 가볍게 여기는 여성들이 많습니다.

그러나 골반 장기에 이상이 있는지 아니면 다른 장기에 이상이 있는지를 구별하는 것이 중요하기 때문에 일단 생리통이 있다면 반드시 한의원을 포함한 전문의료기관에 꼭 내원하여서 정확한 진찰과 상담을 제대로 받는 것이 매우 중요합니다.

특히 10대 여자 청소년들의 경우에는 단순한 학업 스트레스 때문일 것이라고 자가진단(지레짐작)해서 병을 키우는 경우가 상당히 많으니 더더욱 주의해야 하겠습니다.

월경통의 증상

생리통의 공통된 증상은 생리 주기와 연관되어 통증이 나타나는 것입니다. 앞서 언급한대로 원발성인지 속발성인지에 따라서 증상에 차이가 있습니다.

1. 원발성(1차성) 생리통

원발성 생리통의 증상은 보통 하복부의 골반뼈 바로 윗부위에서 쥐어짜는 느낌(colicky)의 통증이 느껴지는 것입니다. 생리를 하기 몇 시간 전 또는 생리 직후부터 발생해서 약 2~3일 간 지속된 후 증상은 서서히 사라집니다.

즉 원발성 생리통은 생식기관에 특별한 질환이 없으나 단지 월경 전 또는 월경 시작 직후에 발생하여 약 48~72시간 정도 지속됩니다.

원발성 생리통은 자궁의 혈관 내에 프로스타글란딘(prostaglandin)이라는 물질이 증가하면서 자궁 평활근(平滑筋, smooth muscle)이 심하게 수축되며 복통 증상이 나타나는 것입니다. 자궁 근육이 수축되면서 월경이 시작되는 것이기 때문에 출산할 때와 유사한 통증(산통)이 있습니다. 요추(腰椎) 및 천추(薦椎) 부위와 허벅지 등에 통증이 있으며 동시에 구토, 메스꺼움, 설사 등의 소화기 증상이 나타날 수 있고 드물지만, 갑자기 실신하는 경우도 가끔씩 생깁니다.

보통 초경 시작 후 약 1~2년 사이에 많이 발생하기 때문에 어린 여학생들에게서 매우 흔하지만, 40대 미만 젊은 성인 여성들에게도 상당히 많이 나타납니다. 원발성 생리통은 아랫배를 아주 부드럽게 마사지하거나 지그시 눌러주는 지압법만으로도 통증이 어느 정도 완화되는 효과를 볼 수도 있습니다.

2. 속발성(2차성) 생리통

속발성 생리통이란 골반 내 장기에 이상이 있을 때 나타나는 주기적 통증으로 생리를 시작하기 약 1~2주 전부터 발생하여 생리가 끝난 후 수일까지 통증이 지속되는 경우가 많습니다.

원발성 생리통이 생리 전에 통증이 심하다가 생리가 시작하면 통증이 감소하는 양상을 보이는 것에 비해, 속발성 생리통은 생리가 시작되면서 더욱 심한 경련성 통증으로 나타나기도 합니다.

속발성 생리통과 연관된 질환으로는 자궁내막증, 난관염, 골반염, 수술 후 유착, 자궁 내 장치, 자궁선근증, 자궁 근종, 난소 낭종, 골반 울혈, 자궁 내 폴립, 자궁 기형, 자궁경부 협착 등 여러 종류의 질환이 있습니다.

속발성 생리통을 유발하는 질환은 이처럼 꽤 여러 가지 종류가 있지만, 그중에서 가장 흔한 질환은 자궁내막증(endometriosis : 자궁 안에 있어야 할 자궁내막 조직이 자궁 밖의 복강 내에서 존재하는 것으로 가임기 여성의 약 10~15%에서 발생되는 흔한 질환)과 자궁선근증(adenomyosis : 정상위치를 벗어나 비정상적으로 존재하는 자궁내막 조직에 의해서 자궁의 크기가 커지는 질환)입니다.

월경통의 진단

월경통(생리통)의 진단은 다른 질환과 비교했을 때 진단하는 방법이 조금 다릅니다.

우선 평소 경험했던 생리통의 주기와 형태, 통증 정도, 진통제 복용력 등 자세한 병력 청취가 가장 중요합니다.

통증 양상이 생리 주기와 일치하는지 확인하여 생리통을 진단하며 원발성 생리통과 속발성 생리통의 감별을 위하여 주의 깊은 진찰과 검사가 필요합니다.

그러나 간혹 자궁근종으로 혈액이 원활하게 공급되지 않아 조직의 허혈이 있는 경우는 급성 통증을 유발하여 급성 골반통이 발생하기도 합니다.

원발성 생리통은 주기적이면서 특징적인 생리통과 함께 전문가의 진찰에서 골반 장기에 이상이 없을 때 진단할 수 있습니다. 그러나 속발성 생리통은 원인이 다양하기 때문에 정확한 감별진단을 위해서 자세한 병력 청취와 함께 초음파 검사, 복강경 또는 자궁경 검사 등이 필요하기도 합니다.

월경통의 한의학적 분류

1. 한습응체(寒濕凝滯)

월경 전 혹은 월경 기간에 아랫배가 차가워지고 아프며, 요통이 있으며 따뜻하게 하면 통증이 감소합니다. 추위를 느끼며 몸살이 난 듯 아프고 설태는 하얗고 기름기가 많은 편이며 맥은 가라앉은 편입니다. 이런 유형의 환자는 보통 몸, 손발과 아랫배가 차면서 월경 때마다 아랫배의 복통이 심합니다.

2. 간울기체(肝鬱氣滯)

월경 전 혹은 월경 기간에 아랫배가 부풀듯이 아프고 압통(壓痛)이 뚜렷합니다. 월경 전에 유방이 불어나듯 아프고 가슴과 옆구리가 단단하게 커지는 느낌입니다. 월경의 양은 적거나 배출이 원활치 못합니다. 월경의 색은 검붉으며 덩어리가 있습니다. 대개 혈괴(血塊)가 배출되면서 통증이 경감됩니다. 혀의 색깔은 보통 어둡습니다. 이런 유형의 환자는 보통 양 옆구리가 그득하거나 가슴이 답답하고 상쾌하지 못하며 인후에 이물질이 막혀 있는 듯한 느낌이 있다고 표현합니다.

3. 간신휴손(肝腎虧損)

월경 후 아랫배가 은은하게 아프며 아픈 부위를 만지면 통증이 줄어들고 월경의 양은 적습니다. 허리와 무릎은 시리고 아프며 머리가 어지럽고 간혹 이명이 나타나기도 합니다. 이런 유형의 환자는 머리가 흐리멍덩한 듯하며 눈이 잘 보이지 않고, 건망증이나 불면증과 함께 목과 입이 마르고 또 옆구리가 아프고 손바닥과 발바닥 중심에 열이 나며, 동시에 가슴이 답답하고 불안해하며 식은땀이 나고 뺨이 붉어진다고 표현합니다.

월경통의 한의학적 치료법

월경통(생리통)은 월경 직전이나 월경 중 나타나는 통증으로 가임기 여성에서 흔하게 나타나고 다달이 주기적으로 반복되어 삶의 질을 떨어뜨리는 요인이 됩니다. 한약 및 침 치료 등 한방치료를 적극적으로 시행했을 때 생리통의 실질적인 개선 및 완화 효과가 발생한다는 과학적 연구들이 지속적으로 학계에 보고되고 있습니다.

1. 침

침 치료는 특히 원발성 생리통에 양호한 효과를 보입니다. 진통뿐만 아니라 전신 기능을 개선시키고 내분비 기능을 조절하는 작용을 합니다. 장시간 반복적인 자극이 필요할 경우 자침 후에 피부 침이나 이침(耳鍼)을 쓰면 자극을 지속하고 치료 효과를 증진시킬 수 있습니다. 중극혈(中極穴), 기해혈(氣海穴), 관원혈(關元穴) 등 하복부 주위의 경혈들이 대표적인 침 치료 위치입니다.

2. 뜸

뜸 치료는 피부 표면의 특정한 경혈에 부드러운 열로 자극함으로써 복부의 찬 기운을 없애줍니다. 한열(寒熱)의 순환을 조절하고(수승화강) 손발과 복부를 따뜻하게 유지시켜 냉증을 없애는 역할을 해줍니다. 특히 자궁질환을 다스리는 데 큰 도움이 됩니다.

3. 한약

한약 치료는 하복부의 어혈을 치료하고 진통, 항염, 항경련 그리고 근 이완치료 효과를 통해서 임상적으로 생리통을 현격하게 완화시켜 줍니다. 특히 사물탕, 당귀작약산, 계지복령환, 도핵승기탕 등 구어혈제 처방들이 임상적으로 매우 유용합니다.

10대 여자 청소년의 월경 전 증후군과의 감별

월경을 하기 7~10일 전부터 정서불안, 우울감, 불안감, 집중력 저하, 건망증, 피로, 유방의 팽만감, 유방통, 두통, 요통, 몸이 붓는 느낌, 부종, 여드름, 소화 장애, 식욕증가, 공격성 증가 등의 증상이 나타나는 것으로 월경 전 증후군(premenstrual syndrome)이라 합니다.

이 시기에 평소와 다른 행동이나 성격을 보이기도 합니다. 증상은 월경이 시작되고 수일 안에 호전되며 월경이 시작되고 1주 이내에는 증상이 경미하거나 없어집니다. 난자를 생산하는 규칙적인 월경을 하는 젊은 여자들(10~20대)에게 흔히 발생합니다.

아직까지 정확한 기전을 모르지만, 칼슘과 마그네슘 섭취가 도움이 된다고 알려져 있고 비타민 B6와 비타민 E도 효과가 있는 것으로 밝혀져 있습니다.

월경통 치료의 핵심 한약 : 당귀 + 왕불류행

1. 당귀(當歸)

월경통을 위한 조경지통(調經止痛)에 대한 대표적인 특효 한약이 바로 당귀입니다.

'여성을 위한 약초'란 말이 붙을 만큼 여성 질환에 탁월한 효과를 보이는 당귀의 이름 속에는 사랑하는 아내를 보내야만 했던 지아비의 통한이 서려 있습니다.

중국 명나라 사람 왕용은 결혼한 지 일 년이 채 안 된 새색시를 남겨두고 약초를 캐기 위해 산으로 들어간 이후 소식이 끊겼습니다. 아내는 3년여 동안 남편을 기다리다 결국 가난을 견디지 못하고 재가를 했지요. 그 후 그녀는 월경이 끊어지고 몸이 쇠약해져 언제 죽을지 모르는 병에 걸리게 되었는데 때마침 산에서 돌아온 왕용이 캐온 약재를 얻어 달여 먹게 되었습니다. 그녀의 병이 씻은 듯이 나았음은 물론입니다. 그러나 그녀는 이미 다른 사람의 여자가 된 처지. 왕용은 '장부당귀(丈夫 當歸)'라는 말을 남기고 돌아설 수밖에 없었습니다. '마땅히 돌아올 사람은 돌아온다'라는 뜻입니다. 아내에 대한 야속함이 서린 그 말은 그 후 그가 사용한 약재에 '당귀'라는 이름으로 길이 남았습니다.

한의학에서 당귀는 '피를 만들어 보충하는 효과가 뛰어나다'하여 부인과 질환에 빼놓지 않고 사용합니다. 특히 여성들의 월경불순, 월경통, 산후 회복 및 갱년기 장애에 특효가 있습니다. 이는 당귀가 자궁수축을 돕고 여성호르몬 생성 및 분비를 촉진하기 때문입니다.

2. 왕불류행(王不留行)

왕불류행은 너도개미자리과에 속한 월년(越年) 혹은 일년생초본인 장구채의 전초(全草)입니다. 약성은 평평하고 맛은 달면서 씁니다.

전한(前漢) 말기 왕망이 황제 권력을 찬탈하자 전국이 혼란에 빠졌습니다. 그 와중에 평범한 종실의 한 사람인 유수는 신중한 성격으로 민심을 얻어갔지요. 왕망의 군대는 유수를 견제하며 자신들이 진정한 한나라의 후예라 주장했습니다. 왕랑은 군사를 일으켜 유수를 죽이려고 추격했습니다. 추격군은 저녁 시간이 되자 약왕(藥王) 비동이 사는 마을로 들어갔습니다. 왕랑은 마을 사람들에게 군사들이 먹을 식사를 준비하게 명력했습니다. 그 마을 사람들은 왕랑을 천하의 간적으로 여겨 상대하기조차 싫어했습니다. 저녁 시간이 되어도 밥을 가져오지 않자 왕랑의 부하들이 재촉하러 갔습니다. 그런데 밥은커녕 집집마다 문이 꽉꽉 잠겨 있었습니다. 화가 난 왕랑은 마을 사람들을 모두 죽이라고 명령했는데 그 마을에는 사람들이 숨기 좋은 풀이 무성하여서 결국 한 사람도 찾지 못했습니다. 왕랑은 더 이상 시간을 끌면 유수를 놓칠 것 같아 서둘러 떠났습니다.

훗날 유수는 이러한 혼란을 수습하고 후한의 초대 황제가 되었습니다. 마을 사람들을 살린 무성한 풀은 비동이 약초로 쓰던 것이었습니다. 비동은 이 사건을 계기로 그 풀을 '왕불류행'이라 이름 지었습니다. '왕망과 왕랑이 마을 사람들로부터 식사 대접을 받지 못했지만 더 이상 머무르지 못하고 떠나갔다'는 의미입니다. 약초의 성질 역시 매우 활발하여서 '혈맥(血脈) 속을 멈추지 않고 달려가니 왕명(王命)이라도 그 움직임을 멈출 수 없다'라는 의미로도 해석됩니다.

왕불유행은 통경(通經) 작용이 있어서 여성의 무월경, 월경통, 월경불순을 치료합니다. 산후 유즙 분비 부족과 유즙 불통도 치료하며 배농 작용이 있어서 유선염에도 유효합니다. 자궁을 흥분시키는 약리작용이 있어서 난산 치료에도 활용됩니다.

월경통에 대한 생활 섭생법

피로, 스트레스가 더해지면 생리통이 더 심해질 수 있습니다. 에어컨 등에 장시간 노출되는 것은 피하는 것이 좋습니다. 몸을 따뜻하게 해주고 찬 음료수나 찬 음식을 절제함으로써 생리통을 완화시킬 수 있습니다. 이와 함께 생리통, 냉대하 등 월경 문제 및 여성 질환과 관련하여 널리 사용되는 혈 자리인 삼음교혈(三陰交穴)에 자주 지압을 하면 생리통 완화에 상당한 효과를 거둘 수 있습니다.

소음인들의 경우에는 몸을 따뜻하게 해 주는 생강차, 인삼차가 상당히 도움이 되고 당귀차를 꾸준히 마시는 것도 자궁 혈행 순환 증진에 도움이 됩니다.

특히 10대 여자 청소년들의 경우 평소에 컵라면, 치킨, 피자, 과자 등 인스턴트 음식이나 기름진 음식을 많이 먹으면 월경통이 심해질 수 있으니 곡류와 채소를 많이 먹고 콜라나 사이다 같은 탄산음료보다는 물을 많이 마시는 것이 좋습니다.

신선하고 좋은 재료로 만든 음식은 월경통을 완화하는 데 도움이 될 뿐만 아니라 피부에도 좋고 키가 자라는 데도 도움이 됩니다.
요즘 유행하는 꽉 끼는 레깅스 복장도 가급적 피하는 것이 생리통 완화에 도움이 됩니다.

DAY

04

위-식도역류질환 | 편두통

틱장애, 뚜렛증후군 | 크론병 | 퇴행성 관절염

코골이, 수면 무호흡증 | 코막힘 | 천식

위-식도 역류 질환

식이요법 및 생활 가이드

위-식도 역류 질환이란?

위-식도 역류 질환(GERD : gastroesophageal reflux disease)은 위(胃) 내용물이 식도로 역류해서 불편한 임상 증상을 유발하거나 이로 인해서 합병증을 유발하는 질환입니다. 위-식도 역류 질환 중에서 역류로 인해 식도에 궤양이나 미란과 같은 조직형태학적 변화가 명백하게 일어난 상태를 역류성 식도염 혹은 미란성 식도염이라고 합니다. 역류성 식도염은 정상적인 경우라면 위 안에 있어야 하는 위산 또는 위액이 식도 쪽으로 거슬러 올라가는 현상이 지속되어서 식도가 헐거나 염증을 일으키는 질환이라고 말씀드릴 수 있겠습니다.

위-식도 역류 질환의 범주에는 속하지만 내시경 검사에서 식도 점막의 궤양이나 미란과 같은 확실한 점막 결손이나 바레트 식도(Barrett's esophagus : 지속적으로 위산이 역류하여 식도와 위의 경계 부위(분문부)에서 식도 조직이 위 조직으로 변한 상태)가 관찰되지 않는 경우에는 비미란성 역류 질환이라고 부르게 됩니다.

위-식도 역류 질환의 원인

위 속의 내용물이 식도로 역류하는 것은 사실 정상인들에게서도 짧은 시간 동안 가끔씩 일어날 수는 있는데, 역류가 자주 발생하고 그 발생 기간이 길어지면 역류 증상과 식도염을 일으킬 수 있습니다.

식도염은 역류의 시간, 역류된 내용물의 자극 정도, 식도 점막 자체의 방어 기전에 따라 그 정도가 결정됩니다. 위-식도 역류 질환의 가장 중요한 발병 경로는 하부식도 괄약근(lower esophageal sphincter : LES)의 일시적 이완에 의한 것으로 여겨지고 있고, 이 외에도 식도 열공 헤르니아(hiatal hernia)와 같은 해부학적 결손, 하부식도 괄약근의 낮은 압력 등이 원인이 될 수도 있습니다.

고기나 기름기 많은 음식, 지방이 많은 포함된 식품을 섭취할 경우에는 위에서 음식이 체류하는 시간이 길어지고 복압을 상승시켜서 위산 역류가 잘 일어날 수 있습니다. 음식물의 과잉 섭취도 위산의 과잉 분비와 복압 상승을 야기시켜서 위산 역류를 초래할 수 있습니다. 복부 비만에 의한 복압의 상승 역시도 역류성 식도염의 한 가지 원인이 됩니다. 복부 비만인 사람들은 정상인들에 비해서 역류성 식도염에 걸릴 확률이 1.6배 정도 높은 것으로 조사되어 있습니다.

60세 이상 노인분에서 역류성 식도염 잘 걸리는 이유는 연령이 높아질수록 하부 식도 괄약근 기능이 떨어지게 될 뿐 아니라 여러 가지 만성적인 질환으로 인해서 장기간 양약을 복용하거나 남용하기 때문이라고 할 수 있겠습니다. 특히 천식약이나 근육이완제, 과민성 방광 치료제, 편두통 치료제, 지사제, 항히스타민제, 항우울증 치료제 등을 장기간 복용할 경우에는 역류성 식도염 증상이 유발되거나 더 심해질 수 있으니 주의가 필요합니다.

위-식도 역류 질환의 증상

위-식도 역류 질환의 전형적인 대표 증상은 가슴 쓰림(heartburn)과 산 역류 증상입니다.

가슴 쓰림은 대개 명치끝에서 목구멍 쪽으로 치밀어 오르는 것처럼 흉골 뒤쪽 가슴이 타는 듯한 증상을 말하며, 환자는 이러한 증상을 '가슴이 쓰리다, 화끈거린다, 따갑다, 뜨겁다' 등으로 표현합니다. 이 통증은 견갑골(날개뼈) 사이나 목 및 팔 쪽으로 뻗어가면서 나타날 수 있습니다.

산 역류는 위액이나 위 내용물이 인두(식도와 후두 사이)로 역류하는 현상을 말하는데, 대부분 시큼하고 쓴맛을 많이 호소하게 되는데 다량의 음식을 포식한 다음에 또는 누운 자세에서 쉽게 발생합니다. 즉 회식한 날 자려고 누웠을 때 많이 발생할 수 있다는 의미입니다. 일부의 위-식도 역류 질환 환자에서는 협심증으로 오인할 정도의 심한 가슴 통증(흉통)이 나타나는데 이것은 식도 근육층에 있는 기계적 수용체를 자극해서 발생한다고 추정되고 있습니다.

그 외에도 연하곤란, 연하통, 오심 등과 같은 소화기 증상, 만성적인 후두 증상, 인후 이물감,

기침, 쉰 목소리, 후두염, 만성 부비동염 등의 이비인후과적 증상, 만성기침, 천식과 같은 호흡기계 증상, 충치 등과 같은 매우 비전형적인 증상을 보이는 경우도 가끔 임상에서는 관찰할 수 있습니다.

위-식도 역류 질환의 검사

위-식도 역류 질환의 진단 검사에는 내시경 검사, 24시간 식도 산도 검사, 식도 내압 검사 등이 있습니다.

우선 내시경 검사를 통해서 식도염의 정도 및 범위를 직접 볼 수 있고 동반된 합병증 유무를 확인할 수 있으며 식도 점막의 조직학적 진단이 가능합니다. 그리고 증상을 유발할 수 있는 다른 기질적 질환 여부를 진단하기 위한 목적으로도 시행될 수 있습니다.

24시간 식도 산도 검사는 위-식도 역류 질환을 객관적으로 진단하는 데 있어 가장 중요한 검사입니다. 환자가 외래 검사실에서 기계를 부착한 후에 일상생활을 수행하면서 검사가 가능한데 기계에 입력된 데이터를 컴퓨터로 분석해서 최종 결과를 알 수 있습니다.

식도 내압 검사는 하부 식도 괄약근의 압력과 이완에 관한 정보뿐 아니라 식도 체부의 운동 기능을 알 수 있으므로 위-식도 역류 질환 증상이 동반되는 피부경화증(scleroderma : 공피증)이나 아칼라시아(achalasia : 이완불능증)와 같은 질환을 배제하는 데 도움이 될 수 있습니다.

위-식도 역류 질환에 대한 과학적 근거를 갖춘 한의약적 치료법

위-식도 역류 질환이나 역류성 식도염에 대한 가장 효과적인 치료법 중 하나는 적절한 방법을 통해서 위산 분비를 감소시키는 것입니다.

위-식도 역류 질환이나 역류성 식도염을 가진 성인분들에 대한 위산 분비 감소 또는 위산 중화에 크게 도움이 되는 가장 확실하고 안전한 한의약적 치료법 중 하나는 오패산(烏貝散)을 하루 6~12g 정도 꾸준하게 복용하는 것입니다.

오패산이란 오적골(烏賊骨)이라는 한약재를 패모(貝母), 감초(甘草), 백급(白芨) 등의 한약재와 같이 조합해서 만든 유명한 한약 처방(가루약)인데 현대약리학적으로 위산 중화 작용이 매우 뚜렷하며 식도와 위의 출혈을 완화시키고, 소화기계 염증을 완화시키는 효능을 나타냅니다.

이번에는 어린이들의 위-식도 역류 질환에 대한 한의약적 치료법을 말씀드려 보겠습니다.

진료실에서 다음과 같이 아이의 증상에 대해서 문의하시는 어머님들이 정말 많이 계십니다.

"저희 아이는 제(엄마)가 지극 정성으로 준비해서 먹인 음식을 거의 매일 너무 많이 게워냅니다. 식사 때마다 거의 매번 구토하는 우리 아이 도대체 뭐가 문제일까요?"

어린이들 특히 영유아들의 소화기관은 성인에 비해 아직 미숙하기 때문에 잘 토할 수 있습니다. 대개의 경우는 크게 문제가 없지만, 아이의 성장률을 저하시킬 정도로 너무 심하게 또 너무 오랫동안 구토를 반복하고 있다면 위-식도 역류 질환이나 역류성 식도염을 의심해 볼 필요가 있습니다.

위-식도 역류 질환은 한의학적으로는 탄산조잡(吞酸嘈囃)이라고 표현합니다. 성인분들에게 흔하게 나타나는 역류성 식도염은 어린이나 청소년들은 물론 1~2세 이하의 영유아들에게서도 잘 나타날 수 있기 때문에 어느 정도 세심한 관찰과 주의가 필요합니다.

소아 위-식도 역류 질환은 식도와 위 사이의 해부학적 방어벽 역할을 하는 하부 식도 괄약근의 일시적인 이완이 역류를 일으키는 주된 병인인데 활동량이 너무 많거나 배에 힘을 주거나 비만, 과식, 기침 등도 유발 요인이 될 수 있습니다.

소아 위-식도 역류 질환이 있는 아이들은 만성 식욕부진, 연하(삼킴) 곤란, 연하통, 수유할 때마다 등 젖히기 동작 반복하기, 자주 보채기, 토혈, 철 결핍성 빈혈, 식도염, 식도협착, 바렛식도, 체중저하, 무호흡, 천명, 만성기침, 위분문부 탈장, 반복성 폐렴, 영아 돌연사 증후군 등 다양한 증상들이 임상적으로 나타날 수 있습니다. 유아기에는 구토 증상이 자주 나타나고 이후에는 어른들과 같이 만성적인 가슴쓰림, 산역류 증상을 보이게 됩니다.

일반적으로 위-식도 역류는 출생 후 첫 3개월에는 50%의 영아에서 나타나고 생후 4개월 정도에서는 약 67%의 영아에게서 나타나며 이후에는 조금씩 줄어들어서 10~12개월에 5% 정도의 영아에서 반복적 구토 증상으로 나타나지만, 대부분은 자연적으로 호전되어서 약 12~18개월까지는 증상이 거의 없어지게 됩니다.

전체 아이들 중 약 1~5%에서 병적인 위-식도 역류에 의한 합병증으로 검사와 치료를 받습니다.

일본에서 임상 논문으로 발표된 영유아 역류성 식도염의 한의약적 치료법에 대한 임상적 효과와 안전성에 대한 내용을 간략하게 소개해 보겠습니다.

위-식도 역류 질환으로 진단된 영유아들에 대한 육군자탕(六君子湯)의 임상적 효과와 안전성 논문입니다.

연구는 만 1세 이하 영아 54명을 대상으로 하여 진행되었습니다. 실험군과 대조군을 설정하여 3개월 동안 꾸준히 치료를 진행한 후에 임상적 평가를 시행했는데, 놀랍게도 육군자탕을 3개월 동안 복용했었던 아이들(연구 대상자 아이들은 대부분 성장이 많이 부진했었던 허약한 아이들)은 통상적인 양약을 3개월 동안 복용했었던 아이들보다 1. 구토 횟수가 통계적으로 유의미하게 줄어들었고 2. 체중이 통계적으로 유의미하게 많이 늘었으며 3. 단 1건의 부작용도 발생하지 않았습니다.

약간 나이가 더 든 어린이들을 대상으로 하여 역시 같은 한약 처방인 육군자탕의 위-식도 역류 질환에 대한 임상적 효과를 검증한 논문도 이미 발표가 되었습니다.

어린 시기에 위-식도 역류 질환 또는 역류성 식도염을 앓았던 아이들이라면 청소년기는 물론 성인이 되어서도 언제든지 같은 병증으로 고생을 할 수 있기 때문에 또래 아이들과 비교했을 때 평소에 잘 토하는 아이들은 미리미리 부작용도 없고 효과도 확실하며 성장률 개선에도 도움이 되는 육군자탕 복용과 같은 한의학적 치료를 꼭 받게 해줄 필요가 있습니다.

위-식도 역류 질환의 경과 및 합병증

비미란성 역류 질환은 80%에서 약물치료에 의해 증상 호전을 보이고 심한 미란성 식도염으로 진행하는 경우는 흔하지 않습니다. 심한 역류성 식도염은 증상이 자주 재발해서 만성적인 경과를 보이는 경우가 많습니다. 역류성 식도염은 궤양이나 출혈과 같은 합병증을 일으킬 수도 있고 식도염이 장기간 반복되면 식도협착이 발생할 수도 있습니다. 식도협착이 심해져 음식물을 삼키기 힘든 경우에는 내시경적 식도 확장술이 필요할 수도 있습니다.

역류성 식도염에 의해서 바레트 식도가 발생할 수도 있는데 이것은 정상적으로 편평상피(식도 세포)가 있어야 할 식도에 특수화된 원주상피(위점막 세포)가 존재하는 상태를 말합니다. 위-식도 역류에 의해서 생긴 식도염이 치유되면서 세포가 변형되는 화생(metaplasia)이 일어난 것입니다. 바레트 식도는 세포 이형성(dysplasia) 정도가 심하면 식도암, 특히 선암(adenocarcinoma)으로 이행될 수 있으므로 식도암도 결국 위-식도 역류 질환의 장기적인 합병증의 한 종류라고 얘기할 수 있습니다.

식이요법 및 생활 가이드

1. 침대 머리를 올리는 것은 야간 증상이나 후두 증상이 있는 환자에서 효과가 있습니다.

2. 식후에 바로 눕지 않도록 하는 것이 좋으며 취침 시간 전 음식 섭취는 가급적 최대한 피해야 합니다.

3. 음주는 취침 중에도 위산이 계속 분비되도록 하며 위 내용물이 식도로 역류하기 쉬운 환경을 조장할 수 있으므로 술은 최대한 제한하는 것이 치료와 예방에 도움이 됩니다.

4. 흡연은 침 분비를 감소시키기 때문에 위-식도 역류 질환에 해롭습니다.

5. 기름진 음식, 초콜릿, 페퍼민트, 과도한 알코올 등은 하부 식도 괄약근 압력을 저하시키므로 가급적 섭취를 피하는 것이 좋습니다. 또한, 콜라, 레드와인, 오렌지 주스 등의 음료도 다양한 산도를 가지며 증상을 악화시킬 수 있으므로 역시 피하는 것이 좋습니다.

가장 중요한 것은 '규칙적인 식생활'이라고 할 수 있습니다. 즉 일정한 식사 시간을 준수하고 식사량도 끼니마다 일정하게 유지하는 노력이 중요합니다. 이와 함께 걷기, 조깅, 수영과 같은 가벼운 운동을 꾸준히 하는 것이 좋은데 계단 오르내리기와 같은 운동은 소화를 촉진시키는 데 많은 도움이 됩니다.

또한, 산사나무 열매를 산사자(山査子)라고 하는데 한의학에서는 예로부터 소화제와 정장제로 굉장히 많이 활용해 왔습니다. 특히 신물이 넘어오는 역류성 식도염 증세를 개선하는데 좋은 효능이 있습니다. 백출(白朮)이라고도 부르는 흰 삽주 뿌리도 역류성 식도염 증세 완화에 도움이 되는데 매일 백출 20g을 물 2ℓ에 넣고 30분~1시간 정도 끓인 다음에 마시면 속 쓰림 개선에 도움이 됩니다.

편두통

편두통에 도움이 되는 식이요법

편두통의 개요

편두통(migraine)은 머리 혈관의 기능 이상으로 인해 발작적이며 주기적으로 나타나는 두통의 일종으로 머리의 한쪽에서만 통증이 나타나는 경우가 많아서 '편두통'으로 불립니다. 편측성 두통은 전체 편두통의 약 60%에서 보이며 여성에게서 더 흔합니다. 편두통은 어느 연령에서나 발생하지만 10대에 처음으로 발생하는 경우가 가장 흔하며 여성의 18%, 남성의 6%에서는 일생에 한 번 이상 편두통을 경험합니다.

편두통은 뇌와 머리 뇌신경 및 뇌혈관의 기능 이상으로 인하여 발생하는 두통의 일종입니다. 사실 편두통은 한자 이름으로 인하여 흔히 한쪽 머리가 아프면 편두통이라 생각하지만, 편두통은 흔히 양쪽으로 두통이 오며, 긴장성 두통 등은 흔히 한쪽 머리 통증으로 옵니다. 스트레스성 두통도 흔히 잘못 쓰이고 있는 두통 명입니다. 스트레스는 긴장형 두통뿐만 아니라 편두통의 가장 흔한 원인이 됩니다.

편두통은 어느 연령에서나 발생하지만 10~20대에 처음으로 발생하여 40~50대에 가장 흔하며 우리나라의 경우 여성의 9%, 남성의 3%가 앓고 있는 매우 흔한 질환입니다.

일부의 경우에는 편두통이 생기기 전에 '조짐 또는 전조(aura)'라고 불리는 증상이 있을 수도 있습니다. 이러한 조짐 증상의 존재 유무는 편두통의 분류와 진단에 중요합니다. 조짐, 전조 증상은 시야의 일부분이 잘 보이지 않으면서 주변이 반짝거리거나는 형태가 가장 흔합니다. 때로는 언어장애나 한쪽 손발 저린 증상으로 올 수도 있습니다.

편두통의 가장 큰 특징은 두통 중에 동반되는 증상들입니다. 체하면 머리가 아프거나, 두통이 시작되면 소화가 안되거나 심할 때는 구토를 동반하기도 합니다. 두통 중에 빛과 소리에 민감해지는 것도 중요한 동반증상으로 환자는 흔히 어둡고 조용한 곳에서 안정을 취하게 됩니다. 두통 중의 구역, 구토, 빛과 소리에 민감해지는 증상과 함께 움직임에 의한 통증의 악화는 일상생활에 큰 장애를 가져와서 학업, 가사일, 업무에 엄청나게 큰 지장을 초래합니다.

편두통 통증은 심장이 뛰는 것과 같은 박동성이 흔하여 환자는 '욱신욱신' 또는 '지끈지끈' 한 통증을 호소합니다. 지속시간은 진통제를 복용하지 않는 경우 보통 4시간 이상 지속됩니다. 두통의 강도는 가벼운 두통에서부터 매우 심하여 아무것도 할 수 없는 정도까지 다양할 수 있습니다. 여성의 경우에 월경 때 편두통 발작이 나타나는 경우가 많은데 이를 월경 관련 편두통 또는 월경 두통이라고 합니다.

편두통이 발생하는 기전은 아직 명확하게 밝혀지지 않았습니다. 많은 연구자들은 뇌의 기능적인 변화, 신경전달물질 농도의 변화 및 삼차신경과 그 주변 혈관의 염증 반응을 중요한 편두통의 발병기전으로 생각하고 있습니다. 최근 연구에 의하면, 새로운 뇌신경 영상 기법들에 의해 편두통이 뇌의 이상으로 발생하는 질환이라는 것이 밝혀지고 있습니다. 즉 편두통 환자는 '민감한 뇌, 민감한 신경, 민감한 혈관'을 가지고 있어서 이러한 상태에서 유발 자극을 받게 되면 편두통 발작이 일어나게 된다는 것입니다. 또한, 삼차신경에서 주변의 혈관에 염증을 일으키는 다양한 화학물질을 분비하여 신경 섬유가 통증에 더욱 민감하게 되고 혈관을 확장시킨다는 것이 알려져 있습니다. 여기에는 세로토닌, 도파민, 글루타메이트와 같은 신경전달물질도 중요한 역할을 하는 것으로 생각하고 있습니다.

편두통의 위험인자와 유발 요인

1. 편두통의 위험인자

(1) 가족력
편두통 환자들은 흔히 가족력을 가지고 있기 때문에 오래전부터 편두통의 발생에 유전적 요인이 작용할 것이라고 생각해 왔습니다. 편두통의 한 유형인 가족반신마비 편두통(familial hemiplegic migraine)은 보통 염색체 우성으로 유전됩니다. 또한, 일란성 쌍둥이에게 편두통의 발생 빈도가 훨씬 높습니다.

(2) 여성

특히 여학생들과 여성들에게 편두통이 생길 확률이 높습니다. 여성의 경우에는 남성에 비해 편두통이 생길 확률이 거의 3배나 높습니다. 초등학생은 남자와 여자가 비슷한 정도로 두통이 발생하지만, 사춘기가 지나면서 여성의 두통 발생 빈도가 급격히 증가합니다.

2. 편두통의 유발 요인

(1) 호르몬의 변화

초경 이후 여성에서 편두통의 발생 빈도가 급격히 증가하고 월경 중 두통이 심해지는 것이나, 임신 중이나 폐경 이후 편두통이 호전되는 것은 호르몬의 영향이 중요함을 보여주는 사례입니다. 여성호르몬 치료 시에 편두통이 심해지는 경우도 있습니다.

(2) 음식

대표적인 음식은 술입니다. 특히 레드와인은 대표적인 편두통 유발 요인입니다. 그 밖에 오래된 치즈, 초콜릿, 발효 음식, 산에 절인 음식, 아스파탐 등의 조미료, 과량의 카페인, 일부 양념, 통조림에 있는 음식이나 가공식품 등도 편두통 발생과 관련이 있다고 알려져 있습니다. 하지만 사실 이런 구체적인 편두통 유발 음식들의 섭취 제한보다는, 끼니를 거르거나 과식 등의 불규칙한 식생활을 개선하는 것이 편두통 치료와 관리에 있어서 훨씬 더 중요합니다.

(3) 스트레스와 피로

스트레스와 피로는 가장 흔한 편두통 유발 요인으로서, 편두통 환자의 절반 이상에게서 편두통을 유발하며 심한 정신적 긴장도 편두통을 잘 일으킵니다. 하지만 과로 후에 휴식을 취할 때에도 편두통이 생길 수 있습니다.

(4) 감각 자극

지나치게 밝은 빛이나 햇빛이 편두통을 일으키기도 하며 이상한 냄새에도 편두통이 생길 수 있습니다. 후각적인 자극에는 신나나 담배 냄새 같은 불쾌한 냄새도 편두통을 일으키지만, 향수나 꽃향기 같은 좋은 냄새도 편두통을 유발할 수 있습니다.

(5) 수면 패턴의 변화

잠을 자지 못하거나 너무 많이 자는 경우에도 편두통이 유발될 수 있습니다.

(6) 운동

등산이나 조깅 같은 생활 운동도 편두통을 유발할 수 있습니다. 이런 경우에는 충분한 준비운동과 덥고 습한 날 운동강도를 줄이는 것도 예방 방법입니다.

(7) 환경의 변화

날씨의 변화, 계절 변화, 고도의 변화, 기압의 변화 등에 의해 편두통이 생기며 시차에 의해서도 편두통이 생길 수 있습니다.

소아청소년 편두통

두통은 어린이들에게서도 매우 흔하게 나타나며 특히 학업 관련 스트레스가 많은 청소년기 동안에는 훨씬 더 많이 발생합니다. 사춘기 이전에는 남아가 여아보다 더 편두통이 많이 발생하지만, 사춘기 이후에는 대체로 여아에게서 훨씬 더 자주 발생합니다. 학동기 어린이의 5%가 편두통이 있고, 고등학생의 경우에는 20% 정도가 편두통을 경험한 적이 있다고 알려져 있습니다.

편두통은 일반적으로 아동기, 청소년기 혹은 성인기 초기에 시작하며 자라면서 더 심해지는 경우도 있지만, 증상이 좋아지기도 합니다. 증상에 따른 고통도 심하지만, 어린이의 경우에는 학교를 결석하기도 하고 여행하기 힘들 수도 있는 등 일상생활에 지장을 줍니다.

어린이의 경우에는 편두통의 지속시간이 성인보다는 짧습니다. 그러나 통증은 일상생활에 지장을 줄 정도로 심하고 오심, 구토, 어지럼증, 빛에 대한 과민 반응을 동반합니다. 어린이의 편두통은 대부분 양측성입니다. 간혹 두통은 없이 편두통의 다른 동반증상들만 나타나는 경우도 있습니다. 어지럼증이 반복되거나 차멀미를 자주 하는 경우 또는 배가 자주 아플 때도 편두통을 일단 의심해 보아야 합니다.

어린이들이 두통을 표현하는 방식은 보통 "머리에서 심장이 뛰는 것 같아요, 어지러워요, 토할 것 같아요"라고 말하거나, 조용하고 어두운 방으로 들어가서 누워 있으려 하기도 합니다.

소아청소년 편두통 치료에 있어서 생활습관 조절 및 유발 요인 제거가 매우 중요합니다.

- 규칙적으로 식사하고 끼니를 거르지 않도록 합니다.
- 충분한 수면과 휴식을 취합니다.
- 규칙적으로 운동을 합니다.
- 학업 스트레스나 부모나 친구와의 관계에 문제가 없는지를 확인합니다.
- 치즈, 가공된 육류, 초콜릿, 카페인, 견과류, 피클 등 편두통을 일으키는 음식을 지양하도록 합니다. 보통 이런 음식들 중 약 1|3 정도에서 편두통 유발 음식을 찾을 수 있습니다. 원인을 찾았다면 특정한 음식을 피하는 것만으로도 상당 부분 편두통 예방이 가능합니다.

그리고 소아청소년의 비전형적 편두통에 주의해야 합니다. 비전형적 양상의 편두통은 다른 질병과 흔히 혼동되기도 하며 다음의 세 가지가 가장 흔한 타입입니다.

1. 복부편두통

복부편두통은 두통 대신에 복통을 호소하는 것입니다. 복부 전체에 통증을 느끼며 쥐어짜는 양상일 수도 있고 둔한 통증이나 예리한 통증을 느끼기도 합니다. 지속시간은 1~72시간 정도입니다. 통증은 주로 복부 중앙에서 나타나며 앞 단추 부위에 있지만, 정확한 위치를 짚을 수 없습니다. 중등도 혹은 강한 통증을 호소하며 일상생활에 지장을 줍니다. 식욕이 떨어지고 오심, 구토 등이 동반되며 빛이나 소리에 대한 과민성을 보이기도 합니다. 복부편두통을 가진 어린이는 나중에 편두통이 생기기 쉽습니다.

2. 양성발작성 현훈

양성발작성 현훈은 유아기나 아동기에 나타납니다. 어린이들이 갑자기 균형을 잃고 걷지 못하고, 창백해지고 예민해지며, 무언가를 잡고 있으려고 하거나 억지로 걷도록 하면 술에 취한 것처럼 다리를 넓게 벌리고 걷습니다. 수 분에서 수 시간 동안 지속되며 자고 일어나면 대부분 좋아집니다. 증상이 없을 때는 정상입니다. 이러한 발작은 짧고 가끔 일어나서 대부분의 경우에는 치료가 불필요합니다. 뇌파검사 소견은 정상입니다.

3. 주기적인 구토 증후군

학령기 아동에게 많이 나타납니다. 간혹, 구토를 하며 복통, 두통, 소리나 빛에 대한 과민성을 동반합니다. 한 시간에 수차례 정도 토하며 보통 1시간에서 수일간 지속됩니다. 보통 이른 아침에 시작하며, 구토로 인해 탈수가 되기도 하며 심한 경우에는 탈수로 인해 응급실을 찾기도 합니다. 이러한 어린이들은 편두통에 대한 한의학적인 예방적 치료로 빈도와 강도를 낮출 수 있습니다.

편두통 환자들에 대한 한의학적 치료의 과학적 근거

미국 의사협회지(JAMA)에 실린 "침 치료가 편두통 환자들의 편두통 발작 횟수를 40% 정도 통계적으로 유의미하게 낮춰준다" 논문이 2017년 미국 CNN에서 보도된 이후로 편두통 환자들에 대한 침 치료 요구가 점점 늘어나고 있습니다.

미국 의사협회 산하 의학저널(JAMA)에 게재된 위의 논문에 따르면, 1년 이상 편두통을 겪은 환자들은 이 실험에 참여하기 위해 5년 이상의 교육과 4~5년의 임상 경험이 있는 한의사들에게 한 번에 4곳, 일주일에 다섯 번씩 침 치료를 받았는데, 임상시험 결과 이들 편두통 환자들의 편두통 발작 횟수가 한 달 평균 4.8회에서 3회로 약 40%가량 통계적으로 유의미하게 감소된 것으로 조사되었습니다. 부작용은 전혀 나타나지 않았다고 합니다.

실험군으로는 1달에 2~8회 정도 편두통이 오는 환자 249명을 대상으로 하였으며 진짜 침 치료를 하는 TA(True acupuncture)군 83명, 가짜 침 치료를 하는 SA(Sham acupuncture)군 80명, 치료를 전혀 받지 않는 WL(Wating List)군 82명으로 분류하여서 그 임상시험 결과를 지켜보았고, 침 치료는 4주 동안 진행되었으며 그 후 약 20주 동안 임상적 결과를 지속적으로 체크 했습니다.

여기서 말하는 TA 그룹의 '진짜 침 치료'는 총 4개의 혈 자리(풍지, 솔곡 등)를 골라서 30분간 유침하였고 1주에 5회, 4주간 총 20회의 침 치료를 받게 되었다고 합니다. SA 그룹의 '가짜 침 치료'는 혈 자리가 아닌 곳에 침을 자입하였다고 합니다. 그 결과는 어떻게 나왔을까요?

총 4주 동안의 침 치료로 그 이후 20주 동안의 편두통 예방 효과는 매우 좋았습니다.

진짜 침 치료를 받은 환자군은 24주까지도 편두통 발작 빈도가 현저히 줄었으며, 가짜 침 치료(혈 자리가 아닌 곳)를 받은 환자군도 어느 정도 발작 빈도가 줄어드는 것을 볼 수 있습니다. 편두통 발작 예방에 침 치료의 임상적 효과가 정말 뛰어나다는 것을 과학적인 논문을 통해서 분명하게 확인할 수 있었습니다.

사실 위의 미국 논문에 있는 '풍지', '솔곡' 경혈뿐 아니라 편두통 환자들의 체질과 구체적인 증상들에 따라서 다른 혈 자리(백회, 사신총)에도 침 치료가 병행된다면 그 효과가 더욱 뚜렷해집니다.

편두통에 도움이 되는 식이요법

편두통은 일상생활 속에서 나타나는 하나의 병리적 현상입니다. 사회생활 속에서 받는 스트레스나 수면장애 이외에도 우리가 매일 먹는 음식과 식생활 습관이 편두통의 중요한 요인이 됩니다. 적절한 치료를 받고 있음에도 불구하고 편두통이 지속된다면 즐겨 먹는 음식물과 식생활 습관을 꼭 한번 점검해 보아야 합니다.

1. 끼니를 거르지 않습니다.

6시간 이상 음식을 섭취하지 않는 것은 두통을 유발하는 큰 원인 중의 하나입니다. 음식을 장시간 섭취하지 않으면 혈당치가 낮아지고 이로 인해 뇌로 혈당을 공급하는 혈관이 수축하게 됩니다. 혈관이 수축함에 따라 혈관 주변의 말초신경이 자극되어 두통이 유발되고 뿐만 아니라 혈관수축에 뒤따르는 혈관팽창에 의해서도 두통이 발생합니다. 따라서 공복 시 두통을 피하기 위해서는 하루에 2~3차례 많은 양의 식사를 하는 것보다는 소량의 음식을 4~5번 먹는 것이 좋습니다.

우리나라의 보편적인 식생활 습관을 참고로 할 때 소량이라도 꼭 아침 식사를 하고, 저녁 식사의 양을 줄이고 소량의 밤참을 먹는 것이 좋습니다.

특히 동물성 단백질은 서서히 소화되어 온종일 혈당을 안정시키는데 도움이 되므로 아침에 생선, 육류음식을 먹는 것이 좋습니다. 지방은 인슐린 대사를 방해하여 혈당을 낮추게 되므로 줄이도록 합니다. 반면에 섬유 성분이 많은 식사는 혈당치를 안정시켜 인슐린이 정상적으로 작용케 합니다.

2. 아침 기상 때 머리가 아프다면 잠자리 전에 가볍게 음식을 먹습니다.

아침 기상 시 머리가 개운치 못하고 아프다면 수면 중에 혈당이 너무 떨어져서 그럴 수 있습니다. 특히 너무 일찍 저녁 식사를 하거나 소량의 식사를 한 경우에는 수면 중 혈당이 평소보다 편두통을 일으킬 만큼 많이 떨어질 수 있습니다. 이런 경우에는 취침 전에 단백질이 풍부한 음식을 가볍게 먹으면 수면 중 과도한 혈당 저하에 의한 편두통이 예방됩니다. 그러나 과식을 하면 오히려 아침 기상 시 머리가 무겁고 아플 수 있습니다.

3. 두통을 일으키는 음식을 피합니다.

알코올은 강력한 편두통 유발 요인입니다. 그 밖에 아민(amine), 아질산염(nitrite) 및 아스파탐(aspartame)과 같은 성분들이 편두통 유발인자로 알려져 있지만 대부분 환자에서는 이들 물질이 두통을 유발하지는 않습니다. 그래도 계속 자주 머리가 아프다면 한 번쯤 이들 음식물과의 관련성에 대해 생각해 보는 것도 필요합니다. 두통일지를 기록해 보면 쉽게 그 관련 여부를 알 수 있습니다.

(1) 아민 : 티라민(tyramine)을 포함한 아민은 뇌 표면의 혈관을 수축시키고 뒤따르는 혈관팽창에 의해 두통을 야기합니다. 아민을 많이 함유한 음식물은 치즈, 식초, 초콜릿, 양파, 적포도주, 호두, 콩, 파인애플, 바나나, 시금치, 요구르트, 청어, 동물의 간과 콩팥 등이 있습니다.

(2) 아질산염 : 아질산염이 많이 들어있는 대표적인 것은 핫도그로서 핫도그 두통이라는 말이 있을 정도입니다. 이밖에도 소세지, 베이컨, 훈제 생선, 캔에 들어있는 햄, 소금에 절인 소고기, 살라미, 볼로냐, 페퍼로니 등에 많이 들어있습니다.

(3) 아스파탐 : 아스파탐은 인공감미료로서 두통(특히 편두통)의 유발인자로 알려져 있습니다. 청량음료, 껌, 저칼로리성 아이스크림과 디저트류에 들어있습니다.

4. 커피를 너무 마시지 않도록 합니다.

카페인은 일차적으로 뇌 표면의 혈관을 수축시키고 두통을 경감시키는 역할을 하지만, 금단 시 카페인의 효과가 소멸되면서 혈관을 확장시키므로 두통을 일으킵니다. 또한, 하루에 2~3잔의 커피를 마시면 혈관이 수축하는 작용이 우세하나 4잔 이상을 마시면 혈관 확장작용이 우세해집니다. 따라서 적당량의 커피는 이미 확장되어있는 혈관을 수축시킴으로써 두통을 경감시키나 너무 많이 마시면 오히려 혈관을 확장시킴으로써 두통을 유발합니다.

커피를 많이, 자주 마시는 사람이 갑자기 커피를 마시지 않으면 수축된 혈관이 반동적으로 확장하기 때문에 머리가 아픕니다. 주말에만 편두통이 발생하는 주말 두통 환자들의 대부분은 카페인 과용과 불규칙한 수면과식이 때문입니다. 이럴 때 커피를 다시 마시면 머리가 덜 아프지만, 이후에 또다시 이러한 카페인 금단성 두통을 유발하게 되므로 서서히 커피 마시는 양과 횟수를 줄여야 합니다. 또한, 카페인은 커피 외에도 홍차, 코코아, 콜라 등에도 함유되어 있습니다.

틱장애, 뚜렛 증후군

틱장애, 뚜렛 증후군 개선에 도움이 되는 식이요법

틱장애란?

틱(Tic)이란 한마디로 뚜렷한 의도나 목적 없이 신체 일부 근육이 갑작스럽게 연속적으로 움직이는 현상입니다. 일반적으로 눈 깜빡임으로부터 시작해 안면근육 수축, 갑작스런 머리 움직임이 나타납니다. 이런 동작이 어깨, 팔, 다리 순으로 번져가는 일이 흔합니다. 갑자기 소리를 지르거나 가래를 뱉으려는 듯한 소리를 내는 경우도 있습니다.

대부분은 일시적이지만 적절한 치료 시기를 놓치게 되면 만성화된 틱으로 진행되는 경우도 드물지 않아서 부모의 각별한 주의가 필요합니다. 일시적인 틱은 아이들의 10~20%에서 관찰되는데 이 중 일부 아이는 만성화됩니다.

유전적인 요인, 뇌의 구조적·기능적 이상, 뇌의 생화학적 이상, 호르몬, 출산 과정에서의 뇌 손상이나 세균감염과 관련된 면역반응 이상 등이 틱의 발생과 관련이 있는 것으로 알려져 있습니다. 그 밖에도 학습 요인, 심리적 요인 등이 틱의 발생과 악화에 관련이 있습니다.

가벼운 일시적인 틱은 주위의 관심이나 환경적 요인에 의해 강화되어 나타나거나 특정한 사회적 상황과 연관되어 나타날 수 있습니다. 가족이 틱의 증상을 오해하고 창피를 주거나 벌을 주어서 증상을 제지해 보려고 한다면 아이는 정서적으로 불안해져 오히려 악화됩니다. 그러나 심리적인 원인만으로 틱이 발생하는 것은 아니라고 알려져 있습니다.

틱에는 근육 틱과 음성 틱이 있으며 각각 단순형과 복합형으로 분류됩니다.

1. 단순 근육 틱 : 눈 깜박거리기, 얼굴 찡그리기, 머리 흔들기, 입 내밀기, 어깨 들썩이기

2. 복합 근육 틱 : 자신을 때리기, 제자리에서 뛰어오르기, 다른 사람이나 물건을 만지기, 물건 던지기, 손 냄새 맡기, 남의 행동을 그대로 따라 하기, 자신의 성기 부위 만지기, 외설적인 행동하기

3. 단순 음성 틱 : 킁킁거리기, 가래 뱉는 소리내기, 기침 소리내기, 빠는 소리내기, 쉬 소리내기, 침 뱉는 소리내기

4. 복합 음성 틱 : 사회적인 상황과 관계없는 단어 말하기, 욕설 뱉기, 남의 말 따라 하기, 특별한 이유 없이 자신도 모르게 얼굴이나 목, 어깨, 몸통 등의 신체 일부분을 아주 빠르게 반

복적으로 움직이거나 이상한 소리를 냄

틱의 경과는 매우 다양합니다.

대개 만 2세부터 13세 사이에 시작되는데, 7~11세 사이에 발병하는 경우가 가장 많습니다. 눈을 깜박거리는 증상부터 시작하는 경우가 가장 흔하지만, 시간이 지나면서 어느 날은 눈을 깜빡이다가 며칠 후에는 코를 킁킁거리는 식으로, 한 가지 증상이 없어지고 다른 증상이 새로이 나타나기도 합니다. 수일 혹은 수개월에 걸쳐 저절로 증상이 생겼다가 없어졌다 하는 경우도 많습니다.

파도가 밀려오듯이 갑자기 증상이 심해졌다가 며칠 뒤에는 잠잠해지는 식으로 증상의 정도도 시시각각 달라집니다. 일시적인 틱은 대개 저절로 사라지지만, 일부는 만성 틱장애나 뚜렛 병으로 발전하기도 합니다.

뚜렛 증후군이란?

위에서 말씀드린 틱이 어느 한 근육에만 국한되지 않고 여러 근육군을 움직이며, 음성 틱(vocal tic: 의미 없는 이상한 소리를 내는 틱)까지 겸하면서 만 1년 이상 지속되면 이를 뚜렛(Tourrette) 장애 또는 뚜렛 증후군이라고 합니다.

뚜렛 장애는 대부분 심각한 심리적 문제를 동반하게 됩니다. 아직 틱 증상이나 뚜렛 장애의 정확한 원인은 규명되지 않았지만 다양한 이유로 긴장과 스트레스를 지속적으로 강도 높게 경험하는 예민한 아이에게 많이 나타난다고 학계에 보고돼 있습니다.

뚜렛 증후군은 1,500명 당 1명 정도로 발생하는 희귀질환입니다. 보통 8세 전후에 발병하며, 보통 얼굴과 목에서 나타나 신체의 밑으로 이동하고, 보다 복잡한 양상으로 발전합니다.

품행 장애, 저속한 언어, 음란한 행동, 성적인 행동, 공격적인 행동이 나타날 수 있습니다.

상염색체 우성 양상으로 유전되는 경향을 보이며 대뇌의 선조-시상-피질(중뇌변연계) 회로의 이상과 연관됩니다.

주의력결핍, 과잉행동 장애나 수면장애, 학습장애, 말더듬 등의 다른 질환과 동반하는 경향이 있습니다.

한의학에서 보는 틱장애와 뚜렛 증후군

한의학에서는 몸을 안정화시키는 음기(陰氣)와 혈(血)이 부족하거나, 간의 기운이 항진되는 '간양상항(肝陽上亢)'을 보일 때 틱 증상이나 뚜렛 장애가 잘 발생한다고 분석하고 있습니다.

그리고 틱이나 뚜렛 장애에 대한 한의학적 치료의 과학적 근거를 설명드리기 위해서 제가 쓴 논문 하나를 좀 소개해 드리겠습니다.

"뚜렛 증후군에 대한 침(鍼) 치료의 임상적 효과(Acupuncture for Tourette syndrome : A systematic review and meta-analysis)"라는 논문입니다.

이 논문은 과학기술논문 인용색인(SCIE)급 국제 의학저널인 유럽통합의학회지(European Journal of Integrative Medicine) 2016년도 10월에 게재됐습니다.

틱 증상과 뚜렛 장애에 대한 한의학적 치료의 유효성을 검증한 것으로서 특히 침 치료의 우수한 효과를 메타분석으로 증명했습니다.

이 논문에서 틱 증상 및 뚜렛 장애 치료 대상자 총 1,483명을 메타분석 진행한 결과 놀랍게도 침 치료가 뚜렛 증후군 치료제로 빈번히 활용되는 할로페리돌 등 신경이완제나 리스페리돈 등 항정신병약보다 더욱 효과적임을 밝혀냈습니다.

검증된 논문을 통해서 침 치료가 부작용이 전혀 없고 효과가 더 나은 치료법으로 틱장애 치료의 새로운 대안으로서 부각된 것입니다.

틱장애와 뚜렛 증후군에 대한 과학적인 한약 치료

귀비탕(歸脾湯), 온담탕(溫膽湯), 천왕보심단(天王補心丹), 교감단(交感丹), 향부자팔물탕(香附子八物湯) 등 심리적 긴장을 완화시키고 근육의 불수의적인 움직임을 통제하면서 근본적인 체질개선을 위한 한약 복용을 꾸준히 침과 병행해서 치료 한다면, 임상적 효과가 훨씬 큽니다.

특히 일본에는 억간산(抑肝散)을 가지고 틱과 뚜렛 장애에 대해서 굉장히 많은 연구 논문이 발표되어 있습니다.

너무 어린 시기부터의 조기 교육, 점점 가중되는 학업 부담 그리고 열심히 노력해도 계속 정체되는 성적 등으로 불안감이 커지고 짜증이 폭발하여 점점 컨디션 난조에 빠질 수밖에 없는 대한민국 학생들에게 이 억간산 처방이 상당히 도움이 됩니다.

잦은 경기(경련) 발작, 야뇨증, 야경증, 야제증, 틱, ADHD, 짜증스런 성격, 분노조절 장애, 공격적 행동(잦은 욕설, 툭하면 고래고래 괴성을 내며 소리 지르는 행동), 신경증, 불면증, 소아감증(小兒疳症: 몸이 계속 여위는 증상), 히스테리, 신경증, 자폐증 등 발달 장애, 이갈이, 피해망상, 의욕저하, 목적 없는 행동(배회), 수면장애, 우울증, 불안증, 이유 없이 잘 우는 행동, 사회공포증 등이 바로 억간산을 써야 할 상황들입니다.

사상체질의학적으로 판단해 보면, 이러한 이상 행동(부적응 행동)들은 보통 '소양인(少陽人)'에게서 흔히 관찰되는데

억간산은 조구등, 백출, 백복령, 당귀, 천궁, 시호, 감초 등과 같은 총 7가지 한약재로 구성된 한약 처방으로서 다양한 소아청소년 신경정신과적 장애에 오랫동안 임상에서 활용되고 있습니다. (P 235, '억간산' 참고)

그리고 최근에는 파킨슨병, 치매와 같이 노인들에게 흔한 퇴행성 신경계 질환에도 광범위하게 적용되고 있습니다.

억간산의 약리학적 작용 기전으로는 글루타민산 신경계, 세로토닌 신경계의 작용에 관한 과학적인 논문 보고가 이미 2000년대 이후 널리 알려지게 되었고 억간산에 의한 공격성 억제 및 항불안 작용, 항산화 작용 및 항염증 작용에 의한 '뇌보호 효과'도 최근 과학적 논문을 통해 학계에 보고되었습니다.

지금까지 과학적 실험 논문을 통해 밝혀진 억간산의 임상적 약리 작용을 간단하게 정리하면 다음과 같습니다.

1. 항우울 작용
2. 통증 완화 작용
3. 공격 행동 개선 작용
4. 항불안 작용
5. 항아토피 작용
6. 알츠하이머 치매 행동–심리 증상 (ex. 폭언·폭력 등의 공격성, 고함, 배회, 수집벽, 성적일탈, 사회적 부적절한 행동 등의 행동 증상과 불안, 우울, 초조, 무감동, 환각, 망상 등의 심리 증상) 개선 작용

틱장애, 뚜렛 증후군 개선에 도움이 되는 식이요법

장이 나빠지면 뇌를 비롯한 신경계에 이상이 생길 수 있습니다. 즉 평상시 장이 약한 소음인 체질 어린이들 중에 '새는 장 증후군'이 동반된 아이들에게는 틱장애가 흔히 동반될 수 있다는 의미입니다.

장 기능이 저하되면 장에서 바로 분해되고 흡수되어야 할 음식물이 우리 몸에 독소로 작용하는데, 밀가루의 글루텐과 우유의 카제인이 대표적입니다.

이 성분은 장벽 염증을 일으켜 새는 장 증후군을 유발하는데 벌어진 장벽 융모 틈으로 침투해 혈관을 타고 체내에 돌아다니던 글루텐과 카제인, 여러 독소가 뇌 기저핵 부위에 염증 반응을 일으키면 틱이 발생할 수 있습니다. 실제로 틱을 앓는 환자들 중 대다수가 장 질환, 새는 장 증후군을 동반합니다.

틱 증상이 있는 소아청소년 아이들에게 특별히 강력한 식이요법으로 음식을 섭취해야 하는 이유가 바로 여기에 있습니다.

장내 유해균을 증식시키는 밀가루 음식, 유제품, 초콜릿, 사탕 등 단 음식과 단 과일 등을 최대한 삼가하고, 장내 유익균과 유해균의 85:15의 비율을 회복하는 식이요법이 이루어져야 손상된 장벽과 뇌혈관 장벽를 복구해서 음식에 의한 기저핵 손상을 막을 수 있습니다.

장의 건강을 회복하는데 도움이 되는 한방차로는 진피차나 생강차가 대표적입니다.

크론병

크론병의 식이요법

크론병이란?

일반인들에겐 아직도 생소한 질병인 크론병(Crohn's disease)은 주로 젊은 사람들을 침범하는 대표적인 질환입니다. 환자의 약 25%가 만 19세 이하인 소아청소년기에 발병하며 성인의 경우에도 보통 20~40대까지의 젊은 연령층에서 주로 생깁니다.

크론병을 이해하기 전에 염증성 장질환(inflammatory bowel disease : IBD)이라는 개념에 대해서 먼저 파악하는 것이 필요한데 염증성 장질환은 장관 내 비정상적인 만성 염증이 호전과 재발을 반복하는 질환으로 흔히 '궤양성 대장염'과 '크론병'이 대표적입니다.

아직까지 염증성 장질환의 명확한 발병 기전은 밝혀져 있지 않았습니다. 유전적, 면역학적 이상 및 스트레나 약물등과 같은 환경적 요인 등이 관련 있을 것으로 알려져 있습니다. 두 질병 모두 주로 젊은 연령층에서 많이 발생합니다.

1. 궤양성 대장염

직장에서 대장의 근위부로 이어지는 대장 점막의 염증을 특징으로 하며 점액이 섞인 혈변이 나오고, 설사가 수회에서 수십 회에 이르는 경우도 있으며 심한 경우에는 발열을 동반하기도 합니다.

2. 크론병

구강에서 항문까지 위장관 전체에서 발생할 수 있으며 대개 복통, 설사, 전신 무력감을 호소하고 체중 감소나 항문 통증을 호소하기도 합니다. 심한 경우에는 장관 협착, 천공, 농양, 누공 등으로 인해 삶의 질이 저하되고 경우에 따라서 반복적인 수술이 필요하기도 합니다.

위에서 말씀드린 것처럼, 크론병은 입에서 항문까지 소화관 전체에 걸쳐 어느 부위에서든지 발생할 수 있는 만성적인 염증성 장질환입니다. 궤양성 대장염과 달리 염증이 장의 모든 층을 침범하며, 병적인 변화가 분포하는 양상이 연속적이지 않고 드문드문 나타나는 경우가 많습니다.

대장과 소장이 연결되는 부위인 회맹부에 질환이 발행하는 경우가 가장 흔하며 그다음으로 대장, 회장 말단부, 소장 등에서 흔히 발생합니다. 병적인 변화가 회장과 맹장에 같이 나타나는 경우가 40~60%로 가장 흔하고, 소장에만 염증이 생기는 경우가 30%, 대장에만 발병하는 경우가 10~25%를 차지합니다.

크론병의 원인

크론병의 원인은 아직까지 정확히 밝혀져 있지는 않지만, 서구식 식습관과 같은 환경적 요인이나 선천적인 유전적 요인 등과 함께 소화관 내에 정상적으로 존재하는 미생물에 대한 우리 몸의 과도한 이상 면역반응 또는 자가면역반응 때문에 발생되는 것으로 여겨지고 있습니다.

과민성 대장 증후군이나 만성 장염과의 감별 중요성

실제로 증상적으로는 매우 비슷해 보이는 '만성 장염'이나 '과민성 장 증후군'으로 오해해서 크론병인 것을 제대로 조기에 인식하지 못하거나, 투병 의지가 없어서 제대로 된 적극적 치료를 받지 않는 경우가 있는데 그런 경우 결과는 매우 심각해집니다.

한창 젊을 때인 20~40대에 합병증으로 '대장암' 진단을 받을 수도 있고 장에 구멍이 뚫리는 '장 천공'이나 장이 붙어버리는 '장 협착'이 올 수도 있기 때문입니다.

크론병 환자의 추세

건강보험심사평가원 발표에 따르면, 대표적인 염증성 장질환인 크론병 환자가 매년 가파르게 늘어나고 있습니다. 2010년대 초반 1만 2770명 수준이던 환자 수가 5년 동안 1만 8503명으로 약 45% 정도가 늘어났습니다. 특히 전체 연령 중 10대 환자 수가 급증했는데, 만

10~19세 환자가 5년 사이에 약 55% 증가했습니다.

특히 크론병은 성장기 청소년의 정상적인 성장발달을 크게 저해할 수 있기 때문에 각별히 주의해야 하는 질환이기도 합니다. 사실 10대 청소년의 경우엔 오히려 조금만 더 신경을 쓴다면 크론병임을 미리 잘 알아챌 수 있습니다. 10대 청소년 크론병은 성인과는 달리 살이 급격히 많이 빠질 뿐 아니라 심각한 성장 장애가 발생되는 매우 중요한 특징이 있습니다.

또한, 크론병을 앓고 있는 대한민국 청소년 중 약 55~60%에서 항문에 구멍이 생기거나 고름 덩어리가 잡히고, 항문이 찢어져서 새살이 돋아나는 항문 질환이 동반해서 발생하기 때문에 보다 세심한 수반 증상 파악이 중요합니다.

만일 청소년기에 키가 많이 작고 체중 감소가 있으며, 평소 배가 자주 아프고 설사를 많이 하며 항문 질환(치루)까지 생겼다면 반드시 크론병 검사를 꼭 먼저 받고 나서 필요에 따라서만 수술을 받는 것이 바람직하다고 봅니다. 또한, 궤양성 대장염과는 달리 크론병은 수술 후 재발률이 꽤 높기 때문에 지속적인 관리가 필요합니다.

10대 청소년 크론병의 특징적 양상

10대 청소년 크론병은 성인에 비해서 예후가 별로 좋지 않고 재발이 잘 되며, 유병 기간이 상대적으로 훨씬 긴 만큼 최종적으로는 결국 수술이 필요한 경우도 많기 때문에 조기 발견 및 집중적인 조기 치료가 꼭 필요합니다. 또한, 10대 청소년 크론병 치료는 완치 개념으로 접근하기 보다는 불편한 증상들을 하나씩 줄여나가고, 질병 진행 속도를 최대한 늦춰서 최대한 정상적인 일상생활을 수행할 수 있도록 만들어 주는 것이 목표라고 할 수 있습니다.

크론병의 한의학적 치료법

최근 여러 의료 선진국에서는 대표적인 염증성 장질환인 크론병을 보다 적극적으로 치료하고 관리하기 위해 양약과 한약을 병용 투약하면서 다각도로 증상 개선 치료를 시도하고 있는 상황입니다.

2016년 경희대학교 한의과대학에서는 "염증성 장질환에 대한 한약 치료 : 체계적 문헌고찰 및 환자군 분석을 통한 진료 알고리즘 탐색"이라는 한의학 논문이 발표되었습니다. 이는 중국, 영국, 독일, 이스라엘, 캐나다 등지에서 시행된 염증성 장질환에 대한 한약과 양약의 병용 임상실험 결과를 메타 분석한 논문인데, 분석 결과 양약을 단독으로 사용할 때보다 한약을 함께 병용해서 투약했을 때 환자가 관해(寬解) 상태에 이를 확률이 크론병의 경우 67%, 궤양성 대장염의 경우 22%가 더 유의미하게 높게 나왔습니다. 더욱이 양약 단독 사용에 비해서 관해 유도 확률이 통계적으로도 매우 유의미하게 더 높았고, 부작용 발생 빈도 또한 양약을 단독으로 사용했을 때와 별다른 차이가 없었습니다.

10대 청소년 크론병 환자들에게 나타나는 다양한 임상적 증상들에 대한 체질개선 한약 처방으로는 오령산(五苓散), 향사평위산(香砂平胃散), 계비탕(啓脾湯), 삼령백출산(參苓白朮散) 등이 있는데, 지금 열거해 드린 면역기능 조절 및 소화기계 만성 염증 치료 한약을 통한 집중적이고 지속적인 약물치료로 청소년기 크론병 증상 개선은 물론, 관해 유지에도 커다란 임상적 도움을 받을 수 있습니다.

또한, 한약 치료와 함께 침 치료 또는 뜸치료도 임상적 상황에 따라 같이 병행한다면 더욱 효과적인 체질개선 치료가 충분히 가능합니다.

크론병의 식이요법

크론병의 증상(설사 또는 변비, 복통, 구역질 및 체중 감소 등)이 먹는 것과 관련 있다고 여기는 환자들은 식사를 어떻게 하는 것이 좋은지 매우 궁금해 합니다.

그러나 병이 어디에 어떤 양상으로 침범했는지에 따라 식이가 미치는 영향이 다르고, 음식을 먹었을 때 나타나는 반응도 환자마다 다르므로 일률적으로 크론병에 대해 어떤 식사가 좋고 어떤 것은 나쁜지 판단하기 어렵습니다. 어떠한 지침을 따르기보다는 환자에 따라 자신에게 맞는 음식을 섭취하고, 스스로 식사와 증상 사이의 관계를 잘 살피면서 이를 기록해 두는 것이 좋습니다. 이렇게 하면 어떤 음식이 자신을 불편하게 하는지 파악할 수 있습니다.

특정한 음식 때문에 크론병이 생기는 것은 아니지만 염증이 진행할 때에는 자극적이거나 섬유소가 많은 음식보다는 부드러운 음식을 먹는 것이 좋습니다.

또한, 설사가 심하다면 수분과 염분이 많이 배설되므로 부족하지 않도록 주의하여야 합니다.

증상이 개선되면 2~3일에 걸쳐 한두 개씩 음식을 추가해서 먹어보고 증상이 악화되지는 않는지 지켜봅니다. 만약 별다른 이상이 없다면 2~3일 후에 다른 음식도 곁들여 먹어보는 방식으로 음식 수를 늘려갑니다.

보통 부드럽게 요리한 육류나 생선, 채소, 밥 또는 죽, 감자 같은 것이 먹기에 편하다고 알려져 있습니다. 무엇보다도 영양분이 고르게 포함되도록 섭취하는 것이 중요합니다.

지방산이나 패스트푸드 섭취 증가와 염증성 장질환의 발생 사이에 관련성이 있음을 시사하는 연구 결과들이 있지만, 음식물과 염증성 장질환 발생 사이에 연관성이 있는지 명확하게 밝혀진 것은 아닙니다.

퇴행성 관절염

퇴행성 관절염에 도움이 되는 생활 섭생법

퇴행성 관절염의 정의와 원인

퇴행성 관절염은 관절을 보호하고 있는 연골의 점진적인 손상이나 퇴행성 변화로 인해 관절을 이루는 뼈와 인대 등에 손상이 일어나서 염증과 통증이 생기는 질환이라고 할 수 있습니다.

관절의 염증성 질환 중에서 가장 높은 빈도를 나타내고 있는데, 일차성(특발성) 관절염과 이차성(속발성) 관절염으로 분류합니다.

일차성(특발성) 퇴행성 관절염은 아직까지 확실한 기질적 원인이 밝혀져 있지는 않고 나이,

성별, 유전적 요소, 비만, 특정 관절 부위 등이 질병 발생에 영향을 주는 것으로 생각되고 있습니다.

이차성(속발성) 퇴행성 관절염은 관절 연골에 손상을 줄 수 있는 외상, 질병 및 기형이 원인이 되는 것인데, 세균성 관절염이나 결핵성 관절염을 앓은 이후에 관절 연골이 파괴된 경우 또는 심한 충격이나 반복적인 가벼운 외상 이후에 발생되는 경우가 대표적입니다. 그러나 이차성이라고 진단되더라도 끝내 원인을 밝히지 못하는 경우가 있을 수 있으며, 동일한 원인에 노출되었다 하더라도 모두 관절염으로 진행하는 것은 아니기 때문에 사실 일차성과 이차성의 구별이 늘 분명한 것은 아닙니다.

또한, 관절의 부위에 따라서도 어느 정도 임상적인 차이를 보이게 되는데, 척추의 경우에는 직업적으로 반복되는 작업이나 생활습관 등이 원인이 되고, 엉덩이 관절의 경우에는 무혈성 괴사와 엉덩이 관절 이형성증이 많은 원인을 차지하고 있으며, 발목 관절의 경우에는 발목 관절의 골절 또는 주변 인대의 손상이 퇴행성 관절염을 유발하는 가장 흔한 원인이 됩니다.

대부분 고령에서 질환이 발생하고, 노화와 연관된 변화가 퇴행성 관절염의 발생 위험을 증가시키기는 하지만 다른 명확한 요소들이 있는 만큼 노화 자체가 원인은 아니라고 알려져 있습니다.

퇴행성 관절염과 날씨

퇴행성 관절염은 날씨가 추워지는 겨울철에 증상이 더욱 심해지는 대표적인 질병입니다. 어르신들께서 흔히 "비가 오려나... 무릎이 많이 아프네" 또는 "날씨가 쌀쌀해지니까 뼈마디가 더 쑤시고 아픈 것 같아"라고 하시면서 무릎이나 관절의 통증을 기후나 날씨 탓으로 돌리는 경우가 굉장히 많이 있으신데, 사실 이러한 증상 호소에 대해서 단순히 어르신들이 일상적으로 하는 습관화된 말씀이나 가벼운 농담으로 그냥 흘려 들어서는 안된다는 것을 꼭 기억하셔야 하겠습니다. 위와 같은 증상이 바로 '퇴행성 관절염'의 전조 증상일 수 있기 때문입니다.

퇴행성 관절염은 흔히 '날씨병'이라고도 불릴 만큼 기후 변화와 매우 밀접한 관련이 있습니다. 우리 몸의 관절은 저온, 고습, 저기압 등에 매우 민감하게 반응하게 되는데 퇴행성 관절염은 특히, 추운 겨울에 심해지는 특징이 있습니다. 일교차가 심하고 찬바람이 많이 부는 계절에는 차가운 기운이 감각 신경을 자극하고 관절 주위의 혈액 순환을 나빠지게 할 수 있기 때문에, 관절이 약한 어르신들은 더욱 각별한 주의가 필요하겠습니다.

퇴행성 관절염의 한의학적 치료

한의학에서는 퇴행성 관절염을 '막혀서 소통이 되지 않는다'는 의미로 '비증(痺症)'이라고 표현하고 있습니다. 또한, 퇴행성 관절염의 원인을 관절에 '풍(風)'과 '한(寒)', '습(濕)'의 나쁜 기운이 과도하게 침투하여 관절 주위의 기혈 순환이 나빠지고 관절의 진액(津液)이 말라서 생기는 것으로 보고 있습니다.

연골 재생에 효과적인 녹용, 두충, 우슬 등과 같은 한약재에서 유효 성분을 추출하여 경혈 자리에 주사를 하는 약침 요법과 벌침의 추출물을 주입하는 봉침 요법은 염증과 부종을 완화시키는 데 효과적인 방법입니다.
또한, 어느 정도 염증과 부기가 가라앉으면 손상된 연골을 보호하고, 뼈를 강화시키고, 관절을 구성하는 콜라겐 생성을 촉진시키며 관절 본래의 기능을 회복하기 위해서 관절에 좋은 한약을 내복약으로 투여하게 됩니다. (27. 연골보호 한약 편 참조)

퇴행성 관절염 예방법

정상 체중을 유지하는 것이 체중이 부하되는 관절에 발생하는 퇴행성 관절염의 예방에 필수적인 사항입니다. 또한, 무리한 동작의 반복이나 좋지 않은 자세 등이 관절의 퇴행성 변화를 유발할 수 있으므로 주의해야 합니다. 너무 무리한 운동은 당연히 관절에 좋지 않지만, 본인에게 맞는 적절한 운동을 통해서 근육을 강화하고 관절 운동 범위를 유지하는 것은 관절염 예방에 필수적인 요소라 할 수 있겠습니다.

퇴행성 관절염에 도움이 되는 생활 섭생법

비타민 K는 골 손실과 칼슘 배설량을 감소시켜 골밀도에 좋은 영향을 주기 때문에 비타민 K 함량이 높은 녹황색 채소, 간, 곡류, 과일 등을 충분히 섭취하는 것이 좋습니다. 또한, 칼슘이 많이 들어있는 멸치, 뱅어포, 뼈째 먹는 생선, 해조류, 두부, 콩 등을 많이 먹는 것이 바람직합니다. 더불어서 비타민 D가 풍부하게 들어있는 생선 기름이나 달걀노른자 등을 많이 먹는 것이 좋겠습니다.

다만 카페인은 칼슘 배설을 촉진시키므로 과다하게 섭취하지 않도록 해야 하고, 과도한 단백질은 칼슘 손실을 일으키기 때문에 지나친 단백질 섭취를 제한해야 합니다. 또 가급적 싱겁게 먹는 습관도 퇴행성 관절염 치료에 도움이 됩니다.

또한, 비만이 체중 부하 관절의 퇴행성 관절염 발생과 매우 밀접한 관련이 있고, 특히 무릎 관절 부위의 유병률과 밀접한 상관성을 보이고 있기 때문에 체중 감량이 퇴행성 관절염 증상 개선에 상당한 도움이 될 수 있습니다. 그리고 지팡이 등의 보조 기구를 사용하여 관절에 가해지는 부하를 줄여주는 것도 효과적인 방법이 되겠습니다.

코골이, 수면 무호흡증

코골이나 수면 무호흡에 도움이 되는 한방차

코골이, 수면 무호흡이란?

코골이(snoring)는 수면 중 호흡 기류가 여러 가지 원인으로 좁아진 기도를 지나면서 이완된 연구개(입천장에서 비교적 연한 뒤쪽 부분)와 구개수(목젖, 구강 연구개의 중앙 아래에 늘어진 모양으로 현옹수라고도 함) 등의 주위 구조물에 진동을 일으켜서 발생 되는 호흡 잡음입니다.

수면 무호흡(sleep apnea)은 수면 중 호흡 정지가 빈번하게 발생하는 것으로서 주간 졸음증 등과 같은 수면장애의 원인이 됩니다. 또한, 수면 무호흡으로 인해서 수면 중에 유발되는 저산소증은 다양한 심혈관계와 호흡기계 합병증을 유발할 수 있습니다. 일반적으로 1시간에 10초 이상의 무호흡이 5번 이상 반복되거나, 7시간에 30회 이상 나타날 때 수면 무호흡증으로 진단합니다.

코골이, 수면 무호흡의 원인

현재 코골이와 수면 무호흡의 발생 과정에 대한 많은 과학적 연구가 진행되고 있고, 여러 연구 결과들이 학계에 보고되고 있습니다.

코골이와 수면 무호흡 환자들의 대부분이 비강에서 시작되어 인후두까지 이어지는 구조인 상기도 공간이 좁아지는 해부학적 이상 소견을 가지고 있습니다. 비만으로 인해서 목 부위에 지방이 많이 축적되거나 혀, 편도 등의 조직이 비대해진 경우에도 목 안의 공간이 줄어들고 상기도가 좁아져서 코골이와 수면 무호흡이 나타날 수 있게 됩니다.

또한, 턱이 비정상적으로 작거나 목이 짧고 굵은 사람에게서 이러한 증상이 나타나는 경우도 많습니다. 인두 주변 근육 기능에 문제가 생겨서 인두의 기도 확장근의 힘이 횡격막에 의한 흉곽 내 음압을 이겨내지 못할 때에도 코골이와 수면 무호흡이 발생합니다. 특히 소아청소년의 코골이와 수면 무호흡의 가장 큰 원인(65~70%)은 편도비대와 아데노이드 비대입니다.

어린이들의 코골이가 "아이가 너무 피곤해서 나타나는 현상이 아닌가요?"라는 질문을 굉장히 많이 받는데, 임상 현장에서 보면 소아청소년 코골이를 아이들의 단순한 잠버릇이나 너무 피곤해서 드러나는 증상 또는 본인(부모)을 닮은 단순한 수면 습관 정도로 완전히 오해하시는 부모님들이 너무나 많습니다.

코골이는 한마디로 기도(숨길)가 여러 가지 이유로 인해 좁아져서 수면 중 호흡을 할 때 공기가 통과하면서 연구개 조직과 혀뿌리 등을 떨리게 해서 나타나는 진동음 현상입니다. 특히 소아청소년 코골이는 상기도 일부 또는 전체 폐쇄에 의해서 발생한다는 명백한 사실을 부모님들께서 경각심을 가지고 생각해 주셔야 하겠습니다.

목 안쪽의 편도비대 또는 코 깊숙한 곳의 아데노이드 비대가 전체 어린이 코골이와 소아청소년 수면 무호흡증 환자의 약 65~70%를 차지하고 있습니다. 나머지 약 30~35%는 알레르기 비염이나 만성 축농증이 그 원인으로 작용하는데 이 밖에도 약한 폐활량, 선천적으로 큰 혀, 좁은 기도, 작은 턱, 높은 입천장, 작은 턱, 고르지 않은 치아 등의 골격 구조도 코골이의 원인이 될 수 있습니다.

사실 어린이들의 코골이보다 임상적으로 더 중요한 문제는 수면 중 코골이를 할 경우 호흡이 원활하지 못해서 자연스럽게 구강 호흡으로 이어진다는 점입니다. 입으로 숨을 쉬면서 자기 때문에 자연스럽게 턱에 과도한 힘이 들어가서, 턱이 과도하게 성장해서 주걱턱 또는 부정교합을 일으키게 됩니다.

또한, 코골이를 하는 소아청소년 중에서 약 10% 정도가 수면 무호흡증을 동반합니다. 즉, 코골이 증상을 보이는 아이들이 모두 수면 무호흡증이 있는 것은 아닙니다.

하지만 미국 소아과학회는 1주일에 3회 이상 코골이가 만성적으로 있는 아이들은 소아청소년 의료 전문가의 진찰을 반드시 고려해야 한다고 강력히 권고하고 있습니다.

특히 코골이와 더불어서, 야뇨증, 학습 장애, 주간 졸림, 잦은 중이염, 잦은 상기도 감염, 고막 절개술 과거력, 1회 이상 목격된 수면 중 무호흡, 주의력 결핍 과잉 행동 장애 유사 증상 중 하나 이상을 가진 아이는 반드시 전문가로부터 수면 무호흡증에 대한 진찰을 받고 치료를 적극적으로 받아야 합니다.

코골이, 수면 무호흡의 증상

수면 중에는 코골이, 무호흡, 불면증 등의 증상이 나타나게 되고 소아청소년은 특히 야뇨증이 잘 동반되며 성인은 야간 빈뇨, 식도 역류, 과다 발한, 심한 잠꼬대, 몽유병 등이 나타날 수 있습니다.

또한, 산소 포화도가 많이 저하되면 상체를 일으켜서 반쯤 앉은 자세를 취하게 되며 호흡을 하려다 갑자기 쓰러지는 증상이 나타날 수도 있고, 소아청소년의 경우에는 입으로 숨을 쉬는데 목 안에 무엇인가 막혀서 가까스로 숨을 쉬는 모습을 보입니다. 또한, 호흡이 힘들어서 가슴을 헐떡이며 땀을 많이 흘리기도 합니다. 똑바로 누우면 숨쉬기가 더 어렵기 때문에 숨을 쉬기 위해 몸을 자주 뒤척이고 온 방 안을 돌아다니며 자게 됩니다.

주간에는 만성 피로감, 주간 졸림증, 성격 변화(공격적 성격, 자극 과민성, 불안감, 우울 반응 등), 성적 충동 감소, 발기부전, 이산화탄소 축적으로 인한 심한 두통 등의 증상이 나타날 수도 있습니다. 소아청소년은 학습 부진이나 발달 지연 그리고 입으로 숨을 쉬게 되어 말처럼 얼굴이 길어지는 증상도 흔히 나타나게 됩니다.

수면 무호흡은 부정맥, 고혈압, 허혈성 심장질환, 좌심실부전, 폐 질환(폐성 고혈압, 폐성심,

호흡부전) 등의 심폐 질환을 악화시키거나 유발할 수도 있습니다.

성인들의 코골이와 비교되는 어린이 코골이만의 특징적 증상들은 다음과 같이 정리할 수 있겠습니다.

- 잘 때 입을 벌리고 잔다.
- 잘 때 호흡음과 함께 잡음이 섞인 코골이 소리를 낸다.
- 성인 코골이 소리는 수면 중에 가끔 나지만, 아이들 코골이 소리는 대부분 지속적으로 이어진다.

코골이, 수면 무호흡의 진단

병력으로 먼저 진단하게 되는데 본인이나 가족들을 통해서 증상을 듣고 진단할 수 있습니다.

낮 시간 동안 얼마나 졸리는지에 대한 문진을 통해서도 코골이나 수면 무호흡의 심한 정도를 체크할 수 있습니다. 신체 검진으로 체중이나 BMI 지수를 측정하거나 외양, 특히 얼굴과 목의 모양을 관찰하고 비강, 구강, 인두, 후두의 검진을 병행하여 주된 유발 원인을 파악할 수 있습니다.

정확한 수면 평가를 위해서는 수면 다원검사를 시행하게 됩니다. 병원에서 하룻밤을 자면서 수면의 전 과정을 조사하는 것입니다. 자는 동안 호흡, 맥박, 움직임, 코골이, 혈중 산소 포화도, 뇌파 등을 측정하고 그 외에 기도의 폐쇄 부위를 파악하기 위한 검사 등을 동시에 시행할 수 있습니다. 기도의 폐쇄 부위를 확인하기 위해서 비인두 섬유경을 이용하여 인두부에서 어느 부위가 막히는지를 직접 관찰하거나 방사선 투시 검사를 통해 확인합니다.

코골이, 수면 무호흡의 합병증

증상이 충분히 조절되지 않고 장기간 무호흡이 지속될 경우에는 부정맥, 고혈압, 허혈성 심장질환, 좌심실부전, 폐 질환(폐성 고혈압, 폐성심, 호흡부전) 등이 유발될 수 있습니다. 또한, 코골이가 당뇨병이나 녹내장을 악화시키거나 유발할 수 있다는 논문 보고가 있으며 발기부전 등의 성 관련 문제도 발생할 수 있습니다.

코골이, 수면 무호흡 치료의 골든타임과 치료법

어린이 코골이와 어린이 수면 무호흡 치료는 적어도 만 10세를 넘기지 말아야 합니다. 왜냐하면, 만 10세 전후로 기도 성장이 대부분 완료되기 때문에 만 10세 이후 치료를 해서 바로 잡으려 한다면 시간과 에너지가 훨씬 더 많이 필요하고 키 성장, 성격, 학습에 대해서도 지속적으로 부정적 영향을 주기 때문입니다.

어린이 코골이와 어린이 수면 무호흡증을 조기에 발견해서 적극적으로 치료해 주어야 하는 이유는 다음과 같은 합병증들 때문입니다. 특히 어린이 수면 무호흡증은 전신에 걸친 다양한 합병증을 초래할 수 있습니다. 성장기 아이들의 경우에는 합병증 발생에 더욱 취약한 경향이 높기 때문에 경각심을 가지고 많은 주의를 해야 합니다.

1. 고혈압, 심장비대와 같은 심혈관계 이상
2. 인슐린 저항성, 대사 증후군과 같은 내분비계 이상
3. 뇌의 산소 공급 저하로 인한 주의력 결핍 및 과잉 행동 장애(ADHD), 학습력 저하, 두뇌발달 지연과 같은 신경계 이상
4. 키 성장 장애 또는 성격 장애
5. 주걱턱 또는 부정교합

더욱이 이러한 합병증들은 성인기 건강에도 심각한 위협이 됩니다.

주변에 보면 코골이나 수면 무호흡 증상 때문에 양방 이비인후과에서 편도 절제술이나 아데노이드 절제술을 시행 받은 아이들이 종종 있는데 "편도 절제술이나 아데노이드 절제술 같은 수술을 받으면 코골이나 수면 무호흡증이 완치가 되는 것 아닌가요?"라는 질문도 매일매일 받고 있습니다.

위에서도 잠시 언급해드린 것처럼, 소아청소년 수면 무호흡증의 가장 흔한 원인은 편도비대와 아데노이드 비대입니다. 그래서 소아청소년 수면 무호흡증에 대한 양방 치료는 대부분 편도 절제술 또는 아데노이드 절제술을 굉장히 많이 권고하고 있습니다.

하지만 최근 미국에서 수행된 대규모 전향적 무작위 임상시험 연구 결과를 보면, 편도 절제술이나 아데노이드 절제술 이후 4명 중 1명(25%)에서 수면 무호흡증이 다시 재발했습니다.

특히 1) 수술 당시 연령이 높거나(7세 이상) 2) 비만 또는 천식 등이 아이에게 동반된 경우에는 수술 이후 재발률이 4명 중 최대 3명(75%)까지 확 높아졌습니다. 따라서 수술 3개월 이후에는 수면 무호흡증 재발 여부를 꼼꼼하게 체크해서 확인하는 것이 바람직합니다.

어린이 코골이와 소아청소년 수면 무호흡증의 한의학적 원인은 결국 습담(濕痰)과 열독(熱毒)이 원인이 되는 경우가 대부분입니다.

체질적으로 소양인과 태음인(열태음인) 소아청소년들에게 코골이와 수면 무호흡증 그리고 구강 호흡이 다발하는 경향성이 매우 높습니다.

따라서 인후부의 만성적인 염증이나 붓기, 노폐물 배출을 돕고 호흡기 면역력을 강화시켜주는 한의학적 치료가 근본적인 체질개선에 큰 도움이 됩니다.

코골이와 수면 무호흡증 그리고 구강 호흡을 개선하는 대표적인 한약 처방은 양격산화탕(凉膈散火湯)과 가감양격산(加減凉膈散)입니다. 물론 코와 목 주위에 일반 호침 치료를 병행하면 훨씬 더 좋아집니다.

구강 호흡의 위험성

밤에 입을 벌리고 자는 아이들이 너무 많습니다. 무의식적으로 입을 벌리고 있거나, 10초 이상 입을 다물었을 때 불편하고 답답한 느낌이 든다면 아이가 현재 구강 호흡을 하고 있을 가능성이 매우 큽니다.

이렇게 구강 호흡을 하는 것이 왜 위험한지 또 어떤 질병을 유발할 수 있는지 좀 더 자세히 말씀드려 보겠습니다.

코는 호흡을 위한 여과 장치와도 같습니다. 입은 코와 달리 공기 정화 기능이 없고 공기의 온도와 습도를 조절할 수 없기 때문에 공기 속 먼지와 세균에 쉽게 노출되며, 기관지와 폐가 차고 건조해져 여러 가지 질병에 걸리게 됩니다.

1. 우선, 구강질환에 걸리기 쉽습니다. 입으로 숨을 쉬면 공기 속 세균이 입안으로 침투하고 살균제 역할을 하는 침이 마르면서 구강질환에 취약해지는 것인데, 충치나 잇몸병의 원인이 되며 혀에 설태가 끼고 구취가 생기기 쉽습니다.

2. 호흡기 질환으로도 잘 이어집니다. 구강 호흡을 하면 차고 건조한 공기가 세균과 섞여 기관지로 들어옵니다. 이를 계속 방치하면 감기는 물론 편도염, 인후염, 기관지염 등 호흡기 질환에 걸릴 위험이 크며 폐렴으로 발전할 수도 있습니다.

3. 안면근육에도 문제를 일으킬 수 있습니다. 숨을 쉬기 위해서 항상 입을 벌리고 있으면 안면근육이 처지고 얼굴 변형이 옵니다. 특히 어릴 때부터 구강 호흡을 했다면 얼굴이 길어지는 아데노이드 얼굴이나 돌출 입, 안면 비대칭이 될 수 있고 치열 문제나 부정교합이 발생할 수도 있습니다.

4. 면역질환에도 취약하게 됩니다. 구강 호흡으로 정화되지 않은 공기가 우리 몸속에 그대로 들어오면 면역계에 무리가 가게 되는데, 면역력이 떨어지면 아토피나 비염, 결막염 등 알레르기 질환에도 취약해지고 코로나바이러스를 비롯한 각종 바이러스성 감염 질환에도 매우 약해집니다.

정상적인 호흡을 방해하는 비염, 축농증 등과 같은 만성적인 원인 질환을 제대로 때를 놓치지 말고 치료하면서, 평소 코를 사용해서 깊고 천천히 숨을 쉬면서 올바른 호흡을 생활화하는 노력이 꼭 필요하겠습니다.

코골이, 수면 무호흡에 도움이 되는 한방차

몸에 열이 많은 경우에는 갈근차(칡차), 몸이 찬 체질에는 계피차가 가장 좋습니다. 알레르기가 있는 경우에는 형개차를 추천합니다. 길경(도라지)을 꾸준하게 먹는 것도 좋습니다. 물을 충분히 많이 먹어서 호흡기 건조를 예방하는 것도 중요합니다.

덧붙여서 '배'의 효능에 대해서 말씀드려 보겠습니다.
배는 나트륨과 칼슘, 마그네슘, 인, 요오드 등의 무기질 성분이 우수한 강 알칼리성 식품이며 비타민 B1, B2, 비타민 C도 다른 과일에 비해 상당히 높은 편입니다.

한의학 고전에서는 '이자'라고 불렀는데, 성질이 매우 시원해서 코와 목 주위의 만성 염증을 완화시켜 주고, 열을 내리고 기침과 가래를 없애며 가슴 답답함도 완화시켜 주는 좋은 효능을 가지고 있습니다. 그리고 소화를 활성화시켜 주는 효능도 뛰어나서 기름진 음식을 먹고 난 뒤 불편해지기 쉬운 속을 편하게 만드는 작용도 합니다. 그래서 고깃집에서 후식으로 배가 많이 나오는 것입니다.

코골이나 수면 무호흡 또는 구강 호흡을 하는 아이에게는 '배즙'을 만들어 주시면 상당히 효과가 좋습니다.

코막힘

코막힘 증세의 처방법과 생활 예방법

코막힘 증상

코막힘은 한의학에서는 비색(鼻塞)이라고 하여 콧물, 기침, 재채기, 발열 등과 함께 감기에 걸렸을 때 아주 흔하게 나타나는 증상입니다.

누구나 한 번쯤은 코막힘으로 고생해 본 경험이 있으셨을 겁니다. 사실 감기뿐 아니라 축농증이나 알레르기성 비염과 같은 만성적인 코의 병증으로 인해 코안에 있는 하비갑개라고 하는 구조물이 부어서 콧구멍 안의 공기 흐름이 차단되어 코막힘 증세가 나타나게 되는 것입니다.

코막힘 증세의 문제점

코막힘은 머리 아픈 증세를 흔히 동반하게 되고, 집중력이 떨어지고 코맹맹이 소리나 코피 그리고 입 냄새 증세도 함께 잘 드러나게 합니다. 특히 밤중에 지속적으로 코막힘 증세가 나타나면 코골이가 함께 생길 수 있는데 이렇게 되면 숙면을 못 취하기 때문에 밤에 잠을 아무리 많이 자더라도 아침에 굉장히 많은 피곤함을 느끼게 되어 일상생활 수행하는데 상당한 어려움을 가져올 수 있게 됩니다.

코막힘 증세가 나타나는 원인

동의보감에서는 폐한증 즉 폐의 기운이 차기 때문에 생기게 된다고 나와 있습니다. 일반적으로 알레르기성 비염이나 축농증으로 인해서 만성적인 코막힘 증세가 드러나는 경우가 제일 많습니다. 또한, 양방 감기약에 흔히 많이 들어있는 항히스타민제의 부작용으로 코가 마르는 경우도 꽤 있고 드물게는 쇼그렌 증후군과 같은 자가면역질환으로 발생되는 경우도 있습니다.

아이들의 코막힘

아이들은 콧구멍이 작고, 외부 환경 변화 특히 추위에 적응하는 면역력이 약하고 예민하기 때문에 가벼운 감기만 와도 쉽게 코점막이 부어서 어른들에 비해 코막힘이 오래가는 경우가 흔합니다. 나이가 들거나 면역기능이 좋아지면서 차츰 개선되는 경우가 많기는 합니다만, 아이들을 집단적으로 함께 키우는 환경에서는 코막힘 증상이 더더욱 오래가서 아이들의 컨디션을 떨어뜨리고 집중력을 저하시켜 학습에도 지장을 초래하기 때문에 특히 더욱 주의가 필요하겠습니다.

코막힘 증세의 처방법과 생활 예방법

한의학에서는 코막힘 증세 해결을 위해서 갈근 즉 칡뿌리를 많이 사용하는데 이것을 따뜻하게, 꾸준하게 먹게 되면 코막힘 증세 해결뿐 아니라 두통에도 도움이 됩니다. 또한, 족두리풀이라고 불리는 세신이라는 한약재가 도움이 됩니다.

식염수를 평소에 하루 3~4회 정도씩 코안에 뿌리게 되면 겨울철에도 코막힘을 상당히 예방할 수 있습니다. 또한, 따뜻한 물을 충분히 마시는 것이 역시 중요합니다.

천식

천식 예방법

천식이란?

천식을 한마디로 정의해서 설명하면 '사람의 폐 안쪽으로 공기가 통과하는 길(기도)이 있는데 거기에 만성적으로 염증 반응이 나타나는 상태'를 말합니다. 천식을 세부적으로 분류했을 때에는 '심장성 천식'도 포함되어 있지만, 임상적으로는 주로 '기관지 천식'을 그냥 천식으로 의미하는 경우가 많습니다.

천식 환자의 기도는 안쪽에 생긴 염증 때문에 정상인들에 비해서 확연하게 좁아져 있어서 숨쉬기가 매우 불편한 상태에 놓이게 되는데 염증 반응으로 인해 분비물이 증가하고, 담배 연기나 먼지 등과 같은 특정한 자극이나 물질에 의해 민감하게 반응을 하게 되어 더욱 기도가 좁아지면서 경련을 일으키기도 합니다. 그 결과 기침이나 가래, 숨 헐떡임 등과 같은 여러 가지 외부적인 증상들이 나타나게 되며 일반적으로 밤에 더 심해집니다. 치료를 적극적으로 하더라도 매우 장기간 지속되며 때로는 영원히 지속되기도 합니다.

천식은 전문 의료인들 입장에서도 아주 위험하고 어려운 병증입니다. 주위에서도 천식으로 고생하시는 분들을 많이 보셨겠지만, 천식은 올바른 방법으로 돌보지 않으면 자칫 생명이 위태로워질 수도 있는 엄중한 병입니다. 그러나 적절히 관리를 잘 해 나간다면 일반인들과 거의 비슷한 정도의 무난한 정상 생활을 누릴 수 있습니다.

천식의 증상

천식의 4대 증상이 있는데, 숨이 가빠지면서 헉헉거리는 '호흡 곤란' 증세와 '만성적인 기침' 그리고 쌕쌕거리는 숨소리를 나타내는 '천명음' 마지막으로 가슴이 답답해지면서 짓눌리는 느낌을 동반하는 '흉부압박감'이 바로 그것입니다.

봄철에 갑자기 증세가 심해지는 분들도 많이 계시는데 주로 꽃가루 알러지가 있는 분들입니다. 또한, 주로 봄철에 중국 서부의 사막 지방으로부터 중금속을 비롯한 인체 유해 물질이 섞인 황사가 많이 불어오는데 이런 황사로 인해서 천식 환자들의 증세가 갑자기 확 심해지는 경우가 아주 많이 있기 때문에 천식 환자들은 특히 황사가 있을 때에는 가급적 외출을 삼가하셔야 하겠습니다. 또한, 가을이나 겨울철에도 차가운 바람이 기도를 갑자기 수축시킬 수 있기 때문에 찬 바람이 많이 부는 계절에도 역시 외출을 삼가하셔야 합니다.

천식 발작의 위험성

항상 천식 증상이 지속되어서 만성적으로 고생하시는 분들도 있지만, 평상시에는 그런대로 지낼만하다가 어느 순간 갑자기 증세가 확 심해질 수도 있습니다. 이러한 경우를 보통 '천식 발작'이라고 부르는데 아주 심한 천식 발작의 경우에는 즉각적인 응급치료를 받지 않으면 기도가 폐쇄되기 때문에 자칫 생명이 위태로울 수도 있습니다.

또한, 조금 심한 정도의 천식 발작 상황에서도 사실 환자 입장에서는 스스로 '곧 죽을 것만 같은 엄청난 공포'를 느끼게 됩니다. 하지만 천식 약물을 적절하게 사용하고 평소에 환경이나 스트레스 관리를 잘 한다면 그런대로 건강하게 잘 생활해 나갈 수도 있습니다.

천식의 원인과 환경오염

환경오염이 천식의 증가에 중요한 요인으로 작용하고 있다는 것은 각종 통계를 볼 때 틀림없는 사실입니다.

또한, 집먼지진드기나 바퀴벌레, 곰팡이, 꽃가루, 동물의 털이나 비듬 같은 배설물 등도 천식을 일으키는 원인으로 알려져 있고

찬 공기와의 접촉이나 축구, 마라톤 같은 격렬한 활동이나 운동, 담배 연기, 향수, 페인트 냄새, 유해 가스, 감기, 정신적인 스트레스 등도 천식의 유발인자로 많이 알려져 있습니다.

지금 현재 전 세계적으로 약 3억 명의 천식 환자가 있는 것으로 보고되고 있는데, 미국에서

는 약 1,500만 명 정도의 천식 환자가 있다고 하며 우리나라에서도 국민 10명 중 1명 정도는 과거에 한 번쯤은 천식을 앓았던 적이 있을 정도로 최근 천식 환자가 급증하고 있는 추세입니다.

청소년기 이후 발생하는 천식

어릴 때는 전혀 또는 거의 천식 증상이 없다가도 청소년 또는 성인 이후가 되어서 갑자기 천식이 생기게 되는 경우도 임상적으로 드물지 않게 발생합니다. 아마도 이런 경우는 어린 시기에는 부모님들께서 아이들의 건강관리를 세심하게 아주 잘 해주셨기 때문에 알러지 소인이 잠재적인 양상으로만 존재하고 있다가, 청소년이나 성인 이후에는 위에서 말씀드린 각종 환경적 유해 인자들에 지속적으로 노출이 되면서 천식이 증상적으로 활성화되기 때문에 그런 것으로 추정하고 있습니다.

천식의 완치

천식과 같은 알러지 체질을 가진 사람이 천식 소인이 전혀 없는 비 알러지 체질로 바뀔 수는 없다는 의미에서, 완치란 단어를 사용할 수는 없다고 말씀드릴 수 있겠습니다.

하지만 설령 천식 소인이 어느 정도 남아있다고 하더라도 적절한 관리와 치료를 통해서 일상생활을 수행함에 거의 불편함이 없을 정도로 증상이 장기적으로 개선되고 완화된 상태를 의미하는 '관해 상태'로는 도달하게 할 수 있습니다. 면역학적 용어를 사용하자면 아네르기(anergy) 상태를 바로 이러한 관해 상태라고 할 수 있는데, 증상이 일어날 수 있는 유해 항원이 인체에 들어와도 인체가 알러지 반응과 같은 과민 반응을 일으키지 않는 안정되고 건강한 체질개선 상태라고 표현할 수 있습니다.

사람과 병증에 따라서 많이 다르겠지만, 아네르기 상태와 같은 면역 안정 상태로 유도하기 위해서는 기본적으로는 최소한 3~5년 이상 꾸준하게 집중치료와 관리를 필요로 합니다.

천식과 은행

은행이 기침이나 천식 증세에 도움이 되는 것은 사실이지만, 모든 기침 천식 증세에 항상 사용되는 것은 아니며, 약간 유독한 성분이 들어있기 때문에 무조건 장기적으로 많이 먹지는 마시고 적절한 용량을 지키시는 것이 중요합니다.

성인의 경우라면 하루에 10~20알 이내로 볶아서 먹는 것이 괜찮고, 만3세 이상의 아이라면 좀 더 적은 용량으로 하루 3~5알 이내로 복용해야 하며 매일매일 장기간 먹는 것은 별로 권장하지 않습니다. 특히 나이 어린 천식 환자들은 은행과 같은 민간요법에 의존하시기보다는 적절하게 진찰을 받게 하시고 안전한 처방을 받도록 하시는 것이 좋겠습니다.

한의학에서는 오미자나 길경(도라지) 천문동 같은 약재를 조합해서 천식 증세 해소에 많이 사용해 왔습니다.

천식 예방법

천식 환자가 있는 집에서는 우선 천식 발작의 예방을 위해서 생활 관리가 중요합니다. 우선 바닥에 카펫을 깔지 마시고 나무마루 바닥은 젖은 걸레로 깨끗이 닦아 주는 것이 좋습니다.
또한, 주름진 커튼이나 천을 입힌 가구 대신에 세탁이 가능한 커튼이나 비닐 칸막이 또는 물걸레질이 가능한 가구를 사용하는 것이 좋겠습니다.

침대 시트나 담요, 베개 등을 뜨거운 물로 자주 씻어서 집먼지진드기를 없애도록 노력하는 것도 중요합니다. 즉 이와 같은 가구류 등은 7~10일에 한 번씩 55도 이상의 뜨거운 물에 10~20분 정도 동안 담가 놓으면 집먼지진드기를 효과적으로 제거해 낼 수 있습니다.

또한, 실내 습도는 가능한 50% 정도로 유지하는 것이 좋습니다. 천식 유발 인자인 집먼지진드기나 곰팡이는 습기 찬 곳에서 가장 잘 자라기 때문입니다. 욕실 표면을 표백제와 물로 닦아 주고 바닥이나 그 외 다른 습기 찬 곳도 표백제로 청소해서 곰팡이를 제거해 주시는 것도 필요합니다.

가급적 털이 있는 애완동물은 기르지 않거나 최소한 침실에는 있지 않도록 해야 합니다. 만약 강아지나 고양이를 키우고 있다면 자주 씻기고 잘 빗겨주어야 합니다. 또한, 거실 내에 꽃이나 화분 같은 것들은 치우는 것이 좋습니다. 더불어서 꽃가루가 실내에 들어오지 못하도록 침실 창문을 닫아 둡니다.

메밀이나 계란, 복숭아, 밀가루, 땅콩 등이 일부 천식 환자에게 천식을 일으키거나 악화시킬 수 있기 때문에 주의해야 합니다. 또한, 음식이 상하고 색깔이 변하는 것을 막기 위한 보존제나, 산화방지제로 널리 사용되는 아황산염은 일부 천식 환자에서 천식 증상을 악화시킬 수 있는데 특히 말린 과일이나 채소류, 과일 농축액, 포도주, 맥주나 과즙 등에 많이 들어있으니 유의할 필요가 있겠습니다.

천식에 도움이 되는 음식을 말씀드리겠습니다. 연어나 고등어, 정어리 등 등푸른생선에 포함된 오메가3 지방산은 염증을 가라앉히는 작용이 있기 때문에 천식 예방에 도움이 됩니다.

신선한 등푸른생선을 일주일에 2~3번 정도 먹도록 해주시고 마늘, 양파, 생강과 신선한 과일, 야채에는 염증을 가라앉히는 성분들이 다량 함유되어 있기 때문에 역시 많이 섭취하시는 것이 좋겠습니다. 특히 야채에 포함된 항산화제는 염증을 줄이고 증세 진행을 막는데 뛰어난 효과가 있습니다.

또한, 토마토도 추천할 수 있는데 토마토 안에 있는 리코펜 성분은 천식 개선에 많은 도움을 줍니다. 날 토마토를 그냥 먹는 것도 좋겠지만 올리브 오일에 살짝 익히면 지방 성분인 리코펜을 더욱 많이 섭취할 수 있으니 더욱 좋겠습니다.

천식 환자가 여행할 경우에는 지역도 신중하게 선택해야 합니다. 어떤 사람은 특정 지역에 들어서면 천식이 발작되기도 하기 때문입니다.

천식은 흔히 밤에 발작하기 때문에 비상용으로 천식치료제를 준비하는 것은 필수입니다. 밤이 되면 미주신경의 흥분성이 높고 기관지 분비물이 증가되며 평활근이 경련을 일으켜 발작을 할 가능성이 높아지기 때문인데, 만일 밤에 준비된 천식치료제를 먹은 후에도 효과가 뚜렷하지 않거나 예전과 다른 증상이 있을 경우에는 즉시 병원을 가야 하겠습니다.

DAY

05

중풍(뇌졸중) | 중이염 | 춘곤증

폐렴 | 피부건조증, 잘 갈라지는 입술

황사 대처법 | 고혈압 | 결핵

중풍(뇌졸중)

중풍 예방법

중풍이란?

뇌혈관이 터져서 혈액이 흘러나오는 '뇌출혈'과 뇌혈관이 막혀서 해당 부위의 뇌세포가 산소와 영양분 공급을 받지 못해서 괴사를 일으키는 '뇌경색'을 합해서 중풍(뇌졸중)이라고 합니다.

우리나라에서는 인구 100명당 남자는 3.94명, 여자는 2.52명의 중풍 환자가 발생하고 있는데 '남성 노인층'에서 가장 흔하게 발생하고 있습니다. 우리나라 성인의 3대 사망 원인인 암, 심혈관질환, 뇌졸중 중에서 단일 질환으로는 가장 빈도가 높습니다.

중풍(中風)이라는 병명을 글자의 의미부터 살펴보자면, 중(中)은 '적중(的中)되었다'라는 뜻이고 풍(風)은 '바람'이라는 뜻으로 한마디로 '바람에 적중되었다' 또는 '바람에 맞았다' 등으로 해석할 수 있습니다. 바람이라는 것은 본래 갑자기 세차게 몰아쳤다가도 곧 잠잠해지기도 하는 것처럼 매우 변화무쌍한 성질을 나타내는 것으로 이해하시면 되겠는데, 이는 어제까지는 멀쩡하던 사람이 갑자기 팔다리를 쓰지 못하게 되거나 의식이 없어지는 임상적인 증상을, 큰바람이 불어서 아름드리나무가 갑자기 옆으로 쓰러지거나 가지가 부러지는 자연현상에 비유하여서 '바람에 맞았다'라고 부르게 된 것입니다.

즉, 사람이 갑자기 쓰러진 다음에 반신불수가 되거나, 운동장애나 감각 장애를 보이거나, 말을 못 하거나 혹은 기억력을 상실하거나, 의식을 잃거나 사망하기도 하는 경우를 '중풍'이라고 하여, 옛사람들이 뇌혈관의 이상으로 인한 신경계통의 장애를 총칭하는 개념으로 중풍이라는 개념을 사용하였다고 이해하시면 되겠습니다.

중풍의 고위험군

고령, 정신적인 스트레스, 흥분을 잘하는 급한 성격, 과음, 흡연, 완벽주의 경향, 운동 부족과 비만, 기름진 음식의 과다 섭취, 고혈압, 당뇨병, 동맥경화, 고지혈증, 심장병, 편두통과 같은 상황이 중풍을 잘 일으키는 위험 인자라고 할 수 있습니다. 특히 고혈압과 심장질환, 당뇨병이 있는 분들이 대표적인 고위험군에 속합니다.

또한, 찬바람이 많이 부는 계절에는 어르신 분들이 특히 중풍을 조심하셔야 합니다. 추운 날씨로 인해서 외부활동은 줄어들게 되고, 기름진 음식은 더 많이 찾게 되고, 혈액 순환은 둔화되며 혈관은 좁아지기 때문에 중풍의 위험이 굉장히 커지게 됩니다.

중풍과 가족력

중풍 자체는 유전된다고 볼 수는 없지만, 가족 중에 중풍이 발생한 적이 있는 경우라면 해당 가족 구성원들의 중풍 유발 확률이 그렇지 않은 경우보다 높기 때문에 가족력이 있는 분들은 평소에 더욱 자주 검사를 하고 중풍 예방에 특히 더 신경을 써야 합니다. 아버지가 뇌졸중을 앓으셨던 경우에는 일반적인 건강한 사람들에 비해서 중풍 발생률이 2.4배 높아지고, 어머니가 뇌졸중을 앓으셨던 경우라면 중풍 발생률이 1.4배 높아진다는 통계 보고가 있습니다.

또한, 중풍이 어떤 사람에게 한 번 생기게 되면 그 사람에게 5년 이내에 다시 재발하여 발생할 확률이 50% 정도 됩니다. 그럼에도 불구하고 2차 중풍의 예방적 치료에 대한 환자와 가족의 인식 부족으로 인해서 중풍으로 입원했던 환자 중에서 약 60%의 환자들이 2차 중풍에 대한 예방적 치료를 임의로 중단하고 있는 실정입니다. 연구 보고에 의하면 예방적 치료를 받았던 사람들에 비해서 예방적 치료를 받지 않았던 사람들의 중풍 재발률이 3배 가까이 높은 것으로 조사되었기 때문에 주의가 필요하겠습니다.

중풍의 신호 증상

중풍은 발생하기 전에 전조 증상이 나타나는 경우가 많이 있습니다.

우선 팔다리에 힘이 없어지고 감각이 없어지는 경우가 많습니다. 또한, 한쪽 눈의 시야가 안 보이거나 흐려지고, 눈꺼풀이 떨리거나 근육이 실룩거리는 경우도 많이 있고, 벌레가 기어가는 듯한 느낌이 들기도 하고, 기억력이 감퇴하여 최근의 일을 잘 잊어버리거나 말을 잘 알아듣지 못하고 엉뚱한 말을 하며, 말이 어눌해지는 경향도 있습니다.

엄지와 둘째 손가락이 마비되거나 떨리기도 하고, 손발이 저리고 감각이 무뎌지거나 물건을 잘 떨어뜨리게 되고, 자기도 모르게 침을 흘리게 되기도 하며 가슴이 답답하거나 두근거리고, 왠지 불안한 기분이 들고 초조하거나 상열감이 심하게 됩니다. 눈이 건조하거나 자주 충혈이 되는 경우도 많이 있고 뒷목이 뻐근하거나 혈압이 높아지게 됩니다.

갑자기 어지럽고 토하는 증상이 나타나거나 한쪽으로 쏠리는 듯한 기분이 들기도 하는데 짧게는 몇 분에서 길게는 몇 시간까지 나타나게 됩니다. 만일 이런 증상이 발생하게 되면 반드시 병원에 방문하여 정확한 진단과 함께 조기 치료를 받아야 중풍을 극복할 수 있습니다.

중풍에 도움이 되는 음식과 생활법

평소보다 식사량을 줄여서 소식을 하고 충분한 물을 섭취하여 체내에 활성 산소를 최대한 적게 발생하도록 하는 것이 좋습니다. 또한, 동물성 단백질과 지방을 적게 섭취하는 것이 도움이 되고, 운동을 습관화하여서 혈액 순환이 잘되게 하고 혈관을 튼튼하게 유지하는 것도 중요합니다. 과일과 야채를 충분히 먹는 것도 좋겠습니다.

또한, 음식은 무엇을 먹느냐 하는 것도 중요하겠지만 어떻게 조리해 먹느냐 하는 것도 못지않게 중요한데, 중풍 환자에게 있어 가장 안 좋은 조리법에 대해서 안 좋은 순서대로 얘기해 보자면 튀기는 것> 전자레인지> 굽는 것> 볶는 것> 찌는 것 순입니다.

생활법으로는 스트레스를 최대한 빨리 해소시킬 수 있는 자기만의 방법을 개발해야 합니다. 예를 들면 숙면을 취하거나, 가벼운 오락이나 가벼운 목욕을 하는 것처럼 육체와 정신의 긴장을 함께 이완시킬 수 있는 방법이 좋겠습니다.

중풍 예방법

혈압과 혈당을 정상 수준에서 잘 유지하는 것이 가장 중요합니다. 흡연하는 사람은 그렇지 않은 사람보다 중풍 위험이 2~4배 정도 높기 때문에 반드시 금연 해야 하고, 복부비만은 심혈관질환 등과 밀접한 관계가 있기 때문에 비만 관리에도 신경을 써야 하겠습니다.

싱겁게 먹는 습관을 들이고 만성적인 과음이나 폭음을 삼가야 하겠습니다. 계란 노른자, 새우, 쇠고기와 돼지고기에 붙어있는 기름, 내장, 버터, 베이컨, 햄, 튀긴 음식 등의 음식은 되도록 피하는 것이 좋고 포화지방, 설탕, 소금은 적게 먹어야 하겠습니다. 과일, 야채, 콩류, 등푸른생선 등은 많이 먹는 것이 좋겠습니다.

또한, 일찍 자고 아침에 일찍 일어나도록 하여 하루 일과를 시간에 쫓겨서 무리하게 하지 않고 여유 있게 실행해 나가는 것이 좋겠습니다.

중이염

항생제 과다 사용에 대한 위험성

중이염이란?

중이(中耳)에 발생하는 모든 염증을 가리키는 용어입니다. 중이염은 소아에서 발생하는 세균성 감염 중에서 가장 흔합니다. 이 때문에 소아에서 항생제를 사용하거나 수술해야 하는 가장 많은 원인을 제공합니다.

중이염은 생후 6개월이 지나면 발생 빈도가 높아지기 시작해서 2세경에 가장 많이 발생하여 모든 소아의 4명 중 3명이 3세 이전에 한 번 이상 중이염을 경험한다고 알려져 있습니다. 우리나라의 경우 2부터 5세 소아에서 귀에서 삼출성 중이염의 유병률이 20% 이상이라는 보고도 있습니다.

대다수의 중이염이 저절로도 많이 회복됩니다만, 드물게는 염증이 머리 안쪽으로 퍼져 뇌수막염과 같은 무서운 합병증이 생길 수도 있고 혹은 다른 증상 없이 소리만 들리지 않는 난청 증상만을 유발할 수도 있습니다. 소아에게 생기는 난청은 이차적으로 인지 발달의 장애를 불러일으킬 수 있으므로 주의해야 합니다.

급성 중이염은 3주 이내의 급성 염증을 동반한 중이염으로 귀의 통증, 발열 등의 증상을 동반하는 질환이고, 삼출성 중이염은 급성 염증의 증상이 없이 중이강에 삼출액이 고이는 질환을 말합니다.

삼출성 중이염은 흔히 급성 중이염을 앓고 난 뒤 급성 염증은 사라지고 삼출액만 중이강에 남는 경우를 일컫습니다. 이는 급성 염증을 앓지 않고도 생길 수 있으며 3개월 이상 지속되는 경우에는 만성 삼출성 중이염이라고 부릅니다.

귀의 구조와 기능

귀는 소리를 듣고 몸의 균형을 잡을 수 있도록 도와주는 중요한 기관입니다.

귀는 해부학적으로 보통 세 부분으로 나누는데 귓바퀴에서 고막 직전까지를 외이(外耳), 고막에서 달팽이관까지를 중이(中耳) 그리고 소리를 듣게 해주는 달팽이관과 청신경 그리고 평형감각을 돕는 반고리관을 합한 내이(內耳)로 구분합니다.

중이는 고막에서 시작해 달팽이관에 이르는 공간으로 평소에 공기로 채워져 있습니다. 고막의 진동이 달팽이관에 잘 전달되기 위해서는 중이 내부와 외부는 같은 압력으로 유지되어야 합니다.

귀인두관(Eustachian tube)은 중이와 콧속 공간을 연결하는 유일한 통로로서 외부의 공기가 코를 통해 중이에 도달할 수 있는 길을 만들고 있습니다. 이 통로의 역할은 중이의 압력이 외부와 같아지도록 하는 것입니다. 귀인두관은 평소에는 닫혀 있다가 하품을 하거나 침을 삼킬 때 열리며, 압력 조절의 기능과 함께 중이에서 만들어진 점액이 콧속 공간을 통해 밖으로 배출되는 통로가 되기도 합니다.

귀인두관은(위에서도 언급했듯이) 고막 안팎의 기압 차이를 없애 주는 기능을 하는데 부종을 일으키는 감기나 감염은 귀인두관을 막을 수 있으며, 따라서 중이에 체액이 고일 수 있게 됩니다. 또한, 코 인두에 감염된 세균이 귀인두관을 따라 고실로 파급되어 중이의 체액에 혼입되면 중이염이라고 하는 귀의 감염증이 생기게 됩니다.

중이염의 원인과 위험인자

귀인두관의 기본 기능은 중이강을 환기시키고, 중이를 외부 세균으로부터 보호하며, 점막에서 나오는 분비물을 배출하는 기능을 합니다.

귀인두관은 매우 가늘고 그 내부가 점막으로 이루어져 있어서 감기, 알레르기 등으로 점막이 부어 막히게 되면 기능 장애가 생기게 되는데 이 경우 중이강 내부에 음압이 형성되어 주변으로부터 삼출액이 나와 고이게 되고 여기에 세균이 증식하면 중이염이 발생합니다.

최근에는 귀인두관의 폐쇄가 먼저가 아니라 세균 침입이 먼저라는 의견이 있지만, 세균의 침입이 우선이든 아니면 귀인두관의 폐쇄가 우선이든 이 두 가지가 모두 급성 중이염을 유발하는 원인이 됩니다.

급성 중이염과 삼출성 중이염은 그 증상이 전혀 다르게 나타날 수도 있으나, 발생 기전 등 여러 가지 면에서 비슷한 점이 많아 연속된 한 질환의 다른 단계로 이해되기도 합니다. 서로 원인균도 유사하며 대표적인 균으로 폐렴쌍구균, 헤모필루스 인플루엔자(Hemophilus influenza) 등이 있습니다.

중이염의 위험 인자는 급성 중이염과 삼출성 중이염이 서로 비슷합니다.

1. 나이

중이염은 모체로부터의 면역력이 떨어지는 생후 6개월이 지나면 발병이 급격히 증가하여 2세경에 가장 많이 발생합니다. 보통 2세 이전에 첫 번째 중이염이 생길 경우 반복적으로 중이염에 걸릴 확률이 높다고 합니다. 소아에서만 중이염이 많이 발병하는 데에는 다음과 같은 몇 가지 이유가 있습니다.

(1) 소아의 귀인두관은 성인보다 더 짧고 수평에 가까워 세균이나 바이러스가 중이로 쉽게 침입할 수 있으며, 귀인두관의 개폐에 관여하는 연골이나 근육의 발달이 미숙하여 기능이 저하되어 있기 때문입니다.

(2) 아데노이드라는 림프 조직은 코 뒤의 귀인두관이 열리는 곳에 가까이 위치하고 있는데, 유소아 시기에는 이것이 크게 발달하여 이관의 기능을 저해하거나 세균의 증식 장소가 될

수 있기 때문입니다.

(3) 7세 이전의 소아는 면역기능이 성인처럼 발달하지 못하여 감염에 대한 저항력이 떨어져 있기 때문입니다.

2. 가족력

중이염은 유전적인 성향이 있어 부모나 형제 중에 반복적인 중이염을 앓은 사람이 있으면 그 소아도 중이염이 반복적으로 생길 가능성이 높습니다.

3. 감기|알레르기

감기나 알레르기는 중이염을 일으킬 수 있으며, 어린이집에 다니는 소아의 경우 다른 소아 들과 접촉의 기회가 많아져 감기가 전파되기 쉽기 때문에 이들에게서 중이염 발병률이 높 습니다. 또한, 계절적으로는 겨울과 초봄 사이에 발병률이 높은 이유도 이 시기에 감기가 잘 발생하기 때문입니다.

4. 흡연

간접흡연을 하는 소아는 중이염뿐만 아니라 각종 건강상의 문제가 생길 확률이 높습니다.

5. 인공수유

젖병을 이용하여 수유를 하는 경우, 특히 눕혀서 수유를 하는 경우에는 모유 수유를 하는 경우보다 중이염이 많이 발생합니다. 만약 분유를 먹이고자 할 때는 반드시 아이의 머리를 배보다 높게 하여 우유가 흘러 들어가 귀인두관이 막히지 않도록 하여야 합니다.

6. 단체생활

어린이집이나 유치원 등의 대단위 보육시설에서의 단체생활은 개인위생이 잘 지켜지지 않아 소아 중이염 발병의 확률을 높게 합니다.

그 외에도 중이염은 남아에서, 인종적으로 흑인이나 백인보다 황인(아시아계)에서 더 흔한 것으로 알려져 있으며 공해가 많은 환경에 노출된 경우에도 발생률이 높은 것으로 알려져 있습니다.

중이염의 증상

1. 귀통증

중이강 내의 삼출액이 고막을 밀어 팽창하면 귀에 통증이 발생하게 됩니다. 소아는 귀의 통증을 직접 호소할 수도 있으나, 영아는 귀를 잡아당기거나 단순히 보채고 평소보다 많이 울수도 있고 눕거나, 씹거나, 빨 때 귀의 통증이 심해질 수 있기 때문에 잘 먹지 않거나 자지 않을 수 있습니다.

2. 귓물(이루)

삼출액은 점차 농성으로 바뀌고 압력도 높아져서 이에 의한 압력이 어느 수준을 넘으면, 고막을 터뜨리고 외이도로 흘러나오게 됩니다. 일단 고막에 구멍이 생겨 농성 분비물이 흘러나오면 고막에 대한 압력이 소실되어 통증은 사라지게 됩니다.

3. 난청

중이강 내에 고인 삼출액은 소리의 전달을 방해하므로 소아는 일시적인 난청이 생기게 됩니다. 급성 중이염은 통증, 발열 등과 같이 급성 염증의 증상이 잘 동반되지만, 삼출성 중이염은 특별한 염증의 증상 없이 난청 증상만 나타날 수 있습니다.

그 밖에 발열, 구역 및 구토, 어지러움 등을 호소할 수 있습니다. 또한, 중이염은 흔히 상기도 감염에 동반하여 발생할 수 있으므로 콧물, 코막힘 등의 감기 증상이 동반될 수 있습니다.

중이염은 소아에서 매우 흔하나 위에 열거한 증상들이 있어도 잘 표현하지 못하는 경우가 많습니다. 따라서 부모가 관심을 가지고 병을 의심하여 병원에 데리고 가야 적절한 치료를 시기를 놓치지 않고 받을 수 있습니다.

태어나서 처음 몇 년간은 말을 배우는 데 있어서 매우 중요한 시기이며 소아는 이 시기에 다른 사람들이 하는 이야기를 듣고 언어를 배웁니다. 잘 듣지 못하면 대화 능력이 떨어지고 집중도 어렵기 때문에 다른 모든 발달에 영향을 미칠 수가 있습니다. 이런 이유로 소아에서 다음과 같은 증상이 있으면 중이염을 의심하고 전문가의 진료를 받는 것이 좋습니다.

- 평소보다 많이 보채거나 운다.
- 잠을 잘 자지 못한다.

- 열이 난다.

- 귀를 잡아당기거나 자꾸 만진다.

- 귀에서 분비물이 흘러나온다.

- 균형을 잘 잡지 못한다.

- 조용한 소리로 말하면 알아듣지 못한다.

- 텔레비전이나 라디오의 소리를 키운다.

- 크게 말한다.

- 학교에서 주의 집중을 하지 못한다.

중이염의 합병증

1. 두개 외(外) 합병증 : 내이염, 안면신경 마비, 꼭지돌기염

2. 두개 내(內) 합병증 : 중이염에 의한 두개골 내부의 합병증은 극히 드물지만, 만약 염증이 뇌나 뇌막으로 퍼지게 되면 무서운 합병증을 일으키게 됩니다. 두개 내 합병증이 발생하면 환자는 귀의 심한 통증, 두통, 발열, 구토 등을 보일 수 있으며 심하면 경련이나 의식소실이 있을 수도 있습니다.

3. 난청과 그에 따른 발달 장애 : 대다수의 소아들은 반복적인 삼출성 중이염을 앓은 뒤에도 특별한 발달 장애 없이 성장을 합니다. 그러나 소아는 듣기를 통하여 언어를 배우며 이를 기본으로 의사소통을 하고 다른 지식을 얻기 때문에 난청을 동반한 빈번한 중이염은 아이들에 따라서는 분명히 발달 장애를 일으킬 수 있습니다. 반복적인 중이염은 그 자체로 진료를

위한 학업 시간의 손실이나 경제적 부담 등을 가져와 소아뿐만 아니라 가족 전체에 직간접적으로 악영향을 미칠 수 있습니다.

그 밖에 귀에 관한 합병증으로 고막의 함몰, 고막의 천공, 귓속뼈의 괴사, 고실경화증, 만성 화농성 중이염, 유착성 중이염, 진주종의 형성 등이 있습니다.

반복적인 중이염에 대한 한의학적 치료법

한의원에서 매우 흔하게 진찰하게 되는 아이들은 주로 중이염이 반복되는 아이들입니다. 이런 아이들은 잦은 감기로부터 비롯되는 경우가 임상적으로는 매우 흔합니다.

사실 감기에 걸리면 보통 1~2주 안에 좋아져야 하는데 간혹 길게 이어져 아이들을 괴롭히는 경우가 있습니다.

특히, 1년 내내 감기를 달고 사는 아이들은 ▲저체중, 식사 불균형 등으로 면역력이 유난히 낮으며 ▲부비동, 이관, 편도 등이 해부학적으로 더 취약하거나 ▲알레르기 체질인 경우가 흔합니다.

일반 감기에서, 일반 감기를 그냥 끝나는 것이 아니라 감기만 걸렸다 하면 중이염으로 이행되는 아이들이 많은데 부모님들의 걱정과 속상함은 사실 이만저만이 아닙니다.

일본 양방 의사 선생님들은 감기, 중이염, 축농증 등의 상기도 감염증의 80%에 한약을 투여합니다. 실제 일본에서의 어린이 중이염 치료 지침에서도 한약 사용을 매우 권장하고 있습니다.

임상적으로 한의원에서 많이 관찰되는 아이들은 '중이염 성향 어린이(보통 2~3달에 1회 이상 중이염에 걸리는 아이)'들인데, 한의학적으로 폐계(호흡기계) 허약아에 해당됩니다. 또한, 비염이나 축농증을 동반한 경우가 아주 많습니다.

한의학적인 중이염 치료에 있어서 꼭 염두에 두어야 할 부분은, 당장 문제가 되고 있는 '병증'(病證, 현재 겉으로 드러나고 있는 질병 상태)에 대한 개선 작업도 중요하겠지만, 평상시에 건강을 잘 유지하고, 나아가 건강 수준을 더욱 크게 향상시키고자 도모하는 예방의학적 관점에서는 '소증'(素證, 바탕이 되는 체질)에 대한 적극적 개선 작업 역시 매우 중요성을 가지고 있다는 점을 기억할 필요가 있겠습니다.

한방 치료의 과학적 근거는 ▲기존에 한약의 독감 바이러스에 대한 억제 효과 ▲침 치료 이후 축농증이나 중이염 증상이 개선된 연구 ▲축농증이나 중이염 환자에게 한약 투여 시 항생제 투여군과 비슷한 정도의 효과를 나타낸 연구 ▲중이염 환자에게 한약을 투여 시 항생제 투여군보다 중이 삼출액의 면역 글로불린 수치가 올라간 연구 ▲한약 투여로 중이염 발생 빈도 및 항생제 투여 기간이 줄어든 연구 등의 논문으로 SCI급 국제의학저널에 발표된 바 있습니다.

특히 그중에서도 형개, 연교, 당풍, 시호, 백지 등의 약재로 구성된 형개연교탕은 중이염을 비롯해서 축농증과 비염 증상을 함께 개선할 뿐만 아니라 복약 종료 후에도 그 효과가 오래 지속됩니다.

중이염에 대한 한의학 치료는 향후 중이염 재발률을 낮춰주는 과학적 효과도 입증되어 있기 때문에 잦은 감기 또는 잦은 중이염에 시달리는 아이들이라면 가까운 한의원에서 적극적으로 치료받는 것이 매우 추천할 만한 방법입니다.

중이염이 반복되는 호흡기계 허약아들에 대한 장기적인 체질개선 치료를 한의학적으로 진행함에 있어서는 이러한 예방의학적 태도를 반드시 견지할 필요가 있다라는 부분을 강조드렸는데, 이런 맥락에서 최신 일본 논문을 하나 소개해 보겠습니다.

2016에 발표된 일본 논문으로 "Randomized controlled trial of juzen-taiho-to in children with recurrent acute otitis media"라는 제목으로 'Auris Nasus Larynx'라는 저널에 실린 논문입니다.

급성 중이염이 반복적으로 걸리는 아이들을 대상으로 십전대보탕의 급성 중이염 예방 효과를 확인해 본 연구입니다.

급성 중이염은 특히 소아에서 감기 후유증으로 발생되는 대표적인 질환이고 아이들에게 항생제를 처방하게 되는 주요 이유가 됩니다. 이러한 항생제의 사용은, 결국에는 많은 유익균을 죽이고 여러 병원균의 내성을 만드는 위험이 있으므로 가급적 적게 사용되어야 하며 이를 위해서는 반드시 한약의 적절한 사용이 필요하다는 입장에서 논문이 작성되었습니다.

반복적인 중이염을 생기는 소아의 경우 아직 면역기능이 완성되지 못한 2세 미만에서 많고, IgG2 등의 레벨이 떨어졌다는 걸로 보아 면역과 밀접한 관련이 있다고 합니다.

십전대보탕은 한의학에서 대표적인 보약이라 할 수 있는데, 이런 중이염 소아 환자들의 면역을 개선시킬 수 있을 것으로 예상되므로 이 면밀한 과학적 실험을 통해서 그 가능성을 알아보고자 한 것입니다.

총 87명의 어린이들이 모집되어 무작위배정을 통해서 십전대보탕군 39명과 대조군 48명으로 나눴으며, 12주 동안의 임상시험을 탈락 없이 모두 마친 어린이는 십전대보탕군 31명 및 대조군 39명이었습니다.

십전대보탕군은 3개월간 십전대보탕을 0.10~0.25g|kg씩 하루에 두 번 복용하였고, 관찰 기간 동안 급성중이염에 걸릴 경우 일본 가이드라인에 따른 전통적인 서양의학 치료를 하였고, 대조군은 별다른 치료 없이 급성중이염이 걸릴 경우 동일한 서양의학적 치료를 시행하였습니다.

논문을 통해서 확인된 것은 십전대보탕이 급성 중이염이 잘 걸리는 아이들에 대한 뚜렷한 임상적 예방 효과가 있다는 것을 알 수 있었습니다.

이번 논문에서는 비록 블라인드를 통한 위약을 설정하지 못하였지만 RCT 디자인을 통해서 십전대보탕의 반복적인 급성 중이염 발생의 예방 효과를 다시 한번 보여주었습니다.

본 연구에서는 소아 환자의 면역지표에 대한 평가가 이루어지지 못하였지만, 다양한 실험연구와 임상연구를 통하여 십전대보탕이 가지는 선천면역 및 후천면역 조절 기능에 대한 효과가 발표되고 있으며 최근에는 장내세균을 통한 면역연구 역시 활발히 이루어지고 있습니다.

항생제 과다 사용에 대한 위험성

중이염을 치료하는데 있어서 가장 흔히 이용되는 양의학적인 방법은 항생제 치료이지만, 한가지로 정해진 치료법은 없습니다.

보통은 다음과 같은 여러 요소들을 고려하여 병의 진행을 막고 합병증으로의 이행을 최소화할 수 있는 치료를 선택하여야 합니다.

1. 중이염이 얼마나 심한가?
2. 얼마나 자주 앓는가?
3. 얼마나 오래 지속되는가?
4. 질병에 걸린 아이는 몇 살인가?
5. 아이가 가지고 있는 위험요소는 어떤 것들이 있는가?
6. 중이염이 아이의 청력에 미치는 영향은 어떠한가?

사실 현실적으로 급성 중이염 치료에서 가장 많이 활용되는 것은 항생제 치료입니다.

그러나, 항생제가 과연, 잦은 감기나 잦은 중이염의 만병통치약일까에 대해서는 부모님들께서 심각하게 고민해 보셔야 합니다.

항생제는 감염의 원인이 되는 세균을 억제하는 효과적인 약제입니다. 따라서 축농증이 의심되는 누런 콧물이 있거나 세균 감염에서 비롯된 중이염 등이 있을 때에는 임상적으로 많이 사용하고 있습니다.

하지만 아이들에게는 설사나 구토 같은 흔한 부작용이 있을 수 있고, 장내 우리 몸에 상당히 이로운 미생물(유익균으로서의 세균)을 함께 없애며, 내성을 생기게 할 수 있어서 꼭 필요한 경우에만 사용해야 합니다.

건강보험심사평가원이 발표한 '2017년 유·소아 급성 중이염 항생제 적정성 평가'에 따르면 상반기에 전국 의료기관에서 유·소아 급성 중이염에 항생제를 처방한 비율은 82.3%로 집계됐습니다. 네덜란드, 덴마크 등 유럽의 경우 급성 중이염에 대한 항생제 처방률이 40~70%인 것에 비하면 꽤 높은 편입니다.

항생제 투여의 시기와 사용량에 대해서는 양방 전문가들 사이에서도 많은 의견차가 있습니다.

어떤 의사들은 5일 사용을, 다른 의사들은 10일 사용을 권하기도 하고 2~3일 정도 지켜본 뒤 저절로 좋아지지 않을 경우에만 사용하는 의사도 있습니다.

특히 삼출성 중이염에서는 다른 특별한 합병증이 없으면 적어도 한 달은 관찰을 한 뒤 사용을 하도록 조언하기도 합니다.

항생제 사용에 신중해야 한다고 주장하는 데에는 다음과 같은 근거가 있습니다.

1. 바이러스에 의한 감염에는 항생제 사용은 전혀 도움을 주지 못한다.
2. 항생제를 써도 중이강의 삼출액 자체를 없앨 수는 없다.
3. 간혹 설사, 구토 등의 항생제 부작용을 일으킬 수 있다.
4. 급성 중이염의 귀통증은 첫 24시간 내에 가장 심하지만, 항생제는 이를 없앨 수 없다.
5. 빈번한 항생제의 사용은 결국 항생제의 내성이 있는 세균을 만들어 내어 앞으로의 치료를 더욱 어렵게 만들 수 있다.

춘곤증

춘곤증에 좋은 음식

춘곤증의 위험성

대개는 두통이나 가벼운 현기증 또는 1~3주 정도 지속되는 나른함이 바로 춘곤증의 일반적인 증상들입니다. 낮에 자꾸 졸음이 와서 집중력과 작업 능률이 떨어지게 되면, 혼자서 TV를 시청한다거나 책을 읽는 것과 같은 경우라면 별로 문제가 안 되겠지만, 하루 종일 운전석에서 운전을 하는 운전자 분들의 경우에는 봄철 춘곤증 때문에 교통사고 위험이 증가할 수 있을 것입니다. 대형 건설현장과 같은 위험한 작업 환경 속에서 근무를 하시는 분들은 산업재해 위험이 높아질 수도 있으며, 아주 복잡하고 정교한 금융 분석 업무와 같은 일에 종사하시는 분들의 경우에는 고객이나 본인의 재산상의 손실로 이어질 수 있는 금융사고가 초래될 수 있을 것입니다. 또한, 단순한 춘곤증이 만성피로증후군으로 이어지는 경우도 드물지 않으니 증세가 오래가거나 심한 경우에는 주의할 필요가 있습니다.

춘곤증의 요인

말 그대로 춘곤증은 계절적인 변화에 따라 신체가 적응하려고 하는 생리적 과정 중에서 생길 수 있는 일종의 계절병이고 신체 부적응 현상이라고 할 수 있는데, 단순히 계절적인 요인만이 아니라 그와 더불어서 새 학기가 시작되거나, 새로운 부서로 인사배치가 되거나, 직장생활을 시작하거나 하는 것과 같은 사회적인 새 출발에 따른 정서적 긴장도 중요한 요인이 될 수 있고, 춥다는 이유로 겨울 동안 별로 움직이지 않았던 운동 부족 현상이나, 봄이 되어서 갑자기 바빠졌다는 핑계로 소홀히 하게 되는 영양 공급에 있어서의 불규칙과 불균형 문제들도 춘곤증이 더 심해질 수 있도록 만드는 악화 요인이라고 할 수 있겠습니다.

특히 간의 기능에 문제가 있어서 우리가 흔히 '간 수치'라고 표현하는 AST나 ALT가 높게 나오는 간염 환자분들이나, 술을 평소에 많이 드시거나 지나친 육류섭취로 인해 지방간이 있으신 분들 그리고 고혈압이나 당뇨병과 같은 생활 습관병을 가지신 분들이나 평소 지나치게 일에 몰입하는 분들의 경우에는 더욱 쉽게 춘곤증을 느낄 수 있기 때문에, 이런 분들은 봄철 건강관리에 더욱 각별한 주의를 기울이실 필요가 있을 것 같습니다.

춘곤증의 원인

춘곤증의 원인은 사실 아직 정확하게 과학적으로 규명되지는 않았지만, 겨울 동안 움츠렸던 신체가 따뜻한 봄날에 적응하는 과정에서 내분비계통이나 중추신경계통 등에 미치는 자극의 변화로 인해서 나타나는 피로 현상으로 이해하고 있습니다. 또한, 봄이 되면 밤이 짧아지고 피부 온도가 올라가며 근육이 이완되기 때문에 나른한 느낌을 가지게 된다고도 할 수 있습니다.

봄이 되면 활동을 많이 하게 되기 때문에 단백질이나 비타민, 무기질 등과 같은 각종 영양소의 필요량이 갑자기 늘어나게끔 진화적으로 설계되어 있는데 겨울 동안에 이를 충분히 섭취하지 못하였기 때문에 생기는 영양 불균형도 춘곤증의 원인으로 이해되고 있습니다.

그러나 가장 일반적이고 중요한 춘곤증의 원인으로는 숙면을 못 취하거나 충분한 시간 동안 수면을 취할 수 없는 것과 같은 수면 불안정 문제를 들 수 있겠습니다.

밤잠을 방해하는 수면 질환으로 대표적인 것은 코골이나 수면 무호흡증 그리고 주기적 사지운동증 등이 있고, 드물지만 렘수면 행동 장애나 악몽, 몽유병 등이 수면을 방해하는 병증들입니다.

춘곤증과 일반적인 피로감

피로감이나 나른함이 지속되는 기간으로 구별할 수 있습니다. 위에서도 잠깐 말씀드린 것처럼 1~3주 이내에 대부분의 춘곤증은 자연적으로 없어지는 경향을 보이기 때문에 3주 이상 지속되는 피로감이라면 춘곤증이 아니라 만성피로증후군이 아닌가를 의심해 보아야 합니다. 만성적인 피로감이 오래 반복되면 신체 면역력이 크게 떨어져서 각종 전염성 질환 등에 쉽게 걸릴 수 있으니 주의하셔야 하겠습니다.

춘곤증 예방 생활습관

기지개 등과 같은 간단한 전신 스트레칭 동작을 1시간에 한 번 정도씩 규칙적으로 해주면 춘곤증을 예방하고 증세를 개선하는데 아주 큰 효과를 볼 수 있습니다. 또한, 일주일에 최소 2~3회 이상, 운동할 때마다 30분 정도씩 시간을 내서 유산소 운동을 하는 것이 좋습니다. 일하는 중간중간 규칙적으로 화장실을 가는 등 앉아만 있지 말고 몸을 계속 움직이는 것도 좋습니다.

커피와 담배를 줄이는 것이 아주 중요한데, 스트레스받는다고 또는 휴식을 취한다고 커피를 마시고 담배를 피우다 보면 신경이 더욱 예민해져서 밤에 잠을 더 설칠 수 있기 때문입니다. 또한, 아침 식사를 거르면 오전에 필요한 에너지가 만들어지지 못해 피로해지기 쉽기 때문에 가볍게라도 먹는 것이 좋겠습니다. 만일 아침 식사를 걸렀다면 점심때 과식하지 않도록 주의해야 합니다. 과식을 하면 소화기관으로 혈액이 몰려드는데 이때 뇌의 산소 공급량이 줄어 하품이 나고 집중력이 떨어져 춘곤증을 부추기기 때문입니다.

춘곤증에 좋은 음식

쑥, 원추리, 취나물, 도라지, 두릅, 더덕, 달래, 냉이, 돌미나리, 부추와 같은 봄철에 나오는 나물은 대체적으로 미네랄과 필수 영양소가 풍부하게 들어있기 때문에 피로회복과 춘곤증 개선에 도움이 됩니다. 일반적으로 탄수화물 위주의 불균형적인 식사나 과식이 춘곤증을 악화시키기 때문에 위에서 말씀드린 봄나물로 균형을 잡아주는 것이 추천할만한 좋은 방법이 되겠습니다.

또한, 비타민 C도 춘곤증을 이겨내는 데 도움이 됩니다. 물을 많이 마시는 것도 역시 춘곤증 예방에 도움이 됩니다. 다시마, 미역, 톳나물, 파래, 김 등의 해조류는 신진대사를 활성화시켜 주기 때문에 충분히 섭취하는 것이 좋습니다. 생선, 두부 등의 음식도 단백질이 많아 균형 잡힌 식단으로 추천할만한 음식입니다. 한약 중에서는 인삼이나 황기와 같은 원기를 북돋게 하는 보익지제를 차로 끓여서 마시면 피로회복과 춘곤증에 도움이 됩니다.

폐렴

폐렴에 좋은 음식과 생활법

폐렴이란?

감기에 잘 걸릴 수 있는 추운 계절에는 호흡기가 허약한 어린아이들이나 노인분들에게 폐렴과 같은 합병증이 잘 나타날 수 있기 때문에 특별한 주의와 관리가 필요합니다.

폐렴(pneumonia)은 한마디로 세균이나 바이러스, 곰팡이와 같은 병원성 미생물 감염에 의해서 폐에 염증이 발생한 상태를 말합니다.

심한 감기나 기관지염의 합병증으로 생기게 되는 중증 호흡기 감염증으로서 경우에 따라서는 사망의 직접적인 원인이 될 수도 있는 무서운 질병입니다.

일반적으로는 감기에 걸린 다음에 1~2주 후에 고열과 심한 기침, 흉통, 가래와 같은 증상으로 드러나는데 간혹 피 묻은 가래(혈담)를 뱉기도 합니다. 따라서 감기가 10일 이상 계속되면서 고열이 지속되고 있을 때에는 반드시 흉부 X선 검사와 혈액 검사를 통해 폐렴 유무를 확인하는 것이 좋습니다.

폐렴에 걸렸을 때에는 기침, 가래, 호흡곤란과 같은 폐 관련 증상뿐만 아니라 구토, 구역감, 설사 등과 같은 소화기 증상도 나타나게 되며 두통이나 피로감, 근육통, 관절통과 같은 몸 전체에 걸친 전신 증상이 발생할 수도 있습니다.

폐렴이 진행하여 패혈증이나 쇼크가 발생할 수도 있고, 폐의 부분적인 합병증으로는 기흉이나 폐농양 등이 동반될 수도 있습니다. 폐에 염증이 광범위하게 발생하여서 폐의 1차적인 기능인 산소 교환에 심각한 장애가 발생하게 되면 호흡 부전으로 사망에 이르게 됩니다.

폐렴과 감기의 구분

병증의 초기에는 폐렴이 감기와 매우 비슷하게 보이기 때문에 감기와 명확하게 구별해 내는 것이 쉽지 않은 일입니다. 일반적으로 감기와 폐렴의 가장 큰 감별 포인트라고 할 수 있는 증상은 고열과 심한 기침 그리고 호흡곤란이라고 이해하시면 좋습니다.

감기보다 훨씬 기침 증상이 심하게 나타나기 때문에 잠을 설치거나 토하는 일도 많이 나타나는데, 기침을 하는 동안에 삼켰던 가래를 토하거나 기침을 심하게 하면서 복압이 높아지기 때문에 위장 운동을 역류시켜서 토하기도 합니다.

열이 내렸다가 금세 다시 또 오르고, 감기가 거의 다 나은 것 같다가도 식욕이 떨어지고 기운없어 하거나, 코를 벌름거리거나 숨 쉴 때마다 가슴이 쑥쑥 들어가고 숨을 내쉴 때 그르렁거리는 소리가 심하게 난다면 반드시 폐렴을 의심해 보아야 합니다.

어린아이의 경우에는 수유량이 적어지거나 울음소리가 약해지고, 호흡수가 빨라지거나 얼굴이 창백해지고 입술이나 손, 발끝이 새파랗게 질리는 청색증을 보이면 거의 폐렴으로 생각해야 합니다.

주의해야 할 부분은 생후 2~3개월 미만의 신생아의 경우에는 열이 거의 없는 '무열성 폐렴'을 앓는 경우가 드물지 않기 때문에 특히 추운 계절에는 아이들의 증상을 항상 주의해서 살펴보아야 할 것입니다.

폐렴의 고위험군 환자

면역력이 약한 65~70세 이상의 노인분들과 어린이들의 경우에는 단순한 감기 증상이 조금만 방심해도 자칫 폐렴으로 발전하여 증세가 급속도로 나빠질 수도 있고 심각한 합병증이나 사망을 초래할 수도 있기 때문에 매우 깊은 관심이 필요합니다.

특히 폐렴으로 인한 사망자를 연령별로 분류한 통계청 자료를 살펴보면, 14세 이하 어린이 폐렴 사망자는 상당히 많이 줄어든 반면에 70세 이상 노인분들의 폐렴 사망자는 급증한 것을 알 수 있습니다.

노인분들의 폐렴 사망률이 젊은이들보다 3~5배 정도 높고 폐렴으로 인한 사망자의 70%는 고령인이라는 통계청 자료는, 앞으로 인구 고령화가 가속화되고 당뇨병이나 심혈관계 질환 또는 간질환과 같은 만성적인 질병을 가진 환자들이 더욱 늘어나면서 노인분들의 폐렴 사 망자 또한 함께 증가하리라는 것을 의미한다고 볼 수 있습니다.

폐렴 예방법

세균성 폐렴을 일으키는 여러 원인균 중에서 '폐렴 구균'은 백신을 통해서 예방이 가능합니다.

사실 폐렴 구균은 정상적인 생활을 하고 있는 일반인의 약 40%에서 발견될 정도로 흔한 세 균인데, 이것을 몸에 가지고 있다고 해서 모두 폐렴에 걸리는 것은 아닙니다. 하지만 여러 가지 이유로 해서 신체의 면역력이 떨어지게 되면 병증으로 활성화 되어서 폐렴으로 진행되 는 것입니다. 이와 같은 폐렴 구균으로 인한 질환은 흔히 패혈증이나 늑막염 또는 뇌수막염 과 같은 2차적인 합병증을 함께 유발하기도 합니다.

따라서 고령인과 만성 질환자 또는 어린이와 같은 폐렴 고위험군은 폐렴 구균 백신을 접종 하는 것이 바람직합니다.

물론 폐렴 구균 백신을 접종한다고 해서 100% 폐렴에 걸리지 않는 것은 아니지만, 폐렴으 로 인한 치명적인 합병증과 사망률은 많이 낮추어 줄 수 있습니다.

무엇보다도 가장 근본적인 폐렴 예방 대책은 역시 평소에 생활 관리나 건강 관리를 잘해서 기본적인 면역 기능을 높이는 것이라고 할 수 있습니다.

특히 호흡기 계통의 면역력을 강화시키는 한약인 길경(桔梗), 과루인(瓜蔞仁), 맥문동(麥門冬), 소엽(蘇葉), 전호(前胡), 형개(荊芥), 패모(貝母) 등과 같은 호흡기 계통 한약이나 한방차(칡차, 인삼차)를 본격적인 겨울에 들어서기 전에 복용하는 것이 질병 예방에 상당히 많은 도움이 됩니다.

폐렴에 좋은 음식과 생활법

무엇보다도 평소에 따뜻한 물을 충분히 마시는 것이 폐렴 예방과 치료를 위한 가장 바람직한 생활 태도라고 할 수 있겠습니다. 또한, 비타민이나 무기질이 풍부한 야채나 과일을 많이 먹고 가을에 많이 나는 나물류(배추나물, 시래기나물, 무말랭이, 고사리나물, 도라지나물, 토란대, 가지나물 등)도 적절하게 섭취해서 영양의 균형을 유지하는 것이 좋습니다.

추운 날씨에는 얇은 옷을 여러 겹으로 입어서 체온 조절을 하는 것이 좋고, 땀을 많이 흘린 경우에는 급격한 체온 변화가 생기지 않도록 잘 닦아주고 젖은 옷은 바로 갈아입어야 합니다. 또한, 먼지가 많은 곳은 가급적 피하는 것이 호흡기 건강을 위해 바람직합니다.

손을 깨끗이 씻고, 규칙적이고 영양 있는 식사와 하루에 최소한 6~8시간 이상의 수면을 취하는 것이 좋습니다. 또한, 구강 내 세균이 폐로 들어가서 폐렴을 일으키는 경우도 있기 때문에 양치질과 같은 구강 청결에도 신경을 써주어야 합니다. 실내 온도는 25~28도, 습도는 50% 전후로 적절하게 유지하고, 실내외 온도차는 5도를 넘지 않도록 하는 것이 좋습니다. 수시로 창문을 열어서 실내 환기에도 신경을 쓰는 것이 필요합니다.

피부건조증, 잘 갈라지는 입술

피부건조증을 위한 생활 처방

피부건조증의 원인

겨울철이나 환절기에는 바깥 공기 자체가 건조할 뿐 아니라 거칠고 찬 바람에 많이 노출되기 때문에 가려움증으로 몸이 예민해지기 쉽고 따갑기도 합니다. 그래서 특히 집중력을 요하는 업무를 수행하는 데 상당한 불편함이 초래되는 경우가 많습니다. 임상적으로는 연세가 많이 드시고 알러지 체질을 가지신 분들이 제일 고생을 하게 됩니다.

피부 자체가 워낙 민감하고 건조한, 한마디로 사막화된 피부를 가지고 있는 습진이나 아토피 체질 자체가 주요한 내부적 원인으로 작용하고 있고, 외부적 원인으로는 과도한 실내 난

방과 건조한 실내 환경, 전기담요, 때를 심하게 빡빡 미는 것과 같은 잘못된 목욕 습관 등을 지적할 수 있겠습니다.

피부건조증과 내과적 질환

드물게는 내과적 질환으로 피부건조증이 나타날 수 있습니다. 갑상선 질환이나 당뇨병 등 호르몬 이상이나 만성 신부전, 빈혈, 대사성 질환 또는 백혈병이나 림프종 등 종양이 있는 경우에도 가려움을 동반한 피부건조증이 나타날 수 있으므로, 적절한 치료나 조치에도 불구하고 만성적으로 가려움증이 지속되는 경우에는 반드시 병원을 찾아서 검사를 해보는 것이 좋습니다.

가려움증이 있으면 자연스럽게 몸을 긁게 되고, 긁으면 피부의 염증 반응이 더욱 심해지기 때문에 악순환의 고리를 끊는 것이 중요합니다. 만일 충분한 보습 관리만으로 피부 장벽의 보호 기능이 잘 회복되지 않는 경우에는 별도의 처방을 통해 치료할 수도 있습니다.

피부건조증과 입술

입술에는 모공이 없어서 땀이나 피지를 분비하지 못하기 때문에 자연적인 보습막이 형성되지 않습니다. 또한, 입술 주위 피부는 다른 피부의 약 1|2 정도의 두께로 매우 얇고, 표피 역시 아주 부드럽고 연약해서, 춥고 건조한 겨울에는 쉽게 트고 잘 갈라지게 됩니다.

평상시 입술 관리를 하여도 입술 트러블이 지속되거나 자꾸 재발할 경우, 입술 자체의 문제라기보다는 아까 말씀드린 것과 같은 내과적인 질병이 입술에 변화를 초래한 경우에 해당될 수도 있기 때문에 충분히 휴식과 함께 전문가의 상담을 받아보시는 것이 좋겠습니다.

입술 보습법

우선 입술에 침을 묻히지 말도록 권유 드리고 싶습니다. 입술에 건조함을 느끼면 무의식적으로 입술을 핥는 경우가 많은데 이는 오히려 입술의 수분을 빼앗는 한편 침에 들어있는 아밀라제, 말타제와 같은 소화 효소들이 입술 피부를 자극해 염증을 악화시키므로 삼가하셔야 합니다. 또한, 입술이 텄을 때 긁거나 만져 피부 조직을 손상시키면 2차 감염이 일어나 농포가 생길 수도 있기 때문에 주의하셔야 합니다.

더불어서 입술을 물어뜯지 않는 행동이 또 중요한데, 긴장이 된다거나 할 때 습관적으로 입술을 물어뜯는 행동이나, 맵고 짠 음식물을 섭취한 뒤 입술을 깨끗이 닦지 않거나 양치물이 묻은 입술을 깨끗이 닦지 않는 행동 등은 모두 입술 피부를 거칠게 만들 뿐 아니라 염증을 유발하는 지름길이니 유의하셔야 합니다.

만일 갈라진 입술을 위해서 집에서 무언가 조치를 취하고 싶으시다면 '꿀팩'을 권유 드리고 싶습니다. 얼굴에 팩을 하듯 입술 보습을 위해 1주일에 한 번씩 '꿀팩'을 해주면 아주 도움이 됩니다. 꿀에는 비타민 B가 많이 들어있어서 입술에 영양을 공급할 뿐만 아니라 살균 기능이 있어 염증을 가라앉히는 효과가 있습니다. 꿀을 입술에 충분히 바르고 랩을 씌운 뒤 10~20분이 지나서 떼어내시면 됩니다. 만일 꿀을 구하기 어려우시다면 우유를 화장 솜에 적셔서 입술 위에 올려놓아도 좋습니다.

또한, 입술도 일주일에 한 번 정도는 각질 제거를 할 필요가 있는데, 입술에 보습제를 충분히 발라도 계속 거칠다면 각질 제거가 필요한 때라고 생각하시면 될 것 같습니다. 일주일에 한 번은 샤워나 세안 후에 입술 각질이 불려 있는 상태에서 각질 제거를 하면 좋습니다. 면봉을 이용해서 입술 주름을 따라 잘 문질러 주면 손쉽게 각질을 제거할 수 있습니다. 입술이 심하게 트거나 갈라져 있다면 스팀타월로 팩을 해서 각질을 불린 다음 그 타월로 살살 문질러 각질을 제거해도 좋습니다.

마지막으로 말씀드리고 싶은 것은 입술에 염증이 생기고 갈라진다면 충분한 휴식이 근본적인 대책일 수도 있다는 말씀을 드립니다. 입술의 갈라짐이나 염증이 일주일 이상 지속되거나 자주 재발할 경우에는, 신체의 전반적인 컨디션에 이상이 있어서 입술에 변화를 주었을 가능성이 크기 때문에 가장 먼저 충분히 휴식을 취하도록 말씀드리고 싶습니다. 그런 다음에도 별다른 호전이 없다면 건강에 특별한 이상은 없는지 전문가의 상담을 받아보시는 것이 바람직하겠습니다. 한약재 중에서는 음의 기운을 보태주는 '둥글레차'나 '맥문동차'가 피부 건조와 갈라지는 입술에 모두 좋은 효과가 있습니다.

피부건조증을 위한 생활 처방

가장 중요한 것은 물을 성인 기준으로 했을 때 하루에 최소한 1.5~2ℓ 를 마셔야 한다는 것입니다. 인체의 70%가 수분으로 이루어져 있는 만큼, 충분한 물의 공급은 피부 건조를 해결함에 있어 가장 좋은 보약이 됩니다. 인체에 들어온 충분한 양의 물은 피부의 수분을 보충해 줄 뿐 아니라 노폐물 배출 등의 신진대사를 원활하게 해 주어서 피부가 투명해지는 것은 물론 다이어트에도 도움이 많이 됩니다.

또한, 물과 더불어서 신선하고 비타민이 풍부한 과일과 채소를 많이 먹는 것이 좋습니다. 피부는 사실 바르는 것뿐이 아니라 어떤 음식을 먹느냐 하는 것에도 지대한 영향을 받습니다. 따라서 인스턴트 식품의 섭취는 줄이고 비타민 등 피부에 좋은 성분이 함유된 식품을 많이 섭취해서 피부에 영양분을 공급해 주는 것이 중요합니다. 초콜릿이나 사탕 등 당분이 많은 인스턴트 식품은 활성 산소를 많이 만들어 내는 대표적인 노화 촉진 식품이기 때문에 건조한 피부를 치료하는 차원을 넘어서 어린아이처럼 맑고 촉촉하고 투명한 피부를 갖고 싶다면 과감하게 인스턴트 식품을 끊어야 합니다.

토마토와 브로콜리는 항산화 물질이 많은 식품으로 피부노화방지에 효과적이고 비타민C가 많은 시금치, 고구마, 양파 등은 피부가 고와지는 데에 큰 역할을 합니다. 이 밖에도 양배추, 당근, 고등어, 김, 귤 등이 피부건조증 개선에 좋습니다.

황사 대처법

피부보호를 위한 목욕법

황사는 단순한 먼지?

황사에 포함되어 있는 미세 입자들이 대기 중에서 화학 반응을 일으켜서 각종 산화물을 생성하는 까닭에, 성인의 기관지염이나 천식을 악화시키고 어린이들의 각종 호흡기 질환을 유발하기도 합니다. 중국의 빠른 산업화에 따라 납, 카드뮴 같은 중금속과 발암물질이 섞인 공해 오염 물질까지 포함하고 있어서 봄철 건강을 위협하는 강력한 주범으로 부각 되고 있습니다.

특히 황사가 심한 날에는 눈이 따갑거나 아프고 시야가 흐려질 수도 있고, 기침이나 가래 증세가 동반된 호흡기 질환이나 피부 질환 또는 알레르기 질환처럼 전신적인 병증을 유발할 수 있기 때문에 주의를 해야 합니다.

황사가 동반하는 증상

건강한 사람들도 황사로 인해 후두염이나 기관지염에 걸리기 쉬우며, 평소에 기관지에 문제가 있는 천식 환자 같은 경우에는 더욱 증세가 나빠질 수 있습니다.

후두염에 걸리면 목이 칼칼하고 침을 삼킬 때 이물감이 느껴지거나 목소리가 변할 수 있기 때문에, 되도록 말을 많이 하지 말고 목이 건조해지지 않도록 실내 습도를 조절하는 것이 좋습니다.

천식 환자는 황사에 포함된 알레르기 유발 물질이 기관지 점막을 자극해, 기관지가 좁아지는 과민반응 때문에 더 힘들어질 수 있습니다. 호흡이 가빠져서 숨을 헐떡이게 되고 심하면 기도가 폐쇄되어 위험한 상황에 빠질 수도 있습니다.

알레르기 비염 환자 역시 심한 재채기와 맑은 콧물이 지속적으로 흐르는 증상이 황사로 인해 계속 악화될 수 있습니다.

특히 천식이 있거나 알레르기 비염이 있는 아이들은 황사가 심해지면 외출을 최대한 삼가하고 가급적 실내에 머무르게 하는 것이 좋습니다. 실내에서도 외부의 황사가 들어올 수 있으므로 공기청정기 등으로 공기를 정화 시키고 바닥을 자주 물걸레로 닦아 주어야 합니다. 가습기를 사용하는 것도 괜찮습니다.

황사와 눈

건조한 봄철 공기에 황사까지 더해지면 '각결막 상피세포'를 덮고 있는 막이 자극되어서 눈에도 일정 부분 손상을 주게 됩니다. 특히 알레르기 체질인 사람은 모래 먼지 속에 있는 각종 중금속이 인체에 과민반응을 일으켜서 증세가 더 심각해지는데, 이런 경우에는 황사 먼지가 눈에 들어가서 '알레르기성 결막염'으로 진행되는 경우가 아주 많습니다.

눈이 시리다는 느낌을 받게 되고, 가려움도 심해지고, 충혈이 생기고, 끈적끈적한 눈곱과 눈물이 잘 나오고 윗눈꺼풀을 뒤집어보면 마치 포도송이 모양의 돌기가 발견되는 특징이 있습니다. 증세가 아주 심하면 눈의 흰자위가 부풀어 오르기도 합니다. 이때 가렵다고 손으로 눈을 비비면 눈 각막에 상처가 생길 수 있으니 주의해야 합니다.

이런 증상은 일종의 알러지 반응이기 때문에 특별한 근본적인 치료법이 없는 만큼 외출을 삼가는 것이 상책입니다. 부득이 외출해야 할 경우에는 보호 안경을 끼고 귀가 후에는 미지근한 물로 눈과 콧속을 깨끗이 씻어내는 것이 좋습니다. 그러나 소금물은 눈을 더욱 자극하기 때문에 피하셔야 합니다.

특히 평소에 안구건조증이 있는 경우에는 인공 눈물을 수시로 점안하는 것이 필요하며, 콘택트렌즈를 착용하는 분들은 렌즈를 평소보다 더 깨끗이 세척하셔야 합니다.

알레르기성 결막염 초기 증세가 의심되면 깨끗한 찬물에 눈을 대고 깜빡거리거나 하루 2~3회 정도 얼음찜질을 해주면 증세를 일단 누그러뜨릴 수 있습니다.

황사와 피부

황사는 봄철 피부트러블을 유발시키는 중요한 원인으로서, 피부를 건조하게 할 뿐만 아니라 먼지 등이 피부에 달라붙기 때문에 더러워진 피부를 충분히 씻어내지 않고 방치할 경우에 모세 혈관 수축으로 혈액 순환이 둔화되어 피부 노화를 촉진하기도 합니다.

황사 바람이 직접 피부에 닿으면 알레르기 반응을 일으켜 접촉성 피부염이 발생하기 쉽고, 건조하고 세찬 황사 바람은 피부의 수분을 빼앗아가서 피부 건조증을 유발하여 하얗게 각질이 일어나기도 합니다. 따라서 피부가 예민하고 각질이 많이 일어나는 부위에 대해서는 긴 옷을 입도록 조치하시는 것이 좋겠습니다.

최소한의 예방법

황사가 심한 기간 동안에는 당연히 창문을 꼭 닫아 놓는 것이 좋은데, 너무 오랫동안 창문을 닫아 놓게 되면 실내 공기가 탁해지고 건조해지기 쉬우니 하루 2~3회 정도는 잠깐씩 창문을 열어서 환기를 시켜 주는 것이 좋겠습니다. 위에서 잠깐 말씀드린 것처럼 가습기를 틀어 놓거나 젖은 수건을 널어서 실내 습도를 50~55도 정도로 유지해 주시면 더욱 좋겠습니다.

아무리 조심하더라도 입안에는 언제라도 황사 속에 포함된 각종 유해 물질이 들어갈 수 있기 때문에, 미지근한 소금물로 입안을 하루 1~2차례 정도 헹궈 주시면 유해 물질을 정기적으로 배출할 수 있을 뿐 아니라 살균 효과가 있어서 황사에 대처하는 좋은 예방법으로 추천드릴 수 있겠습니다.

황사에 좋은 음식(눈과 호흡기)

우선 평소에 물을 많이 자주 마시면 구강과 기관지 점막에 수분이 공급되어 오염 물질을 희석시킬 수 있으니 도움이 됩니다. 모과차 또는 오미자차도 좋습니다.

가래를 억제하는 도라지나 대표적인 알칼리 식품인 콩이나 해조류, 과일 같은 음식도 기관지를 보호하는 데 도움이 됩니다.

건조한 날씨에는 비타민 A가 많이 들어있는 당근이나 시금치, 상추가 좋고 냉이나 호박 사과 같은 음식도 건조한 날씨에 눈이 마르지 않도록 보호해 주는 기능이 있습니다.

아울러서, 눈을 맑게 하고 피로를 풀어주는 결명자차나 구기자차를 수시로 복용하는 것도 봄철의 눈 건강에 도움이 됩니다. 또한, 국화차는 눈이 충혈되고 아픈 증세를 완화시켜 주고, 감잎차는 눈의 피로를 풀어주기 때문에 추천드릴 수 있겠습니다.

피부보호를 위한 목욕법

목초액, 숯, 녹두, 쑥 등을 활용해서 목욕을 하게 되면 가려움증을 가라앉혀 주거나 몸의 열을 내려주는 등 황사 때문에 자극을 받은 피부 증세 개선에 도움이 됩니다. 하지만 잘 맞지 않는 경우가 있을 수 있으므로 우선 작은 부위에 옅은 농도로 사용해 본 다음에 특별히 피부에 문제가 없으면 점차 사용 범위를 넓혀 가도록 하는 것이 좋겠습니다.

1. 목초액 목욕 : 나무로 숯을 만드는 과정에서 나오는 연기를 액화하여 응축시킨 것으로 살균, 해독작용을 하고 인체에 유해한 활성 산소를 제거해 줍니다. 가려움증이 심할 때 이 액을 물에 타서 목욕하면 좋습니다.

2. 숯 목욕 : 목욕물에 숯을 넣으면 유해 불순물을 흡착하여 냄새를 제거하고 물을 정화시켜 줍니다. 그러나 모공이나 주름 같은데 고운 입자가 박힐 수 있으므로 목욕물에는 단단한 참나무 숯이나 대나무 숯 등 질 좋은 것을 넣어야 합니다. 물을 받아 둔 욕조에 2~3개를 10분 정도 담가 두었다가 물이 약간 검게 변하면 숯을 건져 내고 그 물로 목욕합니다.

3. 녹두 목욕 : 녹두는 해독력이 뛰어나며 성질이 차기 때문에 몸 안의 열을 내려줍니다. 녹두를 삶아 미지근하게 식힌 물에 목욕을 하시면 됩니다.

4. 쑥 목욕 : 해독과 소염 작용을 하는 쑥은 가려울 때 쓰면 좋으므로, 말린 쑥을 물에 담가 쑥 성분이 우러나오도록 푹 끓인 후 그 물을 목욕물에 섞거나 가려운 부분에 직접 발라 주시면 좋겠습니다.

고혈압

고혈압 식이법과 생활습관

고혈압이란?

고혈압은 18세 이상의 성인에서 수축기 혈압(최고 혈압)이 140mmHg 이상이거나 확장기 혈압(이완기 혈압 또는 최저 혈압)이 90mmHg 이상인 경우를 말하고 있습니다.

고혈압은 크게 두 가지로 분류할 수 있는데, 원인 질환이 밝혀져 있고 이러한 기저 질환에 의해서 2차적으로 고혈압이 발생하는 경우를 속발성(2차성) 고혈압이라고 하고, 원인 질환이 발견되지 않는 경우를 본태성(일차성) 고혈압이라고 합니다.

2차성 고혈압은 주로 신장 질환(만성 사구체 신염, 신결핵, 신종양 등), 내분비 질환(원발성 알도스테론증, 갈색 세포종, 쿠싱 신드롬 등), 약물 투약(경구용 피임약, 스테로이드 등) 등에 의해서 야기되며, 전체 고혈압 환자의 5~10% 정도를 차지한다고 알려져 있습니다.

본태성 고혈압이 생기는 근본적인 이유는 명확하지 않지만, 심박출량(cardiac output; 심장에서 1분 동안 박출하는 혈액의 양)의 증가나 말초 혈관 저항의 증가에 의한 것으로 생각되고 있습니다. 전체 고혈압 환자의 약 90~95%는 원인을 파악할 수 없는 본태성(일차성) 고혈압입니다.

또한, 고혈압과 관련된 위험 인자로서는 고혈압의 가족력, 음주, 흡연, 고령, 운동 부족, 비만, 짜게 먹는 식습관, 스트레스 등을 들 수 있습니다.

고혈압과 환절기

아침저녁의 일교차가 큰 환절기에는 무더운 여름 날씨에 익숙해진 신체가 갑자기 기온이 떨어진 가을철 바깥 날씨에 적응하지 못하면서 여러 가지 건강상의 문제가 잘 드러나게 되는데, 특히 연세가 많은 어르신들의 경우에는 고혈압 관리에 더욱 주의가 필요합니다. 건강 증진을 위해서 이른 아침에 운동으로 외출하시는 어르신들이 아주 많으신데, 고혈압이나 고지혈증을 가진 어르신들은 혈관의 수축력이 약해서 따뜻한 실내에 있다가 이른 아침에 찬 바람을 맞는 과정에서 혈관이 잘 터지게 되기 때문에 자칫 중풍이 와서 응급실에 가게 되는 경우가 많다는 점을 꼭 유념해 주셔야 합니다.

조금 더 자세히 설명드리면 일교차가 심해지는 계절에는 우리 몸이 차가운 바깥 공기에 맞서서 적정 체온을 유지하려고 혈관의 수축과 이완 운동을 활발하게 진행하게 됩니다. 그 과정에서 하루 동안 혈압 수치가 급격하게 변해서 고혈압과 중풍을 비롯한 순환계 질환이 생길 가능성이 아주 높아지게 되는 것입니다. 실제로 기온이 1도 내려가면 수축기 혈압은 보통 1.3mmHg 가 올라가는데, 기온이 10도 정도만 내려가도 수축기 혈압은 13mmHg 가 상승하게 되어 좁아진 혈관은 쉽게 터지거나 혈관벽이 손상되어 심혈관 질환 발생률을 높이게 되는 것입니다. 특히 한의학에서는 소양인들과 태음인들이 고혈압을 비롯한 각종 심혈관계 질환에 취약하기 때문에 환절기에 더욱 건강상의 주의가 필요합니다.

고혈압의 증상과 합병증

고혈압은 합병증이 나타날 때까지는 특별한 자각 증상이 아예 없는 경우가 대부분이어서 '소리 없는 저승사자' 또는 '침묵의 살인자'라고 불리기도 합니다. 우리나라 30세 이상 성인의 30%는 고혈압 환자로 조사되어 있고, 우리나라 국민 세 사람 중 한 사람은 중풍이나 고혈압성 심장 질환과 같은 고혈압 합병증으로 사망하고 있기 때문에 체중이 많이 나가거나, 가족분들 중에서 고혈압 환자가 있거나, 스트레스가 많은 생활을 하거나 짜게 먹는 습관이 있는 성인 분들이라면 별다른 증상이 없더라도 평상시에 꾸준하게 스스로의 혈압에 대해서 관심을 가지고 체크해 볼 필요가 있는 병증입니다.

가장 많은 고혈압 합병증은 뇌혈관 질환(중풍)이며 그 밖에 심부전증이나 관상동맥질환(협심증, 심근경색증), 부정맥, 대동맥 박리증, 만성 신부전, 고혈압성 망막증으로 인한 실명, 다리 혈관의 협착으로 인한 다리 통증, 통풍 등이 합병증으로 나타날 수 있습니다.

고혈압의 유전성과 환경적 요인

부모가 모두 고혈압이면 자녀의 50%가 고혈압에 걸리고, 부모 중 한쪽이 고혈압이면 30%가 고혈압에 걸리는 것으로 조사된 바 있습니다. 부모가 정상일 때 자녀의 4%만이 고혈압에 걸린다는 수치와 비교해볼 때 고혈압도 어느 정도 유전적 배경이 있는 질병이라는 것을 암시한다고 볼 수 있습니다. 그렇지만 보다 명확하게 얘기하자면 고혈압의 원인이 되는 유전자가 아직 밝혀져 있지 않은 상태이고, 부모가 모두 고혈압이지만 자녀는 정상 혈압인 경우도 상당히 많기 때문에 고혈압은 유전 질환이라고 단정적으로 얘기할 수는 없고 주거 환경, 식습관, 성격, 행동 등에 있어서 공통점을 가지는 가족력이 지배하는 질환이라고 얘기하는 것이 현재로서는 보다 타당할 듯 싶습니다.

고혈압을 유발하는 대표적인 환경적 요인으로는 짠 음식 섭취, 변비, 비만, 지속적인 정신적 스트레스, 흡연, 장기간의 과음, 운동 부족 등을 들 수 있겠습니다.

고혈압에 좋은 음식과 좋지 않은 음식

쑥갓과 굴은 흥분을 가라앉히고 혈압을 내려주는 효과가 있고, 당근과 감, 샐러리 등은 혈압을 진정시켜 주고 동맥경화증을 예방하는 효과가 있습니다. 다시마는 염분이 적고 칼슘이 많이 들어있어서 고혈압과 동맥경화에 도움이 됩니다. 양파도 고지혈증과 고혈압 관리에 도움이 됩니다.

소금이 많이 함유된 식품(김치, 젓갈류, 장아찌, 게, 새우, 조개, 간장, 된장, 고추장 등)이나 육류(쇠고기, 돼지고기, 간, 햄, 베이컨, 소세지, 생선묵 등) 그리고 지방이 많이 함유된 음식

(버터, 마가린, 치즈 등)이나 카페인 함유 음료(커피, 홍차 등) 그리고 흰설탕이나 계란 노른 자위, 국수, 우동 국물 등도 가급적 먹지 않도록 하는 것이 좋습니다.

고혈압의 식이법과 생활습관

염분과 지방질의 섭취를 줄이고 신선한 야채와 과일 그리고 섬유소를 적절하게 섭취하는 것이 중요합니다.

허용될 수 있는 양념(후춧가루, 마늘, 생강, 양파, 겨자, 고춧가루 등)을 사용하여 너무 싱거운 맛에 약간의 변화를 주도록 하는 조리법도 추천할 수 있겠고, 신맛과 단맛(식초, 레몬즙, 설탕 등)을 적절하게 이용하여 굳이 소금을 많이 넣지 않아도 맛있게 먹을 수 있도록 조리하는 것도 괜찮습니다. 또한, 식물성 기름(참기름, 식용유 등)을 사용하여 고소한 맛을 증진시키도록 하거나, 식사하기 바로 전에 간을 맞추어서 음식의 생생한 맛을 더 느낄 수 있도록 하는 것도 좋습니다. 생선을 조리할 때에는 소금을 뿌리지 말고 굽거나 식물성 기름에 튀기도록 하는 것도 한 가지 방법입니다.

스트레스를 풀어주고 혈관의 탄력성을 강화시켜 주기 위해서 규칙적으로 운동을 하는 것도 아주 중요한 섭생이 되며, 반드시 금연을 해야 합니다. 체중을 조절하는 것도 중요한데, 체중이 증가하면 고혈압 발생 확률이 보통 2~6배까지 증가하기 때문입니다. 특히 복부 비만이 되지 않도록 주의가 필요합니다.

결핵

결핵에 도움 되는 음식과 예방법

결핵이란?

결핵은 지금도 전 세계적으로 일 년에 약 2백만 명 이상을 사망시키는 무서운 병입니다. 결핵은 기원전 7천 년 전 석기 시대 화석에서도 그 흔적이 발견되었을 정도로 인류 역사상 가장 많은 생명을 앗아간 감염성 질환으로 알려져 있습니다. 1882년 독일 세균학자 로버트 코흐(Robert Koch)가 결핵의 병원체인 결핵균(mycobacterium tuberculosis)을 발견하여 세상에 알려지게 되었습니다.

주로 폐결핵 환자로부터 나온 미세한 침방울 혹은 비말핵(droplet nuclei, 기침이나 재채기를 하면 결핵균이 들어 있는 입자가 공기 중에 나와 수분이 적어지면서 날아다니기 쉬운 형태로 된 것)에 의해서 직접적으로 감염되지만, 결핵균에 감염된다고 하여 모두 결핵에 걸리는 것은 아니며 대개 접촉자의 30% 정도만 감염되고, 또 감염된 사람의 10% 정도만 결핵 환자가 되며 나머지 90%의 감염자는 평생 동안 건강하게 지내긴 합니다.

발병하는 사람들의 50%는 감염 후 1~2년 안에 발병하고 나머지 50%는 그 후 일생 중 특정 시기에, 즉 면역력이 감소하는 때 발병하게 됩니다.

결핵의 종류

결핵균은 사실 머리카락과 손톱을 빼고는 인체 모든 부위에 침범할 수 있다고 생각하시면 됩니다. 경부(頸部) 림프선 결핵, 장간막(腸間膜) 림프선 결핵, 급성 속립성 결핵, 결핵성 수막염(髓膜炎:결핵균이 대량으로 핏속에 들어갔을 때 일어나며 사망률도 높다), 안결핵, 부신(副腎) 결핵, 골관절(骨關節) 결핵(척추 카리에스 등), 신장결핵, 부고환결핵, 결핵성 복막염, 후두결핵, 중이결핵(中耳結核), 장결핵, 결핵성 늑막염처럼 침범되는 부위에 따라서 매우 종류가 다양합니다.

결핵이 동반하는 증상

일반적으로 성인 폐결핵 환자의 흔한 초기 증상으로는 잦은 기침, 객혈, 발열, 전신적인 무력감과 미열, 체중감소를 꼽을 수 있습니다.결핵 증상은 호흡기와 관련된 증상과 호흡기 이외의 전신 증상으로 크게 구분하여 볼 수 있습니다.

호흡기 증상으로는 '기침'이 가장 흔하며 가래 또는 혈담(피 섞인 가래)이 동반되는 경우가 많이 있습니다. 혈담은 객혈(피를 토하는 것)로 나타나기도 하는데, 초기보다는 대체로 병이 진행된 경우에 나타납니다. 또한, 병이 진행되어 폐 손상이 심해지면 호흡곤란이 나타나기도 하고 흉막이나 심막을 침범하였을 때는 흉통을 호소하기도 합니다.

전신 증상으로는 발열, 야간 발한, 쇠약감, 신경과민, 식욕부진, 소화불량, 집중력 소실 등과 같은 비특이적인 증상이 나타날 수 있으며, 특히 식욕부진이 심할 경우에는 급격한 체중감소도 함께 야기될 수 있습니다.

결핵은 발병하는 부위(폐, 흉막, 림프절, 척추, 뇌, 신장, 위장관 등)에 따라서도 증상이 아주 다양하게 나타날 수 있습니다. 예를 들어 림프절 결핵이면 전신 증상과 함께 목 부위 또는 겨드랑이 부위의 림프절이 커지면서 동통이나 압통을 느낄 수가 있고, 척추 결핵이면 허리에 통증을 느끼며, 결핵성 뇌막염이면 두통과 구토, 의식 저하 등의 증상이 나타날 수 있습니다.

결핵의 발병 이유

결핵은 그 정의상 결핵균에 의한 감염 때문에 발생하는데, 현재까지 알려진 활동성 결핵 발생의 원인으로는 1년 이내의 감염, 흉부 X선상 섬유화된 병변의 존재, 에이즈, 규폐증, 만성 신부전 및 투석, 당뇨병, 면역 억제제 투여, 위장 절제술 및 공회장 우회술(소장의 일부를 우회시키는 수술) 등의 수술력, 특정 장기이식, 영양실조 및 심한 저체중 등이 있습니다.

각종 질병, 전염병과 결핵

각종 질병과 전염병들이 만연하게 되었다는 것은 그만큼 해당 지역이 위생 상태나 영양 상태에 문제가 있고 또 그 지역에 있는 사람들이 전반적으로 면역력이 저하된 상황이라고 해석될 수 있습니다. 그런 상황에서는 당연히 결핵을 비롯한 감염성 질환이 쉽게 전파되고 병증화될 수 있는 병리학적 조건이 생기게 됩니다.

결핵의 전파성과 유전성

결핵균은 공기중으로 사람과 사람 사이에서 전파됩니다. 즉 결핵 환자가 기침이나 재채기를 하면 눈에 보이지 않는 작은 가래 방울에 결핵균이 섞여서 공기 중으로 배출됩니다. 이렇게 배출된 결핵균을 다른 사람들이 마시게 되면 결핵균이 폐로 들어가서 감염을 일으키게 됩니다.

그러나 환자가 사용하는 식기류, 의류, 침구류, 책 등과 같은 환자의 소유물을 통해서는 결코 전염되지 않습니다.

결핵 환자의 가족 중에 또 다른 결핵 환자가 발생하는 경우가 많기 때문에 혹시 유전이 아니냐고 질문을 하시는 경우가 있는데, 이것은 환자의 몸에서 나온 결핵균에 다른 사람에게 공기를 통해서 감염된 것이지 유전되는 병은 전혀 아닙니다.

결핵 초기 치료의 중요성

대부분 활발하게 활동하는 결핵균들은 약을 복용한 후 단기간에 사멸하지만, 나머지 소수의 결핵균은 서서히 사멸합니다. 그래서 최소 6개월의 치료 기간이 소요됩니다. 하지만 몸은 그 전에 좋아져서 증상이 없어지는 경우가 일반적입니다.

약을 일찍 중단하거나 제대로 복용하지 않을 경우 다시 병이 나빠지거나 약에 대한 내성이 생겨서 치료가 더욱 어려워질 수 있습니다. 따라서 충분한 기간동안 규칙적으로 약을 복용해야 완치될 수 있습니다. 만약 치료를 제대로 하지 않아 실패하면 2차 항결핵제들로 치료해야 하는데 이 경우 치료가 더욱더 어려워지며, 장기간 약을 복용해야 겨우 완치되므로 처음 치료에서 병을 고치도록 해야 합니다.

치료 주기는 가벼운 환자의 경우에도 최소 3개월, 중환자인 경우에는 최소 6개월을 기본 단위로 잡아서 치료하는 것이 좋습니다.

결핵의 접종 효과와 건강관리

영구적이지는 않지만 보통 접종 효과는 10년 이상 지속됩니다. 특히 BCG는 폐결핵뿐 아니라 사망률이 높은 소아의 결핵성 뇌막염이나 속립성 결핵(좁쌀 결핵)에 대한 예방 효과가 높기 때문에 가능한 한 출생 후 1개월 이내에 BCG를 접종하도록 하고 있습니다.

평상시 운동을 열심히 하고, 양질의 영양분을 공급해주는 좋은 음식을 많이 먹고, 마음을 편안하게 해서 기본적인 면역 상태를 튼튼하게 하는 것이 결핵 재감염을 막는 지름길입니다.

결핵에 도움이 되는 음식과 예방법

다시마, 성게, 굴, 김, 뱀장어, 해파리, 다슬기 같은 음식들이 결핵에 도움이 된다고 알려져 있습니다.

결핵 예방에 가장 효과적인 방법은 생후 4주 이내에 BCG접종을 받게 하는 것입니다. 또한, 결핵을 앓고 있는 환자의 가족들은 반드시 6개월마다 정기 검진을 받아야 하며 결핵은 결핵균을 가진 사람의 기침이나 재채기할 때 공기를 통해 전염되기 때문에 실내 공기를 자주 환기 시켜야 합니다. 특히 환자가 있는 곳에는 더욱 자주 환기를 시켜 결핵균의 밀도를 낮추어 전염을 막아야 하겠습니다.

DAY

06

간염(A형 간염) ┃ 간염(B형 간염) ┃ 노인 우울증

고관절 골절 ┃ 공진단

기능성 소화불량 ┃ 급성 인・후두염 ┃ 다한증

간염 (A형 간염)

A형 간염 예방 생활습관

A형 간염이란?

A형 간염은 한마디로, 바이러스의 한 종류인 A형 간염 바이러스(hepatitis A virus, HAV)에 의해서 간의 염증과 간 조직의 파괴가 일어나는 질환입니다. 주로 급성 간염의 형태로 나타납니다.

A형 간염은 흔히 많이 알고 계시는 B형 간염이나 C형 간염처럼 혈액을 통해 전염되는 것이 아니라 주로 A형 간염 바이러스에 오염된 음식이나 물을 섭취함으로써 전염됩니다. 개인 위생 관리가 좋지 못한 저개발 국가에서 많이 발병되지만, 최근에는 위생적인 환경에서 자

란 20~30대에서도 발병률이 급증하는 양상을 보이고 있습니다.

흔히 A형 간염 바이러스에 감염된 환자와 접촉한 경우에 많이 감염되고 있으며, 직접적인 원인은 아니지만 A형 간염을 가지고 있는 어머니가 출산하는 과정에서 태아에게 전염시킬 수도 있고, 수혈을 통해서 또는 남성 동성애자들 사이에서 비경구적인 감염에 의해서도 병이 올 수 있습니다.

사실 대부분의 경우는 감염자의 대변에 오염된 물이나 음식 등을 섭취하면서 경구를 통해 감염되며, 집단적으로 발병하는 경우는 오염된 식수원이나 급식 등으로 인한 경우라고 할 수 있습니다.

A형 간염의 증상

A형 간염은 주로 간에 침범해 간 기능을 떨어뜨리고, 극히 일부(약 0.01%)에서는 전격성 간 질환으로 진행하는 것으로 알려져 있습니다. 전격성 간 질환으로 악화될 경우에는 치사율이 50%에 달하기 때문에 결코 쉽게 지나쳐서는 안되는 질환이라고 할 수 있습니다.

A형 간염 바이러스에 감염되면 30일 정도의 잠복기 후에 피로감이나 메스꺼움, 구토, 식욕 부진, 발열, 우측 상복부의 통증과 같은 일차적인 전신 증상들이 나타나게 됩니다. 그 후 일주일 이내에 특징적인 황달 징후가 나타나는데, 검은색의 소변(콜라색 소변), 탈색된 대변 등의 증상과 전신이 가려운 증상이 여기에 해당됩니다. 보통 황달이 발생하게 되면 이전에 나타났던 일차적인 전신 증상들은 대부분 사라지게 되며, 황달 증상은 대략 2주 정도 지속 됩니다. 소아에서는 무증상이거나, 가벼운 증상이 나타나더라도 부모들이 잘 인식하지 못하고 그냥 지나가는 경우가 많습니다.

A형 간염의 합병증

위에서 말씀드린 것처럼 어린이의 경우 A형 간염에 걸리면 대부분 감기처럼 앓고 지나가는 가벼운 증상을 보이지만, 20세 이상의 성인에서는 급성 간염이 유발되고 한 달 이상 입원이나 요양을 해야 하는 심각한 증상이 나타날 수 있습니다. 최근 성인에서 나타나는 A형 간염의 증상은 심각한 경우가 많기 때문에 더욱 주의가 필요합니다.

급성 A형 간염의 경우 85%는 3개월 이내에 임상적, 혈액학적으로 회복되며, 이후 B형 간염이나 C형 간염과 달리 만성화되지 않고 대부분 완전히 회복됩니다. 그러나 연령이 증가하거나 B형 간염, C형 간염 등의 만성 간 질환을 보유하고 있던 경우에는 A형 간염 증상이 급속도로 악화되어 전격성 간염으로 진행될 수 있으며 사망을 초래하기도 합니다.

주로 발병하는 연령대와 이유

A형 간염에 걸린 환자들의 연령대를 살펴보면, 노년층이나 어린이보다 20~30대 청년층 발병률이 압도적으로 높습니다.
대부분 A형 간염은 어렸을 때 감염되면 무증상이나 경미한 감염증을 보인 후 면역을 획득하게 되지만 국내의 경우 위생환경이 개선됨에 따라 A형 간염에 노출될 기회가 없었던 40세 이하 성인의 항체 보유율이 낮은 편입니다. 따라서 20~30대 젊은 층에서 감염 증상이 집중적으로 나타나는 경우가 많습니다.

특히 대학생들의 경우 3월 개강과 함께 신입생 환영회와 개강파티, 단체 모꼬지, 동아리 환영회 등이 봄철 시기에 집중되어 있어 각별한 주의가 요구된다고 할 수 있습니다. 우리나라

대학생들의 모임은 대부분 술자리로 이어지고 있고 술자리에서는 술잔을 돌리는 문화가 아직도 여전히 성행하고 있어서 감염자의 타액을 통한 전염 우려가 상당히 높기 때문입니다.

A형 간염의 치료제

안타깝게도 A형 간염 바이러스를 치료하는 약은 아직 개발되지 않고 있습니다. 일반적으로 증상을 완화시키기 위한 대증요법이 주된 치료법이며, 고단백 식이요법과 간에 휴식을 주는 것이 보조적 치료법입니다. A형 간염에 걸리면 집중 치료를 위해 입원을 해야 하는데, 입원의 목적은 위에서 말씀드린 것처럼, 증상을 최대한 완화시켜주고 열이 나면 열을 내리게 하고 단백질 위주의 식사로 속을 편하게 해주는 정도입니다. 이런 실정이기 때문에 A형 간염은 병에 걸리기 전에 예방하는 것이 제일 좋은 방법이라고 할 수 있겠습니다.

병에 걸렸을 때에는 특히 수분을 많이 섭취하고, 당연히 술을 끊을 것을 권장받게 됩니다. 또한 아세트아미노펜(acetaminophen, 상품명: 타이레놀(Tylenol))과 같이 간독성이 있는 약을 먹지 않는 것도 아주 중요합니다.

A형 간염 개선을 위한 식이요법

A형 간염에 감염된 경우에는 고단백 식이가 도움이 됩니다. 우유를 비롯한 유제품이나, 콩류, 두부, 닭고기, 쇠고기, 흰살생선, 계란이 도움이 되며, 녹황색 채소나 과일과 같은 비타민 B1과 B2, 비타민 C 함유 식품, 그리고 쌀밥, 국수, 빵, 감자, 고구마, 면류와 같은 탄수화물 그리고 마늘이 도움이 됩니다. 반대로 베이컨과 같은 가공육류나 동물성 기름, 소금기가 많

은 음식이나 설탕, 고추 등은 피하는 것이 좋습니다. 한의학에서 사용되는 약재 중에서는 인진쑥이나 시호가 증세 개선에 도움을 줄 수 있습니다.

A형 간염 예방을 위한 올바른 생활습관

A형 간염은 일반적으로 대변으로부터 경구로 감염되는 질환이기 때문에 개인위생 관리가 가장 중요합니다. 일반적으로 A형 간염 바이러스는 85도 이상에서 1분만 가열해도 사라지기 때문에 끓인 물을 마시거나 충분한 익힌 음식을 섭취하는 것으로 어느 정도 예방이 가능하다고 알려져 있습니다. 음식물을 다루고 난 후, 화장실을 이용한 후, 식사를 하기 전에는 비누로 충분하게 손을 씻는 것이 좋겠습니다.

A형 간염이 유행하는 곳으로 여행을 가거나 집단 활동을 해야 하는 경우에는 면역 글로불린 주사를 미리 접종하는 것이 예방에 도움이 됩니다. 미처리 하수(raw sewage)가 흘러들어오는 하천에서 잡은 조개를 먹은 사람들에게 A형 간염이 많이 발생된다는 보고가 있기 때문에 조개를 사서 먹을 때에는 안전성이 보장된 식품점이나 음식점에서 구입하도록 해야 하며, 직접 조개를 잡는다면, 그곳이 보건위생관리를 위한 정기적인 검사가 이루어지는 곳인지를 확인하는 것도 중요합니다.

간염 (B형 간염)

B형 간염 예방법

B형 간염이란?

B형 간염은 B형 간염 바이러스(hepatitis B virus, HBV)에 감염된 경우, 이로 인한 우리 몸의 면역 반응으로 인해서 간에 염증이 생기는 질환을 말합니다. 전 세계적으로 약 3억 이상의 인구가 B형 간염 바이러스 보유자이며, 이로 인한 만성 간염·간경변·간암 등으로 연간 100만 명 이상이 사망하고 있어서, 사망 빈도 순위 9위에 올라있는 무서운 질병입니다.

아시아와 아프리카 국가들에서 특히 더 많이 발생한다고 조사되고 있는데, 우리나라의 경우, 만성 간 질환의 여러 원인 중에서 B형 간염 바이러스(HBV)가 전체 원인의 70%를 차지하고 있습니다. 우리나라 전체 인구의 5~8% 정도가 B형 간염 바이러스(HBV)를 보유하고 있다는 통계도 있습니다.

B형 간염의 일반적 원인과 증상

B형 간염 바이러스에 감염된 혈액이나 체액(정액, 질 분비물, 모유, 눈물, 침)에 의해서 전파되는 것이 가장 대표적인 원인이 됩니다.

즉, 감염자와의 성적 접촉이나 오염된 주사기를 같이 사용하는 경우와 B형 간염 양성인 혈액 및 혈액 제제의 수혈을 통해서 잘 걸리게 되는데, 특히 우리나라를 포함한 B형 간염 바이러스 유행 지역에서는 '모자간 수직 감염(아기가 태어날 때 B형 간염이 있는 어머니로부터 전염되는 것)'이 아주 중요한 감염 경로로 알려져 있습니다.

이러한 여러 경로를 통해서 B형 간염 바이러스가 일단 우리 혈액 안으로 침입한 후에는 주로 간세포 속에 자리 잡게 되는데, 우리 몸은 이 바이러스를 제거하기 위해 면역 반응을 일으키고, 이로 인해 바이러스에 감염된 간세포들이 파괴되면서 간에 염증이 생기게 되어 간염이 유발되는 것입니다.

그러나 일상적인 사회생활 과정(악수나 가벼운 뽀뽀, 같이 찌개를 먹거나 술잔 돌리기 등)을 통해서는 B형 간염의 전파가 전혀 이루어지지 않기 때문에, 즉 B형 간염 보유자를 일상적인 사회생활에서 소외시킬 만한 합리적인 근거나 필요는 전혀 없다는 당부의 말씀을 꼭 드리고 싶습니다.

B형 간염의 대표적인 증상은 별다른 일을 하지 않았는데도 주체할 수 없는 전신쇠약감과 피로감이 장기간 지속되는 것입니다. 입맛이 없어지고 구역감이나 구토 증상이 생길 수도 있습니다. 또한, 근육통이나 미열이 발생할 수도 있고, 소변 색깔이 평소보다 진해질 수도 있습니다. 병증이 심할 경우에는 피부나 눈이 노랗게 변하는 황달이 나타나기도 합니다.

B형 간염의 합병증

성인이 B형 간염 바이러스에 감염된 경우에는 증상이 수주일 간 지속되다가 95% 이상에서 자연적으로 호전되는데, 이 경우에는 B형 간염 바이러스를 막아낼 수 있는 '표면항체(HBV surface antibody, HBsAb)'가 체내에 생성되어서 B형 간염에 대한 면역력이 생기는 것이므로 이후에는 다시 감염되지 않게 됩니다. 그러나 드물게는 B형 간염이 진행되어 간이식이 필요한 상황이 되거나 사망에 이르는 경우도 있습니다.

그러나 신생아가 출산 과정 중에 산모에 의해서 B형 간염에 수직 감염된 경우에는 95% 이상에서 B형 간염 바이러스를 제거해내지 못하여 만성 B형 간염으로 진행되며, 대부분의 경우에는 30~50년 후에 간경변증 및 간세포암종(간암)이 발생하여 사망에 이를 수 있게 됩니다.

B형 간염의 치료법

가장 대표적인 치료법은 B형 간염 바이러스의 증식을 억제할 수 있는 '항바이러스제'를 사용하는 것입니다. 일부의 환자들에게는 '인터페론(interferon)'의 사용이 필요할 수도 있는

데, 워낙 유명한 치료법이긴 하지만 실제로 임상 현장에서 보면 서양인에 비해 동양인들에게는 별로 효과가 뚜렷한 것 같지 않습니다. 더욱 심각한 경우에는 간이식이 필요할 수도 있습니다. 한의학에서는 간에 울체된 습열을 풀어주고 간 기능을 회복시키는데 도움이 되는 생간건비탕(生肝健脾湯)과 같은 처방을 주로 활용하게 됩니다.

성인이 B형 간염에 걸린 경우에는 특별한 치료 없이도 대부분(95%) 저절로 회복되기 때문에 충분한 휴식을 취하고 단백질이 많은 음식을 섭취하게 되면 회복 과정이 더욱 빨라질 수 있습니다.

B형 간염 회복에 도움이 되는 음식

손상된 간 기능을 회복시키려면 우선 하루에 필요한 열량을 충분히 섭취해야 합니다. 다만, 에너지를 너무 많이 과잉 섭취하게 되면 오히려 간 기능을 떨어뜨리게 되기 때문에 지나친 과식과 폭식을 삼가는 것이 바람직합니다. 특히 두부와 흰살생선, 닭고기와 같이 단백질이 많고 소화가 잘 되는 음식과 녹황색 채소와 과일을 적절히 섭취하면 회복에 많은 도움이 됩니다.

반대로 베이컨과 같은 가공육류나 동물성 기름, 그리고 설탕이나 소금, 고추가 많이 들어간 음식 등은 가급적 제한하는 것이 회복에 도움이 됩니다.

B형 간염의 예방법

많은 질병이 그렇듯이 B형 간염에서도 예방이 가장 중요합니다. 특히 B형 간염이 있는 산모가 아기를 출산하는 경우에는 출산 전에 반드시 B형 간염 백신과 면역 글로불린을 투여받아서 신생아가 B형 간염에 걸리지 않도록 주의해야 합니다.

B형 간염에 대한 면역 글로불린(immunoglobulin)과 간염 백신이 나오기 전 세대에서는 출생 시의 수직 감염을 피할 방법이 전혀 없었지만, 현재 우리나라에서는 산모가 B형 간염 바이러스 보유자인 경우에는 산부인과에서 알아서 출생 12시간 이내에 신생아에게 면역 글로불린 및 예방 백신을 접종해 주고 있습니다. 이 방법을 통해서도 감염을 차단할 수 있는 비율이 90%를 상회 합니다.

우리나라는 B형 간염이 많이 발생하는 지역으로 모든 국민이 B형 간염 백신 주사를 접종해야 하는데, 백신을 투여받은 후에는 체내에 항체가 잘 형성되었는지 여부도 꼭 확인받아야 하겠습니다.

노인 우울증

노인 우울증의 특징

노인 우울증의 심각성

노인이 되면 자연스럽게 신체적인 질병과 신체적인 기능상실, 독거, 사별 경험과 같은 사회적 지지체계가 하나씩 붕괴되어 나가는 상황이 반복되면서 우울증에 걸릴 위험이 점점 높아집니다.

더욱 주목할 부분은 노인 우울증과 관련된 노인들의 자살입니다. 노인 자살 환자의 2|3는 우울증 환자이고, 자살의 성공률 또한 젊은 사람들 보다 높은 편입니다. 혼자 살고 있고 사회적 지지체계가 없다고 인식되는 노인일수록 사랑과 관심을 받고 있다고 느끼는 노인들보

다 자살 기도율이 높아집니다. 거의 매일 10명의 노인들이 우울증과 연관된 자살을 하고 있는데, 이는 전 세계적으로도 유례가 없는 높은 수치에 해당됩니다. 너무도 급격하게 변화하는 전반적인 사회 시스템이나 핵가족화 문제로 인해서 노인들의 우울증이 정말 빠르게 증가하는 실정입니다.

특히 이들 노인 우울증 환자들은 거의 아무도 관심을 기울이지 않는 사이에 자살로 쓸쓸하게 생을 마감하는 '고독사(孤獨死)' 위험에 노출되어 있어서 심각한 사회적 문제가 되고 있습니다.

노인 우울증과 일반적인 우울증

노년기 우울증은 흔히 다른 질환의 동반과 연관되기 때문에 젊은 성인들의 우울증과는 병인론적으로 차이가 있다고 생각되어 왔습니다.

노년기 우울증의 위험 요인들로는 혼자 사는 것, 만성 통증, 심혈관 질환과 같은 동반 질환들이 포함됩니다. 노년기 우울증에 대해서는 많은 연구들이 진행되었고 생물학적으로 관련성이 있는 요인들과 인지기능과 관련성이 있는 요인들이 많이 밝혀졌는데, 뇌의 구조적 이상과 기억력, 실행 기능과 같은 신경인지기능의 이상 소견들이 대표적인 것이라 하겠습니다. 특히 뇌혈관 질환의 위험 요인들과 노년기 우울증이 매우 강하게 연관되어 있다는 것이 뚜렷하게 밝혀졌습니다.

우울증의 증상

우울감과 삶에 대한 흥미 또는 관심의 상실이 우울증의 가장 핵심적인 증상입니다. 우울증의 가장 심각한 증상은 자살 사고로서, 우울증 환자의 약 2|3는 자살을 염두에 두고 있으며 약 10~15%의 환자들은 실제로 자살을 감행합니다.

거의 대부분의 우울증 환자는 삶에 대한 에너지 상실을 호소하는데 과업을 끝까지 마치는 데에 어려움을 호소하고 학업 및 직장에서 정상적인 업무에 장애를 느끼고 새로운 과업을 실행할 동기를 갖지 못하고 있습니다.

또한, 우울증 환자의 80% 정도가 수면 장애를 호소하는데 특히 아침까지 충분히 잠을 못 이루고 일찍 깨거나 밤사이 자주 깨는 증상을 보입니다. 우울증 환자들은 식욕감소와 체중 저하를 보이는 경우도 아주 많은데 일부 환자는 오히려 식욕이 증가하고 수면이 길어지는 비전형적인 양상을 보이기도 합니다. 불안 증상도 90% 정도에서 보이는 흔한 증상입니다. 성욕 저하와 같은 성적인 문제를 보이기도 합니다. 절반 정도의 환자가 하루 동안 증상의 정도 변화를 보이는데 일반적으로 아침에 증상이 심했다가 오후에는 점점 좋아지는 경향을 보이게 됩니다. 집중력 저하와 같은 인지기능 저하 증상도 나타날 수 있습니다.

일부 우울증 환자는 신체 증상을 주로 호소하는 경우가 있는데 이런 경우 내과적 검사를 반복적으로 시행하지만 명확한 원인은 나오지 않은 경우가 많고 우울증 진단과 치료가 늦어져 고생하는 경우가 많습니다. 따라서 원인이 명확하지 않은 신체 증상이 지속될 때에는 반드시 우울증을 의심해 보아야 합니다.

우울증의 한의학적 표현

한의학에서는 '간기울결'이라는 말로서 우울증을 표현하고 있는데 '홧병'이라는 용어도 많이 사용합니다. 한의학에서는 '울증'을 크게 두 가지로 나누어 볼 수 있습니다. 광의의 '울증'으로 우리 몸의 기운이 막혀서 잘 퍼지지 못하여 생리적 계통 장애를 초래하는 경우를 의미합니다. 협의의 '울증'은 감성, 감정 등의 문제로 야기되는 정신적, 신체적 기능 장애를 의미하는데, 현대적 의미의 스트레스로 인한 각종 심신증, 우울증, 갱년기 증후군 등에서 볼 수 있습니다.

우울증의 원인과 성별 차이

우울증의 주요 원인으로는 질병이 37.1%, 경제적인 어려움이 33.9%, 외로움과 고독감이 13.2%, 가정불화가 10.6% 등으로 조사되고 있습니다.

특히 내과나 신경과적인 질환이 있는 상황에서 우울증이 흔히 발생하는데, 갑상선 기능 저하증이나 심근경색증 이후에 우울증이 많이 발생합니다. 또한, 뇌혈관 질환(중풍) 환자의 25% 정도에서 우울 장애가 발생하며 알츠하이머병이나 파킨슨병도 우울 장애 발생이 흔한 질환입니다.

여성 노인의 경우에는 가족 속에서의 역할 부재와 결혼에 대한 불만 문제 그리고 신체 질환 등과 관련된 우울증 발생 빈도가 높은데, 남성 노인들은 신체 질환과 관련된 우울증 발생 빈도가 높다는 점에서 차이점을 보이고 있습니다.

노인 우울증의 조기 치료와 예방법

빨리 캐치해서 전문가로부터 적절하게 치료를 받는다면 의외로 치료 효과가 좋은 것이 우울증입니다. 또한, 가족이나 지역 사회 사람들의 관심과 지지가 치료에 있어 매우 중요한 역할을 합니다.

노인 스스로도 친구들과 자주 만나는 기회를 갖고 취미 생활을 즐기는 등 소외감에서 능동적으로 벗어날 필요가 있겠습니다. 또한, 노인이 되었으니 당연히 몸은 자주 아플 수밖에 없다는 생각에서 벗어나서 정기적으로 건강 검진을 받는 것도 중요합니다.

우울증 치료는 약물요법과 심리치료 이외에도 운동요법이나 영양요법과 같은 종합적인 치료가 필요하다고 알려져 있습니다. 최근 연구에 따르면 우울증 환자 3명 중 2명은 항(抗)우울증약 복용으로 회복되지만 3명 중 1명에게는 약이 별로 소용이 없는 것으로 조사되었습니다.

이런 경우에는 특히 영양요법이 도움이 될 수 있는데, 우울증에 유익한 4대 영양소는 오메가-3(omega-3) 지방, 트립토판(tryptophane), 비타민 B군, 아연입니다. 오메가-3 지방은 정어리, 고등어, 꽁치, 연어, 참치 등 등푸른생선에 많이 들어 있으니 우울증 예방을 위해서 이런 음식들을 많이 먹으면 좋습니다. 또한, 우울증 환자의 31~33% 정도가 엽산(folic acid) 결핍 상태로 밝혀졌기 때문에 완두콩이나 시금치, 땅콩이나 브로콜리 같은 엽산이 많이 들어 있는 식품도 노인 우울증 등의 예방에 추천할만 하겠습니다.

노인 우울증의 특징

노인 우울증은 우울증을 앓는 본인조차도 우울증에 걸렸다는 사실을 자각하기 어렵고 잘 인정하지도 않으며, 가족이나 친구와 같은 주위 사람들도 전혀 의심하지도 못하는 경우가 아주 흔합니다. 기운이 없는 것은 나이 탓이고, 집중력이 떨어지고 식욕이 떨어지는 것도 단지 노화가 진행되고 많이 늙어서 그런 것이라 잘못 생각하고 방치되는 일이 많기 때문에 많은 주의가 필요합니다.

일반적인 우울증이라면 기분이 우울하거나 흥미나 즐거움이 상실되는데, 노인들의 경우에는 이런 심리적 증상으로서 병이 나타나기 보다는 어디가 돌아가면서 계속 아프다던가 잠들기가 너무 어렵다거나 입맛이 떨어졌다는 것과 같은 양상으로 증세를 호소하는 경우가 많습니다. 즉, 노인들은 우울한 정서나 기분보다는 신체 증상들을 주로 호소하기 때문에 가면양 우울증이라고 표현하기도 합니다. 이런 특성으로 다른 과에서 여러 가지 검진을 하고 이상이 없는데도 노인들이 불편한 증상을 계속 호소하다가 정신과로 찾아가는 경우가 많이 있습니다. 노인들이 평소와는 달리 왠지 기운이 없어 보이거나 여기저기 아픈 곳이 많다고 반복적으로 호소할 경우에는 꼭 우울증을 의심해 보아야 하겠습니다.

고관절 골절

건강 Q&A - 고관절 골절 예방법과 섭생법

고관절 골절(Hip Fracture)이란?

일명 엉덩이 관절 또는 엉덩 관절이라고도 불리는 고관절은 골반과 대퇴골을 연결하는 관절을 말합니다. 좀 더 쉽게 설명하자면 엉덩이와 넓적다리를 연결해주는 관절이 고관절입니다.

고관절은 걷기, 뛰기, 앉기, 일어서기 등의 다리 운동이 가능하게 하는 기본적인 역할을 수행하고 서 있거나, 걷거나, 뛰는 동작을 할 때 굉장히 많은 힘과 물리적 압력을 받게 되는 기관입니다.

우리 몸에서 이와 같이 매우 중요한 역할을 하는데 과사용이나 잘못된 자세, 외부 충격 등으로 부상을 쉽게 당할 수 있는 관절이기도 합니다. 고관절은 근육으로 둘러싸여 있고 깊은 곳에 위치해 있어서 고관절의 손상을 쉽게 인지하지 못하는 경우가 많이 있고, 초기에 적절한 치료를 받지 못하면 고관절 부위 괴사가 일어날 수도 있습니다.

고관절 골절은 비단 우리나라뿐만 아니라 전 세계적으로, 특히 어르신(노인)들의 발병률이 매우 높은 아주 중요한 공중 사회·보건 문제입니다.

고관절 골절은

- 의료비 증가
- 가족에 대한 환자들의 의존성 대폭 증가
- 사망률 증가

와 높은 관련성이 있습니다.

고관절 골절은 크게 2가지 형태로 나눌 수 있습니다.

1. 고관절 경부 골절 : 대퇴골두에 혈액을 공급하는 미세혈관이 손상되어 결국은 괴사하기 때문에 보통 인공 관절 수술이 이루어집니다.

2. 고관절 전자간 골절 : 골절 부위가 뼈끝 아래 위치해서 혈관이 손상되지 않으므로 지지대를 이용해서 대퇴부를 고정합니다. 고관절 전자간 골절은 인공 관절 수술이 별로 필요하지 않습니다.

겨울이 되면 남녀노소 할 것 없이 빙판길에 넘어지는 일이 빈번하게 발생합니다. 특히 60세 이상 어르신들은 젊은 사람들에 비해서 균형 감각이 떨어져 있는데 근력도 약하고, 반사 신경도 둔해져 있기 때문에 더더욱 고관절 골절의 위험성이 높아집니다. 그래서 대부분은 빙판길에서 낙상 사고가 있다고 하더라도 가벼운 염좌나 붓기 정도로 쉽게 지나가지만, 60대 이상 어르신분들 특히 평소 골다공증이나 골감소증이 있었던 경우에는 고관절 골절이 더 쉽게 일어나서 건강이 급격히 악화될 수 있기 때문에 각별한 주의가 필요합니다. 특히 여성분들은 대부분 골다공증이 있기 때문에 아주 가벼운 엉덩방아에도 고관절 골절이 매우 쉽게 발생할 수 있습니다.

어르신들의 고관절 골절은 골절 자체도 큰 문제이지만, 고관절 골절의 합병증으로 인해서 생명이 위험할 수도 있기 때문에 더 큰 문제가 됩니다. 고관절이 골절되면 운동 불가로 누워만 있어야 하는데 누워만 있다 보면 욕창이 생길 수도 있고, 심한 경우 심장과 폐에 문제가 생기는 등 고관절 골절의 합병증으로 인해서 결국 사망까지 이를 수 있습니다.

고관절 골절을 조기에 제대로 치료하지 않고 그냥 방치할 경우 사망률이 거의 90%에 달하고, 6개월 내 사망할 확률도 20~30%나 된다는 보고가 있을 정도로 고관절 골절은 60세 이상 어르신 분들에게 있어 대단히 치명적일 수 있습니다.

고관절 골절의 원인과 위험요소

어르신들에게서 낙상에 의한 고관절 골절이 잘 발생되는 원인으로는

- 균형 감각의 저하

- 시력 저하
- 어지러움증 증가
- 불안정한 혈압
- 척추와 관절의 퇴행
- 근력 감소
- 반사 신경의 둔화

등이 있습니다.

젊은 성인은 교통사고나 추락과 같은 고에너지 손상에 의해 발생합니다. 반면 골다공증으로 뼈가 약해져 있는 노인은 약 90%가 넘어지거나 주저앉으면서 고관절 부위의 외측을 직접 부딪치는 단순 낙상에도 발생하기 때문에 주의가 늘 필요합니다.

낙상 시에는 충격이 고관절에 직접 가해지기 쉬운데 보호 반응이 너무 느리고, 고관절에 충격이 가해졌을 때 충격을 흡수할 수 있는 지방이나 근육이 적고, 골다공증으로 인한 뼈의 강도 약화로 쉽게 골절이 발생하게 됩니다.

즉, 어르신분들의 경우 대부분 뼈 자체의 강도가 약해지는 질환인 골다공증이나 골감소증이 동반되어 있기 때문에 가벼운 낙상에서도 고관절 골절이 쉽게 발생할 수 있는 것입니다.

골다공증이나 골감소증은 남성들보다는 여성들에게서 더욱 흔하게 관찰되는데, 이것은 젊었을 때 여성분들이 남성들보다 최고 골밀도(peak BMD(bone mineral density) : 뼈에 함유된 칼슘 등의 밀도를 말하며 뼈 강도의 지표가 됨)가 낮으며, 활동량이 적은 편이고, 에스트로겐 호르몬 감소의 영향을 강하게 많이 받기 때문입니다.

고관절 골절의 계절에 따른 발생 빈도는 상관관계가 특별히 없다는 일부 보고도 있으나, 최근에는 겨울철에 통계적으로 유의미하게 증가한다고 알려져 있습니다. 그 이유는 어르신분들의 겨울철 야외 활동 빈도가 줄어들면서 햇빛(자외선) 노출이 적어져서 비타민D 생성이 줄어들게 되고, 이에 비해서 부갑상선 호르몬 분비는 증가해서 골 흡수가 많이 일어나면서 뼈가 약해지고, 그러한 경향성에 따라서 겨울철 낙상 빈도가 증가하기 때문이라고 알려져 있습니다.

우리나라 통계에 따르면 고관절 골절 빈도가 계속 증가하고 있고 환자의 평균 연령은 77.1세로 나타났습니다. 또한, 최근 우리나라에서 고령 인구가 폭발적으로 늘어남에 따라서 고관절 골절 환자의 발생은 앞으로 매우 급격히 증가할 것으로 예상되고 있습니다.

고관절 골절의 합병증

고관절 골절은 빙판길 등에서 넘어져 발생하기도 하지만, 앉거나 누워 있다가 일어나면서 혹은 걸으려고 하다가 옆으로 비스듬히 넘어지면서도 겪을 수 있습니다. 한 번 골절이 발생하면 자세를 바꾸는 것조차 매우 힘든 부위가 바로 이 고관절 골절입니다. 대부분의 환자는 꼼짝 않고 누워 있어서 "움직일 수 없다"라고 표현합니다.

이러한 특성 때문에 a. 욕창 b. 폐렴 c. 요로감염 d. 심혈관계 합병증(색전증) e. 관절 구축 및 강직 등과 같은 합병증이 발생해서 급격한 노쇠에 빠질 수 있습니다. '미션, 시네마 천국'과 같은 영화의 주제 음악을 작곡한 세계적인 음악가 엔니오 모리꼬네(Ennio Morricone) 역시 고관절 골절 합병증으로 사망했는데, 바로 위와 같은 합병증으로 인한 사망이었습니다.

고관절 골절은 최대한 빨리 환자를 이전 상태로 돌려놓는 것이 중요한 치료 원칙입니다. 의료사고에 가장 엄격하고 민감한 미국에서도 24~48시간 내 수술을 해야 하는 것으로 보고됩니다. 또 수술 대기시간이 짧을수록 합병증과 사망률도 낮아집니다.

수술과 관련된 합병증으로는 a. 골절 불유합 b. 골절 불완전유합 c. 대퇴부 무혈성 괴사 d. 수술 부위 감염 및 인공 관절 탈구 등이 있습니다.

사망과 관련된 대표적인 질환인 암과 비교해보면 암은 조기에 진단해서 치료하면, 완치가 가능하고 치료 후에 큰 합병증 없이 정상적인 생활을 하는 경우가 많지만 고관절 골절은 그렇지 않습니다. 낙상 자체에 의한 사망 위험도도 높고, 골절이 발생한 경우 높게는 60%에서 정상적인 보행이 불가능하게 됩니다. 특히 여성은 남성에 비해 근육량에 있어서 차이가 있어 더 위험합니다. 고관절 골절로 약 50%에서 거동 능력과 독립성 회복이 불가능하게 됩니다.

1년 내 25%, 2년 내 사망률은 70%에 달할 정도로 고관절 골절의 사망률이 매우 높게 보고되어 있습니다. 수술을 시행한 경우에도 1년 내 사망률은 14.7%, 2년 내 사망률은 24.3%로 높게 보고되고 있습니다.

고관절 골절 환자들에 대한 한의약적 치료법

고관절 골절 환자들의 회복에 도움이 될 수 있는 과학적 근거를 갖춘 한약 처방은 분명히 존재합니다.

2019년 6월에 저명한 국제학술지 "프론티어스 약리학(Frontiers in pharmacology)"에서 출간된 대만(Taiwan) 코호트(총 1,112명) 스터디 논문인 "고관절 골절 환자들의 전체 사망률·재입원율·재수술률 위험도를 낮추는 한의약적 치료법의 임상적 효과 분석"에 따르면 다음과 같은 명백한 과학적 결론을 확인하실 수 있습니다.

적절한 한의약적 치료법을 고관절 골절 회복과 치료에 특히 고관절 골절 응급 수술 이후에 적극적으로 활용하는 것은 a. 전체 사망률 감소 b. 재입원율 감소 c. 재수술율 감소와 통계적으로 모두 유의미한 뚜렷한 상관성이 있었습니다.

또한, 고관절 골절 환자들에게 가장 많이 활용된 한약 처방 패턴은 두충(杜沖), 골쇄보(骨碎補), 속단(續斷) 등이 포함된 독활기생탕(獨活寄生湯)이나 소경활혈탕(疎經活血湯)이었는데, 그중에서도 속단(續斷)이 고관절 골절 회복과 치료에 있어 가장 핵심적인 한약임을 밝혀냈습니다.

또한, 특허 한약 '접골탕(接骨湯)'의 핵심적인 한약재 중 하나인 당귀(當歸)의 경우, 뼈세포 증식 효능이 최근 생화학적 연구를 통해 입증된 바 있기 때문에 고관절 골절 환자의 수술 후 회복에도 역시 많은 임상적 활용이 가능합니다. (P 55, 특허 한약 '접골탕' 참고)

결국, 이번 연구 결과를 통해서 고관절 골절 환자들에게 유의미한 치료적 혜택을 제공하는, 고관절 골절 수술 이후의 대안적 치료법으로서 한의약적 치료법의 임상적 가치가 다시 한번 확실하게 과학적으로 증명되었습니다.

골절에 대한 한의약적 치료법으로 초기에는 화어활혈(化瘀活血), 중기에는 접골속근(接骨續筋), 후기에는 보기양혈(補氣養血)과 건장근골(健壯筋骨)의 처방을 활용하고 있습니다. 접골탕은 한의학적으로 보혈(補血) 작용을 하는 당귀(當歸), 천궁(川芎), 녹용(鹿茸)이 중심이 됩니다. 여기에 보기(補氣) 작용을 하는 인삼(人蔘)과 골절 치료에 효과가 있다고 전승돼 온 황기(黃芪), 구기자(枸杞子), 만삼(蔓蔘), 토사자(菟絲子), 속단(續斷), 석곡(石斛), 보골지(補骨脂), 합환피(合歡皮) 등 12가지 한약재를 정해진 비율에 따라서 배합해서 처방합니다.

건강 Q&A - 고관절 골절 예방법과 섭생법

Q. 76세 저희 친정 어머님께서 얼마 전 낙상으로 인해 우측 고관절 골절이 발생하셨습니다. 골다공증이 심하시기 때문에, 추후 재골절 위험성도 많이 있다고 들었습니다. 고관절 (재)골절 예방법과 섭생법에 대해서 알려 주세요.

A. 1. 눈비 오는 날 외출 삼가기
   2. 욕실 등에 미끄럼 방지 시설 설치하기
   3. 균형 감각 및 근력 강화를 위해 평상시에 운동 꾸준히 하기
   4. 주기적으로 골밀도 검사하기
   5. 고관절 보호대 착용하기
   6 지팡이나 목발 활용하기

집안에서는 낙상이 일어나기 쉬운 욕실 등에 미끄럼 방지 시설을 설치하는 등 주변 환경을 개선하는 것이 아주 큰 예방 효과가 있습니다. 또한, 균형 감각과 근력 강화를 위한 운동을 통해 낙상 사고 위험을 크게 줄일 수 있습니다.

조깅이나 자전거 타기와 같은 가벼운 유산소 운동이 골절을 예방하는 데 큰 도움을 줄 수 있습니다. 또한, 본인의 상태를 고려하여 무리하지 않는 정도에서 실내운동과 근력운동 및 스트레칭 운동을 시행해주는 것이 고관절 골절 예방에 도움이 됩니다.

낙상에 따른 고관절 골절 위험을 줄이려면 뼈를 튼튼하게 하는 식사 등 영양 관리도 중요합니다.

비타민D는 뼈 건강에 매우 중요한 물질입니다. 음식과 햇빛을 통해서 피부에서 자동으로 생성됩니다. 연어·고등어·정어리에는 비타민D가 매우 풍부합니다. 골다공증 환자가 많은 고령 여성의 약 90%는 비타민D 결핍으로 진단됩니다. 부족한 비타민D는 영양제로 보충할 수도 있습니다.

칼슘이 풍부한 우유·치즈·미역·두부 등도 충분히 섭취하는 것이 좋습니다. 반면 신체 칼슘 흡수를 방해하는 짜고 매운 음식과 담배·술을 피해야 합니다.

빙판길이나 경사면 근처에는 가지 않거나 돌아가는 길을 선택하면 낙상을 많이 줄일 수 있습니다. 아울러 균형감을 잃지 않기 위해 손을 주머니에 넣지 말고 장갑을 착용합니다. 빙판길에선 겨울용 지팡이를 이용하는 것도 좋은 방법입니다.

실외뿐만 아니라 실내에서도 낙상 예방을 위해 환경을 살펴야 합니다. 화장실이나 욕조 바닥은 미끄럼 방지 타일이나 패드를 설치합니다. 가전 기구 전선도 걸려서 넘어지는 일이 없도록 정리합니다. 가능하면 문턱도 없애는 것이 필요합니다.

공진단

건강 Q&A - 공진단과 경옥고의 차이점

공진단의 유래와 구성

공진단(拱辰丹)이라는 이름을 한자로 풀어서 살펴보면 받들 공(拱)에 북극성을 의미하는 별 진(辰)을 씁니다. 여기서 북극성은 다름 아닌 황제를 의미합니다. 즉, 황제에게 바치는 귀한 명약이라는 의미입니다.

실제로 공진단은 중국 원(元) 제국 시절 위역림(危亦林)이라는 황실 어의가 당시 원(元) 제국 황제에게 직접 바쳤던 명약으로서, 몽골 제국 황제들이 먼 원정과 전쟁에도 지치지 않고 잘 싸울 수 있었던 원동력으로 알려져 있습니다.

조선 시대 우리나라 임금님들도 공진단을 자주 복용했던 기록이 남아있는데 조선왕조실록에서는 공진단에 대한 기록을 찾을 수 없지만, 왕명의 출납을 관장하던 승정원에서 매일의 궁중 일상을 세부적으로 기록한 승정원일기에는 공진단이 꽤 자주 등장합니다.

특히 숙종과 장희빈 사이에 태어난 경종의 경우, 어릴 때부터 매우 병약하여 체력보강과 원기회복을 위해 공진단을 꾸준히 복용하였다는 기록이 자주 나옵니다. 33세에 승하한 강화도령 철종도 정력 향상을 위해 공진단을 많이 복용했습니다.

그리고 정조와 순조는 스트레스 해소를 위해 공진단을 상복했는데, 특히 성군으로 칭송되는 정조 대왕은 아버지 사도세자의 죽음을 목격한 이후 화병을 심하게 앓아 공진단을 매우 꾸준하게 복용한 것으로 유명합니다. 순조 임금 또한 안동 김씨의 세도 정치로 생긴 화병과 소화불량을 다스리기 위해 공진단을 꾸준히 복용했습니다.

공진단이란 녹용(鹿茸), 당귀(當歸), 산수유(山茱萸), 사향(麝香)으로 만든 가장 유명한 대표적인 한약 처방입니다.

공진단을 단순한 보약이라고 오해하시는 경우도 종종 있는데, 사실 한의학의 치료 8법인 '한토하화온청소보' 중 보법에 가장 잘 활용할 수 있는 원기보충 처방 또는 기혈을 보태주는 처방이라는 점에서 넓은 의미에서는 보약인 점은 맞습니다만 "인체 기혈의 흐름을 순조롭게 만들어서 오장육부 내부 생태계를 조화롭게 만든다"라고 이해하는 것이 더 정확합니다.

한약 중에서 가장 유명한 한약이 바로 공진단이라고 해도 과언이 아닐 정도로, 대한민국 국민이라면 적어도 한 번쯤은 공진단이라는 이름을 들어보셨을 겁니다.

BTS와 같은 유명 연예인, 대선 후보급 유력 정치인, 프로야구를 비롯한 스포츠 스타들이 평상시 바쁜 스케줄 속에서 건강관리를 위해서 복용하고 있다고 하는 뉴스, 드라마, 신문 기사 등을 통해서 무척 많이 알려졌기 때문입니다.

최근 특히 소아청소년들이 가중되는 학업 부담으로 인해서 체력이 많이 떨어지고, 각종 정신적 스트레스로 인해서 뇌혈행 순환이 잘 안 되어서 그런지 건망증이 많이 심해졌다는 증상을 호소하면서, 신문이나 방송을 통해 많은 유명 연예인들이 자주 언급했었던 '공진단(拱辰丹)'에 대해서 그 임상적 효능에 대해 직.간접적으로 문의하시는 경우가 대단히 많습니다.

공진단의 실제적인 임상적 효능

동의보감(東醫寶鑑)에서는 공진단의 효능을 다음과 같이 표현하였습니다.

"품부허약稟賦虛弱 단고천원일기但固天元一氣 사수승화강 使水升火降 백병불생百病不生"

즉, 허약한 체질로 태어난 사람이라도 공진단을 꾸준히 복용하면 원기를 아주 단단하게 해줌으로써, 신수(腎水)는 올라가게 하고 심화(心火)는 내려나게 되니 결국 온갖 질병으로부터 자유롭게 된다는 의미로 해석할 수 있겠습니다.

사실 공진단의 원래 처방명은 보간환(補肝丸)으로써 간(肝)의 기운을 보강해준다는 의미입니다. 간의 기운이 부실해진 여러 임상적 상황들에서 공진단 처방이 필요한 것이지요.
한의학에서는 여성분들의 갱년기 증상도 간의 기운이 약해져서 생기는 질환으로 파악하고 있는데, 여성분들의 갱년기 증상 치료에 공진단을 처방하는 이유이기도 합니다.

또한, 남성분들의 잦은 음주로 인한 숙취 해소 및 간 기능 개선에도 간 기능 보호를 위해 실제로 공진단을 많이 처방합니다.

또한, 각종 시험을 통과해야 하는 많은 수험생들과 왕성한 체력, 강한 집중력을 많이 필요로 하는 스포츠 선수들에게 공진단이 매우 효과적입니다.

종합적으로 말씀드려 보자면 가정과 직장에서 스트레스가 너무 많고, 체력이 급속히 떨어지고, 자녀 교육에 에너지를 과도하게 많이 쓰고 있으며, 건망증이 부쩍 심해진 남녀 성인들, 음주 과다로 간 기능이 약해지신 분들에게 공진단이 아주 좋고 과도한 긴장을 하고, 매사에 짜증이 나며, 특별한 이유 없이 우울감과 불안감을 자주 느끼시는 분들과 갱년기 증상에 시달리는 여성분들에게도 공진단이 큰 도움이 됩니다.

추가적으로 수술 이후 또는 큰 질병이나 큰 사고 이후 면역강화 및 원기보충이 꼭 필요한 분들, 조기 치매 경향을 보이는 어르신, 마지막으로 이 땅의 모든 저질 체력이신 분들에게도 도움을 드릴 수 있다고 말씀드릴 수 있겠습니다.

수험생을 비롯한 학생들에 대한 공진단 처방의 과학적 유의미성

소아청소년들도 필요한 상황에서는 용량을 줄여서 공진단을 처방받게 됩니다.

2000년대 후반에 SCI급 해외 의학저널인 Neuroscience Letters에

" The multi-herbal medicine Gongjin-dan enhances memory and learning tasks via NGF regulation. (공진단이라는 복합 성분의 한약 처방이 NGF(Nerve Growth Factor:신경성장인자) 조절을 통해서 기억력과 학습능력을 증진시킨다.) "

는 제목으로 공진단의 인지기능 개선, 기억 능력 및 학습능력 증진을 확인해주는 한의학 논문이 게재되었습니다.

'공진단' 관련 학술 연구를 주도적으로 진행한 푸르메재단 한방 어린이재활센터와 경희대학교 동서의학대학원 그리고 경희대학교 의과대학 생리학 교실에서는 다음과 같이 공진단에 대한 연구 결과를 발표한 바 있습니다.

1. 일차적으로 실험용 쥐 뇌세포에 공진단을 투약한 결과, 일차 배양 뇌성상세포에서 NGF(Nerve Growth Factor:신경성장인자) 분비가 증가되고, PC 12세포에서 뇌신경 축삭돌기 형성이 증가되었습니다.

2. 또한 'dexametasone(신경손상물질)'로 손상받은 쥐의 뇌 내 '해마' 조직에 공진단을 투약한 결과, 'LTP(Long-Term Potentiation:장기적 활성화 : 절전 섬유에 짧고 반복적인 자극을 수 시간, 수일, 수 주 동안 반복해서 절후 섬유의 반응이 증가되는 것)'가 유도됨이 확인되었습니다.

3. 아울러 in vitro(시험관) 연구 결과를 토대로 하여, '부동(不動) 스트레스 쥐'에 공진단을 경구 투약했을 때에도 신경 안정 및 집중력 향상에 효과가 있음이 밝혀졌습니다.

그렇게 과학적으로 다시 한번 재확인된 바도 있듯이 공진단은 공부하는 학생분들 특히 수험생들의 체력 증진뿐 아니라 실제로 학습력 증진에도 큰 도움이 됩니다.

공진단을 구성하는 녹용, 당귀, 산수유, 사향의 임상적 효과

1. 사향(麝香, Moschus)은 사향노루 수컷의 사향선 분비물을 말합니다. 이 분비물을 말려서 만들면 가루 사향이라 하고, 주머니 모양의 사낭(麝囊)을 그대로 잘라내어 말리면 주머니 사향이라고 합니다. 한약 중에서 가장 대표적인 개규약(開竅藥)으로서 나쁜 기운을 몰아내고 좋은 기운을 활발하게 돌려준다는 의미인데

현대의 과학적 연구 결과 간세포 보호 효과, 고지혈증 및 뇌 손상, 혈압 강하 및 뇌허혈 유발에 따른 뇌 손상 조직에서 신경세포를 보호하는 데에 유의한 효과가 있다고 보고되었습니다.

2. 녹용은 대표적인 보양약입니다.
발육촉진작용, 강장작용(항피로,항산화), 항염증작용, 골다공증, 퇴행성 관절염, 류마티스 관절염 치료 작용, 간손상 회복 작용,조혈인자 활성화 및 재생불량성 빈혈 개선 작용, 면역조절(Immunomodulatory) 작용, 항암작용, 상처회복작용 등을 합니다.

3. 당귀의 효능은 피가 부족할 때 피를 생성해 주는 보혈 작용(補血作用)이 주를 이룹니다.

4. 남자의 열매라고 불리는 산수유는 "남자에게 참 좋은데 뭐라 설명할 수는 없고"라는 광고 카피에 등장한 한약재로서, 동의보감과 옛 의서에서는 강음(强陰), 신정(腎精), 신기(腎氣) 보강을 통해 간(肝)과 신(腎)을 튼튼하게 해주고 정력을 보강한다고 하였습니다.

부교감신경의 흥분작용을 하는 코르닌 성분이 풍부하고 허리와 무릎이 시큰거리는 신허(腎虛), 이명(耳鳴), 야뇨증이나 유정에 효과가 좋고, 식은땀을 멎게 해주고, 월경 과다나 생리 불순 같은 여성 질환에도 많이 처방됩니다.

최근에는 단백질 소화를 도와주고 혈압 강하, 항암 및 항균작용, 백혈구 증가의 약리작용도 밝혀졌습니다.

공진단 복용 타이밍

특별하게 정해진 공진단의 복용 타이밍이 있지는 않습니다. 보통 하루 1~2알을 아침 공복 중에 또는 피곤함을 많이 느끼는 시간대에 복용하시면 더욱 효과를 잘 느끼게 되실 수 있겠습니다.

건강 Q&A – 공진단과 경옥고의 차이점

Q. 혹시 공진단 복용 중 피해야 할 음식이 있나요? 또 복용 중 주의사항이 있을까요? 공진단과 경옥고의 차이점은?

A. 특별히 피하셔야 할 음식은 전혀 없습니다. 다만 맹물을 한약 복용 중에 많이 드시면 더욱 약리활성효과가 증대되므로 효과를 더 보실 분들은 물을 복약 기간 중에 더 많이 드시면 좋겠습니다.

공진단 : 치료용 처방
경옥고 : 한방 영양제

기능성 소화불량

기능성 소화불량에 대한 생활 섭생법

소화불량의 종류와 정의

소화불량(dyspepsia)은 상부 위장관(주로 위와 십이지장)과 관련해서 나타나는 모든 소화기 증상들을 포함하는 용어로써 소화성 궤양이나 위암 등으로 인한 기질성 소화불량(organic dyspepsia)과 내시경 검사나 초음파 검사상 특별한 이상 소견을 보이지 않는 기능성 소화불량(functional dyspepsia)으로 크게 구분됩니다.

하지만 일반적으로 그냥 소화불량이라고 하면 검사상 이상 소견을 전혀 보이지 않는 기능성 소화불량을 의미하고 있으며 식후 만복감(식사 후 2시간 정도가 경과 되었음에도 위 안에 음식이 계속 남아 있는 것 같은 불편한 느낌), 상복부 팽만감, 조기 만복감(식사를 시작하자마자 갑자기 배가 부르고 더 이상 식사를 할 수 없는 느낌), 구역감, 잦은 트림, 속 쓰림, 명치 부위에서 발생하는 불쾌하게 화끈거리는 느낌, 식후 상복부 통증 등과 같이 임상적으로는 주로 상복부 중심의 통증이나 불쾌감을 호소하게 됩니다. 우리나라의 경우 스트레스가 굉장히 심한 고3 수험생들에게서 매우 흔하게 관찰됩니다.

기능성 소화불량에 대한 정의는 로마 기준(Rome criteria)에 근거하게 되는데

로마 기준 Ⅲ에서는 기능성 소화불량을 "위·십이지장 영역에서 발생되는 증상인 식후 만복감(포만감), 조기 만복감(포만감), 속 쓰림(epigastric burning) 중 한 가지 이상 호소할 때"라고 정의하고 있습니다.

기능성 소화불량의 병태생리(원인과 과정)

불규칙한 식사, 폭식, 과식, 음주, 흡연, 기름진 음식, 패스트푸드와 같은 바쁘게 사회생활을 하면서 겪게 되는 부적절한 식사 패턴으로 인해서 기능성 소화불량 증세가 잘 나타날 수 있고 강박관념이나 우울, 불안, 초조 등 사회생활을 하면서 겪게 되는 정서적 요소들도 미주신경을 자극하게 되고 이로 인하여 위의 운동기능에도 영향을 미쳐 기능성 소화불량 증상이 나타나기도 합니다.

1. 위 운동 이상(gastric motor abnormalities)

기능성 소화불량의 환자에서는 여러 가지 위·십이지장의 운동 이상이 관찰됩니다. 그 원인

에는 위 배출능 저하, 위전도 이상, 식후 상부 위의 수축 증가, 내압 검사상 전정부 운동 저하, 십이지장의 역행성 수축과 내장 과감각, 소장의 운동능 저하, 미주신경 이상 등이 있습니다.

최근에는 위 배출능 이상보다는 위 적응 이상이 기능성 소화불량의 주된 병태생리로 알려져 있습니다.

정상적으로 위로 들어온 음식은 상부 위에 저장되며 하부 위에서 잘게 쪼개져 십이지장으로 이동됩니다. 위 적응이란 이렇게 위로 들어온 음식에 대해서 위 내압 변동 없이 위가 확장하는 과정을 말하며, 이러한 위 적응 과정이 위 내용물이 소장으로 너무 급격히 배출되거나 식도로 역류되지 않도록 해줍니다. 최근 과학적 연구 결과를 보면, 기능성 소화불량 환자의 약 40%에서 위 적응 이상을 동반하고 있으며 이러한 위 적응 이상 현상에 따라서 결국 조기 포만감과 체중감소 증상이 나타나게 됩니다.

2. 내장 감각능 변화(altered visceral perception)

일반적으로 섭취된 음식이 위에서 소화되는 동안 발생하는 생리적 자극은 사람이 잘 느끼지 못합니다. 하지만 기능성 소화불량 환자의 일부는 위 팽창 자극에 대해서 민감해지며 이러한 '내장 과감각'은 기능성 소화불량의 중요한 병인 중 하나로 알려져 있습니다.

건강인과 기능성 소화불량 환자는 얼음물에 손을 넣었을 때 통증을 느끼는 체부 감각은 양 그룹간의 차이가 없지만, 위팽창 자극에 대해서는 기능성 소화불량 환자는 건강인에 비해서 훨씬 적은 양의 공기 주입으로도 통증을 예민하게 느끼게 됩니다.

내장 과감각은 기능성 소화불량 환자의 약 30~40% 정도에서 관찰되고 있으며 식후 복통, 잦은 트림, 체중감소 등의 증상을 유발하는 것으로 알려져 있는데, 기능성 소화불량 증상은 보통 식후에 유발되거나 악화되므로 위 내 풍선 확장 시에 유발되는 증상은 기능성 소화불량 환자에게서 식후 유발되는 증상들과 깊은 연관성을 보입니다.

최근 여러 연구들을 통해서 기능성 소화불량 환자들에게서 위의 팽창 자극에 대한 내장 과감각 뿐만이 아니라 십이지장에서의 내장 과감각도 상당히 중요한 역할을 한다는 사실이 점점 밝혀지고 있습니다.

즉 기능성 소화불량 환자에서는 지방이 풍부한 음식을 섭취할 경우에 기능성 소화불량 증상이 갑자기 악화되는 것을 경험할 수 있는데, 실제 정상인에서는 십이지장으로 지방을 주입하면 상부 위가 확장되고 상부 위 확장 자극에 민감해집니다. 반면에 기능성 소화불량 환자에서 십이지장은 위산에 대한 내장 과감각을 보이며, 기능성 소화불량 환자에 산을 주입하면 오심(nausea)이 발생됩니다.

기능성 소화불량의 진단

로마 기준 III에 의한 기능성 소화불량의 진단 기준은 첫째, 명치 부근의 복통이나 불편감이 적어도 6개월 이전에 발생하였고 최근 3개월 동안 증상이 있으며 둘째, 자세한 병력 청취와 진찰 및 상부 소화관 내시경 검사로 증상을 일으킬 만한 기질적 질환이 없어야 하는 점입니다.

사실 기능성 소화불량은 한 가지 원인보다는 다양한 병태생리 기전이 관여하기 때문에 기능성 소화불량을 여러 아형으로 분류하려는 노력은 동일한 병태생리를 가지고 있는 환자군을 찾아서 환자군에 따라 적절한 약제를 선택하여 처방하자는 의도인데, 로마 기준 Ⅲ에 의한 기능성 소화불량의 아형(subtype) 분류는 다음과 같이 2가지로 나뉩니다.

1. 식후 불편(고통) 증후군

식후 만복감과 조기 만복감의 증상이 매주 수차례 발생하는 경우입니다. 이 외에도 상복부 팽만감, 식후 구역감, 지나친 트림 등을 포함할 수 있습니다.

2. 상복부 통증 증후군

중등도의 명치 부근 통증이나 속 쓰림 증상이 매주 1회 이상 발생하며, 다른 부위(흉통, 미만성 복통, 하복부 통증 등)의 통증이 아니어야 하며, 배변에 의해 완화되지 않아야 합니다.

사상의학에서는 비위의 기능이 선천적으로 허약한 소음인 분들에게 이런 기능성 소화불량이 잘 나타나게 됩니다. 특히 손발이나 배가 찬 경향을 가진 소음인 여성분들에게 이런 증세가 아주 흔합니다.

기능성 소화불량과 심리적 요인과의 상관성

기능성 소화불량에 대한 정신의학적 병태생리에 대해서는 아직 명확히 밝혀져 있지 않지만, 심리적 요인이 매우 중요한 역할을 하는 것으로 추정되고 있습니다.

임상적으로는 기능성 소화불량을 일으키거나 악화시키는 여러 가지 심리적 이상들이 보고되었는데 불안·우울과 같은 부정적 감정, 스트레스에 대한 이상 반응, 의존적 성격 등이 관련되어 있습니다.

특히 10대 수험생 기능성 소화불량 환자들에게서 시험 불안이나 불안 장애 증세가 흔히 발견되고 있으며, 건강인이나 소화성 궤양 환자와 비교했을 때 자신의 심리적 상태, 신체적 상태에 대한 정확한 지각이 빈약한 것으로 보고되어 있습니다. 또한, 10대 수험생 기능성 소화불량 환자들에게서 가장 흔한 증상은 위장 증상보다 오히려 불안감이라는 논문 보고도 있으며, 이러한 10대 수험생 기능성 소화불량 환자와 연관된 가장 중요한 심리적 요소는 시험과 관련된 스트레스(시험 불안증)라고 합니다.

기능성 소화불량에 대한 한의약적 치료법

1. 2019년도 SCI급 국제의학저널에 발표된 한의약 논문을 살펴보면, 총 1,451명이 포함된 총 15편의 무작위 대조군 임상시험(15 RCTs)을 메타 분석한 결과, 건비이기(健脾理氣)(Jianpi Liqi therapy, JLT) 효능을 가진 특정한 한약재들(백출, 감초, 복령, 사인, 목향, 당삼, 반하, 진피)이 기존의 양약 처방들에 비해서 복통, 복부 팽만감, 조기 포만감, 잦은 트림, 식욕부진, 피로감 등 기능성 소화불량 지표들에 있어서 통계적으로 더 우월한 개선 효과를 보이는 것이 이미 확인되었습니다.

2. 기능성 소화불량에 대한 침치료 효과 검증 논문도 소개해 드리고 싶은데, 2017년 Korean Journal of Acupuncture에 발표된 "기능성 소화불량에 활용된 침치료 방법에 대한 체계적 문헌고찰" 논문을 살펴보면, 기능성 소화불량 침치료에 활용된 경혈 자리는 족삼

리, 중완, 천추, 태충, 내관, 비수, 위수 경혈이었으며, 침치료 효과는 대부분의 연구에서 임상적 유효성이 통계적으로 유의미한 좋은 결과를 보였습니다.

3. 최근 일본에서는 기능성 소화불량 치료에 가장 많이 사용하는 한약 처방으로서 육군자탕, 반하사심탕, 반하후박탕에 대한 임상 연구를 아주 활발하게 진행하고 있습니다.

이 중에서 육군자탕에 대한 연구가 가장 활발한 편인데 위 운동 조절, 적응성 이완 상태의 개선, 위 저장능 향상, 그렐린 분비에 따른 만성 식욕부진 개선, 스트레스 호르몬 감소 등이 이미 과학적인 논문으로 학계에 보고되어 있습니다. 최근 다기관 RCT 연구는 육군자탕이 기능성 소화불량 중에서, 특히 상복부 통증 증세를 통계적으로 유의미하게 감소시켰다고 보고했습니다.

반면에, 육군자탕의 효과가 적을 때에는 반하사심탕이 효과적이었다는 논문 보고도 있습니다. 반하후박탕은 장내 가스를 줄여주며 소화불량과 변비로 인한 복통에 특히 효과적이었습니다.

또한, 최근에 진행된 반하후박탕 연구를 통해서 기능성 소화불량 환자는 정상인에 비해서 장내 가스가 많았으며 반하후박탕 처방이 이러한 상황을 통계적으로 유의미하게 감소시켰음이 다시금 과학적으로 재확인되었습니다.

4. 기능성 소화불량의 한의학적 명칭 : 담적(痰積)
담적(痰積)은 위장에서 소화가 덜 된 음식물 찌꺼기에서 발생한 독소인 담음(痰飮)이 위장 점막을 투과해 위장 외벽에 쌓인(積) 것을 말하는데, 담적이 유발하는 만성 소화불량, 복부 팽만감을 비롯한 기능성 소화불량 증상과 함께 만성피로, 두통, 어지럼증 등의 전신 증상을 담적병(痰積病) 혹은 담적 증후군(痰積症候群)이라고 부릅니다. 담적병은 한마디로 위장과 전신에 '담'이 들은 것이라고 보면 되겠습니다.

기능성 소화불량증과 유사한 한방병명으로 동의보감에서 애기(噯氣), 비만(痞滿), 조잡(嘈雜), 탄산(吞酸), 오심(惡心), 구역(嘔逆), 식후혼곤(食後昏困) 등으로 아주 자세하게 기술했는데 각각의 증세에 따른 치료법도 다양하게 기록되어 있습니다. 특히 인삼을 위주로 한 처방이 많이 있는데 인삼양위탕이나 사군자탕 등이 대표적인 처방입니다. 또한, 흔히 사관혈이라고 부르는 합곡혈과 태충혈을 침이나 지압 등으로 자극해주고 복식호흡을 꾸준하게 하는 것도 좋은 방법이 됩니다.

기능성 소화불량 환자들의 흔한 질문

Q. 기능성 소화불량 증상이 있을 경우에는 아예 굶는 것이 좋은가요?

A. 기능성 소화불량 증상이 있는 경우, 식사를 하지 않는 환자도 있습니다. 특히, 식후 고통(불편) 증후군 증상을 앓고 있는 환자는 식사를 하지 않아도 배가 고프지 않고 식사를 하면 더부룩하면서 포만감이 심하기 때문에 식사를 하지 않을 수도 있습니다. 하지만 이러한 경우에 한 번 정도 식사를 거르는 것은 상관없지만, 습관적으로 식사를 거른다면 영양 불균형 상태가 초래되어서 전신적인 건강 상태에 악영향을 끼치게 되므로 궁극적으로는 결국 건강상에 손해가 됩니다. 따라서 기능성 소화불량이 있는 경우 무조건 굶는 것이 좋다고는 할 수가 없겠습니다.

Q. 기능성 소화불량 환자는 죽 같은 무른 음식을 먹는 것이 바람직한가요?

A. 식후 포만감, 식후 복통 등 기능성 소화불량 증상이 있는 환자들에게 물, 흰죽, 무자극 물김치 등만 먹으라고 하는 경우가 간혹 있습니다. 물론, 위에서의 배출 기능 면에서 보면 물이나 죽 등의 유동식은 위에서의 배출이 훨씬 빠르지만, 배출 기능과 무관하게 증상이 발생되는 경우가 대부분이므로 단순히, 무조건 유동식을 권하는 것은 결코 바람직하지 않습니다.

또한, 위산에 대한 과감각 측면에서 보면 먹는 음식의 양이 많거나 위 배출을 지연시키는 음식을 섭취하였을 경우에 증상이 악화될 가능성이 있으나, 위산의 양이 문제가 아니라 위산에 대한 위장관(식도나 십이지장 등)의 과민 반응이 핵심적인 문제이므로 음식물의 종류와 무관할 가능성도 많습니다.

결론적으로 음식의 종류가 증상 발생에 영향을 줄 수는 있으나, 치료적 측면에서는 효과가 적을 것으로 판단되므로 환자 본인이 좋아하는 음식을 적극적으로 강하게 제한할 이유는 없겠습니다.

기능성 소화불량에 대한 생활 섭생법

우선, 소화의 시작은 상상에서 시작된다는 사실을 인지할 필요가 있습니다. 기분이 좋은 상태에서 적당히 배가 고플 때 머리에서는 곧 먹게 될 음식을 상상하게 됩니다. 그러면 뇌에서는 침샘, 위와 장을 지배하는 자율신경 등을 자극하여 소화 효소를 분비하고 위장관 운동을 항진시켜 음식을 맞이할 준비를 합니다. 그리고 음식이 입으로 들어가서 잘게 부서지게 되고 위에서 더 작은 입자로 부서지면서 침과 위액, 췌장액, 담즙액이 섞여 소장과 대장을 거쳐 우리 몸에 흡수되게 됩니다.

이러한 과정 중 어느 하나라도 이상이 생겼을 때 거북함을 느끼게 됩니다. 심리적 스트레스나 과로 등은 신경 계통의 기능 이상을 유발하여서 소화 효소 분비 저하, 장운동 저하로 음식물은 위로 들어갔으나 정체된 상태로 심한 거북함을 일으킬 수 있습니다.

급하게 음식을 먹는 경우 입에서 음식을 잘게 부수는 작용과 타액이 골고루 섞이는 과정이 생략되고 대부분 많은 양의 음식이 위로 넘어가서 위가 심하게 팽창되고 음식이 정체되는 시간이 길어져 구역질, 답답함 등의 증세가 생기게 됩니다.

따라서 식사 시간에는 마음을 편하게 하고 음식을 천천히 10회 이상 꼭꼭 씹어 먹는다면 특별한 원인 질환이 없고 증상이 별로 오래되지 않은 단순한 일시적 기능성 소화불량은 대부분 많이 호전될 수 있습니다.

그리고 식전에 스트레칭 등의 가벼운 운동은 위장관 기능을 활성화시키는데 큰 도움이 됩니다. 대부분의 건강한 사람은 어떤 음식을 먹든 이와 같은 원칙을 지킨다면 소화에는 큰 무리가 없을 것입니다.

하지만 대부분의 현대인들 특히 10대 수험생 분들은 엄청나게 많은 심리적 스트레스와 운동 부족, 식사 시간 부족으로 인해서 원칙을 지키기가 현실적으로 힘든 경우가 많습니다.

이런 경우에는 가능하면 소화가 잘 되는 음식 위주로 식단을 짜는 것이 좋습니다. 일단은 자신이 맛있어하고 좋아하는 음식은 소화가 잘 됩니다. 그리고 지방이나 단백질의 경우에는 다양한 과정을 거쳐야 소화와 흡수가 일어나므로, 전반적인 상황이 좋지 않을 때는 탄수화물 위주의 식단을 짜는 것이 소화에는 도움이 됩니다.

음식 종류 중에서 특히 지방이 많은 음식도 소화되는 시간이 길므로 기능성 소화불량이 심하게 있는 사람은 가급적 이런 음식들을 피하는 게 좋습니다. 우유나 아이스크림, 요구르트도 소화가 안 되는 음식 중 하나입니다. 인스턴트 음식이나 패스트푸드, 과자류 등은 증상을 잘 유발하고 악화시키기 때문에 가급적 피하는 것이 좋고 술 역시도 위산 분비를 증가시켜 증상을 악화시키기 때문에 가급적 피하시는 것이 좋습니다. 커피, 녹차, 탄산음료(콜라·사이다) 등은 위산 분비를 자극하고 철분의 흡수를 방해하므로 식후에 먹는 것은 좋지 않습니다.

또한, 폭식이나 과식은 절대적으로 피해야 합니다. 위를 적당히 자극해 위산 분비를 촉진하는 양념이나 향신료가 들어간 음식을 섭취하는 게 식욕도 돋우고 소화를 잘 되게 하지만, 소화성 궤양이 있는 환자의 경우에는 속 쓰림이 악화될 수 있으므로 주의가 필요합니다.

동의보감에서 추천하는 가장 좋은 스트레스 해소법은 가슴 정 가운데에 있는 전중혈 지압법과 꾸준한 복식호흡입니다. 자기가 좋아하고 흥미를 느낄 수 있으며, 편안한 마음으로도 몰입할 수 있고 웃으며 만족감을 느낄 수 있는 취미 활동이나 여가 생활을 하는 것도 중요합니다.

급성 인 · 후두염

인두염, 후두염에 도움 되는 생활 섭생법

급성 인두염과 급성 후두염의 구분

영하 10도를 밑도는 추운 겨울 날씨로 인해서 3~4주 이상 감기가 떨어지지 않는 분들을 주변에서 흔히 볼 수 있습니다. 이런 경우에 병원에 가서 진단을 받게 되면 보통 '급성 인두염'이나 '급성 후두염'으로 진단을 받게 되는데, 아주 쉽게 구분을 해 보자면 '목감기'는 급성 인두염, '기침 감기'는 급성 후두염이라고 말씀드릴 수 있습니다. 참고로 보통 코감기는 '급성 비염'이라고 부르게 됩니다.

인두염의 원인과 증상

우선 인두에 대해서 간략하게 설명드려 보자면, 인두는 목 안쪽에 위치해 있으면서 식도로 음식물을 전달하고 후두에 공기를 전달해주는 통로 역할을 담당하고 있습니다. 인두염이란 한마디로 바이러스나 세균, 곰팡이와 같은 미생물이 감염을 일으켜서 인두(pharynx)에 병리적인 염증 반응이 생긴 경우를 말하는데, 주로 지속적인 과로와 스트레스로 인해서 피로가 쌓였을 때 또는 원래 열성 질환이나 면역 약화를 동반하는 만성 질환이 있을 때 잘 생깁니다. 그리고 실내외의 과도한 온도 차이가 있거나 허약 체질인 경우라면 더욱 잘 생길 수 있습니다. 이 외에도 자극성 물질이나 유해한 증기의 흡입, 과도한 흡연이나 음주, 탈수 등에 의해서 병이 더욱 심해질 수 있습니다.

급성 인두염 초기에는 인두의 이물감이나 건조감 또는 기침 증세가 조금 나타나다가, 조금 더 심해지면 목 안쪽 아픈 것이 매우 심해지거나 연하곤란(음식을 삼키기 어려운 증상)이 나타나고 고열, 두통, 전신 통증과 전신 권태감, 식욕부진과 같은 전신 증상을 함께 호소하게 됩니다. 또한, 입에서 냄새가 나기도 하며, 혀에 설태가 끼거나, 귀밑 부분에 통증이 발생하고, 심한 경우에는 경부 림프절 종대가 나타날 수 있습니다.

후두염의 원인과 증상

우선 후두에 대해서 간략하게 설명드려 보자면, 후두(喉頭, larynx)는 보통 목소리 상자(voice box)라고 부르기도 하는데, 우리가 '성대(聲帶, vocal cord)'라고 일반적으로 부르는 것은 후두의 안쪽 공간을 가로지르는 점막으로 된 2겹의 주름입니다. 즉 후두는 '소리'와 밀접한 관계가 있는 구조인데 음식물이 기도(氣道)로 들어가는 것을 막아주는 역할도 하게 됩니다.

이 후두에 바이러스나 세균이 침범하여 염증이 발생하면 후두염이 생기는 것인데, 보통 목 젖 부근에 육안으로 보이는 인두가 먼저 감염된 다음에 치료가 잘 되지 않아서 증상이 심해 지면 후두에까지 감염되어서 급성 후두염으로 이어지게 되는 것입니다. 인두염과 후두염이 동시에 나타나게 되었을 때에는 '급성 인·후두염'이라고 부르기도 합니다.

후두염에 걸리면 우선 목소리가 변해서 쉰소리나 쇳소리가 나고, 기침을 자주 하게 되며, 호흡곤란 증상까지 나타날 수도 있습니다. 인두염에서와는 달리 후두염의 경우에는 자칫 치료가 늦으면 천식이나 기관지염 또는 폐렴 등으로 급속히 발전할 수 있으므로 주의가 필요합니다.

특히 '급성 성문하(聲門下) 후두염(가성 크루프)'은 보통 5살 이하의 어린이들에게서 볼 수 있는 급성 후두염의 특이한 형태로서, '개가 짖는 것과 같은 컹컹거리는 기침'을 하게 되며 공기를 들이마실 때 호흡이 곤란해지는 양상이 나타나게 되어 매우 큰 고통을 받기 때문에, 어린이들의 경우에는 더욱 많은 주의가 필요하겠습니다.

인두염과 후두염의 생활 예방법

인두염과 후두염을 예방하기 위해서는 첫째, 환절기나 감기가 유행할 때에는 사람들이 많이 모인 장소에 되도록 가지 않는 것이 중요하고, 외출 후에는 반드시 손을 깨끗이 씻고 양치질을 하는 것이 필요합니다. 둘째로는 충분한 휴식과 충분한 수면 그리고 알맞은 영양 섭취를 통해서 평상시에 면역 기능이 잘 갖추어진 신체를 만드는 것이 좋겠습니다.

인두염이나 후두염을 예방하기 위해서 한의학에서는 오미자차나 오과차를 주로 많이 추천하고 있는데, 먼저 오미자(五味子)차는 호흡기 계통의 기운을 북돋아 주고 건조해진 폐를 촉촉하게 적셔 주는 기능을 하며 말초 혈행 순환을 개선하기 때문에 상당히 도움이 됩니다.

오미자 한 줌을 여섯 컵 분량의 물에 넣고 빨갛게 색이 우러나올 때까지 끓여서 평상시에 꾸준하게 마시면 도움이 됩니다. 오과(五果)차는 은행, 밤, 대추, 생강, 호두 등 다섯 가지 재료를 넣고 끓인 한방차입니다. 면역력을 강화시켜서 겨울철 추위로 인한 감염 증세를 예방하는데 도움이 되는데, 특히 어린이들도 잘 마시기 때문에 가족 모두를 위한 약차로도 좋습니다. 10컵 정도의 물에 대추(5~10개), 호두(4~5개), 밤(5~10개), 은행(10~20알), 생강(1개)을 넣고 30분 정도 끓여서 마시면 되겠습니다.

인두염이나 후두염에 도움이 되는 생활 섭생법

일단 인·후두 질환에 걸리면 실내에서는 환기를 자주 하고 먼지를 제거하며 가습기를 이용해 실내 습도를 조절해야 합니다. 수분 보충을 위해서 하루 10~15잔 이상의 충분한 물을 섭취하고, 생리 식염수로 자주 입안을 세척해서 구강 청결을 유지하는 것도 인·후두 질환에 좋습니다. 특히 가수나 선생님, 영업 사원과 같이 목소리를 많이 사용하는 직종에 근무하고 계신 분들이라면 건조한 겨울에는 수분 보충에 더 많은 신경을 써야 하겠습니다. 껌을 씹거나 사탕을 먹어서 침 분비를 증가시키는 것도 괜찮습니다.

또한, 외출할 때에는 스카프로 목을 감싸거나 외출 후에는 소금물로 목을 헹구어 주는 것도 필요합니다. 습관적으로 킁킁거리며 목을 가다듬거나 밭은기침을 하지 않는 것이 좋습니다. 또한, 알코올이나 카페인은 목을 건조하게 하고 이뇨작용으로 수분을 배출시키기 때문에 목에 나쁜 영향을 끼치기 쉬우니 주의가 필요합니다. 그리고 만일 연하곤란이 심해서 음식을 삼키기 힘들 때에는 죽과 같은 자극이 적은 음식을 먹는 것이 좋겠습니다.

특히 후두염의 경우에는 되도록 말을 하지 말고 목을 쉬도록 해주는 것이 중요한데, 정말로 필요한 경우에는 가볍게 속삭이는 정도로만 약하게 발성을 하는 것이 중요합니다. 또한, 목 안의 습도를 증가시켜서 목구멍이 건조해지지 않도록 하는 것이 좋습니다. 가능하면 뜨거운 증기 훈증을 시행해주는 것도 추천드릴 수 있겠습니다. 그리고 배로 소리를 내는 '복식호흡'은 후두와 성대의 과도한 긴장을 풀어주어서 후두와 성대 건강에 도움이 됩니다.

다한증

다한증에 도움이 되는 음식

다한증의 정의와 원인 및 분류

다한증(多汗症, hyperhidrosis)이란 체온을 조절하는 데 필요 이상으로 열이나 감정적인 자극에 반응하여 비정상으로 많은 땀을 흘리는 질환입니다. 정상적으로 체온이 올라가면 땀샘이 자극을 받아 피부에 땀을 분비하게 되고, 이 땀이 증발하면서 체온을 감소시키게 됩니다. 다한증은 필요 이상의 땀이 손이나 발, 겨드랑이, 머리 등에 발생하여 대인 관계나 직업, 사회생활에 불편함을 끼치는 질환입니다. 다한증이 있는 사람의 경우 대인 관계나 사회생활에 땀으로 인해 스트레스를 많이 받게 되고 직업 활동에 상당한 지장을 초래하기도 합니다.

특히 손을 주로 이용해서 일해야 하는 사람들에게 있어 수장다한증은 정말 엄청나게 큰 일생의 고민거리가 됩니다. 예를 들어 날카로운 칼이나 가위를 쥐고 일해야 하는 미용사나 요리사, 브러쉬를 잡고 남의 얼굴을 계속 만져야 하는 분장사, 생명을 좌우하는 핸들을 잡는 운수업 종사자 같은 경우 업무상의 불편을 크게 느낄 수밖에 없습니다. 악기 연주자는 손에 땀이 많으면, 그리고 발레리나는 발의 땀이 많으면 도저히 집중할 수가 없고 능률이 많이 떨어집니다. 이렇게 땀 때문에 꿈꾸던 직업을 포기해야 하는 경우가 아니라 할지라도 다한증은 건강을 위해서 오래 방치하지 말아야 합니다. 땀이 새는 것은 우리 몸의 소중한 진액이 새는 증상으로서, 에너지와 정기의 소진을 의미할 수 있으므로 초기에 적극적인 치료가 꼭 필요합니다. 다한증에 의한 불편감은 부위에 따라 다릅니다. 얼굴의 경우에는 "얼굴에 땀이 너무 많이 나서 사회 생활하는데 민망해요" 또는 "얼굴에만 땀이 나서 창피합니다"라고 불편을 호소하는데, 주로 중년 남성분들이 심각하게 받아들입니다. 겨드랑이의 경우에는 여성분들이 더욱 크게 불편해하는데, 주로 옷을 입으면 겨드랑이에 땀 때문에 창피하고 여름에도 재킷(Jacket)을 벗을 수가 없다고 이야기합니다. 손 다한증은 사회 초년생들은 악수를 할 수 없어서 힘들어하고, 학생들은 필기를 하는데 땀 때문에 노트나 시험지가 젖어서 할 수 없다고 이야기합니다. 발 다한증은 예상하시다시피 발 냄새로 많이 괴로워하게 됩니다.

다한증은 땀이 나는 부위에 따라 국소 다한증과 전신 다한증으로 나뉘는데, 전신 다한증은 주로 기저 질환이 있는 경우에 전신적으로 많은 땀이 발생하는 경우입니다. 대부분의 환자는 특별한 원인 없이 특정 부분 특히 손이나 발바닥, 겨드랑이, 얼굴에 과도한 땀이 발생하는 국소 다한증으로 의료기관에 내원하게 됩니다.

1. 일차성 다한증

일차성 다한증의 원인은 아직 잘 알려져 있지 않습니다. 일차성 다한증의 경우 어릴 때부터 발생해서 사춘기가 되면 심해졌다가 나이가 들면서 점차 좋아지는 양상을 보입니다. 일차성 다한증은 밤에는 대개 땀을 흘리지 않습니다. 남자나 여자 모두 발생할 수 있고 가족력은 25~50% 정도에서 있는 것으로 알려져 있습니다. 열이나 감정적 자극에 민감하고 교감신경계에 의해 조절됩니다.

2. 이차성 다한증

이차성 다한증은 다른 기저 질환이 있을 때 발생하는 다한증을 말합니다. 결핵이 있는 경우 밤에 땀을 많이 흘리게 되고, 갑상선 기능 항진증이나 당뇨 같은 내분비 질환이 있을 때도 땀을 많이 흘리는 경우가 있습니다.

현재까지 다한증에 대한 정확한 진단 기준이 아직 정립되어 있지 않고, 환자들은 불편함을 느낌에도 불구하고 질병이라고 잘 생각하지 않기 때문에 의료기관을 열심히 방문하지 않아서 정확한 발병률을 파악하기는 사실상 어렵지만, 전체 인구의 0.6~4.6% 정도에서 다한증이 발생하는 것으로 추정하고 있고 아시아에서는 다한증 발병 확률이 조금 더 높은 것으로 알려져 있습니다.

증상은 손 다한증의 경우 어린이나 청소년기에, 겨드랑이 다한증의 경우 사춘기 때 혹은 20대 초반 정도부터 증상이 나타납니다.

땀을 분비하는 땀샘에는 아포크린 땀샘(apocrine gland)과 에크린 땀샘(eccrine gland)의 두 종류가 있습니다. 아포크린 땀샘은 세포의 일부분이 파괴되어 땀 속에 섞이므로 체취의 원인이 됩니다. 사람의 아포크린 땀샘은 겨드랑이·젖꼭지·회음부의 피부에만 존재하고, 에크린 땀샘은 전신의 피부에 분포합니다. 사람 이외의 포유류에서는 모두가 아포크린 땀샘입니다. 발생학적으로 보아, 아포크린 땀샘은 하급 땀샘으로 발한량이 적지만, 에크린 땀샘은 인체에서 특유하게 발달한 땀샘이므로 심한 발한을 일으킬 수 있습니다.

우리 몸에는 아포크린 땀샘과 에크린 땀샘을 합쳐서 땀샘이 약 150만~4백만 개가 있는데, 이 중 다한증에 관계되는 땀샘은 에크린 땀샘으로 약 300만 개가 존재하여 땀샘 대부분을 차지합니다. 에크린 땀샘의 주요 분포 부위는 손바닥과 발바닥이며 정상적으로 분비되는 땀의 전체 양은 분당 0.5~ 1mL 정도이지만 심한 고온의 조건에서는 하루에 10L의 땀을 분비하기도 합니다. 반면에, 아포크린 땀샘은 주로 모낭으로 땀을 분비하고 끈적거리고 냄새나는 땀을 분비하지만, 다한증에 미치는 영향은 굉장히 미미합니다.

최근에 또 다른 종류의 땀샘이 학계에 보고되었는데, 주로 성인의 겨드랑이에 분포하면서 아포크린 땀샘과 에크린 땀샘의 형태와 기능을 같이 가지고 있는 아포에크린 땀샘이 바로 그것입니다. 이 아포에크린 땀샘은 겨드랑이 다한증에 주요한 영향을 주는 것으로 추정되고 있습니다.

일차성 다한증의 원인에 대해서는 아직까지 정확히 알려진 바는 없으나 자율신경계를 통한 에크린 땀샘의 과자극과 땀 분비를 자극하는 원인에 대한 신경계의 이상 반응과 연관되어 있는 것으로 알려져 있습니다. 땀 분비는 감정적인 스트레스에 의해 심해지고 갑자기 발생하며 간헐적으로 발생하는특징이 있습니다. 이렇게 예상치 못하게 갑자기 땀이 많이 나기 때문에, 특히 얼굴의 홍조와 다한증을 동반한 환자의 경우 사회나 직장 생활에 어려움을 느끼며, 심한 경우 대인 기피증을 보이는 경우도 있습니다.

다한증 환자는 교감신경이나 에크린 땀샘 자체는 조직학적으로 이상이 없지만, 기능적으로 정신적인 자극에 대해 피부의 교감신경계의 활성이 증가되어 있어서 일차적으로 시상하부의 이상이, 원인이 아닐까 추측하고 있습니다. 최근의 연구 결과에 따르면, 가족력은 약

50% 정도에서 있다고 알려지고 있으며 14번 염색체와 연관이 있다는 보고도 있습니다. 심한 다한증은 주로 손바닥과 발바닥에 발생하고, 손바닥과 겨드랑이에 동반 발생하는 경우가 그다음으로 많고, 다음으로는 겨드랑이 단독으로 또는 머리 부위 순으로 발생합니다. 치료방법을 결정하기 위해서는 다한증을 확진하고 발한이 어느 정도인지를 먼저 알아야 합니다. 또한, 다한증이 일차성인지 이차성인지를 확실히 진단해야 합니다.

일차성 다한증은 6개월 이상의 기간 동안 특별한 원인 없이 특정 부분에 현저하게 많은 땀이 분비되면서 최소한 다음 중 2가지 이상에 해당되는 경우로 정의하고 있습니다.

• 양측성이며 비교적 대칭적인 땀 분비 분포를 보이는 경우
• 최소 일주일에 일 회 이상의 과도한 분비
• 일상생활에 장애를 일으키는 정도의 다한증
• 발병 시점이 25세 미만
• 가족력이 있는 경우
• 수면 중에는 땀 분비가 없는 경우

진단 및 병의 중등도 검사에 있어 실제 임상에서는 많이 사용되고 있지는 않지만, 다한증 부위를 확인하는 데 요오드와 전분을 이용한 방법이 사용되기도 합니다. 이 검사는 치료 부위를 결정할 뿐만 아니라 치료 후에 결과 판정에도 유용하게 쓰입니다. 피부를 깨끗이 하고 건조시킨 후에 요오드 용액을 바르고 전분을 뿌리면 땀이 나는 부위가 짙은 보라색으로 변하게 됩니다. 또 다른 진단 방법으로는 땀 분비 양을 측정하는 중량법(gravimetry)이 있지만, 역시 임상에서는 잘 사용되지 않습니다. 아직까지는 이런 물리적인 검사법보다는 다한증 환자의 증상에 대해 점수를 부여해서 검사하는 '설문지' 방법이 가장 널리 쓰이고 있습니다.

다한증에 대한 한의약적 치료법

한의학에서는 '땀'에 대해서 여러 가지 기준들에 입각해, 세분화된 분류법에 따라 다한증 치료에 임하고 있습니다.

우선 땀이 주로 많이 나고 있는 시간을 기준으로 보면, 낮에 활동할 때 땀이 주로 많이 나는 자한(自汗)과 밤에 도둑처럼 나타났다가 사라지는 도한(盜汗)으로 분류가 되고, 땀이 나는 부위를 기준으로 살펴보면 두한(頭汗), 편한(偏汗), 심한(心汗), 수족한(手足汗), 음한(陰汗), 액한(腋汗), 반신한(半身汗)으로 나누기도 합니다. 긴장하거나 불안할 때 손바닥에 갑자기 땀이 많아지는 수장다한(手掌多汗), 음식을 먹으면 바로 얼굴에 땀이 나는 위풍증(胃風證) 또는 식후한출(食後汗出)도 있습니다. 분비되는 땀의 모양과 성질에 따라서는 절한(絶汗), 냉한(冷汗) 등으로도 분류하고, 땀을 발생시키는 자극 요인에 따라서는 온열성 발한, 긴장성 발한, 미각성 발한으로 나누어서 각각의 상황적 패턴에 따라서 다한증 한방 치료를 진행하게 됩니다.

사실 별것 아닌 것처럼 보이지만, 인체는 땀 분비를 통해서 몸속의 노폐물을 배출하고 체온을 일정하게 유지하고 있습니다. 이는 생명 활동과 매우 직결된 중요한 기능입니다. 계절적으로 따뜻한 봄과 여름에는 땀 분비가 많아지고, 인생의 청춘기인 어린이나 청소년은 노인에 비해서 땀 분비가 많습니다. 그러나 이렇게 자연스러운 땀 분비의 수준을 벗어난다면, 그래서 많이 불편한 상황이라면 건강 이상 신호가 아닌지에 대해서 전문가로부터 반드시 점검해 볼 필요가 있습니다. 학업이나 대인 관계, 사회활동이 활발하게 이루어지며 정서적으로 민감한 시기의 다한증은 학업 및 업무 수행과 대인 관계에 있어서 결코, 작지 않은 문제가 됩니다. 또, 한의학에서는 맥이나 땀을 보고 몸 상태를 판단하는 지표로 삼기도 하는데, 이는 모두 자율신경계와 관여된 부분입니다. 건강을 위해서는 자율신경에 대해 알아둘 필요가 있습니다.

우리 몸의 자율신경계는 체온이나 땀 배출 등을 자동적으로 알아서 조절해 주고 있습니다. 저절로 이루어지는 호흡, 순환, 대사, 소화, 분비, 생식 기능은 모두 자율신경이 열심히 일해 주는 덕분입니다. 생명을 유지하는 중요한 핵심 기능들은 거의 대부분 우리가 따로 의식하지 않아도 알아서 잘 돌아가도록 설계되어 있는 것입니다. 우리가 매 순간 굳이 애써 신경 쓰지 않아도 심장이 뛰고, 호흡이 되며, 소화된다는 것은 정말 무척이나 감사한 일입니다. 추우면 피부 모공을 닫아서 체온을 올리고 더우면 땀을 내면서 체온이 내려가는 기능 역시 자율신경이 건강하면 문제가 생길 리가 없습니다.

다한증을 앓고 있는 환자들은 이런 자율신경계 기능에 문제가 생긴 것으로서, 한의학에서는 다한증 환자를 보통 습담형(濕痰形), 열혈(熱型), 기허형(氣虛形) 등으로 분류해서 그 원인에 따라 치료하게 됩니다.

일반적으로 땀을 흘린 후 몸이 가볍고 상쾌한 기분을 느낀다면 많이 흘려도 큰 지장이 없습니다. 다만, 땀을 흘린 후에 더 몸이 무겁게 느껴지거나 불쾌한 기분이 든다면 적극적인 치료가 필요한 상태일 수 있습니다. 앞선 경우는 땀을 통해 신체의 불필요한 체액과 체열이 배출된 것이며, 후자는 땀으로 자신에게 필요한 정기가 소모되고 몸의 음양 균형은 더 깨진 상태라서 피로를 강하게 느끼는 것인데, 이런 상태가 지속되면 당연히 건강에 악영향을 주게 됩니다.

다한증은 가급적 초기 발병 시기에 바로잡아야 합니다. 땀도 땀이지만, 더 나아가서 자율신경의 불균형을 회복하는 것을 목표로 해서 환자 스스로 심리적 긴장 해소를 염두에 두고 한방 치료를 받으면 훨씬 증세가 좋아집니다. 물론, 원인이 되는 기저 질환이 따로 있다면 그것부터 먼저 치료하고 나서 다한증 경과를 보는 것이 바람직합니다.

일반적으로 다한증이 제일 문제가 된다면 몸이 비만인 경우와 신경이 예민해 나타나는 경향이 많으므로 체중 조절을 통해 습담을 제거하고 정신적 긴장을 풀어주는 생활습관과 함께 한의학적 원인 치료를 진행하는 것이 좋습니다. 특히 몸에 열과 습담을 만들어내는 음주는 최대한 금지하는 것이 원칙이고, 고칼로리 음식이나 보양식은 가급적 제한하고, 과식을 삼가야 합니다. 지방의 축적을 막고 심폐기능을 도와주는 유산소 운동인 걷기와 달리기도 도움이 됩니다. 땀을 많이 흘린다고 해서 옷을 너무 얇게 입는 것은 오히려 좋지 않습니다.

한의학에서 다한증 치료는, 기(氣)가 허(虛)하여 땀이 많이 나는 병증에는 보중익기탕(補中益氣湯)과 옥병풍산(玉屛風散)을 적극적으로 투약하고, 도한(잠자는 사이 자기도 모르게 땀을 많이 흘리지만 깨어나면 즉시 그치는 증상)과 손 및 발바닥 중심에 열이 남과 동시에 긴장하면 식은땀을 흘리는 경우에는 당귀육황탕(當歸六黃湯)이나 자음강화탕(滋陰降火湯)을 처방해서 치료하게 됩니다.

흔히 일반적으로 시중에서는 땀이 많이 난다고 하면 '황기'라는 한약재를 끓여서 먹는 경우가 대단히 많습니다. 물론 황기는 자한증을 치료하는 데에는 어느 정도 도움이 되지만, 도한증이나 특정 부위만 땀이 지속적으로 난다면 황기만 가지고는 치료에 한계가 있을 수 있으므로 집 근처에 있는 한의원에 방문해서 직접 상담을 받고 전문적인 한의약 치료를 꾸준히 받는 것이 좋겠습니다.

다한증에 도움이 되는 음식

다한증 해결에 도움이 되는 대표적인 음식으로는 메밀, 연근, 팥, 오미자, 칡 등이 있습니다.

1. 메밀은 축축한 것을 제거해 주고 혈압을 낮추며, 소염 작용과 해독 기능이 뛰어난 곡물입니다. 몸속의 열을 식혀주는 작용을 해서 평소에 땀을 지나치게 많이 흘리는 사람들에게 아주 좋고 아미노산, 비타민, 리신 등 영양소도 많아서 건강식품으로도 높이 평가되고 있습니다.

2. 연근은 심장의 열을 식혀주고 불안감과 긴장감을 부드럽게 완화시켜 줍니다. 또한, 갈증 해소에도 효과가 있고 특히 긴장성 다한증에 매우 효과적입니다.

3. 평소에 땀과 속열이 많은 사람들에게 아주 효과적인 '팥'은 몸에 쌓인 열독을 소변으로 내보내는 효능을 가지고 있습니다. 그래서 갈증 해소와 소갈증(당뇨병) 치료에 많은 도움을 줍니다.

 단, 팥에 풍부하게 함유되어 있는 사포닌은 용혈 작용이 있어서 한꺼번에 너무 많이 먹으면 설사를 유발할 수도 있으니 과다 복용은 삼가야 합니다. 팥물을 끓여서 하루 3~4잔 정도로만 마시면 괜찮습니다.

4. 오미자는 간에 쌓인 열독을 풀어주고, 스트레스를 완화시켜 주면서 심열을 조절해 주기 때문에 결과적으로 다한증 치료에 도움이 됩니다. 특히 여름철에 과다 배출되는 땀 분비 조절에 효과가 큽니다.

5. 칡은 시원하고 서늘한 성질을 가지고 있어서 체내에 쌓인 속열을 식혀주고 갈증을 풀어줍니다. 체력보강에도 도움이 됩니다. 특히 칡은 갱년기 여성 분들의 원기회복과 식은땀 완화에 아주 좋습니다. 칡에는 식물성 에스트로겐이 콩보다 훨씬 많이 들어 있어서 여름철 원기회복과 다한증 치료에 더할 나위 없이 좋습니다.

다낭성 난소 증후군

다낭성 난소 증후군에 대한 식이요법

다낭성 난소 증후군이란?

다낭성 난소 증후군(PCOS : polycystic ovary syndrome)은 좀 생소한 병명이실 수도 있는데, 10대 청소녀들의 생리불순이나 무월경 환자 중 상당수가 다낭성 난소 증후군 환자입니다.

다낭성 난소 증후군은 가임기 여성들에서 매우 흔하게 나타나는 내분비 질환으로, 발병률은 약 5~10%입니다.

1935년 Stein과 Leventhal이 처음으로 학계에 보고하였기 때문에, 한동안 학계에서는 스타인-르벤달(Stein-Leventhal) 증후군으로 불렸습니다.

2003년에 개정된 유럽·미국 생식내분비학회 연합의 진단 기준은

- 만성 무배란 또는 만성 무배란성 월경이상
- 임상적 또는 생화학적 고안드로겐혈증
- 커진 난소의 가장자리를 따라 1cm 이하의 작은 난포가 10개 이상으로 염주 모양을 하고 있는 양상이 초음파 검사상에서 확인된 경우 즉, 정상적으로 난자를 배출하며 사라져야 하는 난자 주머니가 난소에 그대로 남아 있는 현상

위 세 가지 기준 중에서 적어도 두 가지 이상을 만족하는 경우에 다낭성 난소 증후군으로 정의하고 있습니다.

보통 10대 사춘기 소녀에게는 다모증, 여드름, 비만, 생리불순 등이 나타납니다.

다만, 무월경 혹 희발월경이 다낭성 난소 증후군 환자들의 핵심적인 특징이지만, 다낭성 난소 증후군 환자가 일단 자연적으로 자궁 출혈이 시작되면 간혹 기간, 출혈량 면에서 심하게 과다할 수도 있는 것이 문제가 되기도 합니다.

가임기 여성에게는 월경이상, 불임, 인슐린 저항에 따른 대사성 심혈관계 질환을 증가시키는 질환이기도 합니다.

다낭성 난소 증후군 환자는 난소 기능 자체는 보존되어 있는 경우가 많고, 호르몬 불균형이

바로잡히면 대부분 정상 월경-정상 임신이 가능합니다.

2011년부터 2015년까지의 건강보험심사평가원 자료를 분석해보면, 다낭성 난소 증후군 환자는 5년 동안 41%가 폭발적으로 증가했습니다.

다낭성 난소 증후군의 원인

아직 다낭성 난소 증후군의 발병 원인은 명확히 밝혀지지 않고 있습니다. 다른 복합성 질환들과 마찬가지로 다낭성 난소 증후군의 발병에도 유전적 인자 및 환경적 인자가 모두 작용하는 것으로 여겨집니다.

연구의 기법이 발달해 가면서 일차적 병태생리의 초점은 난소에서 시상하부-뇌하수체-난소 축으로 옮겨갔고, 이후 인슐린 작용의 결함(or 인슐린 저항성) 쪽으로 옮겨가고 있는 추세입니다.

보통 다낭성 난소 증후군 환자의 50% 정도는 무월경·희발월경을 동반하고 75%는 불임증, 50%는 비만증을 동반합니다.

또한, 환자의 70%는 고안드로겐혈증에 의한 다모증, 여드름, 지루성 피부염 등이 나타납니다.

특히 정신적으로 스트레스를 오랫동안 지속적으로 많이 받으면 부신 피질에서 코티솔(cortisol)이라고 하는 스테로이드 호르몬이 많이 분비되는데, 이것이 호르몬 불균형을 일으키는 경우가 많습니다.

지속적인 스트레스 자극이 있는 경우 코티솔 분비가 장기간 이루어지게 되고, 몸의 균형이 상실되어 근육과 뼈의 손상이 일어나고, 내분비계와 면역체계가 점점 망가지게 됩니다.

10대 사춘기 소녀들의 경우 학업 스트레스와 수면 부족 및 지나친 외모 신경 그리고 다이어트에 대한 강박 등으로 인해 생리 시 과하게 출혈이 지속되는 증상 혹은 생리가 없는 증상이 나타나 결국 다낭성 난소 증후군으로 진단받기도 합니다.

다낭성 난소 증후군의 특징적인 증상

1. 만성 무배란 증상

희발월경(oligomenorrhea)은 1년에 8회 미만의 월경 또는 35일보다 긴 주기로 나타나는 월경을 말하며, 무월경(amenorrhea)은 임신이 아니면서 3개월 이상 월경이 없는 것으로 정의합니다.

2. 임상적 고안드로겐혈증 증상

고안드로겐혈증은 젊은 여성에게서는 다모증이나 여드름으로 발현되며, 보다 나이든 여성에게서는 주로 탈모증 등으로 발현됩니다. 조모증(粗毛症, hirsutism-여성에서 남자같이 체모가 돋아나는 현상)도 생길 수 있습니다.

다모증은 이 중 가장 흔한 임상 증상으로 약 60%의 다낭성 난소 증후군 여성에게서 보고되고 있지만, 인종 간의 발현 빈도가 매우 다양합니다. 우리나라를 포함한 동양인에서는 그 발생 빈도가 매우 낮습니다. 다모증 발생 빈도가 인종에 따라 다양하게 나타나는 이유는 혈중 안드로겐의 농도와 모낭의 안드로겐에 대한 유전적 감수성에 따라 다모증의 발현 정도가 다르기 때문입니다.

3. 비만

다낭성 난소 증후군을 정의하는 진단 기준에 포함되어 있지는 않지만, 이 질환군 환자의 약 50% 높게는 70% 정도의 여성이 비만에 해당하는 것으로 보고되고 있습니다.

다낭성 난소 증후군 환자의 50% 이상이 단지 체중을 감량하는 것만으로도 후유증 없이 정상 난소 기능을 회복합니다.

다낭성 난소 증후군의 치료 목표

- 정상 체중으로의 복귀를 위한 생활패턴의 개선
- 에스트로겐의 지속적 자극으로부터의 자궁 내막의 보호
- 안드로겐의 생산 및 혈중 농도의 저하
- 심혈관 질환 발생의 위험도 저하
- 심혈관 질환이나 제2형 당뇨 발생에 미치는 고인슐린혈증의 영향 최소화
- (성인의 경우) 배란 유도를 통한 임신의 성공

다낭성 난소 증후군의 합병증

1. 당뇨 및 당불내성
다낭성 난소 증후군 환자의 경우 당불내성(glucose intolerance)과 당뇨의 발병 빈도가 증가하며 정상 당내성 상태에서 당뇨병으로 진단하기 모호한 상태인 당불내성으로의 전환이 가속화되고, 약 10%에서는 20~30대에 당뇨가 발병합니다.

다낭성 난소 증후군 여성에서 제2형 당뇨 발생의 위험성은 그렇지 않은 여성에 비해 3~7배까지 증가하는 것으로 알려져 있으며, 특히 다낭성 난소이면서 무배란인 여성과 제2형 당뇨의 가족력이 있는 비만한 여성의 경우 그 위험성은 더욱 높아집니다.

2. 심혈관 질환
다낭성 난소 증후군은 대사증후군이라고 불리는 심혈관 질환의 위험 인자들과 종종 동반되어 발현됩니다. 남성호르몬 증가에 의한 지질 변화로 관상동맥경화증도 흔히 나타납니다.

다낭성 난소 증후군을 가진 여성은 대사증후군의 발생 빈도가 정상인에 비해 11배나 높다는 연구 결과를 비롯하여 몇몇 연구에서 두 증후군 사이의 높은 연관성이 관찰되고 있으며, 많은 연구자들이 다낭성 난소 증후군을 대사증후군의 전 단계로 보기도 합니다.

3. 자궁내막증식증 및 자궁내막암
에스트로겐의 지속적 자극에 의한 자궁내막암과 유방암이 흔히 발생합니다. 만성 무배란과 이로 인한 무월경 상태가 지속될 경우 자궁내막증식증의 발생 위험도도 증가할 수 있습니다.

다낭성 난소 증후군의 예방법

질환의 발생 자체를 예방하는 방법으로 알려진 것은 아직 없습니다. 그러나, 비만일 경우 고안드로겐혈증의 임상 증상이 더 심하게 나타날 수 있으므로 적정 체중을 유지하는 것이 중요합니다.

적정 체중을 유지하고 체중이 과도하게 증가하지 않도록 하는 것은 다낭성 난소 증후군을 가진 여성에게서 증상 발현을 어느 정도 억제하는 효과가 있으며, 장기적으로 발생할 수 있는 합병증인 당뇨나 심혈관계 질환 및 자궁내막암에 대한 예방 효과도 기대할 수 있습니다.

10대 청소녀 환자들에 대한 한의학적 치료법

우선 한의학에서는 다낭성 난소 증후군의 원인을 습담(濕痰), 어혈(瘀血), 신허(腎虛), 하복냉증(下腹冷症) 등으로 분류합니다.

'습담(濕痰)'은 몸 안에 정체돼 순환을 방해하는 불필요한 물질을 말하는데 비만 여성에게 많이 나타납니다.

'어혈(瘀血)'로 인해 자궁 내 혈액 순환이 원활하지 못하면 자궁 내막이 충분한 영양소와 산소를 공급받지 못해 착상이 되지 않는 상태가 됩니다.

'신허(腎虛)'는 호르몬 기능이 저하된 상태를 말합니다.

하복부가 전반적으로 차가워지는 '하복냉증(下腹冷症)' 때문에 자궁 및 생식의 기능성이 떨어지게 됩니다.

또한, 체중과다형 다낭성 난소 증후군과 저체중형 다낭성 난소 증후군을 구별해서 한의학적 체질개선을 도모하기도 합니다.

체중과다형은 다이어트를 함께 하면서 비만을 조절하고 남성호르몬 조절 및 체지방을 줄이면서 배란을 회복하도록 합니다.

저체중형은 손발과 몸이 차고, 지단백 저하로 인해 생식세포를 만들어내는 생식에너지 부족형으로 아랫배를 따뜻하게 하면서 난소 기능 강화 한방 치료를 진행합니다. 특히 체계적이지 못한 다이어트 시행 이후 나타난 다낭성 난소 증후군은 에너지를 고르게 분포하는 치료 과정이 필요합니다.

1. 2014년도 경희대학교 한의과대학 연구팀은 실험용 흰쥐에 성호르몬인 'DHEA(dehydroepiandrosterone)'를 투여하고, 다낭성 난소 증후군을 유도하기 2시간 전부터 20일간 경옥고(瓊玉膏)를 투여했습니다.

실험 결과 경옥고의 전 투여는 DHEA에 의해 증가된 체중, 난소의 무게, 낭포의 수 및 혈중 글루코오스와 에스트라디올 양을 감소시켰으며, 난소에서 면역세포의 침윤과 염증 매개 인자의 발현 또한 줄인다는 것이 확인되었습니다.

또한, 경옥고의 전 투여는 DHEA에 의해 감소한 난소 내 성장인자의 발현을 증가시키는 한편 DHEA에 의해 중단된 생리 주기를 부분적으로 회복시키는 등 경옥고가 다낭성 난소 증후군의 발생을 예방할 수 있는 가능성을 확인할 수 있었습니다. 이번 연구 결과는 미국 공공 과학 도서관 저널인 '플로스 원(Plos One)'에 게재되었습니다.

2. 다낭성 난소 증후군(PCOS)에서 서양 의약품인 레트로졸과 함께 병용 투여할 때 한약이 어떤 효과가 있는지 확인한 연구가 2017년도에 논문으로 발표되었습니다.

이번 연구는 무작위 대조시험에 대한 메타분석으로, 통상 3개월의 치료를 통해 한약은 배 란율과 임신율을 증가시킬 수 있음이 과학적으로 확인되었습니다. 체중 감량에서도 효과가 있었습니다.

3. 2016년 미국 라스베이거스에서 열린 'International Congress on Integrative Medicine & Health 2016'에서 다낭성 난소 증후군 여성에 대한 한의학 논문(체계적 문헌 고찰과 메타분석)이 발표되었는데,

침(鍼) 치료가 PCOS 여성에 있어서 생리 주기를 더 규칙적으로 만들어 주며, 황체 형성 호 르몬(Lutenizing hormone), 남성호르몬(testosterone), 인슐린(insulin) 수치를 정상화시 키는데 통계적으로 유의미하게 도움이 된다는 연구 내용이었습니다.

다낭성 난소 증후군 환자들에 대한 식이요법

1. 가공되지 않은 잡곡류
현미, 조, 귀리 등 가공되지 않은 곡물은 체내에 남아도는 에스트로겐과 결합해 몸 밖으로 배출시키는 작용을 합니다.

2. 식초
식초는 인슐린 저항성을 개선시키고 혈당의 상승을 막아줍니다.

3. 콩 종류의 음식
청국장, 된장, 두부 등의 콩 종류는 과도한 에스트로겐을 낮춰줍니다.

4. 견과류
호르몬의 균형을 유지하게 하는 필수지방산이 풍부합니다.

5. 식이섬유가 풍부한 음식
다낭성 난소 증후군 환자는 하루 35g 이상의 식이섬유가 필요합니다. 과일이나 채소에 많이 들어 있는 식이섬유는 체중 감량과 인슐린 조절이 필요한 다낭성 난소 증후군 환자에게 가장 중요한 영양소입니다.

6. 등푸른생선
등푸른생선은 오메가3 지방산이 풍부한 영양소입니다. 호르몬의 균형을 유지해줄 뿐만 아니라 인슐린 저항성을 개선시킵니다.

대상포진

대상포진 치료와 도움 되는 음식

대상포진과 연령대

일반적으로 대상포진은 40~50대 이상의 연령대에서 제일 많이 생기기 때문에 연세가 어느 정도 있는 중년 이상의 분들이 걸리는 노인성 질환으로 흔히 인식되고 있는데, 요즘에는 과중한 스트레스를 받고 장기적인 피로감을 느껴서 면역력이 떨어진 젊은 층에서도 점점 확산되고 있는 추세입니다.

건강보험심사평가원 자료를 바탕으로 조금 더 자세히 말씀드려 보자면, 모든 연령대 중에서 50대의 대상포진 발생률이 전체의 22.4%로 나타나서 가장 많은 비율을 차지하고 있고

그 뒤를 이어서 40대는 17.9%, 60대는 17.8%, 70대 이상에서는 13.8% 순으로 나타났는데, 결국 40대 이상의 연령층이 전체 대상포진 환자 중 72.0%를 차지하는 것으로 조사되었습니다. 젊은 층이 차지하고 있는 비율은 아직까지는 1|4이 약간 넘는 수준인데 점점 젊은 층 비율이 늘어나고 있는 것이 문제라고 할 수 있습니다.

대상포진은 세계 인구의 20~30%가 일생에 한 번 정도는 겪게 되는 질병으로 알려져 있는데, 언뜻 피부 질환으로 보이지만 실제로는 수두 바이러스로부터 발생하는 신경계 질환으로 보아야 합니다. 즉 어릴 때 수두를 앓았던 사람이라면 누구나 걸릴 수가 있으며 특히 수술이나 외상 또는 결핵에 걸리거나 과로나 스트레스로 인해서 면역력이 약해지게 되면 잘 나타납니다. 위에서 말씀드린 것처럼 대상포진은 면역력이 떨어지는 40~50대 이상의 성인에게서 주로 발병하고 있고, 인간 면역결핍 바이러스(HIV) 감염 환자 또는 장기이식이나 항암 치료를 받아서 면역 기능이 떨어진 환자들, 스테로이드 복용자, 당뇨병이나 고혈압 환자들에서도 많이 발생하는데, 이 경우에는 젊은 나이에도 얼마든지 발병할 수 있습니다.

대상포진의 증상

대상포진은 신경절에 잠복 상태로 있던 수두 바이러스가 재활성화되면서 발생하게 되는데, 피부 증상은 신경근의 지각 신경이 분포하는 부위에 국한되어서 나타납니다.

가슴, 배, 머리, 눈 주위 등에 바늘로 찌르거나 칼로 베는 것과 같은 극심한 통증이 특징적인 증상인데, 임상 현장에서 대상포진 환자들의 얘기를 들어보면 옷에 살짝 닿기만 해도 심한 통증을 느끼고 손발을 잘라내는 것과 같은 표현하기 힘들 정도의 고통을 느낀다고 합니다.

그밖에 감각 이상이 동반되는 경우가 많고 붉은색 반점이 신경을 따라서 나타난 후에 여러 개의 수포(물집)가 무리를 지어서 또는 일렬로 나타나게 됩니다. 수포(물집)는 10~14일 동안에 걸쳐서 변하는데, 고름이 차면서 탁해지다가 나중에는 딱지가 생기게 됩니다. 중간에 손에 의한 접촉 등에 의해서 수포(물집)가 터지면 궤양이 형성될 수도 있습니다. 보통 2주 정도 지나면 딱지가 생기면서 증상이 개선되는 경우가 많습니다.

하지만 피부의 병적인 증상이 모두 좋아진 이후에도 해당 부위가 계속 아프기도 하는데, 이러한 대상포진성 통증은 노인 환자의 약 30%에서 나타나고 마약성 진통제를 사용해야 할 정도로 통증이 극심한 경우도 꽤 있습니다. 아주 드물게는 통증만 있고 피부 증상은 없는 케이스도 있습니다.

거의 대부분의 경우 병적인 피부 증상은 특정한 부위에 국한되어서 나타나지만, 면역 억제 환자에서는 대상포진이 지각 신경이 분포하는 부위에 국한되지 않고 전신의 피부에 나타나기도 하며, 뇌수막염이나 뇌염으로 진행하거나 간염이나 폐렴을 일으켜 사망에 이르는 경우도 있습니다.

대상포진 진단의 어려움

대상포진은 발병 초기에는 감기 증상과 아주 비슷하게 시작합니다. 즉 전신 권태감과 오한 발열 증상이 나타나고 속이 메스껍고 배가 아프며 설사가 나기도 하는 것이지요. 그렇기 때문에 초기에는 오히려 오진할 확률이 더 높게 됩니다. 또한, 대상포진의 특징적인 증상이라고 할 수 있는 피부 발진 현상은 심한 통증이 먼저 생기고 3~10일이 지난 후에 나타나게 되는 것이 일반적이라서 신경통이나 디스크, 오십견, 요로결석, 늑막염 등으로 오진하는 경우가 많습니다. 실제로 피부에 특징적인 수포(물집)가 나타나기 전에는 전문 의사들도 대상포진을 확진하기가 어려워서 전체 대상포진 환자 중에서 거의 80% 이상이 오진 경험이 있다고 할 정도입니다. 특히 면역 억제 환자들에서는 피부의 병적인 변화가 특징적이지 않을 수 있고 정상인에서도 그 모양이 전형적인 형태로 나타나지 않는 경우가 있게 되는데, 이런 경우에는 확진이 많이 늦어질 수 있습니다.

대상포진의 완치 기간과 재발성

일반적으로 피부에 생긴 수포(물집)는 통증이 시작되고 보통 3~5일 뒤에 나타나서 점점 딱딱한 딱지로 변했다가 2주일 전후로 떨어지게 됩니다. 통증은 보통 몇 주 동안 지속되다가 없어지지만, 면역력이 약한 경우에는 6개월에서 1년 이상 지속되기도 합니다. 대상포진 바이러스가 눈에 침범해서 홍채염이나 각막염 증상을 일으키는 경우도 있는데, 심하면 시력을 영구히 잃을 수도 있습니다. 또 안면신경 마비로 한쪽 눈이 감기지 않거나 입이 삐뚤어질 수도 있기 때문에 대단히 주의가 필요한 질병입니다.

대상포진은 한번 증상이 나타나서 그 증상이 완전히 사라진 이후에도 면역력이 떨어지게 되면 언제든지 다시 출현할 수 있는 고질적인 질병입니다. 따라서 재발을 막기 위해서는 평상시 건강관리를 더욱 주의 깊게 할 필요가 있겠습니다. 수두와 대상포진은 같은 바이러스가 유발하기 때문에 대상포진에 걸린 환자에게 전염되어서 수두가 발생하기도 하고, (매우 드물지만) 수두에 걸린 환자에게 전염되어서 대상포진에 걸리는 경우도 없지는 않기 때문에, 수두와 대상포진 환자를 피하는 것도 재발을 막기 위한 중요한 조치라고 할 수 있겠습니다.

대상포진 치료와 도움이 되는 음식

대상포진 치료에 있어 가장 중요한 조치 중의 하나는 충분한 휴식과 안정입니다. 간혹 대상포진에 걸린 산모 분들께서 혹시 뱃속의 아이에게 내가 걸린 대상포진이 나쁜 영향을 주지는 않을까 하고 굉장히 불안해 하시는 경우가 있는데, 충분한 휴식과 안정을 취하고 적절한 치료를 받는다면 아이에게 부정적인 영향은 전혀 없기 때문에 괜한 스트레스는 받지 않으셔도 좋을 듯합니다.

대상포진에 걸렸을 때에는 특히 면역력을 증강시키는데 도움이 되는 음식을 평소보다 더 많이 섭취하는 것이 좋습니다. 즉 양질의 단백질 식품과 함께 비타민과 무기질이 풍부한 식품을 골고루, 충분히 드시면 되겠습니다. 생선, 살코기, 계란, 두부, 콩과 같은 것을 많이 드시면 치료에 도움이 되고, 이와 함께 신선한 야채와 해조류, 과일, 물 등을 충분히 섭취하시면 좋습니다. 하지만, 혹시 평소에 음식(특히 계란)으로 인한 알러지가 있는 분들이라면 대상포진으로 인한 피부 가려움증이 더 심해질 수 있기 때문에 알러지 유발 음식에 대해서는 어느 정도 주의를 기울이는 것이 좋겠습니다. 또한, 대상포진이 자꾸 재발하는 경우라면 약해진 면역력을 강화시켜 주기 위해서 평상시에 허약체질개선을 위한 한약을 처방받아서 꾸준하게 복용하는 것이 좋겠습니다.

땀띠

가정에서의 치료법과 주의사항

땀띠의 증상

땀띠는 주로 어린 아이들에게 많이 발생하고 있는데, 어른들 중에도 만성 질환으로 기력이 쇠약해지신 분들, 그리고 체질적으로 열이 많거나 비만한 분들, 그리고 고온 고습한 작업장이면서도 통풍이 잘 되지 않는 곳에서 일하시는 분들에게는 땀띠가 많이 나타날 수 있습니다.

땀띠의 전형적인 증상은 피부에 좁쌀처럼 작은 물방울 모양의 투명한 물집이 생기는 것입니다. 땀띠는 보통 처음에는 그렇게 가렵지 않은 '하얀 땀띠'였다가 점차로 염증을 일으키면서

'붉은 땀띠'로 변해갑니다. 하얀 땀띠는 별로 가렵거나 괴롭지 않기 때문에 굳이 치료를 해야 할 필요가 없지만, 붉은 땀띠일 경우에는 몹시 가렵고 따끔따끔하기 때문에 아기들은 잘 참지 못하고 긁으면서 괴로워하게 되는 경우가 많이 있습니다.

땀띠가 잘 나타나는 부위와 2차 감염

땀띠는 주로 땀샘이 많이 분포되어 있는 이마를 비롯해서 얼굴이나 목 주위, 어깨, 가슴, 팔다리가 접힌 부위에 많이 생기는데, 피부가 눌리거나 살이 접히는 부위에 땀띠가 더 많이 생기는 경향이 있습니다. 아이들의 경우에는 소변이 잘 묻게 되는 사타구니에 땀띠가 많이 생길 수도 있습니다.

특히 깨끗하지 않은 손으로 땀띠 부위를 자주 긁는 경우에 이차적으로 세균 감염이 발생하여 고름이 생길 수도 있게 됩니다.

땀띠 부위가 세균이나 곰팡이균에 감염되면 땀띠의 수포는 고름이 생기는 농포로 발전하게 됩니다. 이를 치료없이 계속 방치할 경우에는 땀띠가 전신으로 갑자기 확 퍼지면서 전신에 고열이 날 정도로 증세가 악화되기도 합니다.

한의학적으로 보는 땀띠

한의학적으로 볼 때 땀띠는 한마디로 '수독 정체(水毒 停滯) 상태'라고 보고 있는데, 습관적으로 땀띠가 잘 생기는 아이들은 우선 선천적으로는 폐장(肺臟)의 기운이 약한 것을 근본적인 원인으로 보고 치료를 하게 됩니다. 좀 더 직접적인 원인으로는 피부 표면에 '습열(濕熱)'이 뭉쳐서 경맥이 잘 소통되지 않는 것입니다. 이런 경우 폐장(肺臟)의 기운을 보강하여 땀의 분비기능을 조절해 주면서 피부 표면에 존재하는 병리적인 습열(濕熱)을 풀어주는 처방을 함께 활용하게 되면 정체된 수독 상태가 해소되기 때문에 반복되는 땀띠로 아이가 고생하는 것을 완화시킬 수 있습니다.

아기들이 땀띠에 취약한 이유

영유아의 피부 구조는 성인과 달리 땀샘의 밀도가 높고 표면적 당 땀의 양이 성인의 2배 이상이기 때문에 조금만 더워도 쉽게 땀띠가 발생할 수 있게 됩니다. 또한, 우리나라에서는 아이를 이불에 폭 싸서 덥게 키우는 경향이 강하게 있기 때문에 요즘 같은 여름뿐 아니라 겨울에도 땀띠가 생기는 경우가 많이 있습니다.

가정에서의 치료법과 주의사항

일반적인 땀띠는 주위 환경을 서늘하게 해주면 금세 증상이 좋아지는 것이 보통입니다. 땀띠 예방을 위해서 적절한 실내 온도는 24~25℃ 정도이며, 적정한 습도는 50~55% 정도로 유지해 주시는 것이 좋겠습니다. 실내 온도를 지나치게 낮추어 실외와 실내의 온도 차가 심하게 나게 되면 면역력이 떨어져서 여름 감기에 걸리기 쉽습니다. 실내외 온도가 5℃ 이상 차이나지 않도록 해주시고, 1시간 간격으로 환기를 시키면 좋습니다. 또한, 선풍기나 에어컨의 찬바람이 피부에 직접 닿으면 체온이 급격히 떨어질 수 있으므로 냉방장치에 피부를 바로 쐬지 않도록 해야 합니다.

아이를 시원하게 키워야 한다고 해서 옷을 홀딱 벗기면 땀의 흡수가 안 되어서 오히려 땀띠를 유발할 수 있으므로, 흡습성이 좋은 얇은 면 소재의 헐렁한 옷을 선택해서 땀이 배지 않도록 자주 갈아 입히는 것이 땀띠 치료와 악화방지에 도움이 됩니다.

목욕이나 샤워는 몸에 있는 땀을 깨끗하게 씻어낼 정도로만 아주 가볍게 해 주되, 여름철에는 자주 해주는 것이 더 도움이 되겠습니다. 목욕 후에는 물기가 남아있지 않도록 충분히 건조시켜 주는 것도 중요합니다. 다만 비누나 바디클렌저를 자주 사용하는 것은 금물입니다.

증상이 가벼울 경우에는 땀만 정성껏 자주 닦아내 주어도 좋아지기 때문에 따뜻한 물에 담가서 꼭 짠 수건으로 땀을 수시로 부드럽게 닦아주거나, 너무 과하게 움직여서 땀을 많이 흘리고 있는 경우에는 미지근한 물로 전신 샤워를 시켜주시고 보송보송하게 말려주시면 땀띠 치료에 도움이 많이 됩니다. 만일 염증이 심하게 진행된 땀띠인 경우에는 시원한 물을 적신 수건으로 몸을 부드럽게 닦아주시는 것이 좋겠습니다.

한가지 당부드리고 싶은 점은 '땀띠 분'이라 흔히 어머님들이 부르고 있는 파우더는 매우 주의해서 사용해야 한다는 점입니다. 땀띠 분은 분으로 계속 남아 있을 때만 땀띠 예방에 효과가 조금 있고, 습기가 차서 젖으면 피부에 오히려 안 좋은 자극을 주게 됩니다. 일단 땀띠 분이 땀에 젖으면 바로 물로 씻어내 주셔야 겠습니다. 또한, 이미 생긴 땀띠에는 파우더가 효과가 전혀 없고, 오히려 파우더에 들어 있는 화학 물질이 피부를 자극해서 땀띠를 더 악화시켜 땀구멍을 막아 피부가 숨을 쉬지 못하게 하는 부작용이 생기게 되기 때문에 주의를 기울여 주셔야 하겠습니다.

또한, 많은 어머님들께서 녹차 티백을 아이의 땀띠 부위에 붙인다거나 수박껍질로 아이의 팔다리를 닦아주는 등 민감하고 연약한 아기 피부에 더 큰 자극을 줄 수 있는 잘못된 의학 상식을 예방법과 치료법으로 적용하고 계신데, 금방 좋아질 수도 있는 땀띠를 오히려 더 악화시키는 경우가 많이 있기 때문에 이러한 민간요법은 어느 정도 주의가 필요할 것 같습니다.

오이즙을 땀띠 부위에 바르는 방법은 위의 방법들 보다는 그래도 괜찮겠습니다. 많은 경우 시원한 오이즙을 땀띠가 난 부위에 살짝 발라주면 피부열이 식혀지고 가려움증도 줄어들게 됩니다. 신선한 오이를 강판에 갈아서 즙을 낸 다음에 그 즙을 솜이나 거즈에 묻혀서 하루에 3~4회 정도 환부에 조심스럽게 발라주시면 도움이 되겠습니다. 또한, 신선한 오이를 통째로 갈라서 잘린 면으로 직접 땀띠가 난 부위를 살짝살짝 터치하듯이 마사지하는 것도 괜찮습니다. 이때 피부가 긁히지 않도록 오이 껍질은 벗기고 사용하셔야 하겠습니다.

독감

독감 예방을 위한 면역 증진법과 생활법

독감이란?

독감은 한마디로 '인플루엔자 바이러스에 의한 급성 호흡기 질환이다'라고 정의할 수 있습니다.

독감은 상부 호흡기계(코, 목)나 하부 호흡기계(폐)를 침범할 수 있는데, 39도 이상의 갑작스러운 고열이나 심한 두통, 근육통, 전신 쇠약감과 같은 전반적인 신체 증상과 함께 마른기침, 오한, 눈이나 목의 통증 등을 동반합니다.

독감은 우리나라를 비롯하여 전세계에서 발생하고 있는데, 우리나라처럼 사계절 구분이 있는 지역에서는 매년 겨울에 특히 유행하고 있습니다. 독감은 전염성이 매우 강하고 노인이나 소아, 다른 질환을 앓고 있는 사람이 걸리면 사망률이 증가하고 합병증의 발생이 증가하기 때문에 매우 주의가 필요한 질병입니다.

또한, 일부 지역에 한정된 발병이 아닌 새로운 종류의 독감 바이러스에 의해서 짧은 시간에 넓은 지역에 유행하게 되면 젊은 사람들도 사망할 수 있을 정도로 위험한 질병입니다. 독감은 일반 감기와는 원인균과 병의 경과가 전혀 다르기 때문에 감기와는 잘 구별해서 치료해야 합니다.

감기와 독감

독감을 독한 감기로 알고 계신 분들도 상당히 많이 계시는데, 일반 감기와 독감은 원인과 증상 그리고 치료법이 완전히 구분되는 별개의 질환이라고 인식하시는 것이 중요합니다.

감기는 100여 종이 넘는 감기를 일으키는 바이러스(리노 바이러스, 로타바이러스, 아데노 바이러스, 코로나바이러스, 콕사키 바이러스, 파라인플루엔자 바이러스 등)가 유발하는 질병인 반면에, 독감은 '인플루엔자 바이러스'라는 특정한 바이러스가 원인이 되는 질병입니다. 한마디로 종자부터 다르고 뿌리부터 다른 질병이라는 이야기입니다.

주변에서 '나는 독감 예방접종을 받았는데 왜 이렇게 감기에 자주 걸릴까?'하고 의아해 하시는 분들이 종종 계시는데, 이렇게 전혀 다른 질병이라는 개념을 가지게 되면 그러한 현상에 대해서 이해하기가 한결 편하실 것 같습니다.

독감의 일반적인 증상과 합병증

두통, 고열, 인후통, 오한, 근육통과 같은 전신 증상이 갑자기 발생하면서 목이 아프고 기침이 나는 등의 호흡기 증상이 동반됩니다.

환자가 느끼는 이러한 증상은 매우 다양해서 감기와 비슷하게 발열이 없는 호흡기 증상만 나타나는 경우도 있고, 전형적으로 고열과 호흡기 증상을 동반하는 경우도 있습니다.

65세 이상의 노인과 심폐질환, 당뇨, 응고장애, 만성 신장 질환, 면역억제 질환을 가지고 있는 고위험군 환자에게서 합병증이 많이 발생합니다. 임신 2기나 3기의 산모나, 2세 미만의 영아도 합병증이 발생할 위험성이 큽니다.

폐렴이 가장 심각한 합병증이며, 인플루엔자 바이러스 자체에 의해서 발생할 수 있으나 이차적으로 세균에 감염되어 세균성 폐렴이 생기면서 나타나기도 합니다.

소아에서는 독감 증상이 좋아질 무렵에 갑자기 구토나 흥분 상태가 나타나 경련과 같은 중증의 뇌장애 증상이 나타나고 심하면 사망할 수 있는데, 이를 라이 증후군(Reye's syndrome)이라고 합니다. 이는 아스피린 복용과 관련이 있다고 알려져 있으므로 잘 구분되지 않는 감기 증상이 있는 소아에게 아스피린을 먹이면 안 됩니다.

즉, 라이 증후군을 예방하기 위해서 18세 미만의 소아에게는 특히 바이러스 감염이 의심될 경우에는 아스피린을 투여하지 않아야 하며, 아스피린이 첨가된 약물 또한 주의해야 합니다.

그 외에도 보통 근육의 염증, 심근염, 심장을 둘러싸고 있는 심낭 염증도 생길 수 있으며, 뇌염과 같은 신경계 합병증도 일으킬 수 있으니 주의해야 합니다.

일반적인 독감 치료 방법으로는 주로 항바이러스제를 복용하는데, 증상이 시작된 지 만 48시간 이내에 복용하면 효과적이라고 알려져 있습니다. 그리고 개별 증상에 따른 내과적 치료를 받게 됩니다.

조류 인플루엔자(avian influenza)

조류 인플루엔자는 조류 인플루엔자 바이러스의 감염에 의해 닭, 오리, 야생조류에서 발생하며 사람에게서도 발생하는 급성 바이러스성 전염병입니다.

조류 인플루엔자 바이러스에 감염된 조류와의 접촉으로 발생합니다. 특히 바이러스에 감염된 조류의 배설물은 감염의 주요 매개체입니다. 하지만, 조리된 조류를 먹어서 조류독감에 걸리지는 않습니다.

독감 예방을 위한 면역 증진법과 생활법

비타민 A의 충분한 섭취는 목이나 코의 점막 저항력을 강화시켜서 바이러스의 침입을 막아주는 역할을 기대할 수 있습니다. 비타민 A가 많은 식품으로는 간, 장어, 버터, 치즈, 달걀노른자, 녹황색 채소, 마른 감, 고구마 등이 있습니다. 또한, 비타민 C의 충분한 섭취는 갑작스러운 추위나 더위 등 기온 변화에 저항력을 높이는 데 도움이 됩니다. 그리고 비타민 E의 충분한 섭취는 혈액 순환을 좋게 하여서 추위에 대한 저항력을 높이는 데 도움이 되기 때문에 콩나물, 녹두나물, 땅콩, 식물성 기름, 시금치, 양배추, 쇠고기 등을 많이 먹는 것이 도움이 되겠습니다.

한의학에서는 폐의 면역 능력을 강화시키는 밤을 많이 먹을 것을 권장하고 있는데, 특히 어린이들에게 도움이 됩니다. 폐는 건조한 것을 싫어하므로(肺惡燥) 충분한 수분 섭취를 통해서 늘 호흡기 점막을 촉촉하게 유지하는 것도 중요합니다. 또한, 유자차, 생강차, 둥굴레차 등을 많이 먹어서 폐의 진액을 보충해주는 것도 효과적입니다.

평상시 가장 중요한 것은 개인위생이라고 할 수 있는데, 비누와 물 또는 알코올 성분의 손 세정제로 손을 자주자주 씻는 것이 무엇보다 중요합니다. 또한, 아픈 사람과의 접촉을 가급적 피해야 하며, 어쩔 수 없는 경우라

하더라도 최소한 1m 이상 거리를 두는 것이 좋겠습니다. 그리고 눈과 코, 입을 손으로 만지지 않도록 주의해야 합니다.

기침이나 재채기를 할 때 당연히 휴지나 손수건 등으로 입과 코를 막고 해야 하는데, 만일 휴지나 손수건이 없으면 팔꿈치 안쪽에 입과 코를 대고 기침이나 재채기를 하는 것이 좋겠습니다. 또한, 매년 독감 예방 주사를 접종하는 것이 필요합니다. 우리나라에서는 독감이 1월에서 3월 사이에 유행하는 경우가 가장 많습니다. 그러므로 항체가 생기는 기간과 예방 효과가 지속되는 기간을 고려할 때 9월 하순에서 10월 중순 사이 아무리 늦어도 11월까지는 독감 예방 주사를 맞는 것이 좋겠습니다.

두드러기

건강 Q&A - 두드러기에 대한 생활 섭생법

두드러기란?

두드러기(urticaria)란 여러 가지 원인으로 인해서 피부 혈관 투과성이 증가되어 혈장 성분이 혈관 주변 조직으로 빠져 나와서 생기는 피부 팽창과 발적이라고 정의할 수 있으며, 가장 흔한 피부 질환 중의 하나입니다.

두드러기는 주로 피부의 '상부' 진피에서 발생하여 팽진(피부가 붓는 것)과 가려움증을 보이지만 피부의 '하부' 진피에 발생할 경우를 혈관 부종 또는 맥관 부종이라고 하며, 피부 팽창 정도가 심하고 가려움증보다는 통증을 느끼며 점막을 흔히 침범하고, 심한 경우에는 호흡기계, 위장관계나 심혈관계 증상들도 동반될 수 있습니다. 두드러기는 아주 흔한 피부 질환으로, 전 인구의 약 20%에서 일생에 한 번 이상 두드러기를 경험합니다. 국내 보고에 의하면 피부과 외래 환자의 약 6%가 두드러기 환자이고 20~40대가 50%를 차지한다고 합니다.

두드러기는 유병 기간에 따라서 급성과 만성(6주 이상)으로 분류되며, 급성 두드러기의 경우 주로 소아청소년에서 흔하며 음식물, 약물이나 감염 등이 흔한 원인으로 생각되고 있습니다. 만성 두드러기는 성인에게서 흔하며, 특발성이거나 자가면역 기전에 의한 것이 보다 흔합니다. 두드러기의 예후는 혈관 부종이 동반되지 않은 순수한 두드러기 경우 약 절반(50%) 정도에서 1년 이내에 증상이 없어지지만, 혈관 부종이 동반되는 경우에는 25%에서만 1년 이내에 증상이 소실됩니다. 두드러기는 작은 구진성 팽진부터 10cm 이상의 큰 팽진을 보일 수도 있습니다. 작은 팽진이 점점 융합하여 큰 팽진으로 변할 수도 있고, 팽진 중심부가 없어지면서 원형의 홍반으로 남을 수도 있습니다. 대부분의 팽진은 가려우며 전신 어디에서나 생길 수 있습니다.

두드러기의 원인

두드러기는 여러 가지 원인에 의해서 비만 세포(mast cell)와 호염구(basophil)에서 여러 가지 화학 물질이 따로 떨어져서, 이 물질들에 의해 피부 미세 혈관이 확장되고, 투과성이 증가되어 혈관으로부터 단백질이 풍부한 삼출액이 '진피'로 새어 나와서 발생합니다.

이들 화학 매개체 중에서 가장 대표적인 것이 '히스타민'으로 피부 혈관의 히스타민 수용체에 결합하여 혈관을 확장 시키고 투과성을 증가시킵니다. 비만 세포에서는 히스타민 이외에도 여러 가지 효소, 화학주성인자(chemokine(케모카인), chemotactic factor)와 사이토카인(Cytokine)을 분비하여 염증 세포의 유입과 팽진을 유도합니다.

두드러기의 종류

1. 면역학적 기전에 의한 두드러기

(1) 면역글로블린(Immunoglobulin, Ig) E에 의한 두드러기
여러 가지 음식물, 흡입 항원, 약물 등에 의해 IgE 항체가 생성되고 원인 물질과 결합한 IgE 항체가 비만 세포나 호염구 표면의 IgE 수용체에 결합하면, 비만 세포나 호염구가 히스타민을 비롯한 화학 매개체를 분비해서 두드러기를 유발합니다.

(2) 보체(complement) 매개성 두드러기
면역학적 기전뿐 아니라 비 면역학적 기전에 의해 활성화된 보체(complement)가 비만 세포를 활성화해서, 화학 매개체를 분비하게 하여서 두드러기를 유발합니다. 한랭 글로불린혈증, 결체조직 질환, 수혈 반응, 괴사성 혈관염, 혈청병과 약진 등에서 보체 매개성 두드러기가 발생됩니다.

(3) 자가면역 두드러기
최근 만성 두드러기 환자 중 30~40%에서 IgE에 대한 자가 항체나 IgE 수용체에 대한 자가 항체가 있어서, 자가면역 기전에 의해서 두드러기가 발생된다는 보고가 많이 있습니다. 국내에서도 자가면역 두드러기 환자가 만성 두드러기 환자의 약 25%를 차지한다고 보고 되었으며 이런 종류의 두드러기는 기존의 항히스타민제 투여에 대해서 잘 반응하지 않아서, 두드러기 체질개선 한약 등과 같은 다른 처방들과의 복합 병용 요법을 고려해야 합니다.

2. 비(非) 면역학적 기전에 의한 두드러기

대표적으로 원발성 유발물질에 의한 두드러기가 있습니다. 즉, 특정한 물질들은 복용 또는 주사하였을 경우 면역학적인 기전을 통해서가 아니라 직접 비만 세포나 호염구를 자극하여서 히스타민을 포함한 화학 매개체를 분비하여 두드러기를 유발합니다.

원발성 유발물질에는 다음과 같은 2가지 형태가 존재합니다.

(1) 접촉 두드러기

어떤 물질은 피부에 접촉되면 면역학적 기전 또는 비 면역학적 기전에 의해 접촉 부위에 두드러기가 발생되는데, 비 면역학적 기전에 의한 접촉 두드러기를 일으키는 물질로는 방부제나 향신료 성분인 sorbic acid, benzoic acid, cinnamic acid, cinnamic aldehyde가 대표적인 물질입니다. 드물게는 우유, 계란, 감자, 복숭아 등에 의해 IgE가 관여하는 접촉 두드러기가 생기기도 하고, 최근에는 천연고무성분(naturalrubber latex)에 의한 접촉 두드러기가 보고되고 있습니다. 해파리독, 곤충독, 감귤류, 딸기, 생선류 등과 같은 여름철에 더욱 주의가 필요한 원발성 유발물질들도 있습니다.

(2) 아스피린 불내성에 의한 두드러기

아스피린 불내성에 의한 두드러기는 아스피린을 복용한 후 비 면역학적 기전에 의해 정상인이나 알레르기 질환을 가지고 있는 사람에게서 두드러기나 혈관 부종이 발생 되는 것을 말합니다. 정상인에서도 두드러기의 원인이 되지만, 만성 특발성 두드러기 환자의 20~50%에서 아스피린 불내성을 보임으로써, 만성 두드러기를 지속시키는 원인이 되어서 임상적으로 큰 문제가 됩니다.

3. 물리적 요인에 의한 두드러기

(1) 피부묘기증
피부묘기증은 피부를 가볍게 긁거나 스치는 경미한 물리적 자극에 의해서도 수 분 이내에 긁은 부분에 두드러기가 발생되는 것으로, 가장 흔한 물리적 두드러기입니다. 정상인에서도 1.5~4.2% 비율로 증상이 나타나지만, 일반적으로는 가려움증이 심하거나 증상이 심해서 일상생활에 지장이 있는 경우에만 적극적 치료가 필요합니다.

(2) 지연형 피부묘기증과 압박 두드러기
피부를 긁은 후 즉시 피부묘기증이 발생 되는 것이 아니라 수 시간 후에 발생하는 경우가 있으며, 장시간 압박을 받은 부위에 수 시간 뒤 통증이 있는 두드러기나 부종성 팽진을 보이는 경우로서, 일반적인 항히스타민제 치료에 반응이 없어서 스테로이드를 포함한 염증 치료제로 치료를 하기도 합니다.

(3) 한랭 두드러기
찬 공기나 찬물에 피부가 노출되었을 때 노출된 부위에 두드러기가 발생하는 것으로서, 노출 후 피부가 다시 더워질 때 주로 발생됩니다. 심한 경우는 호흡곤란, 빈맥, 두통이 동반될 수도 있으며, 전신이 한랭에 노출 시에는 사망할 수도 있습니다. 만성 두드러기 환자의 1~3%를 차지하며, 일반적으로 2~5년에 걸쳐 서서히 호전되지만, 평생 동안 재발할 수도 있습니다.

(4) 열 두드러기
국소적으로 열이 가해진 부위에 두드러기가 발생되는데, 사실 임상적으로는 매우 드문 두드러기입니다.

(5) 콜린성 두드러기

과도한 운동, 정신적 스트레스나 뜨거운 목욕 등으로 심부 체온이 올라가면 두드러기가 나타납니다. 임상적으로 1~2mm 정도의 작은 팽진이 나타나고 주위에 홍반성 발적이 나타나며, 가려움보다는 따가움을 느끼는 것이 특징으로서 몸통에 주로 나타납니다. 증상이 심할 경우에는 두통, 현기증, 메스꺼움, 구토, 호흡곤란 등이 나타나기도 합니다. 주로 20대 남자에게 흔히 발생합니다.

(6) 일광 두드러기

태양광선이나 인공 광원에 노출된 후 수분 이내에 두드러기가 발생됩니다. 증상이 심할 경우에는 두통, 어지럼증, 구토 등의 증세가 나타나기도 합니다. 일반적으로 20대에 호발합니다.

(7) 수(水)성 두드러기

물에 접촉했을 때 접촉 부위에 작은 구진성 팽진이 발생하는 아주아주 드문 두드러기로서, 물의 온도와 관계없이 발생한다는 점에서 콜린성 두드러기와 감별이 가능합니다.

4. 만성 특발성 두드러기

임상적으로는 한의원에 가장 많이 내원하는 형태의 두드러기가 바로 만성 특발성 두드러기입니다. 만성 두드러기 중에서 각종 검사에서도 전혀 원인을 찾을 수 없는 경우를 만성 특발성 두드러기라고 합니다. 만성 두드러기의 60~70%를 차지합니다.

5. 이차성 두드러기

다른 질환에 의해서 이차적으로 두드러기가 발생할 수 있습니다. 비만세포증, 유천포창과 같은 피부 질환, 기생충 감염이나 편도선염과 같은 감염 질환에 의해서도 두드러기가 발생될 수 있습니다. 루푸스, 류마티스열과 같은 결체조직 질환이나 백혈병이나 림프종과 같은 악성종양이나 갑상선 질환과 같은 대사성 질환에서도 드물지만 두드러기가 발생될 수도 있습니다.

두드러기 치료의 기본 원칙 4가지

두드러기 치료의 기본 원칙은

1. 두드러기의 원인과 악화 요인을 파악하고 제거하거나 회피하여야 하며
2. 원인에 합당한 처방을 선택해서 적절한 용량으로 증상이 소실된 상태를 유지해야 하며
3. 증상이 나타날 때만 약을 복용하는 것이 아니라, 증상이 나타나지 않도록 계속적으로 약을 복용해야 하며
4. 장기간의 치료가 필요한 일부 만성 두드러기 환자인 경우에는, 해당 환자에게 장기간의 치료가 꼭 필요하다는 점을 이해시켜서 치료 순응도를 높여야 합니다.

두드러기의 일반적 예후

급성 두드러기의 경우에는 주로 음식물이나 약물 또는 감염 등에 의해 발생되는 경우가 많

아서 비교적 예후가 좋지만, 만성 두드러기인 경우에는 원인을 알 수 없는 경우가 너무 많고 원인에 따라서 예후도 다양합니다.

일반적으로 만성 두드러기 환자의 50%에서 1년 이내에 증상이 좋아진다고 알려져 있으며 5년 이내에는 약 85%가 좋아지고, 10년 이상 지속되는 경우는 5%가 채 안 된다고 보고되어 있습니다.

두드러기 증상이 다소 심하거나, 맥관(혈관) 부종이 동반되거나 자가면역 기전에 의한 두드러기는 예후가 매우 좋지 않습니다.

소아청소년 환자에 대한 한의약적 치료법

한의학에서는 두드러기를 '은진(癮疹)'이라고 주로 불렀으며 '풍은진(風疹)', '풍시(風矢)', '풍배뢰(風痞癗)', '배뢰(痞癗)'라고도 불렀습니다. 두드러기를 피부에 습(濕)과 풍열사(風熱邪)가 엉키거나 온습(溫濕)이 있는 상황에서 풍랭(風冷)이 침입한 경우에 생긴다고 보았는데, 이밖에 체질적인 편향성과 특이 음식, 기생충, 칠정(七情) 등 여러 요인이 복합적으로 관련되어 있다고 해석하고, 각각의 패턴에 따라 체질개선 치료에 임하고 있습니다. 일반적으로 두드러기의 양상과 원인에 따라 총 7가지 방식으로 한의학적인 체질개선 치료법을 사용하게 됩니다.

두드러기가 풍한(風寒)에서 비롯됐다고 보는 경우 경락을 따스하게 하고 차가움을 흩뜨리며 표피를 통해 그 기운을 배출하는 온경산한해표(溫經散寒解表)를 구사하게 됩니다. 이런 경우에는 계지탕(桂枝湯), 형방패독산(荊防敗毒散) 등을 가감해서 처방합니다.

만일 두드러기가 풍열(風熱)에서 왔다면, 소풍청열(疏風淸熱)하는 방법으로 소풍산(消風散), 소풍청열음(疏風淸熱飮) 등을 가감하여 처방하게 됩니다.

그리고 위장에 습열이 쌓였다면 방풍통성산(防風通聖散)이나 곽향정기산(藿香正氣散) 등을 처방합니다.

만일 기혈이 부족하여 발생된 경우라면 당귀음자(當歸飮子), 팔진탕(八珍湯) 등을 처방하게 됩니다.

그리고 기가 허약해서 표피도 연약하다면 보기고표(補氣固表)하는 방책으로 옥병풍산(玉屛風散)을 처방합니다.

또한, 음의 기운이 허약하고 화의 기운이 지나치게 왕성하면 자음강화(滋陰降火)하는 방법으로서 사물탕(四物湯)에 청호별갑탕(靑蒿鼈甲湯)을 합친 처방을 합니다.

마지막으로 심기와 음이 허하다면 귀비탕(歸脾湯)이나 온담탕(溫膽湯)을 가감하여 처방합니다.

양방 병원에서 흔히 처방되는 항히스타민제는 복용하는 동안에는 부어오른 발진(팽진)과 가려움증이 일시적으로 완화되지만, 근본적인 체질개선과는 거리가 멉니다.

소아청소년 만성 두드러기 환자의 근본적인 원인과 병증 심각도를 모두 고려한 맞춤형 한약 처방은 심신의 기본적인 안정성 패턴을 개선해서 임상적으로 훨씬 더 큰 장기적 도움을 환자에게 주게 됩니다.

그리고 침 치료 역시 두드러기 증상 개선에 상당히 효과적입니다. 매우 많은 최근의 임상 연구들에서 주 1~2회 침 치료를 진행하거나 침과 항히스타민제 치료를 병행했을 때, 항히스타민제만 단독으로 사용했을 때보다 통계적으로 유의미하게 높은 두드러기 증상 개선율을 실제로 보였다는 객관적인 결과를 반복적으로 보여주고 있습니다. 또 침 치료를 진행했을 때, 혈청에서는 알레르기를 유발하는 면역 글로불린 E(IgE)의 농도가 통계적으로 유의미하게 줄어든 것으로도 이미 과학적으로도 밝혀졌습니다.

마지막으로, 체질개선 한약 치료와 침 치료와 함께, 환자들의 평상시 소변 색깔이 거의 투명해질 정도로 맹물을 매일 충분히 마시고 체질에 맞지 않은 음식은 삼가는 것이, 소아청소년 만성 두드러기 체질개선을 위한 바람직한 섭생이라고 할 수 있겠습니다.

건강 Q&A - 두드러기에 대한 생활 섭생법

Q. 고 3 여자 수험생 엄마입니다. 저희 아이가 5년 이상 두드러기 때문에 많이 괴로워하고 있습니다. 현재 고 3 수험생 상황이라서 그런지 최근 들어서 두드러기가 더 심해졌어요. 병원 치료도 받고 있지만 그때뿐이에요. 두드러기에 대한 생활 섭생법 좀 부탁드립니다.

A. 두드러기 치료에 있어서는 일단 음식 관리가 가장 중요합니다. 정신적 스트레스가 많은 고 3 여학생이고, 교감신경 흥분성 상태의 지속에 따라서 소화기계통이 민감해져 있을 가능성이 매우 높기 때문에 더더욱 주의가 필요합니다. 소화기계통에 자극이 될 수 있는 음식을 일체 피하고 독소 발생을 최소화하기 위한 음식 관리를 해주셔야 합니다. 가급적 소식을 자주 먹기를 권하고, 밥을 먹을 때에는 천천히 꼭꼭 씹어서 먹고 기름진 음식, 매운 음식, 소화되기 어려운 단백질류, 알레르기 유발 음식, 유제품, 인스턴트 제품을 최대한 피해주셔야 합니다. 대학교 입학 이후에는 술도 가급적 자제시켜 주셔야 합니다.

두 번째는 절대로 과로하거나 밤을 새우지 않도록 해야 합니다. 두드러기는 결국 면역 불안정으로 인해서 발생되는 대표적인 질환입니다. 면역의 안정화를 방해하는 과로나 스트레스, 수면 부족 상태는 두드러기 증상을 장기화시킵니다.

세 번째는 물을 많이 마시는 것입니다. 또한, 간헐적 얼음찜질법으로 가려움증 관리에서 신경 써주셔야 합니다.

동상

동상의 응급 처치법

동상이란?

동상은 피부가 추운 곳에 장시간 노출되어 혈관의 순환 기능에 이상이 생겨서 특정한 세포가 얼어붙거나 질식 상태에 빠짐으로써(괴사(壞死, necrosis) 현상을 포함하여) 조직에 손상을 입은 상태를 의미합니다.

대부분의 동상은 영하의 외부 온도에서 상당히 오랫동안 피부가 노출되었을 때에 바람이 불거나, 매우 낮은 온도에서는 몇 분 안에도 발생할 수 있습니다. 특히 젖은 옷을 입고 있거나 차가운 금속성 물질에 장시간 노출되었을 경우에는 더욱 열이 잘 빠져나가기 때문에 동상에 잘 걸리게 됩니다. 사실 평범한 일상생활 중에 동상에 걸리는 일은 사실 거의 없지만 겨울철 고산 등산이나, 극지 탐험, 특별한 사고(LPG 누출 등) 환경 속에서는 동상이 굉장히 흔히 일어날 수 있습니다.

특히 손, 발이나 코, 귀, 뺨과 같은 부위는 몸통에 비해 혈액 순환이 느리고 적어 몸의 체온을 쉽게 빼앗기는 곳이기 때문에 더 잘 발생됩니다.

동상의 종류와 증상

흔히 말하는 동상은 동상의 3가지 종류를 모두 합쳐서 일반적으로 부르는 말입니다. 의학적으로 엄밀하게 말해서 동상은 '동창'과 '참호족', '동상' 이렇게 크게 세 가지로 구분하고 있는데, 이 중에서 '동창'이 가장 증상이 가벼우면서도 제일 흔하게 발생하고 있으며 '동상'이 가장 심각한 경우라고 할 수 있겠습니다.

먼저 동창(凍瘡)이란 추운 날씨에 오래 노출된 얼굴(특히 뺨)이나 손과 발이 붉게 변하고 붓는 질병입니다. 심할 경우에는 물집이 생기고 곪기도 합니다. 동창에 걸리면 먼저 팔·다리를 꼭 죄고 있는 옷이나 신발을 천천히 벗긴 다음에 따뜻한 물(37~40℃)에 재빨리 담그고 따뜻한 방안에서 몸을 녹여줘야 합니다. 그러고 나서 동창 부위를 잘 씻은 후에 말려주면 됩니다. 그러나 몸을 녹이기 위해서 너무 뜨거운 물이나 불을 사용하고 손상 부위를 심하게 주무르거나 비비면 더 악화될 수 있기 때문에 주의해야 합니다.

참호족(trench foot)은 군대 참호에서 오랫동안 보초를 서는 과정 중에 흔히 발생하였기 때문에 붙여진 이름입니다. 추운 곳에서 오래 서 있거나 질척질척하고 차가운 물 속에 장시간 발을 담그고 일할 때 잘 생깁니다. 발의 감각이 마비되고 걸으면 많이 아프게 되는데 이런 상태에서 발을 녹이기 위해 따뜻하게 하면 피부가 붉어지면서 물집이 생기고, 통증도 매우 심해집니다. 물집이 생길 경우, 절대로 터뜨려선 안 되는데 가벼운 증상일 때에는 4~5일 정도 지나면 통증이 서서히 감소되지만 심할 경우에는 2주 이상 지속되기도 합니다.

동상(凍傷, frostbite)은 영하의 추운 기온 속에서 오랜 시간 몸이 노출될 때 조직이 얼어붙으면서 생기는 손상을 말합니다. 특히 겨울에 높은 산을 오르거나 높은 곳에서 일하는 경우, 추운 곳에서 오래 서 있을 때 많이 생기게 됩니다. 동상에 걸린 부위는 차고 창백해지며 딱딱한 나무를 만지는 듯한 느낌이 드는데, 따뜻하게 해 주면 동상 부위가 부어오르면서 충혈이 됩니다. 증상이 가벼운 경우에는 10일 정도 후부터는 서서히 회복되기 시작하지만 심하면 수술을 해야 하는 경우도 있습니다.

동상 증상의 단계

동상도 화상(火傷)과 같이 보통 세 단계로 나누어서 심각도를 설명하고 있습니다.

제1도 동상은 '홍반성 동상(紅斑性 凍傷)'이라고 하는데, 낮은 온도로 인해서 피부 표층의 혈관이 일시적으로 수축하여 창백해졌다가 곧 혈관이 마비됨으로써 확장되고 붉은빛을 띠게 됩니다. 처음에는 가벼운 통증이 있고, 그 후에는 저린 감각이 생깁니다. 제1도 동상 단계에서는 작열감(灼熱感)과 소양감(瘙痒感)이 생기고 1주일 이내에 치유되는 것이 보통입니다.

제2도 동상은 '수포성 동상(水疱性 凍傷)'이라고 하는데, 울혈이 심해지면 혈액이 혈관 밖으로 흘러나오게 되고, 피부가 탱탱하게 부어서 지각(知覺)이 둔화되고 피부는 청남색(靑藍色)을 띠게 됩니다. 저리고 아프다가 곧 쑤시듯이 아프게 됩니다. 수포(水疱)가 생겨서 통증이 있고, 수포가 터지면 궤양이 되고 감염되면 화농이 되어 염증을 일으킬 수 있습니다.

마지막으로 제3도 동상은 '괴사성 동상(壞死性 凍傷)'이라고 하는데, 국소의 혈류가 정지되고 피부는 밀랍처럼 희게 되며 만져보면 차갑습니다. 감각은 전혀 없고 건강한 부위와의 사이에 통증이 일어납니다. 괴사된 부위가 떨어져 나가면 궤상(潰傷)이 남게 되어서 적어도 수 개월에서 1년 정도 지나야 치유되기 때문에 매우 주의가 필요합니다. 가벼운 경우에는 피부 괴사에 그치겠지만 정말 심한 경우에는 근육이나 뼛속까지도 파괴될 수 있습니다.

동상 예방법

동상은 아주 돌발적인 예외적 상황 이외에는 충분히 예방이 가능합니다.
우선 제일 중요한 것은 금연과 금주입니다. 추운 곳에서 담배를 피우면 말초 혈관을 더욱 수축시켜서 동상의 위험이 굉장히 커지기 때문에 반드시 삼가야 하고, 등산 중에 술을 마시는 것 역시 몸속의 열을 빼앗고 순환 장애가 발생하게 되어 동상의 위험이 커지기 때문에 절대로 삼가야 하겠습니다.

또한, 추운 환경에 나가기 전에 보온에 신경을 써주는 것이 중요한데, 외출할 때에는 두꺼운 옷보다는 가볍고 느슨한 옷을 여러 벌 껴입는 것이 도움이 됩니다. 목도리와 모자 등을 이용해서 체온을 보호해 주고, 젖은 양말이나 장갑은 바로바로 교체해 주어야 합니다. 합성수지로 만든 양말이나 스타킹보다는 땀의 흡수가 잘되는 면이나 모 재질을 선택하는 것이 좋겠습니다.

신발은 굽이 낮고 앞쪽이 넓은 모양이 발에 부담을 덜 주게 됩니다. 부드러운 가죽 소재로 만든 것이 좋고 가급적 합성수지로 만든 제품은 피하는 것이 좋습니다. 또한, 발은 가급적 신발 안에서 자주 움직여 주어서 혈액 순환을 촉진시켜 주어야 합니다.

특히 당뇨병 환자분들은 혈액 순환 장애로 인해서 평상시에도 감각 기능이 둔해져서 동상에 걸려서 증상을 뚜렷하게 잘 못 느끼는 경우가 많기 때문에 합병증 위험이 굉장히 큽니다. 따라서 하이힐이나 조이는 신발은 가급적 피해 주시고 하루 두 번 이상 양말을 갈아 신는 것이 좋겠습니다.

평소에 동상에 너무 잘 걸리는 체질의 환자라면 몸을 따뜻하게 만들어주고 말초 혈액 순환을 개선해주는 계피차를 꾸준하게 마시는 것도 예방에 도움이 됩니다.

동상의 응급 처치법

제1도 동상이나 제2도 동상인 경우에는 환자의 몸을 따뜻하게 해 주는 동시에 환부를 천천히 마찰하면서 서서히 온도를 높여가는 방법과 38~40℃ 정도에서 따뜻하게 온욕(溫浴)을 하여서 한 번에 동결(凍結)을 녹여 주는 방법이 있습니다. 물론 전문가의 보살핌에 따라서 시행하는 것이 제일 안전하겠습니다. 일반적으로 온욕(溫浴) 시간은 동상이 광범위할 때에는 30분~1시간이 적당합니다. 동상 부위에 직접 더운물이나 물주머니를 대는 것은 오히려 위험할 수 있는데, 갑자기 혈관이 파열될 수 있기 때문입니다.

또한, 피부에 상처가 나지 않도록 주의해 주고 손상된 부위를 청결하게 유지하여 세균 감염을 막아주고, 수포가 터지지 않도록 주의해야 합니다. 얼었던 부위가 녹으면 깨끗한 옷으로 덮고 최대한 빨리 전문가의 치료를 받도록 해야 합니다.

전신(全身)에 동상을 입었을 때에는 환자의 기분을 돋우어 주면서 마른 수건으로 먼저 마찰을 해주고, 서서히 실온을 높여서 따뜻하게 해야 합니다. 피부의 혈액 순환이 회복되면 미온탕(微溫湯)에서부터 점차적으로 온도를 높여서 따뜻한 음료나 포도주를 조금씩 마시도록 하면 좋습니다.

한가지 주의할 부분은 흔히 손이나 발이 얼면 손발을 세게 열심히 비비게 되는데, 너무 세게 마찰하거나 너무 세게 누르면 손상된 조직의 상처가 더 심해질 수 있으므로 피부 감각이 어느 정도 남아 있는 경우에만 부드럽게 마사지해 주는 것이 좋겠습니다.

봄철 알레르기

봄철 알레르기의 치료법과 예방법

봄철 알레르기의 개요

알레르기란 한마디로 '이물질(Foreign Body)에 대한 면역 체계의 부적절하거나 과장된 반응이다'라고 정의할 수 있습니다. 일반적으로 많이 알고 계시듯이 알레르기는 보통 화학 물질에 피부가 노출되거나, 먼지나 꽃가루에 호흡기가 노출되거나, 특정한 음식에 위장관이 노출됨으로써 발생됩니다. 면역 반응을 유발시키는 이물질을 '항원'이라고 하며 항원은 각종 감염이나 질환에 대항하는 인체의 방어 기전인 항체를 발생시킵니다. 알레르기를 일으키는 항원은 대부분 인체 외부에서 들어온 단백질 분자이고, 한가지 항원은 그 항원에 대한 특정한 면역글로불린 E 항체 반응을 유발하게 되는데 이러한 화학반응이 지나치게 많이 일어나는 사람을 '알레르기 체질이 있는 사람이다'라고 얘기합니다.

중국에서 발생한 모래 먼지 바람이 편서풍을 타고 한반도로 날아오는 황사는 사실 봄철 건강에 있어 가장 큰 적이라고 할 수 있을 정도입니다. 황사에는 납·카드뮴과 같은 중금속과 아황산가스 등 각종 대기오염물질이 포함돼 있기 때문인데 황사가 부는 기간에 한 사람이 흡입하는 먼지양은 평상시에 비해 3배에 달하는 것으로 알려져 있습니다. 또한, 봄철에는 꽃가루(특히 버드나무와 참나무 자작나무 등)가 대량으로 날아다니기 때문에 비염이나 결막염, 천식, 아토피와 같은 알레르기 소인을 가진 분들이 많이 힘들어하는 계절입니다. 특히 평소 운동량이 부족하고 학업 스트레스가 많고 면역력이 약한 아이들에게 있어서 봄은 매우 부담스러운 계절이라고 할 수 있겠습니다.

알레르기성 비염과 증상

알레르기 체질이 있는 분들은 코점막에 흡착된 항원성 물질에 알레르기 반응을 일으켜서 코점막의 과민반응 즉 염증 반응이 반복적으로 초래되는데 이런 상태를 알레르기성 비염이라고 합니다. 알레르기성 비염은 콧물, 코막힘, 재채기의 3대 주증상이 특징인데, 콧물이 흐르고 코가 막히는 증상은 사실 일반 코감기에서도 자주 보이는 증상이기 때문에 잘 감별해서 치료해야 합니다. 더구나 감기약을 복용하면 증상이 일시적으로 좋아지므로 알레르기성 비염을 코감기로 오인하는 경우가 아주 많기 때문에 주의를 필요로 합니다. 알레르기성 비염 환자는 자기 자신이 알레르기성 비염인 줄을 모르고 환절기에만 꼭 찾아오는 감기로 생각하고 감기약만 복용하는 경우가 많기 때문에 치료 개입 시기를 놓치고 오랫동안 고생하는 경우가 너무나 많습니다. 한의학적으로 알레르기성 비염은 폐(肺), 비(脾), 신(腎)의 양기(陽氣)가 부족하여 저항력이 떨어진 상태에서 나타나는 특이적인 현상으로 보고 있습니다.

봄철에 주로 많이 나타나는 알레르기 병증으로는 알레르기성 비염을 포함해서 알레르기성 결막염, 천식, 아토피성 피부염, 두드러기인데 이런 알레르기 병증으로 인해서 콧물, 코막힘, 간지러움, 호흡곤란, 가래, 부종, 발적 등의 증상들이 나타나게 됩니다.

알레르기성 비염이나 결막염, 아토피성 피부염의 경우에는 잦은 재채기와 간질간질한 느낌, 입술 건조감 및 수면 방해, 그에 따른 집중력 저하와 충혈감, 두통 등의 증세로 일상생활에 많은 지장을 주게 되는데, 특히 공부나 업무에 집중해야 하는 학생이나 직장인들의 경우에 제일 문제가 많이 됩니다. 아토피가 심한 경우에는 짜증과 우울증이 동반되는 경우도 드물지 않기 때문에 사회생활 하는데 손해가 클 수 있습니다. 여러 알러지 증상 중에서도 천식은 기관지 발작이 심할 경우 쇼크가 와서 자칫 생명도 위태로울 수 있기 때문에 의료인 입장에서는 염려가 큰 병증입니다.

봄철 알레르기의 주요 원인

봄철이 되어 날씨가 따뜻해지면 옷도 얇아지고 바깥출입을 많이 하게 됩니다. 또한, 봄의 특성상 바람이 많이 불어 외부의 기후 변화나 꽃가루, 황사 등의 자극에 많이 접하게 됩니다. 즉 일교차가 심하거나, 호흡기나 피부 자극 인자 등에 많이 노출되면서 자연스럽게 봄철에 알레르기성 질환이 많이 생기게 됩니다.

특히 아이들은 어른들에 비해 생리학적 기능 발현이 아직 미숙하고 면역 계통이 충분히 안정되지 않았기 때문에 항원의 침입을 받기도 쉽고 접하는 항원 단백질에 예민하게 과민반응하는 경향이 강하기 때문에 어른들에 비해서 더 알레르기 증세가 잘 나타나게 됩니다.

봄철 알레르기의 치료법과 예방법

어린이들의 경우에는 꾸준하게 영지차를 다려 먹는 것이 일반적으로 알레르기 병증을 완화시키는데 도움이 됩니다. 비타민B1과 비타민C를 많이 섭취하면 알레르기 증상을 완화시키는데 도움이 되므로 비타민이 많이 들어있는 신선한 채소와 과일을 충분히 섭취하는 게 좋습니다. 다만, 덜 익은 풋과일이나 복숭아털과 같은 것에 접촉하면 더 알레르기가 심해지는 경우도 있으니 주의해야 합니다. 천식 발작이 있거나 황사가 심한 날에는 물을 충분히 먹는 것이 가래와 노폐물의 신속한 배출에 도움이 됩니다. 비염이 있는 경우에는 식염수로 코를 하루 3~4회 정도 세척해 주는 것이 큰 도움이 됩니다.

알레르기의 예방법에는 여러 가지가 있는데 가장 중요한 원칙은 알레르기 유발 항원에 대해서 가급적 접촉을 피해야 한다는 것입니다. 즉 실내에서 카페트나 커텐을 치우고 벽이나 계단을 물걸레로 깨끗이 닦도록 하고, 침구류를 되도록 자주 세탁하고, 의자는 나무나 플라스틱으로 만들어진 것을 사용하면 좋습니다. 또한, 집에서 애완용 동물이나 가축을 키우지 말고, 정신적인 피로를 가급적 피하고, 체온 조절이 알맞게 이루어지면서 실내습도를 50도 정도로 적당히 유지하는 것이 좋습니다. 한의학에서 길경이라고 부르는 도라지를 평소에 많이 섭취하는 것도 폐기능계 병증에 속한 비염이나 천식 및 아토피를 예방하고 완화하는데 도움이 됩니다.

비문증

비문증의 생활 섭생법과 치료법

비문증이란?

눈에 먼지나 날파리가 떠다닌다고 불편을 호소하시는 경우가 의외로 종종 계십니다. 이외에도 "눈에 거미가 들어있다"든지 "까만 점이 둥둥 떠다닌다"와 같이 임상 현장에서는 좀 더 다양하고 재미있는 표현으로 증상을 나타내는 경우가 많이 있는데 이런 증상을 모두 일컬어서 비문증(vitreous floaters, 飛蚊症), 우리말로 '날파리증'이라고 합니다. 비문증은 특별한 이유 없이 어느 날 갑자기 느닷없이 발생하기 시작하는 특징을 보이는 경우가 많이 있는데 주로 아침에 자고 일어났더니 뭔가 보이기 시작했다고 호소하는 경우가 많습니다.

일반적으로는 노화로 인해서 나타나는 경우가 제일 많은데 근래에는 20~30대 젊은 환자들이 점차 늘어나고 있는 추세입니다.

비문증은 하나 또는 여러 개의 점이 손으로 잡으려 해도 잡히지 않고 위를 보면 위에 있고 우측을 보면 우측에 있는 등 시선의 방향을 바꾸면 이물질의 위치도 시선을 따라서 함께 변하는 특징을 보입니다.

비문증의 증상 표현은 위에서 말씀드린 것처럼 너무나도 다양해서 사람에 따라 파리, 모기, 거미, 구름 등 갖가지 형태로 불편을 호소하며 어떤 경우에는 한 개로 또 어떤 경우에는 여러 개가 보이기도 합니다. 또 모양이 계속 변하기도 하고 크기가 더 커진다고도 합니다. 때로는 눈을 감아도 보인다고도 하는데 여러 방향으로 사물을 볼 때 따라다니면서 보이기 때문에 몹시 신경이 쓰이게 됩니다. 또한, 비문증과 함께 눈물이 마르고 눈이 피로한 '안구건조증' 또는 '눈의 작열감'이 같이 나타나는 경우도 많은데 몸 전체의 건강 수준에 따라서 비문증이 악화되고 호전되는 현상을 반복하게 됩니다.

젊은 층과 비문증

비문증이 나타나는 젊은 층의 경우에는, 근시가 심했을 때 이런 증상이 잘 나타날 수 있는데 대부분 만성적인 스트레스나 잘못된 생활 섭생 문제로 인한 간 기능계와 신 기능계의 활력 저하가 원인이 됩니다.

또한, 업무로 인해 눈 혹은 전신을 혹사해서 극도로 피곤한 상태가 지속되거나 게임 중독에 빠져서 밤낮을 바꾸어서 피곤하게 생활하는 경우에도 잘 드러납니다. 특히 늦게 자고 늦게 일어나는 생활 습관을 가진 젊은 분들에게서 눈의 피로감과 함께 비문증이 잘 나타납니다.

요즘에는 라식 수술 부작용으로 인해서 비문증이 생기는 경우도 상당히 많기 때문에 주의가 필요합니다.

외부 충격에 의해서 비문증이 나타나는 경우도 있는데, 교통사고나 격투 또는 권투와 같은 운동으로 인해서 눈 주위에 물리적 충격을 당한 이후에 비문증이 젊은 분들에게 나타난 경우입니다. 이런 경우에는 한쪽에만 비문증이 나타나기도 합니다.

비문증의 원인

비문증이 나타나는 일반적인 원인은 한마디로 '유리체(초자체) 혼탁'이라고 할 수 있겠습니다. 유리체는 눈 속을 채우는 투명한 젤 같은 물질로써 나이가 들수록 액체로 변하게 되며 시신경과 단단히 붙어 있는 부분이 떨어지기도 하는데 이를 '후유리체 박리(posterior vitreous detachment)'라고 합니다. 이렇게 떨어진 부분은 투명하지 않고 혼탁해지므로 눈으로 들어가는 빛의 일부분을 가리게 되어 환자 스스로 본인의 시야에 검은 점이 있다고 느끼게 되는 것입니다. 이것이 날파리, 거미, 검은 점 등으로 보이기도 하고 빛이 산란되어서 어지럽게 보이게도 됩니다.

유리체가 혼탁해지는 이유는 노화나 과도한 눈의 사용으로 말미암아 젤 성분이 수분과 섬유질로 엉겨 붙는 경우가 가장 많고, 외부의 충격으로 혹은 미세한 출혈로 인하여 유리체의 혼탁이 나타나고 결과적으로 비문증이 나타나게 되는 것입니다. 보통 나이가 들수록 눈 속의 유리체는 두꺼워지고 오그라들면서 덩어리지거나 주름이 생기게 되어 부유물을 형성합니다. 비문증은 노화 현상 이외에도 당뇨병으로 인한 혈관성 망막 질환, 염증, 유리체 액화 및 변성으로 인한 망막 열공, 망막 박리 등과 같은 원인으로도 발생할 수 있습니다.

한의학에서 보는 비문증

한의학적으로 비문증은 '안혼(眼昏)', '안화(眼花)'의 범주에 속하는데 동의보감에는 "눈에 검은 꽃무늬 같은 것이 나타나는 것은 간(肝)과 신(腎)이 다 허한 것이다", "신(腎)이 허한 경우에는 반드시 눈앞에 꽃무늬 같은 것이 나타나고 눈알이 아프며 귀에서 소리가 난다"라고 설명되어 있습니다. 즉 비문증의 한의학적인 원인으로는 '간(肝)과 신(腎)의 기혈 쇠약(氣血衰弱)'이라고 할 수 있으며 병리학적으로는 상초(上焦)의 화기(火氣)가 원인이라는 별도의 설명도 하고 있습니다.

실제로 진료실을 찾는 비문증 환자는 중년 이상의 노인이거나, 젊은 환자라 하더라도 극심한 과로로 인하여 장부의 균형이 이미 깨져서 실제의 건강 나이는 젊은이가 아닌 경우가 대부분입니다. 1년 이상 PC방에서 아르바이트를 하느라고 밤샘 근무를 한 나머지 비문증이 나타난 경우도 있었고 30대 중반이라는 늦은 나이에 고시 공부를 하느라고 체력이 바닥난 경우도 있었지만, 잦은 음주 습관과 불면증을 동반한 비문증 환자가 많았습니다.

비문증과 시력, 일상생활

결론부터 말씀드리자면 비문증은 시력에 직접적인 영향을 주지는 않습니다. 하지만 눈앞에 뭔가 보인다는 것이 심각한 정신적인 스트레스가 될 수 있기 때문에 이에 대한 심리적 지지가 많이 필요합니다.

대부분의 비문증은 생명 자체에 대한 위협보다는 일상생활에서의 불편함이 더 문제가 됩니다. 일상생활을 수행하는데 있어 지속적인 불편감을 느끼기 시작한다면 전문적인 치료를 받을 필요가 있습니다. 비문증 환자는 보통 비문증만이 아니라 안구건조증이나 눈의 피로감 등과 같은 여러 가지 증상을 동시에 호소하는 경우가 많기 때문에 종합적인 치료 계획을 세워야 하겠습니다.

비문증의 생활 섭생법과 치료법

비문증의 원인이 되는 안과적 질병을 가진 경우라면 질병 자체를 치료함으로써 자연스럽게 호전되지만, 노인분들에게 잘 나타나는 일반적인 비문증은 일종의 노화 현상인 경우가 대부분이기 때문에 잠시 증세가 좋아지더라도 완전하게 좋아지지는 않는 경과를 보이게 됩니다. 하지만 그렇다고 하여 방치하거나 생활 섭생을 소홀히 하게 되면 증상은 더욱 나빠지게 되기 때문에 주의가 필요하겠습니다.

밤에 충분한 숙면을 취하는 것이 비문증 치료와 관리에 있어서 가장 중요한 생활 섭생 방법입니다. 즉 비문증이 있는 사람이 밤늦게까지 술을 마시거나 컴퓨터 모니터를 바라보고 있다면 그것부터 삼가는 것이 조금이라도 좋아질 수 있는 지름길입니다. 또한, 해가 떠 있는 낮이라도 장시간의 컴퓨터 작업이나 독서는 삼가는 것이 좋고, 일하는 동안에도 중간중간 눈감기와 같은 적당한 휴식이나 안구운동을 하시는 것이 좋습니다. 또한, 커피나 탄산음료, 햄버거, 피자, 튀김과 같은 음식 섭취는 되도록 줄이는 것이 바람직하겠습니다.

동의보감에서는 간(肝)과 신(腎)의 기혈 쇠약(氣血衰弱)을 보충해주고 화기(火氣)를 내려주기 위해서 결명자[초결명(草決明), 석결명(石決明)]와 박하(薄荷), 국화(菊花), 당귀(當歸) 등과 같은 한약재가 조합된 처방들을 제시했고, 침구 치료는 백회(百會), 상성(上星), 인당(印堂), 사죽공(絲竹空) 등과 같은 경혈에 침을 놓아서 눈 주위의 미소 혈행 순환을 개선하는 방법을 사용했습니다.

DAY

08

비염 | 빈혈 | 성조숙증

성장 | 수족구병 | 수족냉증

수험생 슬럼프, 번아웃증후군 | 슈퍼 박테리아

비염

비염 예방법

비염의 추세

계절이 바뀌는 시기에는 갑자기 기침을 심하게 하거나, 콧물이 하염없이 흘러내리거나 재채기를 연발하는 사람들이 의외로 많이 있습니다. 이런 분들을 보통 계절성 알레르기 비염 환자라고 부르고 있습니다.

건강보험심사평가원 자료에 따르면, 과거 5년 동안 알레르기 비염으로 치료받은 환자는 무려 49.3%나 증가한 것으로 조사되었습니다. 전체 질환 중에서 환자 수 증가 폭이 가장 빠른 수준입니다. 특히 알레르기 비염 환자 2명 중 1명이 가을철에 더욱 증상이 악화되어 병원을 찾는 경향이 높은 것으로 확인되었습니다.

이처럼 알레르기 비염 환자가 늘어나는 것은 환경적 영향과 서구화된 식습관 등이 원인으로 지적되고 있지만, 현대 의학에서는 아직까지 확실하고 근본적인 치료 약이 개발되어 있지 않기 때문에 더욱 문제라고 할 수 있겠습니다.

비염의 주된 증상

원인에 관계없이 대부분의 만성 알레르기 비염 환자들은 증상 심각도에 있어서 차이만 있을 뿐 비슷한 임상적 양상을 보이게 됩니다.

우선 코막힘이 주된 증상으로 나타나는 경우가 많은데, 보통 양쪽 코가 번갈아가면서 교대로 막히게 됩니다. 심할 때에는 양쪽 코가 모두 막혀서 코로 숨을 쉬는 것이 힘들어지므로 환자는 입으로 숨을 쉬는 구강 호흡을 하게 됩니다. 구강 호흡이 장기화되는 경우에는 부정교합이나 주걱턱과 같은 얼굴 변형(아데노이드 얼굴)을 수반하는 경우도 많고, 성장 발육이 부진해지거나 기억 능력이 떨어져서 학습이 부진한 경우가 흔하기 때문에, 어린이들의 경우에는 반드시 조기에 치료해 주어야 하겠습니다.

콧물 역시 매우 잘 드러나는 증상인데, 대개의 경우 맑은 콧물(수양성 비루)을 보이게 됩니다. 그러나 세균에 감염되었을 때에는 황록색의 누렇고 찐득찐득한 콧물(화농성 비루)로 변하기도 합니다. 또한, 비강의 분비물이 뒤쪽 콧구멍(후비공)으로 흘러내리는 경우도 자주 발생하는데, 이를 '후비루(postnasal drip)'라고 부릅니다. 비염으로 인해서 목이 간질간질하면서 기침을 하는 것은 대부분 이 후비루 현상 때문입니다.

만성 알레르기 비염은 염증으로 인해 코점막의 신경이 노출되면서 발작적으로 재채기를 일으키기도 하고, 후각 기능이 떨어지거나 심한 경우 아예 냄새를 맡지 못하게 되기도 합니다.

코감기와 비염

흔히 일상생활에서 자주 접하게 되는 코 질환 중에서 코감기와 비염(특히 알레르기 비염)은 겉으로 드러난 증세가 얼핏 비슷해 보이면서도 그 실제적인 기전은 전혀 다르기 때문에 두 병증을 잘 비교해서 상황에 맞는 적절한 치료를 해주는 것이 중요합니다.

코감기는 바이러스가 원인인데 가벼운 경우에는 보통 3일~1주일이면 낫게 됩니다. 그러나 이런 상태가 1~2주 이상 지속되고 있다면 일단 단순한 감기가 아니라 비염으로 진행되었을 가능성이 높으며 맑은 콧물과 재채기, 경미한 두통이 2~3주 이상 지속되고 있다면 비염으로 진행된 것으로 생각할 수 있습니다. 만일 눈과 코까지 간질간질 하다면 어느 정도 확실히 꽃가루나 동물의 털 또는 집먼지진드기가 원인으로 작용하는 알레르기 비염으로 진단할 수 있겠습니다.

또한 단순 감기에서는 발열과 전신 근육통과 같은 증상이 함께 잘 동반되는데, 알레르기 비염인 경우에서는 열이 나는 느낌만 조금 있을 뿐 체온계 상 측정되는 발열이나 전신 근육통은 동반되지 않는 특징도 있습니다. 따라서 체온은 높지 않은데 코감기 비슷한 증세가 오랫동안 지속된다 싶다면 반드시 전문가의 진단을 받고 치료해야 하겠습니다.

비염의 완치

알레르기 비염은 꾸준하게 병원에 다니면서 치료를 받으면 어느 정도 증세가 완화되기는 하지만 아직 완치할 수 있는 현대 의학적인 치료법은 없습니다. 하지만 완치가 되지 않는다고 해서 아예 치료 자체를 포기하거나 증상이 심한데도 꾸준하게 치료받지 않는 등 관리를 소홀히 하거나 방치하게 되면, 날씨가 추워지는 겨울철에는 만성 축농증으로 발전하여 더욱 상황이 곤란해질 수 있습니다. 또한, 중이염이나 인후두염 등과 같은 합병증도 생길 수 있기 때문에 치료가 조금 더디더라도 열심히 치료받는 것이 중요합니다.

알레르기 비염의 치료는 알레르기의 원인이 되는 물질인 알레르겐(항원)을 피하는 환경 요법(회피 요법)과 약물요법, 면역 요법이 있습니다. 알레르기 비염의 주요 알레르겐은 집먼지 진드기, 꽃가루, 애완동물의 털, 곤충, 곰팡이 등이 있으며 악화 요인으로는 담배 연기, 실내 오염물질, 기후 변화, 악화 약물, 스트레스 등이 있습니다.

사실 알레르겐(항원)을 최대한 피하는 것이 가장 중요한 치료법이라고 할 수 있겠지만 근본적으로 모든 알레르겐 물질과의 접촉을 차단하는 것은 현실적으로 어렵기 때문에 비염에 일단 걸리면 증상이 오래가고 완치가 힘든 것이 일반적인 경과라고 할 수 있습니다.

한의학에서 보는 비염

한의학에서는 화열(火熱)이 양명경(陽明經)에 침범하거나 폐경(肺經)에 울화(鬱火)가 있을 때, 폐장(肺臟)이 풍냉(風冷)에 손상됐을 때, 폐장(주로 호흡기계)과 비장(주로 소화기계), 신장(주로 내분비계)의 면역기능이 약해져서 기혈(氣血) 순환에 장애가 발생하면, 수분 대사가 원활하지 못하고 원기(元氣)와 음혈(陰血)이 부족해져서 전신의 균형이 깨어졌을 때 알레르기 비염이 발생하는 것으로 보고 있습니다.

한의학에서는 코와 관련되는 경락의 흐름을 조절하고 오장의 균형을 회복하는 약물치료를 통해서 체질개선 치료를 위주로 대처하고 있습니다. 침 치료로서는 영향(迎香) 상성(上星) 인당(印堂)과 같은 경혈을 자극하거나, 갈근(葛根)이나 박하(薄荷), 신이(辛夷), 세신(細辛), 형개(荊芥), 방풍(防風)과 같은 약재를 위주로 한 처방을 활용하게 됩니다.

비염 예방법

먼지, 급격한 온도 변화, 화장품, 꽃가루, 애완동물의 털, 피로나 스트레스, 담배 연기나 매연 등의 알레르기 비염 유발 요소를 피하는 것이 예방에 도움이 됩니다.

집먼지진드기의 경우 침대, 이불, 베개, 담요 등 먼지가 쉽게 끼거나 방출되는 물건은 지퍼가 달린 커버를 사용하고 커버는 정기적으로 삶아 주어야 합니다. 아침, 저녁으로 식염수를 이용해 코 세척을 하는 것도 예방에 도움이 될 수 있습니다. 또한, 감기에 걸리지 않도록 외출 후 손을 잘 씻어주고, 급격한 온도 변화에 주의해야 합니다. 갑자기 찬 공기에 노출되면 비염을 악화시킬 수 있으므로 특히 겨울철 외출 시에는 마스크와 스카프를 착용하고, 여름이나 겨울철에 실내외 온도가 많이 차이 나지 않도록 실내 온도를 적절하게 유지하는 것이 좋겠습니다. 동물의 털이 원인 항원이라면 집안 혹은 집 근처에 동물이 없도록 해야 하며 항원을 제거한 다음에도 약 6개월 동안은 항원이 잔류하므로 증상이 지속될 수 있음을 염두에 두어야 합니다.

빈혈

하루 철분 섭취 권장량과 음식

빈혈이란?

빈혈은 혈액이 인체 조직의 대사 활동에 필요한 산소를 충분히 공급하지 못해서 조직의 저산소증을 초래하는 경우를 말합니다. 조직에 산소를 공급하는 일은 혈액 내의 적혈구가 담당하고 있기 때문에 적혈구 내의 혈색소(헤모글로빈)를 기준으로 해서 빈혈을 진단합니다. 세계보건기구에서는 남자 성인의 경우에는 헤모글로빈 농도가 13g|dL, 여자 성인의 경우에는 12g|dL, 6~16세 사이의 청소년들의 경우에는 12g|dL, 6개월에서 6세 미만의 소아의 경우에는 11g|dL, 임산부는 11g|dL 미만인 경우를 빈혈로 정의하고 있습니다.

빈혈의 발병 이유와 원인

빈혈의 발병 이유는 한마디로 빈혈을 유발하는 질병이 있거나, 또는 신체의 대사 활동에 필요한 에너지 요구량에 비해서 영양 공급이 불충분하기 때문입니다. 일반적으로 여성이 남성보다 더 빈혈이 잘 생기는데 그것은 대부분 생리와 임신 때문입니다. 여성은 한 달에 한 번씩 약 5일간 생리를 하면서 몸속의 철분이 계속 빠져나갑니다. 게다가 몸속에 태아가 생기게 되면 철분을 나눠서 사용해야 하기 때문에 빈혈이 일어나기 더 쉽습니다. 무엇보다 임신부의 철분 부족이나 빈혈은 조산의 위험성을 크게 증가시키고 저체중아 출산 확률을 높일 수 있기 때문에 매우 위험하다고 할 수 있습니다. 또한, 빈혈이 있는 여성은 정상 여성보다 감염과 같은 출산 합병증 발생이 더 높기 때문에 여성분들의 빈혈 문제는 국민 보건 차원에서 심각하게 다루어져야 할 필요가 있습니다.

많은 요소들이 빈혈의 원인으로 작용할 수 있는데 발생 원인에 따라서 빈혈을 분류합니다. 혈색소의 주재료인 철분의 부족으로 발생하는 철결핍성 빈혈이 가장 대표적인 경우입니다. 혈구세포를 구성하는 DNA를 만드는 데 필수적인 비타민 B12나 엽산의 결핍으로 발생하는 거대적아구성 빈혈도 있고, 골수의 조혈모 세포가 없거나 백혈병처럼 조혈 시스템에 이상이 발생하는 경우의 빈혈도 있고, 골수의 보상 능력을 넘어서는 용혈이나 실혈(위장관 출혈 등)에 의해서도 발생할 수 있고, 만성 질환에 의한 염증물질 과다로 철분이 충분한데도 조혈이 안되는 급만성 염증에 의한 빈혈도 있고, 신장 질환이나 종양 때문에 적혈구 조혈을 촉진하는 적혈구 생성 인자가 부족한 경우에도 빈혈이 발생할 수 있습니다. 한의학에서는 주로 심장의 기운이 약하고 비위의 기능이 떨어진 경우이거나 신체 일부에 어혈이 발생되어서 빈혈 증세가 나타날 수 있다고 해석합니다.

영유아 빈혈과 후유증

아이들은 원래 철 결핍성 빈혈에 잘 걸리게 되는데, 만 1~3세, 특히 만 2세 전후의 아이들이 철 결핍성 빈혈에 걸릴 위험이 가장 높은 것으로 알려져 있습니다. 아이들이 철 결핍성 빈혈에 흔히 걸리는 이유는 바로 <성장 속도> 때문인데, 성장 속도가 빠르면 빠를수록 혈액량이 증가하기 때문에 철 요구량도 더 급격하게 증가하기 때문입니다. 만일 이런 시기에 식량 공급이 원활하지 못해서 영양결핍 문제가 더해진다면 더더욱 빈혈이 잘 생길 수 있습니다. 다시 말해서, 건강하게 태어난 아이는 태내에서 엄마로부터 받은 철분을 간에 저장하고 있기 때문에 생후 6개월 동안은 철분이 별로 부족하지 않습니다. 그 후 급속하게 성장하면서 철분이 많이 필요하게 되고, 간에 저장해 두었던 철분이 없어지기 시작하므로 음식으로 적절하게 공급되지 않으면 철분이 부족하여 빈혈이 오게 되는 것입니다.

철 결핍성 빈혈이 장기간 지속되면 정신 발달이 지체되거나 운동 발달이 지연될 수 있습니다. 빈혈의 정도가 심해지면 이와 같이 심각한 문제를 낳게 되는데, 일단 한번 발달 지연이나 발달 지체가 되면 그와 관련된 부정적인 영향이 오래동안 지속되고, 나중에 철분을 보충해 주어도 회복되지 않습니다. 따라서 가급적이면 일찍 철결핍성 빈혈을 발견하여 치료할 수 있도록 관심을 가지고 노력하는 게 중요하겠습니다.

하루 철분 섭취권장량과 음식

0~4개월 영아의 하루 철분 섭취권장량은 2㎎, 5개월~3세 영유아는 8㎎, 4~6세 유아는 9㎎, 7~9세는 10㎎입니다. 성인의 하루 철분 섭취권장량은 남자 12㎎, 여자 16㎎이며, 이를 충족시키기 위해서는 철분이 많은 음식과 함께 비타민 C가 풍부한 식품을 섭취하도록 하는 것이 좋습니다.

빈혈이라고 하면 보통 철분을 많이 먹어야 한다고만 생각하는데, 건강한 적혈구 생산을 위해서는 철분과 함께 엽산과 비타민이 함께 필요합니다. 엽산과 비타민은 철분의 흡수를 도와서 철분의 대사 효율성을 높여주기 때문에 중요합니다.

철분은 간, 달걀노른자, 쇠고기, 녹색채소, 잣, 굴, 대합, 바지락, 김, 미역 다시마, 파래, 쑥, 콩, 강낭콩, 깨, 팥, 호박, 버섯 등에 많이 함유되어 있습니다. 특히 동물성 단백질에 있는 철분이 흡수율이 높습니다. 간 요리는 냄새 때문에 먹는 것을 꺼리는 경우가 있는데 만일 냄새로 인해서 드시기가 어려운 경우에는, 간을 깨끗이 씻은 후에 우유에 담가 두었다가 파, 마늘, 생강 등과 함께 삶고 통후추와 함께 조리하면 냄새가 훨씬 덜 나게 되어 먹기가 한결 좋아지게 됩니다.

한약 중에서는 '당귀차'가 빈혈 회복에 제일 추천드릴만 합니다.

커피, 녹차, 홍차 등에 함유된 타닌은 철과 결합하여 철의 위장관내 흡수를 방해하기 때문에, 빈혈이 있는 분들은 식사 중이나 식사 전후로는 이와 같은 음료를 마시지 않도록 하는 것이 좋겠습니다. 담배도 식사 후 1시간 내에는 피우지 않도록 하는 것이 좋습니다.

성조숙증

성조숙증에 대한 한의학적 체질개선 치료법

성조숙증이란?

성조숙증(precocious puberty)은 다른 말로는 '조기 성적 성숙'이라고도 하는데 용어 그대로 표준적으로 성장하는 다른 아이들에 비해서 지나치게 빨리 2차 성징이 나타나는 것을 말하며, 사춘기가 2년 정도 앞당겨짐으로써 더 이상 자라지 않고 성장이 일찍 멈추는 현상을 의미합니다.

사춘기는 유소아기에 억제되어 있던 시상하부-뇌하수체-성선 축의 재활성화로 인해 발생하며, 성조숙증은 사춘기 시작과 관련된 뇌하수체에서 분비되는 황체형성호르몬과 난포자극호르몬이 이른 나이에 분비되면서 난자와 정자를 만드는 생식기관인 성선을 자극해 성호르몬이 분비되면서 발생합니다. 이러한 호르몬이 여아 9세 이전, 남아 10세 이전에 '검사를 통해' 활성화된 것이 확인되면 성조숙증으로 진단합니다.

성조숙증은 저신장으로 이어질 수 있는데 적절한 치료를 하게 되면 성호르몬의 작용을 억제하여서 성인 키 손실을 막아줍니다. 성조숙증 치료효과에 대한 연구를 종합해보면 성조숙증 치료를 적극적으로 받았을 경우 평균적으로 3~5cm가량 더 자라는 것으로 보고되어 있습니다.

임상적으로는, 여자아이는(유방 발달이) 만 8세 미만, 남자아이(고환 용적이 4cc 이상의 상황)는 만 9세 미만에서 사춘기적 현상이 발생하는 경우를 뜻합니다.

대표적으로 만 8세 이전의 여자 어린이가 ▲가슴에 몽우리가 잡히거나 봉긋해지고 ▲난소가 있는 아랫배 부분의 통증을 호소하거나 ▲냉대하와 같은 분비물이 나오는 경우에 성조숙증을 의심할 수 있으며, 만 9세 미만의 남자 어린이가 ▲고환이 커지거나 ▲목젖이 나오고 ▲어깨가 넓어지는 경우에 성조숙증을 의심할 수 있습니다.

이밖에 공통적으로 ▲머리 정수리에서 냄새가 나기 시작하거나 ▲피지 분비가 왕성해지고 여드름이 나며 ▲키가 갑자기 1년에 7~8cm 이상 자라는 증상이 나타날 수도 있습니다.

일반적으로 성조숙증은 남아보다 여아에서 더 많이 발생한다고 알려져 있습니다. 성조숙증 환자의 90% 이상이 여자 어린이입니다. 이유는 정확히는 밝혀지진 않았지만, 전문가들은 영양 과잉에 따른 체지방량의 증가로 여성호르몬이 더 많이 생성되고 여성의 뇌가 환경적 요인에 더 민감해서 성호르몬 분비를 자극시키는 호르몬을 더 많이 만들어내기 때문이라고 분석하고 있습니다.

여자 어린이는 가장 먼저 유방 변화를 통해서 성조숙증을 의심할 수 있는데, 유방이 커지는 것 이외에 한쪽 또는 양쪽에 가슴멍울이 발생하기도 하는데 이때 급격한 키 성장, 음모 및 여드름 등 다른 2차 성징의 증상이 동반되면 성조숙증을 의심해야 하지만 이런 증상들 없이 단순히 가슴멍울만 생기면 너무 걱정하지는 않아도 됩니다. 특히 만 1~2세에서 흔히 발생하는 조기 유방발육종으로 대부분 3세 이전에 저절로 호전되는 경우가 많습니다.

성조숙증은 최종적인 키(성장)에 상당한 영향을 미치는 경우가 흔합니다. 초등학교 땐 키가 또래 아이들에 비해서 많이 큰 편이었다가 그 이후에는 키가 자라지 못해 결국 다른 아이들에게 다 따라잡혀서 속상해하는 부모님과 아이들이 적지 않습니다.

일반적으로 남자아이들의 경우 초등학교 5~6학년이면 남성호르몬이 서서히 분비되기 시작해 생식기 주변에 음모가 생기기 시작하고 수염이 나기 시작하는데 이후에는 3~5년 정도 더 자라다가 성장이 종료되는 경우가 많습니다. 이러한 일반적인 경우보다 1~3년 이상 빨리 사춘기가 나타나면 조기 성적 성숙, 즉 성조숙증이라고 말할 수 있는 것입니다.

여자아이들의 경우에는 초등학교 4~5학년 정도 전후로 유방 발육이 서서히 진행되고 사춘기가 시작되며 이 무렵부터 3년 정도 추가적으로 마무리 성장을 하게 되는데 물론 초경(생리) 시작 이후부터는 성장 속도가 둔화되기 시작합니다. 만일 성조숙증으로 인해 이러한 표준적 상황보다 1~3년 이상 일찍 2차 성징(주로 유방 발육)이 시작되면 지금 현재의 키는 비록 작지 않더라도, 결국 최종 키는 작을 수 밖에 없게 되는 것입니다.

성조숙증은 저신장이라는 문제 외에도 여성의 경우 초경이 빨라짐에 따라 여성 암에 걸릴 확률이 높아지는 것으로 알려져 있습니다. 여성호르몬 노출 기간 증가로 성인이 된 후 유방암, 난소암, 자궁내막암 등의 발생을 높일 수 있습니다.

또한, 소아 비만(성조숙증을 가중시키는 요인)은 성인까지 지속되는 경우가 많고 결국 고혈압, 당뇨, 심장혈관 질환과 같은 성인병에 취약하게 만들기 때문에 적극적인 치료가 필요합니다.

성조숙증의 원인

사실 성조숙증의 원인은 남자아이들의 경우에 아주 간혹 뇌종양이나 뇌의 감염, 과거에 뇌 주위에 방사선 치료를 오랫동안 받았거나 뇌에 구조적 손상을 입었을 경우가 원인이 되지만 이러한 경우는 매우 드뭅니다.

또 여자아이들의 경우 특별한 원인 없이 나타나는 경우가 훨씬 더 많습니다.

아주 간혹 난소 낭종이나 난소암으로 인해 증상이 발생할 수도 있고, Mccune-Albreight 증후군이 원인이 되는 경우도 간혹 있긴 하지만 이러한 경우는 특정한 유전자의 돌연변이로 생겨나는 것입니다.

대부분의 성조숙증 검사 상에서 위의 유전학적 원인이 나타나는 경우는 거의 없습니다.

임상적으로는 비만과 성조숙증 사이에 특별한 통계적 상관성이 있습니다.

사실 비만 관리는 성조숙증 치료에 있어 매우 중요한 핵심적인 관리 포인트가 됩니다. 그렇기 때문에 소아비만을 단순히 영양 과잉 상태로 생각할 것이 아니라 하나의 '질환'으로 여기고 적극적으로 대처해 줄 필요가 있습니다.

학교나 학원에서 계속 앉아있는 시간이 늘고 운동할 시간이 부족하며 편안한 휴식 시간에 조차도 계속 앉아서 컴퓨터나 스마트폰을 하는 아이들이 폭발적으로 늘어나면서 비만 경향이 가속화되고 있는데 이런 현실에서 성조숙증 문제는 앞으로 더 증가할 개연성이 높습니다.

사회적 문제로서의 성조숙증 및 최신 임상 사례

우리나라 특히 여자 어린이들의 성조숙증은 점차 사회 문제로 대두되고 있는데 TV 방송이나 신문 등 각종 매체를 통해 성조숙증의 위험성이 자주 보도되고 있으며 실제로 상당수 여자 초등학생 아이들이 성조숙증 진단을 받고 있습니다.

건강보험심사평가원 통계에 따르면 국내에서 성조숙증으로 진단받은 아동은 2014년 7만 2천 명에서 2018년 10만 3천 명으로 5년간 43% 증가했습니다.

최근 여자 초등학생들이 성조숙증으로 인해 초경이 병적으로 빨라지는 경우가 점점 늘고 있는데 실제로 저 또한 여자 어린이들의 성조숙증 문제로 방문하시는 부모님들을 자주 뵙게 됩니다.

이해를 돕기 위해 최근 제가 진료했던 성조숙증 여자 어린이 임상 사례를 말씀드리겠습니다.

■ 임상 사례

이제 곧 초등학교 2학년이 되는 만 7세 A양의 어머님은 최근 아주 큰 고민이 생겼다. 작년 10월부터 A양의 양쪽 가슴에 볼록한 몽우리가 잡히기 시작했는데 약 4~5개월이 경과 된 지금 점점 더 가슴 몽우리가 커지고 있기 때문이다.

A양은 평소 식탐이 굉장히 많았고 체중백분율은 93% 상황이라서 여자아이치고 다소 토실 토실한 체형이라고 그저 가볍게 생각하고 있었다. 그런데 막상 아이의 가슴 몽우리가 점점 크게 자라고 있어서 도대체 이 사실을 어떻게 받아들여야 할지 어머님은 많이 당황스럽다. 체중조절을 위해 일주일에 3회 태권도 도장에 보내고 있음에도 불구하고 체중은 계속 느는 데다 식욕 통제도 잘 이루어지지 않아 '혹시 비만이나 성조숙증 진단을 받으면 어떻게 하나?'하고 막연한 불안감만 가지고 있었다. 막상 이렇게 현실로 다가오니 그동안 너무 아이를 무관심 속에 방치한 것은 아닐까 하는 자책감이 크다.

게다가 A양 아버님의 키는 169cm이고 어머님의 키는 154cm이기 때문에 지금과 같은 추세라면 A양이 초경(생리)을 또래 아이들보다 훨씬 더 일찍 하게 될 텐데, 그렇게 되면 결국 아이의 최종 키에도 악영향이 있지 않을까 하는 걱정도 든다.

이런 복합적인 문제점을 동반하고 있는 A양에겐 어떤 한의학적 조치가 구체적으로 도움이 될까요?

성조숙증 치료에 있어 가장 주의할 점은 부모님들의 방치와 무관심입니다. '크면서 괜찮아 지겠지' 하고 무관심 속에 그냥 방치하는 경우를 많이 봤습니다.

아무리 긍정적인 마음이 중요하다고는 하지만, 그래도 이런 경우엔 가까운 시일 내에 믿을 만한 한의원에서 직접적인 상담을 받고 성조숙증 어린이들에게 어떤 구체적인 한의학적 도움을 주어야 할지 함께 적극적인 고민과 조치가 필요합니다.

그리고 성조숙증을 '단순히 성조숙증으로만' 생각하시면 안 되며 '방치해도 키 안 크는 정도'로만 생각하시면 안 됩니다.

성조숙증은 결국 단순히 청소년기의 성장 부진만 초래하는 것이 아니라 10대 후반~20대 초반의 다낭성 난소 증후군(16, 다낭성 난소 증후군편 참고)을 비롯해서 20~30대 시기의 난임이나 불임뿐 아니라 결국 40대 이상에서의 여성 암이나 각종 성인병 발생에도 중대한 영향을 끼치는 것이기 때문에, 비만 – 성조숙증 및 저성장 – 다낭성 난소 증후군 – 난임 – 여성 암 및 성인병이라는 일련의 나쁜 흐름의 시작으로서 성조숙증을 이해할 필요가 있습니다.

결론적으로 말씀드리면 만일 여자아이가 성조숙증 징후를 보이는 경우엔 최대한 빨리 적극적인 한방 치료를 시작하는 것이 좋습니다.

성조숙증에 대한 한의학적 체질개선 치료법

남자아이들은 늦어도 초등학교 3~4학년, 여자들은 초등학교 2~3학년부터 한의학적 관리를 적극적으로 해주는 것이 임상적으로 큰 도움이 됩니다. 특히 1년에 키가 4cm도 자라지 못하는 상황이거나 비만 경향성을 동반하고 있다면 더욱 적극적인 성장 관리를 해 주어야 합니다.

10대 여자 초등학생들의 성조숙증이나 비만 관리에 있어서 추천할만한 치료법 중 하나로 꾸준한 체질별 맞춤 한약 처방을 들 수 있습니다. 특히 검사상으로 종양이나 낭종 등의 특별한 문제가 없는 경우라면 더더욱 한약 처방의 효과를 많이 볼 수 있습니다.

대표적인 한약 처방으로는 대사 과정에서 쌓인 인체 내 노폐물(환경 독소)을 부드럽게 대소변을 통해 배출하면서 몸의 자연스러운 성장을 유도하는데 큰 도움을 주는 태음조위탕, 조위승청탕, 오령산, 분심기음, 이진탕 등을 추천할 수 있겠습니다.

*POPs(Persistent Organic Pollutants, 잔류성 유기 오염물질) : 독성이 강해 자연상태에서 분해되지 않고 생태계의 먹이사슬을 통해 동식물 체내에 축적되어 면역체계 교란, 중추신경계 손상 등을 초래하는 물질을 말한다. 대부분 산업생산 공정과 폐기물 저온 소각과정에서 발생하며, 주요 물질로는 DDT·알드린 등 농약류와 PCB·헥사클로로벤젠 등 산업용 화학물질, 다이옥신·퓨란 등이 있다.

한약 처방의 효과는 기울어진 음양의 기운을 적절히 조정하고 호르몬 균형을 맞추어 주어서 너무 빨리 성숙되는 것을 완화시키고 키 성장을 부작용 없이 도와주게 되는 것인데

최근 한약에 대한 많은 과학적 연구 성과들을 통해서 한약 처방의 꾸준한 복용을 통한 성조숙증 관리 및 비만 관리가 임상적으로 매우 유의미하다는 것을 과학적 논문 근거를 통해 확인할 수 있습니다.

한국산학기술학회지 2018. 2월호 논문(312명 비교 분석)인 "성조숙증 여아와 정상발달 여아의 심리사회적 행동특성 비교"를 보면

스마트폰을 장시간 사용하고, TV 시청을 오래 하고, 외식을 할 때 고기류(육식) 섭취 횟수가 많으면 성조숙증에 걸릴 가능성이 통계적으로 유의미하게 높아지는 것을 확인하였습니다.

일반적인 성조숙증의 원인이라고 알려진 소아비만, 1회용품이나 플라스틱 사용에서 유래한 환경호르몬(내분비계 교란물질), 인터넷을 통한 성적 자극, 정신적 스트레스 등과 연계될 수 있습니다.

1. 패스트푸드나 가공식품 등 인스턴트 식생활 패턴이 아동들로 하여금 과체중을 조장하고 호르몬을 교란해 2차 성징과 성조숙을 유발시키는 원인으로 작용합니다. 참고로 만 2세 이전, 콩(식물성 여성호르몬)의 과다한 섭취도 중요한 원인으로 작용합니다.

2. 또한, 환경호르몬, 화학첨가물을 배제한 건강한 식단도 함께 요구됩니다.

3. 늦은 밤 TV 시청과 스마트폰 과다 사용은 신체활동을 저하시키는 것은 물론 밤늦게까지 자지 않고 깨어 있으면 몸 안의 멜라토닌 분비가 감소하게 돼 성조숙증을 일으킬 수 있습니다. TV와 스마트폰에서 발생하는 전자파도 몸속 멜라토닌 분비를 떨어뜨려 성조숙증을 유발하는 원인으로 알려져 있습니다.

성조숙증을 세심하게 관리하기 위해서는 환경호르몬을 피하기 위한 적절한 식이 습관과 생활 관리 및 아이에게 맞는 운동 관리가 꼭 필요합니다.

성장

키 크는 식사법

성장방해 요인

가장 큰 성장방해 요인은 지속적인 영양결핍 내지는 영양 불균형이라고 할 수 있겠고 두 번째가 잦은 질병인데 말라리아, 콜레라, 결핵, 장티푸스, 설사 등과 같은 후진국형 질병에 의한 것과 알레르기 비염이나 아토피 피부염, 천식 등 알레르기 병증과 같은 선진국형 질병에 의한 것으로 나눌 수 있을 것 같습니다.

체력이 뒷받침되지 않는 과잉 운동, 수면 불량 문제, 과도한 학업 스트레스 또는 성조숙증이나 인스턴트 음식 섭취 및 운동 부족으로 인한 비만 같은 문제들도 중요한 성장방해 요인이라고 할 수 있습니다.

성장과 자세

의자에 앉을 때는 약간 깊게 앉고 좌우 다리를 평평하게 해서 앉는 것이 키 성장에 있어서 좋습니다. 이때 발바닥 전체를 바닥에 대어야 허리에 부담이 안 가고, 의자의 높이를 무릎 각도가 직각이 될 정도로 잘 맞추면 자세가 바르게 잡히고 근골격계가 튼튼해지게 됩니다. 또한, 바른 수면 자세를 취하는 것도 성장에 보탬이 되는데, 바른 수면 자세라고 하는 것은 좌우의 어깨, 허리 높이를 맞추고 다리를 골반 폭보다 약간 넓게 벌린 상태로 천장을 보면서 자는 자세입니다.

앉을 때는 방바닥에 그냥 앉지 말고 되도록 의자에 앉아야 합니다. 만약 어쩔 수 없이 바닥에 앉게 된다면 책상다리를 하지 않는 것이 좋고 방석을 준비해서 다리를 앞으로 쭉 뻗을 수 있게 바른 자세로 편안히 앉는 것이 필요합니다. 또한, 삐딱하게 기대어 앉으면 척추가 삐뚤어져서 성장에 방해가 됩니다. 또 1시간 이상 같은 자세로 있는 것도 좋지 않기 때문에 중간중간 휴식을 취하면서 자세를 바꿔 주는 것이 좋겠습니다.

성장과 잠

키는 주로 잘 때 큰다고 얘기하는 경우가 많은데, 그렇다고 해서 낮잠을 자거나 그것도 책상에 엎드려서 낮잠을 자는 것은 매우 좋지 않으니 주의할 필요가 있습니다.

성장호르몬은 밤에 취침한 후 1~2시간 사이에 가장 많이 분비되는데, 특히 밤 10시에서 새벽 2시 사이에 성장호르몬이 가장 많이 분비되기 때문에 특히 어린이들은 일찍 자고 일찍 일어나는 습관을 갖는 것이 좋습니다. 공부를 열심히 해야 하는 청소년 학생들은 밤 10시에는 사실 현실적으로 자기가 힘드니까 늦어도 12시 전에는 잠자리에 들겠다고 생각하는 것이 좋으며 부족한 공부는 새벽에 일어나서 하는 것이 좋겠습니다. 개운하게 일어날 수 있도록 잠은 되도록 긴장을 풀고 깊게 들도록 하고, 규칙적인 생활로 생체 리듬을 일정하게 유지하는 것이 키 성장에도 좋습니다.

성장에 필수적인 영양소와 음식

키 성장에 필수적인 영양소로는 우선 '단백질'과 칼슘이나 아연, 마그네슘, 구리, 망간, 등과 같은 '미네랄' 그리고 '비타민 D'를 말씀드릴 수 있겠습니다. 기름기를 뺀 살코기나 검은콩에는 단백질이 많이 들어있고 멸치, 다시마, 미역, 김, 파래 등과 같은 해조류와 빙어처럼 통째로 먹는 생선 그리고 야채, 우유, 호박, 당근, 연근, 우엉 등에는 좋은 칼슘이 많이 있습니다. 현미나 통밀에는 마그네슘이 많이 있고 정어리, 멸치, 다랑어, 계란 노른자, 나물, 표고버섯 등에는 비타민 D가 많이 있습니다. 시금치나 깨, 멸치, 굴, 미역, 김에는 철분이 많이 들어있기 때문에 역시 추천드릴 수 있는 음식이 되겠습니다.

키 크는 식사법

우선 입에 넣은 음식을 충분히 씹는 것이 키 크는 식사법 중에서 제일 먼저 말씀드릴 수 있는 방법인데 사실 이런 저작 운동은 음식을 가늘게 부순다는 의미뿐만 아니라 소화, 흡수의 효율성을 높인다는 의미도 있습니다. 씹으면 씹을수록 여러 가지 소화효소가 입안에 분비되며 음식이 식도를 통해서 위와 장으로 이동할 때에 소화액의 분비도 활발해집니다.

또한, 식사하는 도중에 가능하면 물을 마시지 않는 것도 중요합니다. 물이 소화효소나 소화액을 희석시켜 충분한 작용을 못 하도록 방해하기 때문입니다.

소화액의 분비나 연동운동은 정신상태의 영향을 받기 때문에 우울한 기분으로 식사를 하면 소화액의 분비도 충분히 이루어지지 않고 위나 장의 연동운동도 기능을 제대로 발휘하지 못하기 때문에 즐겁고 감사한 마음으로 식사를 하는 것이 중요하겠습니다.

또한, 간식이나 밤참은 영양상의 균형이 깨지기 쉽기 때문에 되도록 피해야 합니다.

더불어서 키 성장에 있어서는 당분이 가장 큰 적이라고 할 수 있기 때문에 가급적 피하는 것이 좋겠습니다. 왜냐하면, 당분은 혈액을 산성화시켜서 칼슘이 동원되어서 혈액을 중화하는데 불필요하게 사용되도록 유발시키는 물질이기 때문입니다. 특히 청량음료의 당분은 칼슘의 체내흡수를 방해하는 최대의 적입니다.

염분이 많이 포함된 음식은 위장의 점막을 손상시켜서 활동을 방해할 수 있는데, 중요한 소화기관인 위장의 활동이 약해지면 당연히 섭취한 음식의 영양분을 충분히 흡수할 수 없게 되어 뼈와 근육의 발달이 늦어질 수 있으니 주의해야 합니다.

또한, 커피나 홍차, 코코아에는 카페인과 테오브로민이라는 신경 흥분 작용을 촉진하는 성분 이외에도 위장의 소화액 분비를 억제하는 탄닌도 많이 포함되어 있어서 영양분 흡수를 방해하기 때문에 되도록 섭취하지 않는 것이 좋겠습니다.

수족구병

수족구병 예방법

수족구병이란?

수족구(手足口)병은 이름 그대로 손과 발, 입에 병이 생기는 것인데 손과 발에는 수포성 발진이 잘 생기고, 입안에는 물집이나 궤양이 잘 생기고 전신에 열이 나는 것을 특징으로 하는 병입니다. 주로 '콕사키 바이러스 A16'이나 'enterovirus 71' 같은 장(腸) 바이러스 감염에 의해 발생하며 매년 마다 전국적으로 유행하는 질병입니다.

한의학에서는 '온병(溫病)'의 범주로 이해하고 있는데 몸속에서 열이 울체되고, 혈행 순환이 잘 되지 못하고 울체될 때 발생한다고 해석합니다. 열이 나고 입안이 많이 헐기 때문에 아파서 잘 먹지 못하는 경우가 아주 많습니다. 심하더라도 먹는 것만 그런대로 먹을 수 있고 전문가의 적절한 치료를 받으면 대개 7~10일 정도면 후유증 없이 좋아지게 됩니다.

수족구병의 주요 증상

수족구병에 걸리면 5일 정도의 짧은 잠복기를 거친 다음에 본격적으로 증상이 나타납니다. 초기에는 미열, 식욕감퇴, 피곤, 복통 같은 증상이 있을 수 있고, 그다음 1~2일 후부터는 손바닥과 발바닥, 입안 점막, 잇몸, 입천장, 혀 등에 붉은 반점이나 궤양, 물집 등이 생깁니다. 무릎이나 엉덩이에도 물집이 생길 수 있습니다.

잘 먹지 못해서 탈수가 생기는 경우도 있습니다. 간혹 이 물집을 터뜨리고 오는 보호자 분도 계신데 이 물집은 가급적 건드리지 않는 게 좋습니다. 그냥 두시면 저절로 사라집니다.

수족구병이 자주 발생하는 시기와 연령

수족구병은 보통 4월 말부터 발생이 증가하고 5~7월 사이에 가장 집중적으로 많이 발생합니다. 즉, 봄부터 여름에 걸쳐 주로 많이 유행하는데 초가을에도 발생하는 경우가 드물지 않습니다.

주로 만 6개월~만 5세 사이의 면역력이 약한 영유아들에게서 자주 발생합니다. 아주 드물지만, 성인도 걸릴 수 있습니다.

수족구병의 특징과 전염성

수족구병은 위에서 말씀드린 것처럼 손과 발, 그리고 입안에 물집과 궤양이 특징적으로 잡히는 바이러스성 질병인데, 특별한 의학적 조치 없이도 일주일 정도면 자연 치유되는 병이긴 합니다. 하지만, 아직까지는 수족구병에 대한 백신이나 치료제가 개발되지 않았기 때문에 공중위생을 철저히 하여 감염을 예방하는 것이 최선의 방법입니다.

거의 대부분의 경우 가벼운 증상만 앓고 후유증 없이 끝나지만, 심한 경우에는 뇌수막염이나 뇌염 등이 나타날 수 있으며 면역체계가 발달하지 않은 신생아(생후 2주 이내)가 감염되면 사망할 수도 있습니다. 또 수족구병에서 가장 위험한 것은 탈수 증상입니다. 만일 돌 전의 아기가 8시간 이상 소변을 보지 않거나 1세 이후 아기가 12시간 이상 소변을 보지 않는다면 탈수를 반드시 고려해야 합니다.

수족구병은 법정 전염병으로 보건복지부에서 공식적으로 지정했을 정도로 전염력이 매우 강한 질병입니다. 주로 바이러스에 감염된 사람의 대변이나 호흡기 분비물(침, 가래, 콧물 등)에 의해서 전염되는데, 공기로도 전염될 수 있습니다. 수족구병은 발병 후 1주일 동안이 가장 전염력이 강한데 장마가 시작되면 전염력이 급격히 감소되는 것으로 알려져 있습니다.

발병 시 생활 조치법

되도록 외출을 삼가고 집에서 편안하게 안정을 취하게 하고 물을 많이 주는 것이 제일 중요합니다. 따뜻한 물에 목욕을 잠깐씩 시키는 것도 열을 내리는데 도움이 될 수 있습니다.

하지만 아이마다 진행되는 병의 증상이 항상 같지는 않기 때문에 전문가의 진단을 받고 조치를 취하는 것이 좋습니다. 만일 입속의 궤양 때문에 아기가 음식과 물을 잘 먹지 못 한다면 고깃국물이나 미음, 과일주스, 미음, 죽과 같은 유동식을 2~3일간 먹이도록 하는 것이 좋습니다.

수족구병 예방법

물은 반드시 끓여서 먹이고, 손과 발을 자주 깨끗이 닦도록 하는 것이 제일 중요한 예방법입니다. 외출 전후 양치질도 중요합니다.

또한, 수족구병에 걸린 아이의 배설물이 묻은 옷은 철저히 소독해야 합니다. 집안 식구 중에 혹시 수족구병에 걸린 사람이 있으면 수건 등도 따로 사용하게 해 주어야 합니다. 또 수족구병이 유행할 시기에는 아이들을 무리하게 지치도록 놀게 하지 않는 것도 필요합니다. 한의학적으로는 면역력을 높이고 속열을 식혀주기 위해서 맥문동차나 오미자차를 평소에 많이 마시게 하는 것도 좋겠습니다.

특히, 면역체계가 아직 충분히 발달하지 못한 생후 2주 이내의 신생아들은 이 시기에 더욱 각별히 주의해야 합니다. 수족구병이 유행할 때에는 신생아들이 많이 있는 산후조리원 내에서의 위생 관리에 더욱 신경을 써야 합니다.

수족냉증

건강 Q&A - 손발을 따뜻하게 하는 음식과 생활 관리법

수족냉증이란?

수족냉증(手足冷症, Cold Hands|Feet Syndrome)은 추위를 느끼지 않을 만한 온도에서 손이나 발에 지나칠 정도로 냉기를 느끼는 질병입니다. 즉, 다른 사람은 추위를 느끼지 않을 만한 상황에서 유독 해당 환자 혼자만 손발이 차가워지고 시려서 일상생활에 불편이 큰 상태를 말합니다. 수족냉증 환자의 적외선 체열 검사(DITI, 경피온열검사) 결과를 살펴보면, 손끝과 발끝의 온도가 다른 신체 부위에 비해서 현저하게 낮은 경향을 보이게 됩니다.

수족냉증 환자들은 일반적으로 추운 곳에 있을 때뿐만이 아니라 따뜻한 곳에서도 손발이 시리듯 찬 경우가 많습니다. 그리고 손발이 차고 저림증상이나, 추위에 노출 시 손발의 끝 (말단)이 창백해지면서 파랗게 변하는 증상 또는 손발이 왠지 내 손발 같지 않고 남의 살 같은 자각적인 느낌이나 무감각증을 호소하는 경우가 많고, 여성들의 경우에는 특히 생리불순이나 소화 장애 또는 안면홍조를 수반하는 경우가 굉장히 많습니다.

수족냉증이 심한 환자들에게는 수면 양말이 겨울철뿐 아니라 1년 365일 연중 필수품이기도 하며 증상이 정말 심한 여성분들은 펄펄 끓는 한여름에도 수면 양말을 신기도 합니다. 추운 겨울철이면 수족냉증 증상이 악화되면서 손발이 얼음처럼 차가워지는 분들도 많습니다.

수족냉증은 일상생활이나 대인 관계에 있어 많은 지장을 초래합니다. 수족냉증을 겪는 사람들은 따뜻한 곳에서도 손발의 냉감을 호소하면서 흔히 무릎이 잘 시리고, 아랫배나 허리 등 다양한 신체 부위에서 냉기를 함께 느끼기도 합니다. 겨울철에는 훨씬 더 커다란 고통과 많은 불편을 겪게 됩니다. 정신적인 스트레스도 상당해서 초면에 악수를 청해도 손잡는 것을 기피하는 일까지 생기게 되면서 상대방에게 오해를 받기도 합니다. 임상적으로 보았을 때 수족냉증을 유발하는 요인 중에서 혈액 순환이 원활하지 않은 것을 가장 큰 원인으로 꼽는데, 대체적으로는 추위나 스트레스와 같은 외부 자극 때문에 혈관이 지나치게 과잉 수축되면서 손이나 발과 같은 말초 혈관 부위에 혈액공급이 감소되어서 나타나게 됩니다.

통계 조사에 의하면 수족냉증을 호소하는 환자분들의 약 40.5%는 어지럼증이나 빈혈을 함께 갖고 있었으며 위장장애(30.4%), 정신·신경 증상(25%), 관절 질환(21.1%), 산후풍 (19.9%) 등을 함께 호소하는 것으로 나타났습니다. 특히 여성분들에게 있어 월경불순, 월경통, 갱년기 장애, 난임이나 불임과 더불어 성 기능 장애 등도 유발할 수 있고 무엇보다도 각종 종양(자궁근종, 난소낭종 등)의 발생 가능성을 높일 수 있기 때문에 매우 주의가 필요한 병증이라고 할 수 있겠습니다.

수족냉증의 원인

수족냉증 치료를 위해서는 원인 질환을 먼저 정확하게 파악하는 것이 무엇보다 중요합니다. 위장 장애나 소화 장애에 의한 체력 저하, 빈혈, 저혈압, 자율신경 이상으로 인한 모세혈관 수축, 골반 내 울혈, 수분 대사 장애 등이 수족냉증의 흔한 원인 질환이 될 수 있습니다. 또 산후풍, 동맥경화 등으로 인한 혈액 순환 장애 또한 그 원인이 될 수 있습니다.

특히 여성에서는 생리, 출산, 폐경과 같은 여성 호르몬 변화가 자율신경계에 영향을 주어서, 추위와 같은 외부 자극을 받으면 교감신경이 예민해져서 혈관 수축이 일어나 손발과 같은 말초 부위에 혈액공급이 줄어들게 되어 결과적으로 심하게 냉기를 느끼게 될 수 있습니다. 또한, 내분비계 기능 이상으로 인한 갑상선 기능 저하증, 갱년기 등도 수족냉증의 중요한 원인 질환이 될 수 있습니다.

손발의 감각 저하, 손의 통증, 피부색 변화 등을 보일 때에는 레이노 증후군(Raynaud's phenomenon)을 의심할 수 있습니다. 한랭 자극에 노출되거나 정신적인 스트레스 등으로 혈관이 과도하게 수축되면 손가락이나 발가락 끝이 창백하게 변하고 파랗게 변하기도 합니다. 회복될 때는 붉은색으로 변했다가 원래 피부색을 되찾게 됩니다. 한두 개의 손가락에 나타나기도 하지만, 점차 손 전체에 나타나며 20대에 발병하기도 합니다. 혈관염(血管炎, vasculitis), 피부경화증, 동맥경화증 등의 질환에 동반되어 나타나기도 하는데 심한 경우 손가락 끝이 검게 변하는 조직 괴사 증상을 보이기도 합니다. 따라서 손이 자주 저리면서 체온과 손발의 온도 차이가 2도 이상인 경우에 그리고 그때마다 피부 색깔이 푸른색으로 변하면서 통증이 동반된다면 반드시 레이노 증후군(Raynaud's phenomenon)을 의심해 보아야 합니다.

고혈압, 당뇨, 고지혈증 등의 뚜렷한 원인 질환에 의해 동맥경화증으로 순환 장애가 일어나서 혈액공급 자체가 잘 안되어 손발이 시린 증상이 나타날 수 있습니다. 흡연도 이러한 수족냉증의 원인이 될 수 있습니다. 이 외에도 신경의 압박이나 염증으로 인해 손발의 시림 또는 저림을 느낄 수 있는데 이것은 손목을 지나는 신경이 압박되어서 나타나는 손목터널증후군이나 추간판탈출증, 말초신경염이 원인 질환입니다.

수족냉증의 한의학적 검사법과 분류법

1. 한의학적 검사법

수족냉증 여부를 정확히 파악하기 위한 한의학적인 검사로는 ▲적외선 체열 촬영(피부에서 방출되는 적외선 에너지를 이용하여 신체 각 부위별로 체표 온도를 측정하는 방법) ▲냉 부하 검사(적외선 체열 촬영을 이용하여 손, 발을 차가운 물에 노출시킨 후 회복되는 정도를 파악하는 검사법) ▲스트레스 검사(교감신경과 부교감신경의 균형 상태를 파악해서 스트레스에 어느 정도 노출돼 있는지를 측정) ▲맥진, 양도락 검사(맥상과 경락 기능을 측정) ▲가속도 맥파 검사(말초혈관의 노화 상태와 혈류 순환 정도를 측정) 등이 있습니다.

2. 한의학적 분류법

(1) 비위(소화기) 기능 약화
한의학에서는 "비주사말(脾主四末)"이라고 해서 비위(소화기)가 체질적으로 약한 경우에 특히 손발이 차가워질 수 있다고 해석하고 있습니다. 그리고 운동을 통해서 손발을 많이 움직여주면 소화기도 좋아질 수 있다고 말합니다. 특히 근육이 부족하고 비위가 약한 소음인 체질의 깡마르고 날씬한 체형일 경우에는 근력을 강화시키는 운동을 통해서 체온을 높여줄 수 있습니다. 일반적으로 '추위를 많이 탄다'는 것은 사상체질과 연관이 깊은데 특히 손과 발은 한의학적으로 비위(소화기) 계통과 깊은 상관성이 있습니다.

비위(소화기)의 흡수 효율성이 떨어지면, 기초 열량 공급이 줄어들고 이런 비상 상황에 적응하려는 몸은 에너지 발산을 자제하기 위해서 손발에 있는 말초 혈관을 수축시켜서 손과 발이 차가워지게 됩니다. 수족냉증 환자들 특히 여성 수족냉증 환자들이 만성 장염, 만성 변비, 만성 설사와 같은 소화기 장애를 함께 호소하는 것이 바로 이런 이유에서 비롯됩니다. 이럴 때 근본적인 체질개선 없이 단순히 양방 소화제에만 계속 의존하다 보면 소화기 증상은 점점 더 만성이 되고 수족냉증 역시 계속 잘 낫지 않게 되므로 매우 주의해야 합니다.

(2) 혈허(血虛)로 인한 순환 불리
사람의 체온이 항상 일정하게 유지되는 이유는 혈액이 우리 몸속 구석구석까지 잘 흐르기 때문입니다. 그런데 어떤 원인에 의해서건 혈액 순환이 충분히 잘 이루어지지 않으면, 열과 에너지 공급이 원활하지 못하게 되고 그렇게 열과 에너지 공급이 잘 되지 않는 부위의 체온이 낮아져서 냉증이 발생하게 되는 것입니다.

수족냉증이 40대 중반 이후 여성분들에게 많이 나타나는 것은 여성 호르몬 변화와 주로 연관이 깊습니다. 초경, 출산, 폐경 등 여성 호르몬 변동이 심할 때 수족냉증 증상이 시작되거나 악화되는 경향이 높습니다. 또한, 하복부 냉증이나 골반 냉증 또는 자궁냉증이 동반되어 있는 경우에는 수족냉증이 훨씬 더 심하게 될 뿐 아니라 만일 이런 상황에서 임신을 시도하려는 경우에는 임신에도 불리한 조건이 되어 결국 난임 환자가 되는 경우가 많으니 각별히 주의하셔야 하겠습니다.

사실 월경통이나 월경불순을 동반한 수족냉증을 20~30대 젊은 가임기 여성이나 10대 여성 청소년들에게서도 매우 흔하게 임상 현장에서 관찰할 수 있는 이유는, 수족냉증이 여성 호르몬이나 생리로 인한 혈허로 결국 혈액 순환이 제대로 잘 이루어지지 않아서 신체 말단 부위에 체온이 쉽게 떨어지면서 발생하기 때문입니다. 이런 경우 하복부까지 차가울 때가 상당히 많기 때문에 하복부의 중요 경혈(특히 관원혈)에 뜸 치료를 병행한다면 훨씬 더 좋은 치료 효과를 기대할 수 있습니다.

최근에는 정신적 스트레스에 자주 노출되어서 교감신경이 만성적으로 항진된 남성들에게서도 수족냉증이 자주 나타나고 있는데, 이를 그냥 방치할 경우 만성피로증후군, 소극적인 대인 관계, 정력 감퇴 등을 유발할 수 있으니 주의를 해야 하겠습니다.

수족냉증을 뜻하는 한의학적인 병명인 비증(痺證)은 '막혀서 잘 통하지 않는 병증'이라는 뜻입니다. 일반적으로 풍, 한, 습의 나쁜 3가지 기운이 주요 경락을 막아 불통시킴으로써 일어나는 병증으로 수족냉증 이외에도 관절이나 근육에 통증이나 운동장애를 일으키는 질환이기도 합니다. 흔히 손만 차가우면서 유난히 저릴 때에는 양쪽 손등끼리 마주 보게 해서 약 1분 정도 지속시켰을 때 증상이 유발되거나 더 악화된다면, 손목에서 신경이 눌려서 나타나는 증상일 가능성이 있는데 손목을 과다하게 사용하는 음식점과 같은 사업장 종사자 분들에게서 흔히 나타납니다. 만일 손보다는 발이나 다리만 저리거나 시릴 경우에는 척추 주위의 신경이 눌려서 생기는 경우도 간혹 있기 때문에 오래 걷지 못하고 발바닥이 무뎌지거나 나이가 들수록 점점 더 증상이 심해진다면 허리의 정밀 검사가 필요하기도 합니다.

수족냉증의 한의학적 치료법

원인 질환에 대한 정확한 감별 진단을 통해서, 기본적인 체질적 편향성과 함께 몸의 허실 상태를 잘 판별하고 개별적인 수족냉증 상황과 동반되는 여러 증상에 맞게 맞춤 한약 및 침 뜸 요법 등을 사용합니다.

(1) 침 치료
인체의 기혈 순환을 조절해서 어혈과 담음, 외사 등을 몰아내어 수족냉증의 원인을 제거하여 치료합니다.

(2) 맞춤 한약
수족냉증 개선 효과를 발휘하는 특정한 한약재를 바탕으로 조제된 맞춤 한약은 기와 혈의 부조화를 바로잡고, 비위 기능을 돕고 혈허 증상을 치료하게 됩니다. 사물탕, 당귀보혈탕, 팔진탕, 계지복령환, 당귀사역가오수유생강탕, 곽향정기산, 궁귀향소산 등의 처방이 많이 활용됩니다.

(3) 뜸치료
몸이 차가우면 기혈이 잘 소통되지 않고, 반대로 몸이 따뜻해지고 적정 체온이 유지되면 기혈이 잘 소통됩니다. 기(氣)가 전신에 원만하게 잘 통해야 면역력이 높아지고 질병에 걸리지 않게 됩니다. 뜸으로 직접적으로 몸을 따뜻하게 해주고 기혈을 순환시킴으로써 수족냉증에 상당히 좋은 치료 효과를 볼 수 있습니다.

(4) 추나 치료
잘못된 자세는 몸을 틀어지게 하고 척추에 이상이 생기면서 자율신경계에까지 악영향을 미침에 따라서 결국 혈액 순환에 문제를 일으킬 수 있습니다. 이때 추나 치료로 자세를 바로잡아 주고 수족냉증 증상을 완화시킬 수 있습니다.

(5) 한방 물리요법

전침 치료는 신경과 근육에 전기 자극을 가하여 경직된 근육을 풀어주고 혈액 순환을 개선합니다. 경피적외선조사요법은 경락과 경혈을 따뜻하게 함으로써 기의 소통을 촉진하고 통증 완화, 근육 이완, 노폐물 제거를 돕습니다.

건강 Q&A – 손발을 따뜻하게 하는 음식과 생활 관리법

Q. 고등학교 2학년에 재학 중인 저희 딸아이가 손발이 너무 찹니다. 손발을 따뜻하게 만들어 줄 수 있는 좋은 생활 관리법이 있으면 알려주세요.

A. 1. 정신적 스트레스를 지속적으로 받으면 코티솔이라는 해로운 물질이 많이 나오게 되는데, 신체는 이러한 상황을 위기 상황으로 인식해서 혈액을 뇌나 심장과 같은 핵심적인 생명 유지 기관 쪽으로만 집중해서 보내게 됩니다. 결국, 온몸에 혈액이 충분히 잘 돌지 못해서 체온이 떨어지게 되고 특히 손발은 더더욱 차지게 됩니다. 고등학생이나 취업 준비생처럼 스트레스가 많은 여성분들에게 수족냉증이 있다면 토마토, 호박, 감자를 상시적으로 많이 챙겨 먹는 것이 상당히 좋습니다. 이런 음식들에 풍부하게 들어있는 '감마아미노낙산'이라는 성분이 우리 몸속에서 흥분을 억제하는 물질을 분비해서 스트레스를 줄여주는 데 큰 도움을 주기 때문입니다.

2. 생강과 계피 그리고 부추와 같은 한약재도 여성분들의 수족냉증 치료에 상당히 많은 도움이 될 수 있는데, 먼저 생강은 예로부터 추위를 극복하기 위해 또한 수족냉증 치료를 위해 한방차로 달여 마시던 좋은 식품입니다. 생강은 동의보감에서 성질이 따뜻한 약으로서 양기를 잘 돌게 한다고 기재되어 있습니다. 생강은 혈액 순환을 도울 뿐 아니라 '진저롤'이란

소염 성분이 있어서 감기가 있을 때 마시면 코와 목의 염증이 낫도록 돕기도 합니다. 후추, 정향과 함께 세계 3대 향신료로 꼽히는 계피는 혈류량을 늘려주고 말초 혈액 순환을 촉진해서 몸을 따뜻하게 해 줍니다. 계피의 주성분인 '신남알데하이드'는 살균, 항암 효과도 있습니다. 위에서 말씀드린 생강과 함께 따뜻한 한방차로 끓여 마시면 좋습니다. 맛이 쓰다면 꿀을 조금 넣으면 됩니다. 부추 역시 한의학에서 따뜻한 성질을 가지고 있는 대표적인 한약재로 분류됩니다. 동의보감에 따르면 부추는 양기를 강화하기 때문에 배가 잘 아프거나 특히 손발이 찬 사람들은 즙을 내어 먹으면 좋다고 합니다. 부추는 특히 철분이 많이 함유되어 있어서 빈혈이 있는 수족냉증 여성분들에게 특히 더 도움이 됩니다.

이외에도 수족냉증을 개선하는데 도움을 주는 음식으로는 마늘, 당근, 표고버섯, 인삼, 홍삼, 황기, 도라지, 브로콜리 등이 있습니다.

3. 족욕이나 반신욕도 수족냉증 개선에 많은 도움이 됩니다. 단, 제대로 잘 하는 것이 중요합니다.

반신욕을 할 때 물을 40도 이하로 데웁니다. 한 번에 많은 물을 받지 말고 처음에는 욕조에 물의 3분의 2 정도만 받아서 반신욕을 시작합니다. 이후에 물 온도가 떨어지면 나머지 물을 받아서 적정 온도를 유지합니다.

반신욕 시간은 20분 정도가 적절합니다. 반신욕을 30분 이상 지속하면 땀을 너무 많이 흘려서 오히려 체력이 떨어지고, 몸속 수분이 빼앗기면서 피부가 건조해질 수 있습니다. 반신욕은 일주일에 2~3회 저녁 시간을 이용하는 게 가장 좋습니다.

족욕은 반신욕보다 물 온도를 더 뜨겁게 높여야 합니다. 40~43도가 적당합니다. 족욕 중엔 땀이 많이 나서 미리 물 한 컵 정도를 마시는 게 좋습니다. 복사뼈가 충분히 잠길 정도까지만 물에 담급니다. 역시 물이 식으면 따뜻한 물을 보충해서 온도가 유지되도록 해야 합니다. 족욕은 매일 해도 괜찮습니다.

반신욕이나 족욕을 시행한 후에 나른함이나 피로가 심해지거나 어지럼증이 생기면 온도를 조금 낮추시고 시행 시간이나 횟수를 줄여야 합니다.

수험생 슬럼프, 번아웃 증후군

건강 Q&A – 수험생 불면증 완화법

번아웃 증후군이란?

번아웃 증후군(Burnout syndrome)이란 '다 불타서 없어진다(burn out)'라는 뜻처럼, 의욕적으로 일(학업)에 몰두하던 사람이 극도의 신체적·정신적 피로감을 호소하면서 갑자기 무기력해지는 현상을 말하는데 특히 야망과 포부의 수준이 높고 실제로 학업(업무) 성취도가 동료들에 비해 뛰어난 편이며 주어진 일(공부)에 항상 전력을 다하는 성실하고 완벽주의적 성향의 사람(type A personality)들에게서 주로 나타나는 것으로 알려져 있습니다.

미국 정신분석 전문가 허버트 프로이덴버거(Herbert Freudenberger)가 "상담가들의 소진

(Burnout of Staffs)"이라는 논문에서 약물 중독자들을 상담하는 전문가들의 무기력함(의욕저하)을 설명하기 위해 처음으로 사용한 심리학 용어로써 탈진(脫盡) 증후군, 연소(燃燒) 증후군, 소진(消盡) 증후군 등으로 번역되고 있습니다. 어떠한 일(공부)에 열심히 몰입하다가 신체적·정신적 스트레스가 계속 쌓여서 심각한 무기력증이나 심한 불안감 및 자기 혐오, 이유 없는 짜증과 분노, 의욕 상실 등에 급속히 빠지게 되는 현상을 의미합니다.

한의학에서는 내인성으로 인한 질병(내상(內傷))을 음식상(飮食傷), 노권상(勞倦傷), 칠정상(七情傷), 방로상(房勞傷) 등으로 분류하고 있는데 번아웃 증후군은 대표적인 노권상에 해당됩니다.

노권상은 2가지로 다시 나뉘는데 노력과도(勞力過度)로 인한 것은 원기(元氣)가 손상되고, 노심과다(勞心過多)로 인한 것은 심혈(心血)이 모상(耗傷)하는데, 노심과 노력이 동시에 과도하면 기혈(氣血)이 모두 함께 상하게 됩니다. 또한, 사상체질의학적으로 판단해 보면 이러한 번아웃 증후군과 같은 이상 행동들은 보통 '소양인(少陽人)'에게서 흔히 관찰되기도 합니다.

즉, 학업(일)과 삶에 전반적으로 보람과 기쁨, 성취감을 느끼며 나름 충실감에 넘쳐 신나게 공부(일)하던 사람이 어떤 이유(노력과도 또는 노심과다)에서건 그 보람과 성취감을 잃고서 돌연히 슬럼프에 빠지게 되는 현상인 것입니다.

치열한 경쟁이 일상이 된 현대 사회에서는 남들보다 뒤처지지 않기 위해서 어린이나 청소년 시기부터 무한 질주를 해야 합니다. 계속되는 학교·학원에서의 수업 때문에 주말에도 제대로 쉬지 못하고 공부를 붙잡고 있습니다. 더욱이 집에 와서도 노트북이나 스마트폰 등으로 언제 어디서든 인터넷 강의를 수강해야 할 때가 많습니다. 그러다 보니 학업이나 성적에 대한 강박관념에 시달리는 수험생들이 더욱 폭발적으로 늘어나고 있습니다.

공부를 하지 않거나 성적이 좋지 않으면 자신의 가치가 떨어진다고 생각하고, 공부하고 있지 않으면 왠지 불안하거나 죄의식을 느끼는 상태에 빠져서 결국 번아웃(Burnout)에 이르게 되는 것입니다.

성적 향상에 대한 집착이 지나쳐서 스스로의 에너지를 고갈시키며 학습 중독으로 빠져들고 그렇게 불안과 좌절로 자신을 끊임없이 괴롭히고 채찍질하며 '스스로를 착취하는 상태'에까지 이르게 되는 것입니다.

번아웃 증후군의 증상

번아웃 증후군은 단순히 과도한 스트레스의 차원을 넘어서 자신을 둘러싼 모든 것에 의욕을 잃게 하고 무기력함에 빠지게 하며 수면장애, 우울증, 대인 관계 악화, 인지 기능 저하 등 다양한 질병을 유발합니다.

특히 고3 수험생 번아웃 증후군의 경고 증상들은 다음과 같습니다.

- 만성적으로 기력이 없고 갑자기 쇠약해진 느낌이 든다.
- 쉽게 짜증이 나고 노여움이 솟구친다.
- 잘 진행하고 있던 공부(업무)가 다 부질없어 보이다가 오히려 열성적으로 다시 공부 (업무)에 충실한 모순적인 상태가 반복적으로 지속되다가 갑자기 모든 것이 급속도로 무너져 내린다.

- 만성적으로 감기, 요통, 두통, 집중력과 기억력 저하, 어깨 뭉침, 수면장애 등과 같은 증상에 시달린다.
- 감정 소진이 심해서 우울하다고 표현하기 힘들 정도의 '에너지 고갈 상태'를 보인다.

특히 수험생들에게 만성피로증후군(chronic fatigue syndrome : 집중력 저하, 기억력감퇴, 수면장애, 근골격계 통증 등을 동반하는 6개월 이상 지속되는 심각한 피로감이 주된 증상인 복합적인 질환)이 내재되어 있는 경우라면 수험생 번아웃 증후군은 더욱 심각해질 수 있습니다.

수험생 번아웃 증후군에 도움이 되는 한의약적 치료법

'문명병' 또는 '현대병'이라고도 이야기할 수 있는 번아웃 증후군을 예방하거나 치료하기 위해서는 일단 자신의 번아웃 증후군 유사 상태를 인정하는 것이 첫걸음입니다.

실현 가능한 학습 목표를 세우고 현재 하고 있는 학업(일) 강도를 조금 줄이면서 마음의 여유를 갖는 것이 중요합니다. 오랜 시간에 걸쳐 자신도 모르게 서서히 번아웃 증후군 상태에 빠져든 만큼 단기간에 증상이 나아지지 않기 때문에, 자신의 마음을 들여다보고 진짜 원하는 것을 찾아내어 내면의 소리에 귀를 기울이며 스스로를 돌이켜 살펴보아야 합니다. 학업(업무) 성취도에 대한 집착을 버리고 지금 하고 있는 공부(일)가 과연 보람된 일인지, 내게 맞는 것인지, 예전보다 감정적으로 흥분하지는 않는지, 신체적으로 이상 증세는 없는지, 잠은 잘 자는지 등 자신의 몸 상태에 더욱 주의를 기울여야 합니다.

남과 비교하는 습관이나 남들의 시선에 민감하게 반응하고, 시기와 질투로 자기 혐오에 빠지지 않도록 학업(일)의 우선순위를 정하고 자신이 좋아하는 취미 생활이나 운동, 여행 등을 통해서 심리적 스트레스를 풀 수 있는 자신만의 방법을 찾아서 재충전의 시간을 충분히 갖도록 하는 것이 필요합니다.

또한, 가족이나 친구들에게 마음을 털어놓고 구체적인 도움을 받아야 합니다. 필요하다면 전문가로부터 진찰과 상담을 받고, 스트레스를 완화시켜 주고 기운을 북돋아 줄 수 있는 맞춤 한약을 병증의 심각도과 체질적 특이성에 따라 처방받는 것도 적극 추천할 수 있겠습니다.

'보중익기탕', '인삼양영탕', '분심기음', '온담탕', '귀비탕', '억간산', '공진단' 등의 한약 처방은 체력 저하 및 과도한 스트레스로 인한 수험생 슬럼프(번아웃 증후군) 극복에 있어서 매우 효과적인 탁월한 한약 처방들입니다.

이 중에서 보중익기탕(補中益氣湯)은 황기(黃耆), 인삼(人蔘), 백출(白朮), 감초(甘草), 당귀(當歸), 진피(陳皮), 승마(升麻), 시호(柴胡)로 구성된 처방인데 '인삼'이나 '황기'처럼 기허증(氣虛證)을 치료하는 한약이 임상적으로 수험생들의 체력 회복에 특별히 효과적입니다.

그리고 억간산(抑肝散)은 조구등(釣鉤藤), 백출(白朮), 백복령(白茯苓), 당귀(當歸), 천궁(川芎), 시호(柴胡), 감초(甘草) 등 총 7가지 약재로 구성된 만성적인 정신적 스트레스(한의학적으로는 보통 '간기울결증(肝氣鬱結證)'이라고 표현함) 해소를 위한 대표적인 한약 처방으로서, 다양한 소아청소년 신경정신과적 장애에 오랫동안 활용되어져 왔습니다. 최근에는 파킨슨병, 치매와 같은 노인들에게 흔한 퇴행성 신경계 질환에도 광범위하게 적용되고 있습니다. (P 235, '억간산' 참고)

억간산에 의한 공격성 억제 및 항불안 작용, 항스트레스 작용, 항산화 작용 및 항염증 작용에 의한 '뇌 보호 효과'도 최근 과학적 논문을 통해 학계에 널리 보고되었습니다.

마지막으로 '공진단'(43. 공진단편 참고) 역시 과도한 체력 저하 및 과도한 스트레스로 인한 수험생 슬럼프(번아웃 증후군) 극복에 있어서 매우 효과적입니다.

정조는 엄청난 체력으로 잠을 줄여가면서까지 어마어마한 양의 학업을 밤늦도록 수행한 대표적인 학자형 군주로 유명한데, 공진단이 정조의 체력 보강과 정신적 스트레스 완화에 있어 매우 큰 뒷받침이 된 것으로 널리 알려져 있습니다.

수험생 번아웃 증후군은 청소년 개인의 문제뿐만이 아니라 가정이나 학교 그리고 사회생활까지도 영향을 미칠 수 있기 때문에 평소 올바른 건강 습관을 통해 몸과 마음의 건강을 적극적으로 돌보아야 합니다. 감당하기 힘든 소아청소년 시기의 이상 행동(번아웃 증후군 등) 증상이 나타났을 때에는 가까운 한의원에 내원하여서 체질적 편향성을 확인하고, 과학적으로 이미 입증된 한약 처방(억간산, 보중익기탕, 공진단 등)을 꾸준히 복용하여 꼭 회복하기를 바랍니다.

건강 QA – 수험생 불면증 완화법

Q. 고3 수험생 엄마입니다. 아이가 불면증 때문에 컨디션이 너무 엉망입니다. 수험생 불면증 완화를 위한 좋은 생활섭생법이 있는지요?

A. 불면증의 가장 흔한 원인은 잘못된 수면 습관입니다. 잘못된 수면 습관을 교정하고 건강한 수면을 할 수 있도록 수면 위생을 적극적으로 잘 지키는 것이 중요합니다. 수면 위생을 위한 10가지 좋은 생활섭생법은 다음과 같은 것들이 있습니다. '숙면을 위한 십계명이다' 생각하고 실천하면 좋겠습니다.

1. 낮잠을 피합니다. 밤에 충분히 자지 못하여 낮에 피곤하고 졸려서 낮잠을 자게 되면 밤에 잠을 못 자게 되는 악순환이 일어나므로 낮잠을 자지 않는 것이 좋습니다.

2. 잠자리에 누워 있는 시간을 일정하게 합니다. 예를 들어 수면 시간을 6시간으로 결정했으면 잠을 잤는지의 여부와 관계없이 침대에 눕기 시작한 순간부터 6시간이 지나면 일어나서 침대를 떠나야 합니다.

3. 잠자리에 누워서 10분 이상 잠이 들지 않으면 일어나서 침대 밖으로 나와 단순한 작업을 하면서 잠이 올 때까지 기다립니다. 이때 TV를 보는 것보다는 책을 읽는 것이 좋습니다.

4. 침대는 오로지 잠을 자기 위해서만 사용하고 다른 일을 하거나 생각하기 위해 침대에 눕는 것을 피합니다.

5. 주말이나 휴일에도 일어나는 시간을 일정하게 합니다. 주중에 수면이 부족했다고 해서 주말에 늦잠을 자지 않도록 합니다.

6. 밤에 깨더라도 시계를 보지 않습니다.

7. 매일 규칙적으로 운동을 하고 저녁 늦은 시간에는 운동을 하지 않는 것이 좋습니다.

8. 잠자리에 들기 약 2시간 전에 따뜻한 물로 목욕을 하면 잠이 드는 데 도움이 됩니다.

9. 수면을 방해하는 담배, 커피, 홍차, 콜라, 술 등을 피합니다.

10. 배고픈 느낌인 공복감도 잠들기 어려운 원인이 되므로 우유 등을 따뜻하게 데워서 마시면 도움이 됩니다.

슈퍼 박테리아

감염 예방을 위한 유의점

슈퍼 박테리아란?

슈퍼 박테리아(super bacteria)는 한마디로 '강력한 항생제를 사용해도 치료되지 않는, 항생제 내성이 강한 박테리아'를 말합니다. 항생제를 너무 자주 사용하였기 때문에 병원균 스스로 항생제에 저항할 수 있는 힘을 길러서, 그 내성이 점차로 강해지면서 어떤 항생제에 대해서도 이겨낼 수 있는 힘을 가지게 된 것입니다.

강력한 항생제에 내성을 가진 세균이 세상에 알려진 것은 60년 정도 되었는데, 1961년에 영국에서 MRSA(Methicillin-Resistant Staphylococcus Aureus, 메티실린 내성 황색 포도상구균)가 발견되었고 1996년에는 일본에서 VRSA(Vancomycin-Resistant Staphylococcus Aureus, 반코마이신 내성 황색 포도상구균)가 보고되어 의학계에 충격을 준 바 있었습니다. 특히 VRSA가 면역력이 약해진 인체에 들어 올 경우에는 온갖 감염을 심화시키며 현존하는 어떤 항생제에도 반응하지 않기 때문에 결국 폐렴이나 패혈증(敗血症)을 유발해서 생명을 위협하게 됩니다.

원래 '슈퍼 박테리아'라고 하는 것은 의학적인 용어라기 보다는 언론에서 주로 사용되는 용어인데, '다제 내성균' 즉 '여러 가지 다양한 항생제에 대해서 내성을 가진 세균'이라는 용어가 보다 정확하다고 말씀드릴 수 있겠습니다.

현재까지 알려진 '다제 내성균'은 위에서 말씀드린 VRSA와 MRSA 이외에도 VRE(반코마이신 내성 장구균), CRE(카바페넴 내성 장내균), MRPA(다제내성 녹농균), MRAB(다제내성 아시네토박터바우마니균) 등이 있습니다.

슈퍼 박테리아에 위험한 환자군과 우리나라

슈퍼 박테리아는 항생제를 장기간 반복적으로 복용하거나 인공호흡기를 사용하는 중환자들 그리고 암 환자나 영유아들에게 쉽게 침투하는 것으로 알려져 있습니다.

즉 면역력이 많이 부족하거나 극도로 저하되어 있는 사람들이 고위험군이라고 할 수 있습니다.

특히 우리나라는 지나친 항생제의 남용으로 인해서 세계 최고 수준의 항생제 내성률 국가로 알려져 있습니다. 페니실린 내성률은 무려 70.3%로써 세계적으로도 높은 항생제 내성률

DAY 08

Day 08 555

국가라고 할 수 있는 헝가리의 59%, 남아프리카 공화국의 45%에 비해서도 월등히 높은 항생제 내성률을 보이고 있습니다.

항생제 내성률이 매우 높은 국가인 우리나라에서 슈퍼 박테리아 환자가 발생할 경우에는 매우 심각한 보건학적인 위기가 닥칠 수도 있습니다. 따라서, 항생제를 남용하는 습관이 하루빨리 개선되어야 앞으로도 계속 새로운 형태로 인류의 건강을 위협할 것으로 보이는 신종 슈퍼 박테리아에 그나마 어느 정도라도 대처할 수 있을 것으로 생각됩니다.

슈퍼 박테리아의 감염 경로와 병원

면역력이 현저하게 낮은 경우에는 다른 사람과 접촉하거나 개인 물품을 함께 사용하는 경우, 음식을 함께 먹는 경우 그리고 의료 종사자의 손을 통한 접촉, 병원 응급실과 입원실 등에서의 의료기구나 침대 등의 환경을 통해서도 전염될 가능성이 크다고 알려져 있습니다.

슈퍼 박테리아의 주된 감염 장소는 병원인데, 특히 대형 병원에는 각종 감염 환자들이 모여들기 때문에 평소에 건강한 사람이라 하더라도 환자와의 접촉이나 환자가 만진 물건을 통해서 언제든지 옮을 수 있습니다.

조금 더 자세한 감염 경로를 말씀드리자면 VRSA(반코마이신 내성 포도상구균)와 MRSA(메타실린 내성 포도상구균)는 주사기나 수액의 관을 통해서 감염되어 주로 패혈증을 일으키고, VRE(반코마이신 내성 장구균)은 주로 접촉을 통해서 감염되고 있고 MRPA(다제내성 녹농균), MRAB(다제내성 아시네토박터바우마니균)는 중환자실에서 인공호흡기를 통해서 감염되어 주로 폐렴을 일으키게 됩니다.

감염 예방을 위한 유의점

반복적으로 말씀드린 것처럼,

슈퍼 박테리아가 출현하게 된 근본적인 원인은 결국 항생제의 무분별한 오남용이기 때문에 가장 기본적인 대책은 불필요한 항생제 사용을 최대한 줄이는 문화를 만들어 나가는 것입니다.

또한, 병원 현장에서는 더더욱 위생 관리를 철저히 해야 합니다. 위생 관리를 엄격하게 강화하여 의료진이 손을 더욱 자주 잘 씻고, 의료기구와 의료용품 등을 철저히 소독하고 감염된 환자들을 위한 격리된 병동을 운영하도록 하여서 이미 감염된 환자에 의한 집단 감염을 막도록 해야 합니다.

그리고 의료진들뿐만이 아니라 환자들과 건강한 일반인들도 위생 관리에 더욱 신경을 많이 써야 하겠습니다.

감염 환자와 접촉한 이후에는 일반 비누나 소독제 비누 또는 손 소독제 등으로 손을 철저히 씻어주고, 호흡기 감염자와 접촉할 때에는 일회용 마스크와 장갑을 착용해야 하겠습니다.

또한, 면역력이 떨어지지 않도록 규칙적인 생활과 적절한 운동을 해야 합
니다.

DAY

09

스트레스 ㅣ 아토피 피부염 ㅣ 안구건조증

야뇨증, 야경증 ㅣ 역류성 식도염

애성(쉰 목소리) ㅣ 어지럼증 ㅣ 얼굴 마비(구안와사)

스트레스

건강 Q&A - 스트레스 완화에 좋은 음식

스트레스란?

우리나라 사람들이 남녀노소를 불문하고 가장 자주 사용하는 외래어 1위가 바로 스트레스 (stress)입니다. 어쩌면, 스트레스라는 말을 입에 달고 살아가는 것이 대부분 사람들의 숙명적인 모습일 것 같습니다. 스트레스는 19세기 물리학 영역에서 팽팽히 조인다는 뜻의 "스트링거(stringer)"라는 라틴어에서 기원한 말입니다.

의학 영역에서는 20세기에 이르러서 한스 셀리에(Hans Selye)가 '정신적 육체적 균형과 안정을 깨뜨리려고 하는 자극에 대하여, 자신에게 있던 원래의 안정 상태를 계속 잘 유지하기 위해서 자극과 변화에 저항하려는 반응'으로 발전적으로 정의하게 되었습니다.

한스 셀리에는 스트레스에 대해서 반응하는 몸의 양식을 가리켜 '일반 적응 증후군(general adaptation syndrome)'이라는 개념으로 설명했는데 즉 우리의 몸은 만성적인 스트레스에 대해서 3단계 반응을 순서대로 내보이게 된다는 것입니다.

먼저 1단계는 경고기 또는 경보 반응기(alarm)입니다. 스트레스에 대해서 우리 몸의 자원을 총동원해서 잘 방어하기 위해 노력하는 단계입니다. 예를 들어 캠프파이어를 하는데 큰 나무에 불이 잘 붙지 않을 때 석유를 부으면 '확'하고 불이 올라오듯이, 스트레스에 대해서 우리 몸 안의 내분비계, 교감신경계가 적극적으로 활동하는 시기입니다.

2단계는 저항기 또는 대응-저항 반응기(resistance)입니다. 긴장되는 상황, 위험한 상황이 지속되면서 교감신경계가 활발히 활동하려고 힘을 쏟지만, 전같이 몸이 민감하고 활달하게 반응하지 못하고 지치기 시작하는 것입니다. 보통 우리가 "신경은 곤두서 있는데 잠은 잘 안 오고 집중은 도리어 잘되지 않아요"라고 호소하는 것이 바로 이 시기입니다. 소화 장애나 불면증 등 건강에 적신호가 오기도 합니다.

마지막 3단계는 소진기 또는 탈진 반응기(exhaustion)입니다. 캠프파이어가 다 끝나고 새벽이 되어 추위를 느낀 사람이 다 타버리고 재만 남아있는 잔해에 석유를 붓습니다. 전과 같이 다시 불이 붙기를 바라지만 도리어 먼지만 나고 그나마 남아있던 불씨까지 꺼져버립니다. 이렇게 소진기가 되면 몸 안의 자원이 모두 동이 나버려서 쉬어도 쉰 것 같지 않고 힘을 내려고 해도 도저히 몸의 긴장도가 올라가지 않습니다. 말하자면 '다 타버려 재만 남은' 지친 상태가 되어버린 것입니다. 건강에 문제가 생겨서 여러 질병이 생길 수도 있는 단계가 바로 여기입니다. 마지막 소진기가 오기 전에 충분한 휴식을 취하면서 스트레스 반응 능력을 잘 관리해야만 합니다.

한스 셀리에는 스트레스 요인이 오랫동안 지속되어 마지막 단계인 탈진 반응에 빠지게 되면 결국 신체적 정신적 질병으로까지 충분히 발전할 수 있다고 하는 현대적인 스트레스 이론을 맨 처음으로 제시했습니다.

사실 스트레스는 생명체가 외부의 환경이나 내부의 변화에 즉각적이고 민감하게 반응할 수 있도록 유도하고, 싸울지 도망갈지를 빨리 결정하게 하는 그야말로 객관적인 '생존 시스템'이라고도 얘기할 수 있습니다. 이런 생존 시스템이 건강하게 잘 작동할수록 우리는 예기치 못했던 응급 상황에서, 보다 잘 대처하고 생존할 수 있는 것입니다. 결국, 스트레스란 인간이 주어진 환경에 더 잘 적응하고 변화하기 위한 생리적 기능의 하나인 것입니다.

스트레스의 두 얼굴

스트레스는 긍정적 스트레스(eustress)와 부정적 스트레스(distress)로 나눌 수 있습니다. 당장에는 조금 부담스럽더라도 적절히 대응해서 미래의 삶이 더 나아질 수 있는 스트레스는 긍정적 스트레스이고, 대처나 적응에도 불구하고 계속 지속되는 스트레스가 불안이나 우울 등의 병리적 증상을 일으킬 수 있는 경우에는 부정적 스트레스라고 할 수 있습니다. 사실 어느 정도 적절한 긍정적 스트레스는 우리의 생활에 활력을 주고 생산성과 창의력을 크게 높일 수 있습니다. 스트레스는 긍정적 혹은 부정적 사건 모두가 포함될 수 있지만, 주로 부정적 사건과 관련된 스트레스를 가리킬 때만 스트레스 상황으로 보통 잘못 이해하는 경향이 많습니다. 또한, 스트레스의 의미에 대해서도 스트레스 '요인'과 스트레스 '반응'을 구분하지 않고 혼용하여 사용하는 경향이 높습니다.

예를 들면 "상사가 스트레스를 준다(스트레스 요인)"와 "요즘 스트레스 연속이야(스트레스 반응)"라는 말을 같은 개념으로 혼용해서 사용하고 있습니다. 용어적인 측면에서 스트레스란 스트레스 '반응'을 나타내는 것이지만, 개념을 명확하게 구분하기 위해서 스트레스 요인(원인)과 스트레스 반응(증상)으로 나누어서 설명하기도 합니다.

미국의 심리학자 라자루스(Lazarus)는 같은 스트레스 요인이라고 할지라도 받아들이는 사람에 따라서 긍정적 스트레스로 작용하느냐 부정적 스트레스로 작용하느냐가 달라질 수 있다고 학계에 보고했습니다. 인간의 뇌가 외부 스트레스 요인에 반응하는 2가지 형태는 '코티솔 시스템'과 '자율신경 시스템'인데, 코티솔 시스템이 너무 오래 가동되면 신체에 만성적인 염증과 노화와 같은 산화적 반응이 증가해서 몸과 마음을 상하게 만들고, 자율신경 시스템 중에서도 교감신경이 지나치게 너무 오래 흥분하게 되면 역시 몸과 마음을 손상시키게 됩니다. 하지만 똑같은 스트레스 요인에 대해서 모든 사람이 똑같은 반응을 보이는 것이 절대 아닙니다. 토마스 보이스 미국 캘리포니아 대학교 소아심리학과 교수에 따르면, 어린이들의 경우에도 평소에 기질이 좀 까다로운 아이들(디피컬트 베이비) 또는 난초 스타일의 어린이들(오키드 칠드런)이 민들레 스타일의 어린이들(단델리온 칠드런)에 비해서 훨씬 더 격렬한 스트레스 반응을 보이게 됩니다. 즉, 숙주(호스트)의 감수성이 에이전트(스트레스 요인)보다 훨씬 더 중요하다고 할 수 있습니다.

사실 스트레스 요인이 발생하면 먼저 그것이 얼마나 위협적인가 또는 도전해 볼 만한가 하는 일차적인 평가가 뇌 안에서 일어나게 됩니다. 만약 위협적이라고 평가한 경우라면, 위협에 따른 부정적인 감정을 처리하기 위한 다양한 대처를 고려하는 다음 단계(이차 평가)를 거치게 됩니다. 따라서, 스트레스 상황을 부정적으로 받아들이면 결국 질병으로 가게 되지만, 긍정적으로 받아들이면 매우 생산적이고 또 행복해질 수도 있게 됩니다. 긍정적 스트레스의 경우 생활의 윤활유로 작용해서 자신감을 심어 주고 일의 생산성과 창의력을 높여 줄수 있다는 점에서 상당히 긍정적인 효과가 있습니다. 결국, 가급적이면 좋은 스트레스로 상황을 받아들이는 것이 건강과 행복 그리고 성공의 열쇠가 될 수 있다는 것입니다.

주의할 점 한 가지는 스트레스가 오직 불쾌한 사건에 의해서 생긴다고 믿는 것은 매우 잘못된 생각입니다. 고통스러운 경험을 할 때와 마찬가지로 모든 일이 너무나 잘 되어갈 때도 스트레스가 심하게 생길 수 있습니다. 흥분이나 의욕이 주는 스트레스(결혼, 승진 등)가 오랜 기간 지속되거나 이미 심리적 어려움을 겪고 있는 사람의 경우에는 그 스트레스를 감당하지 못하게 되어서 결국은 나쁜 스트레스로도 작용할 수 있는 것입니다.

스트레스가 건강에 미치는 영향

1. 스트레스가 정신 건강에 미치는 영향

스트레스를 받으면 초기에는 그로 인한 불안 증상(초조, 걱정, 근심 등)이 발생하고 점차 우울 증상이 나타나게 됩니다. 대부분의 경우 불안이나 우울 증상은 일시적이고 스트레스가 지나가면 사라지게 됩니다. 그러나 스트레스 요인이 너무 과도하거나 오래 지속되는 경우 또는 특정한 스트레스 상황을 이겨낼 만한 충분한 내적 에너지가 없거나 거의 고갈되어 있는 경우에는 각종 정신적인 질환으로도 발전될 수 있습니다. 스트레스로 인해 흔히 생길 수 있는 정신 질환은 적응 장애, 불안장애, 기분장애, 식이장애, 성기능장애, 수면장애, 신체형 장애, 알코올 및 물질사용 장애 등이 있습니다. 우리나라 주부들에게 흔한 화병도 스트레스와 매우 밀접한 정신 질환으로 볼 수 있습니다.

2. 스트레스가 신체 질환에 미치는 영향

수많은 신체 질환들도 스트레스와 매우 밀접한 연관이 있습니다. 내과 입원 환자의 70% 정도가 스트레스와 연관되어 있다는 연구 결과를 볼 때 스트레스가 신체 질환의 발생 원인이나 악화 요인으로 작용한다는 사실은 이미 학계에 아주 잘 알려져 있습니다. 이런 경우 정신과적으로 정신신체 장애(psycho-somatic disease)라는 진단명을 붙이게 됩니다. 이것은 정신·심리적인 요인에 의해서 신체적인 질병이 발생되거나 악화되는 경우에 붙이는 병명으로서 정신·심리적 요인에 의해서 치료 결과에도 큰 차이를 보이게 됩니다. 특히, 스트레스에 취약한 우리 몸의 기관인 근골격계(긴장성 두통 등), 위장관계(과민성 대장증후군), 심혈관계(고혈압) 등이 영향을 더 크게 받는 것으로 알려져 있습니다.

3. 스트레스가 면역 기능에 미치는 영향

장기간 스트레스를 받으면 면역 기능이 떨어져서 질병에 걸리기 쉬운 상태가 됩니다. 다양한 정신신체 장애의 발병과 악화는 물론이고 암과 같은 심각한 질환에도 엄청나게 큰 영향을 주는 것으로 알려져 있습니다. 2주일 정도면 특별한 약물 복용 없이도 쉽게 나아야 하는 감기와 같은 상기도 감염이 스트레스를 많이 받아서 면역력이 저하된 환자의 경우에는 폐렴과 같은 응급 상황으로도 진행될 수 있다는 것입니다.

소아청소년 스트레스 질환에 대한 한의약적 치료법

한의학에서는 스트레스와 스트레스로 인한 질환을 통틀어서 울증(鬱症), 기울(氣鬱), 울화(鬱火), 화병(火病) 등으로 표현합니다.

화병은 대표적인 문화 연관 증후군 중의 하나로서, '미국정신의학협회'에서 발간한 DSM-IV(정신 장애의 진단 및 통계 편람 제4판)에서 한국식 명칭 그대로 "Hwa-byung"으로 표기하고 있을 정도로, 체면을 중시하고 개인적 감정을 충분히 표출하지 않고 참는 것을 미덕으로 삼는 한국적 문화 속에서만 집중적으로 발견되는 특이한 임상적 증상입니다.

원래 화병은 중년 여성들에게 흔한 질병이었습니다. 즉, 결혼 이후 고된 시집살이를 하면서 억울하고 분하고 속상한 일들이 마음속에 차곡차곡 쌓이다가 보통 갱년기(폐경기) 시기에 몸과 마음의 기운이 떨어지고 빈 둥지 증후군과 같은 우울증 양상과 겹치면서, 수십 년간 축적된 화(축적된 화를 흔히 '울화(鬱火)'라고 함)를 통제하지 못하면서 발생되기 때문입니다. 그런데 최근 들어서는 10~30대 젊은 층에서 '화병(울화병)'이 급속도로 증가하고 있습니다. 건강보험심사평가원 통계 조사에 따르면 2014~2018년 사이에 화병으로 한의원이나 병원을 방문한 환자 중에서 40대 이상의 환자는 10,779명에서 10,065명으로 약간 감소한 반면에 30대 이하 젊은 환자는 2,585명에서 4,078명으로 크게 증가했습니다. 10대 환자 역시 312명에서 653명으로 2배 넘게 폭발적으로 증가했습니다.

한의원에서 아이들을 진료하다 보면 너무나 급작스러운 공격적 행동 양상 때문에 우리 집 천사가 악마로 변했다고 호소하면서 매우 당황스러워하는 부모님들이 굉장히 많습니다.

소아청소년이나 청년들의 화병(火病)을 포함한 이상 행동(부적응 행동)에 대해서 마음과 행동을 평화롭게 만들어 주면서 부작용이나 내성 의존성도 전혀 없는 유명한 한약 처방이 있습니다. 그것은 바로 '억간산(抑肝散)'입니다. 억간산은 조구등, 백출, 백복령, 당귀, 천궁, 시호, 감초 등 총 7가지 약재로 구성된 한약 처방으로 다양한 소아청소년 및 청년들의 신경 정신과적 장애에 오랫동안 활용되어져 왔습니다. (P 235, '억간산' 참고)

지금까지 과학적 논문을 통해 밝혀진 억간산(抑肝散)의 임상적 약리 작용을 간단하게 정리하면 다음과 같습니다. (1) 항스트레스 및 항우울 작용 (2) 통증 완화 작용 (3) 공격 행동 개선 작용 (4) 항불안 작용 (5) 항아토피 작용

건강 Q&A - 스트레스 완화에 좋은 음식

Q. 스트레스 완화에 도움이 될 수 있는 좋은 음식을 추천해 주세요.

A. 1. 카레 : 카레에 들어있는 커큐민은 스트레스에 대항하고 뇌의 주요 부위를 보호하는 작용을 합니다. 마그네슘이 풍부해 긴장으로 인한 두통을 완화하는 데 도움을 주는 시금치, 엽산이 풍부해 기분을 상쾌하게 하는 효능이 있는 아스파라거스, 식이섬유·베타카로틴·비타민이 많아 포만감이 크고 스트레스를 감소시켜주는 고구마 등을 함께 넣고 카레를 만들어 먹으면 일석이조 입니다.

2. 흑임자 : 흑임자에 함유된 레시틴은 뇌 신경세포의 활동을 활성화시켜주고 기억력을 높여주며 순발력을 빠르게 하여 두뇌 회전을 돕습니다. 머리를 많이 쓰는 학생이나 직장인은 레시틴을 소모하는 속도도 빠르다 보니 스트레스를 받기 쉬운 상태가 되는데 흑임자를 꾸준히 섭취하는 것이 큰 도움이 됩니다.

아토피 피부염

증세 완화에 도움 되는 생활 관리법

아토피 피부염이란?

아토피 피부염은 주로 유아기 혹은 소아기에 시작되는 만성 재발성, 염증성 피부 질환으로써 가려움증과 피부 건조증, 특징적인 습진 양상을 동반합니다.

유아기에는 얼굴과 팔다리 신전부에 주로 습진이 나타나지만, 소아기가 되면서 특징적으로 팔이나 다리의 접히는 부분에 주로 습진이 나타납니다. 많은 경우 성장하면서 자연 호전되는 경향을 보이기도 하지만 적절하게 관리되지 않는 경우에는 알레르기 비염, 천식 등과 같은 호흡기 아토피를 동반하는 경우도 굉장히 많습니다. 일반적으로 악화와 호전을 반복하면서 재발이 굉장히 잘 되며 심한 가려움증과 발적 및 진물, 각질, 부스럼, 딱지 등을 흔히 동반합니다.

아토피 피부염은 유전적 요인과 환경적 요인 및 사회적 요인 그리고 심리적 요인 등이 함께 작용하여, 면역 계통에 불안정성과 불균형을 일으키면서 피부에 주로 염증 반응으로써 문제가 나타나는 난치성 질환이라고 할 수 있습니다. 이상하게 생각될 수도 있지만, 아직까지도 아토피 피부염에 대한 학계의 일치된 진단적 견해(특징적인 피부 소견 및 검사실 소견)는 확고하게 확립되어 있지 않은 상황입니다.

한의학에서 보는 아토피 피부염

한의학에서는 아토피 피부염을 보통 태열(胎熱)이라고 표현하고 있는데, 말 그대로 산모가 임신 중에 맵고, 뜨겁고 기름지거나, 자극적이거나 열을 조장하는 더운 음식을 많이 먹거나, 스트레스가 과도하거나, 울화가 쌓이거나, 숙면을 충분히 취하지 못하거나 성생활을 지속하는 과정에서 태아가 자궁 내 환경 속에서 과도하게 열독(熱毒)을 받게 되어서 출생 이후에 얼굴과 온몸에 열독이 퍼지면서 증세가 발현되는 질환으로 이해하고 있습니다.

후천적인 요인으로는 제철에 생산되는 자연 친화적인 음식을 잘 먹지 않고 맑은 대기 환경에서 충분한 운동을 하지 못하며, 인스턴트 음식이나 가공식품 그리고 유전자 변형 식품이나 식품첨가제가 함유된 음식들을 많이 먹는 것과 함께 생활 수준 향상에 따른 공장식 밀집 사육 및 항생제 과다 투약 방식으로 생산된 고기의 과다 섭취, 유제품 과다 공급 그리고 학업으로 인한 스트레스와 불충분한 수면, 저조한 운동 시간 등을 모두 거론할 수 있겠습니다.

이러한 현대적 생활 환경 조건 자체가 인체의 면역기능을 불안정하게 만들고 신체를 전반적으로 산성화시키며 혈액을 건조하게, 순환을 불량하게 만든다고 보고 있습니다.

아토피 피부염의 원인

아토피 피부염의 원인과 발병 메커니즘은 아직까지도 확고하게 정립되지 않은 상황으로 다양한 원인이 복합적으로 개입하는 질환으로 간주되고 있습니다.

대표적인 원인으로는 유전적 원인, 면역학적 불안정, 세균(특히 황색포도상구균(Staphylococcus aureus))이나 바이러스 및 진균에 의한 감염, 환경적 오염, 음식에 의한 알레르기, 사회적 원인, 피부 장벽 기능 이상, 심리적 원인, 혈관 이상, 위생 가설 등이 있습니다.

이 중에서 가장 유력하게 주장되는 게 '위생 가설(hygiene hypothesis)'입니다. 아토피 피부염의 위생 가설을 강하게 주장하는 학자들은 항생제와 해열제 사용을 가급적 제한하거나, 어쩔 수 없이 사용하더라도 그 사용 시기를 최대한 늦추거나 남용을 최대한 억제하고 아이들에겐 유기농법으로 생산된 음식들로 먹이라고 제안합니다. 실제로 이런 방식으로 섭생된 아이들의 아토피 피부염 발생률은 매우 의미 있는 수준으로 낮았다는 임상 보고가 많이 존재하고 있고 임상 현장에서도 그런 상관관계에 대해서 흔히 접하게 되기 때문에 위생 가설은 점점 더 보편적으로 인식되고 있는 실정입니다.

아토피 피부염의 연령별 특징

유아(생후 2개월~만 2세 미만)의 경우엔 주로 얼굴과 머리 그리고 사지의 신측부에 급성 양상의 병변이 발생하게 됩니다. 특히 음식물에 대한 알레르기가 매우 흔한 것이 특징입니다. 병증은 보통 얼굴 부위에 최초로 등장하게 되는데 인설을 동반하거나, 또는 인설을 동반하지 않은 홍반성 반으로 나타나게 됩니다. 입가나 뺨 주위에 붉은 반점이나 구진이 발생하는 경우가 매우 흔하며 삼출액을 동반한 습윤성 반점도 자주 관찰됩니다.

보통 2~6개월 사이에 증상이 출현하며 만 2~3세 사이에 약 50%의 환자들에게서 증상이 차츰 없어지게 됩니다. 두피 부위에도 증상이 나타날 수 있는데 가장 가벼운 병증은 인설(비듬)의 형태로 발생됩니다. 아이들은 자제력이 별로 없기 때문에 낮시간뿐 아니라 무의식중에도 즉 자는 와중에서도 계속 해당 부위를 긁을 수 있습니다. 따라서 병변은 흔히 벗겨져 있고 딱지가 생기는 경우도 많은데 이러한 찰상은 2차 세균감염으로 이어질 수 있기 때문에 매우 세심한 주의가 필요합니다.

다음은 소아(만 2세~12세 미만)의 경우입니다.

이 시기의 아토피 피부염은 주로 무릎과 팔꿈치의 접히는 부위(오금, 전주와)를 중심으로 해서 손목이나 발목 그리고 목이나 엉덩이 또는 얼굴에 소양증이 잘 나타나는데 특히 밤중에 매우 심한 가려움증을 호소하여 수면에 방해되는 경우가 흔합니다.

먼지나 꽃가루와 같은 환경에 의한 알레르기가 차츰 출현하기 시작합니다. 귀 주위에 붉은 반점이나 균열이 동반되는 경우가 많습니다. 또 뺨 주위에서 쭉정이와 벼 모양의 인설을 수반하는 원형의 불완전 탈색 소반 즉 백색 비강진이 나타날 수도 있습니다. 붉은 반점 부위를 손가락으로 자극하면 1시간 이상 하얗게 변하는데 이를 백색 피부묘기증이라 부릅니다.

청소년(12~20세)과 성인(20세 이후)의 경우, 아토피 피부염은 소아기 동안에 대부분 점차 호전되는 경과를 보이지만, 일부(약 10~15%)의 환자에서는 병변이 성인기까지도 계속 지속될 수 있습니다. 또한, 소아기에 아토피 피부염이 존재했던 환자 중에서 수년 동안 거의 완전히 좋아졌던 피부 상태가 청소년기 이후 스트레스와 연관되어 재발되는 경우도 있습니다.

사춘기나 성인기가 되면 발진은 다시 상반신에서 뚜렷해지는 경향을 보입니다. 안면부를 비롯해서 목 앞쪽 그리고 흉부 위쪽과 전주와 부위가 특히 잘 침범되는 부위입니다.

아토피 피부염의 한의학적 치료법

1. 거친 피부를 부드럽게 만들기 위한 '씻는 한약(스킨워시)을 통한 약초 목욕법'- 급성기

매일 저녁 1회 목욕을 시키는 것은 일반적인 아토피 피부염 환자들에게 많이 권유되는 방법인데 목욕할 때 아토피 피부염의 염증 소견을 완화시키고 피부열을 식혀주며 간지러움 증세를 없애는데 도움이 되는 한약을 활용하는 것이 매우 효과적입니다.

이는 특히 한약 먹는 것을 어려워하는 만 12개월 미만의 신생아를 포함한 영유아들에게 있어 1차적으로 선택 가능한 기본적인 방법입니다.

아토피 피부염 환자들의 피부는 일반적으로 거칠거칠하고 오톨도톨한 경향을 보이는데, 약

초 목욕법은 기본적인 피부 윤택도를 증가시켜 부드러운 피부 상태를 회복시키는 것에 매우 효과적인 방법이 됩니다.

고삼(苦蔘)이나 지유(地楡), 지부자(地膚子), 형개(荊芥), 백선피(白鮮皮), 황연(黃連) 등과 같은 피부 질환에 좋은 한약재를 적절한 비율로 조합하여 전문가로부터 진찰받고 탕약으로 처방받은 다음에 이를 목욕물에 풀어서 5~10분 정도 아이의 전신을 세척해 준 후 깨끗하게 맑은 물로 몸을 헹궈서 마른 수건으로 말리는 방식을 꾸준하게 시행하게 되면 증세가 심하지 않은 가벼운 경우엔 2~3개월 정도의 적용만으로도 상당한 수준으로 피부 개선 반응을 이끌어낼 수 있습니다.

2. 소화 기능 강화를 위한 방법 – 만성기

임상적으로 아토피 피부염 환자들을 치료하다 보면 아토피 환자들의 거의 대부분이 소화 기능이 약화되어 있거나, 한두 가지 이상의 음식물 알레르기 반응을 보였던 과거력을 가지고 있거나 조금만 신경 써도 잘 체하고 속이 더부룩하거나 복통이 잘 드러나며 변비나 설사와 같은 이상 배변을 수시로 보이는 증세가 수반되어 나타나고 있습니다.

최근 아토피 피부염의 여러 원인 가설 중 '장누수 증후군'이 많은 학자들의 강력한 지지를 받으며 대두되었는데, 언뜻 보았을 땐 별로 상관성이 높아 보이지 않는 피부 문제와 소화기 문제가 여러 기전을 통해 밀접한 상호 연관성을 갖는단 증거들이 속속 등장하고 있어 많은 주목을 받고 있는 실정입니다.

많은 분들이 알고 계시다시피 인체 면역계의 70% 정도는 소화관의 점막과 그 주위에 집중적으로 분포하고 있습니다. 이런 생리학적 사실은 아토피 피부염 치료의 핵심이라고 할 수 있는 장기적인 면역기능 조절과 면역기능 안정화를 위해서도 불안정한 소화기 문제를 반드시 피부 문제와 더불어 함께 치료해 주어야 한다는 당위성을 말해 주고 있다고 할 수 있겠습니다.

한의학에서는 사람의 소화 기능을 약화시키는 '비 생리적 체액'과 '언제든지 아토피 피부염과 같은 병리적 반응을 유도할 수 있는 외계 물질의 오랜 자극과 지속적인 축적 현상'을 각각 '담음(痰飮)'과 '식적(食積)'으로 표현해왔는데

아토피 피부염 치료에 있어서 장을 깨끗한 상태로 복원해 주고 장 점막의 면역기능을 회복시켜 주며, 아토피 피부염의 수반 증상으로서 잘 나타나는 각종 소화기 장애 양상을 한꺼번에 해결하기 위해서 반드시 담음과 식적을 해소하는 한약을 넣어 사용합니다.

담음을 해소해 주는 약재로는 일반적으로 반하(半夏), 백복령(白茯苓), 백출(白朮), 창출(蒼朮), 진피(陳皮) 등이 있고 식적을 해소해 주는 약재로는 일반적으로 사인(砂仁), 산사(山査), 신곡(神曲), 맥아(麥芽), 지실(枳實), 후박(厚朴) 등이 있습니다.

증세 완화에 도움 되는 생활 관리법

1. 과잉된 피부열을 식히고 간지러움 증세를 직접 완화시켜 주는 방법
- 급성기

일단 가장 권유하고 싶은 간지러움 증 완화 방법은 '간헐적 얼음찜질'입니다. 비닐봉지나 얇은 수건에 얼음을 넣은 다음 10~15초 정도 해당 부위에 대어 집중적으로 찬 기운을 부여하는 것입니다.

그런 다음에 10~15분 정도 휴지기를 가진 후 다시 10~15초 정도를 시행하고, 다시 10~15분 정도 휴지기를 가지는 방식으로 반복하면 됩니다.

2. 제일 중요한 부분이기도 한데 사실 소아청소년 아토피 피부염 치료는 아이가 물을 충분히 많이 마시는 것에서부터 출발한다는 것입니다.

저는 아토피 피부염을 치료함에 있어, 임상에서 가장 중요한 섭생 관리법으로서 '미지근하거나 약간 시원한 정도의 맹물(정수기 물, 생수, 끓인 수돗물, 미네랄 워터 등)'을 아이의 소변 색깔이 투명하게 될 정도로 충분히 많이! (가급적 아이의 체중 kg 당 33cc 이상) 마시도록 하라는 얘기를 반복적으로 강조하고 실천 사항을 지속적으로 체크하고 있는데

이것은 아토피 피부염의 급성기엔 들뜬 피부열을 가라앉히게 만들어서 가려움증을 감소시켜 주며, 아토피 피부염의 만성기에는 피부 장벽 기능 이상을 조절하고 보습을 강화하여 근본적으로 1차 면역기능을 튼튼하게 하는 중요한 면역학적 의미도 함께 담겨 있는 것입니다.

한의학적으로는 아토피의 근본적인 체질적 원인인 음허열(陰虛熱)을 완화시켜 준다는 의미가 있습니다.

또한, 물을 충분히 많이 공급해 주는 것은 '독소 배출(디톡스)을 통한 신체 정화'라는 측면에 있어서도 매우 중요하기 때문에 한마디로 '충분한 물 공급'은 '아토피 피부염 치료의 알파요 오메가다!'라고 단정적으로 표현할 수 있을 정도입니다.

안구건조증

안구건조증의 예방법과 주의사항

안구건조증이란?

안구건조증(dry eye syndrome)은 한마디로 눈물이 부족하거나, 또는 눈물이 지나치게 많이 증발하거나 눈물 구성 성분의 균형이 잘 맞지 않아서 안구 표면이 손상되고 자극감이나 이물감, 건조감, 쓰리거나 시리고 가렵거나 뻑뻑한 느낌 같은 자각 증상을 느끼게 되는 눈의 질환을 의미합니다.

과거에 조사한 건강보험 심사평가원 발표 자료에 따르면 연인원 98만 명 정도였던 안구건조증 환자들이 4년 동안 153만 명 수준으로 55%나 증가했습니다. 남자 환자들은 이 중에서 48만 명 정도인데 40~50대를 중심으로 한 여성 환자들은 105만 명으로 남성에 비해 2배가 넘는 것으로 조사되었습니다.

컴퓨터를 사용하는 분들이 점점 늘어나고 눈물 생성 능력이 감소하는 노인 인구가 증가하는 것이 중요한 사회역학적 요인으로 추정되고 있습니다. 요즘에는 특히 젊은 층을 중심으로 안과에서 라식, 라섹과 같은 굴절 교정술을 많이 시행 받는 경향이 있고 또한 스마트폰 때문에 안구건조증은 사회적으로 더욱 확산될 것으로 생각됩니다.

안구건조증의 진단

눈이 시리고 모래알이 눈에 들어간 듯한 이물감이 지속적으로 있으며 콕콕 쑤시는 불편감을 호소하게 됩니다. 또한, 쉽게 눈이 피로해져서 눈을 제대로 잘 뜰 수가 없고 눈을 감고 있으면 편하다는 느낌을 받습니다. 특히 가을, 겨울철 외출할 때 찬바람을 맞으면 눈물이 줄줄 흐르게 되고 심한 경우에는 두통을 함께 호소하기도 합니다. 외견상 눈이 벌겋게 충혈되어 있기도 합니다.

이런 여러 가지 증상들이 모두 나타나야 안구건조증으로 진단되는 것은 아니고 이 중에서 한둘 또는 몇 가지 특징적인 증상들이 나타나서 일상생활을 방해하게 되면 안구건조증으로 진단하게 됩니다.

많은 분들이 안구건조증은 말 그대로 안구가 건조해지는 병이니까 당연히 눈물이 잘 나오지 않는 병이라고 오해하시는데 눈물이 마르는 경우가 물론 많이 있기는 하지만 어떤 안구건조증에서는 오히려 눈물이 평소에 비해서 너무 많이 흐르게 된다고 불편감을 호소하기도 합니다. 슬프거나 아플 때 또는 찬바람을 맞을 때 눈물을 더 많이 흘리게 되는 경우가 이런 경우에 속하는데 이것은 눈물의 빠른 증발로 인해 눈알이 건조하게 되어 각막 신경이 자극을 받아서 반사적으로 눈물을 방출하기 때문입니다.

안구건조증의 원인

눈물 생성 기관의 염증성 질환이나 호르몬 변화 그리고 쇼그렌 증후군이나 스티븐존슨 증후군 같은 전신 질환이 안구건조증의 구조적 원인이 된다고 알려져 있습니다.

한의학에서는 과도한 음주(飮酒)나 신열(辛熱)한 음식을 자주 먹을 경우, 지나친 성생활, 산후에 젖 말리는 약을 과도하게 사용한 후, 하혈(下血)이 심할 경우와 같이 신수(腎水) 또는 신정(腎精)이 손상되어서 발생하거나 체질적으로 안구가 과민한 경우에 안구건조증에 걸리게 된다고 보고 있습니다.

안구건조증의 고위험군과 날씨

안구건조증은 특히 40~50대 이상의 폐경기 전후의 중년 여성 분들에게서 흔히 볼 수 있고 작은 물체나 글씨를 많이 보는 직업군의 경우, 장시간의 독서 활동을 하거나 컴퓨터 모니터를 계속 오랫동안 보는 경우 그리고 환기가 잘 되지 않는 밀폐된 공간에 있거나, 에어콘을 많이 틀거나 주위 분들이 담배를 피우는 경우, 연기에 자주 노출되는 경우, 콘택트렌즈를 많이 착용한 경우에 안구건조증이 더욱 잘 생기게 됩니다.

DAY 09

가을, 겨울철의 건조한 날씨도 환경적으로 안구건조증을 잘 일으킬 수 있습니다. 그러나 습도가 높고 푹푹 찌는 여름철이라도 에어컨 사용을 많이 하는 건조한 실내에서 생활하는 경우라면 안구건조증이 언제든지 생길 수 있습니다. 특히 휴가철이 마무리되는 늦여름과 초가을에는 유행성 결막염으로 인한 안구건조증이 잘 생길 수 있습니다. 결막염으로 인해 각막이 손상되면 T세포라는 우리 몸의 면역 물질 분비가 증가하는데 이 물질이 과도하게 많아지면 안구건조증이 잘 생기게 됩니다.

안구건조증의 합병증과 치료법

안구건조증은 한번 걸리게 되면 완치가 어려운 만성적 경향을 보이는 질병입니다.

각막(검은자위) 손상이 대표적인 합병증이라고 할 수 있겠는데 각막의 껍질이 벗겨지는 각막미라는 현상이 생기기도 합니다. 또한, 각막이 말라서 시력이 심하게 저하되기도 합니다. 심한 경우에는 실명이 초래되는 각막궤양이 생기기도 하기 때문에 조기에 치료해 주는 것이 중요합니다.

양방에서 가장 보편적인 치료법이 인공눈물 점안 요법인데 한의학에서는 신수(腎水) 또는 신정(腎精)의 손상을 원인으로 보기 때문에 신수나 신정을 체질에 맞게 보충해주는 방법을 기본적으로 활용하게 됩니다. 대표적인 처방이 '육미지황탕'이 되는데 여기에 구기자나 박하 석곡 국화와 같은 약물을 적절히 가미해서 운용하는 경우가 많습니다.

안구건조증의 예방법과 주의사항

눈이 마르는 것을 막기 위해 1분에 20회 정도로 눈을 되도록 자주 깜박거리는 것이 예방을 위해서 도움이 됩니다. 또한, 50분 정도의 컴퓨터 작업이나 독서 활동 후에는 10분 정도는 눈을 감는다든지 먼 곳을 쳐다본다든지 하여 눈의 긴장을 풀어주고 휴식을 주는 것이 바람직합니다.

국화차나 둥글레차를 꾸준하게 하루 1~2잔 정도 먹는 것도 추천할 수 있겠습니다. 실내에서는 에어컨이나 선풍기를 멀리하고 가습기를 틀어놓는 등 환경을 건조하지 않게 하는 것이 도움이 됩니다.

원칙적으로 안구건조증 환자는 콘택트렌즈 착용을 피하는 것이 좋습니다. 부득이한 경우에는 인공 누액 중에서 방부제와 같은 첨가제가 포함되지 않은 일회용 안약과 함께 착용하는 것이 바람직합니다.

간혹 생리식염수를 눈에 수시로 투여하는 분들도 계시는데 이것은 눈물의 중요한 성분들을 씻어 버릴 수 있기 때문에 오히려 좋지 않습니다. 또한, 시중 약국에서 충혈을 제거할 목적으로 소염제를 임의로 처방받아서 장기간 사용할 경우 녹내장이나 백내장 같은 심각한 부작용을 일으킬 수 있기 때문에 반드시 전문가와 상의를 하여 자신에게 적합한 치료법을 선택하는 것이 중요합니다.

야뇨증, 야경증

건강 Q&A – 야뇨증에 대한 생활법

야뇨증의 정의와 원인

야뇨증(nocturnal enuresis)이란 5세 이상에서 비뇨기계에 뚜렷한 이상이 없고 낮 동안에는 소변을 잘 가리다가 밤에만 오줌을 지리는 것을 말합니다.

보통 야뇨 현상은 야간 수면 중에 무의식적으로 소변을 보는 것을 말하는데, 출생 후부터 한 번도 소변을 제대로 충분히 가리지 못하는 것을 1차성(지속성) 야뇨증이라고 하며 중간에 6개월에서 1년 정도의 시간 동안 소변을 어느 정도는 잘 가리다가 특별한 심리적 스트레스 요인(ex. 자동차 사고, 가까운 가족이나 친구의 사망, 외국이나 먼 지역으로의 이사, 부모의 불화나 별거 또는 이혼, 동생 출산 등)으로 인해서 다시 소변을 가리지 못하게 되는 것을 2차성(퇴행성) 야뇨증이라고 합니다.

그리고 빈뇨, 요절박, 절박성 요실금 등 다른 증상을 동반한 경우 다 증상성 야뇨증으로 분류하고 다른 배뇨 증상 없이 야뇨증만 있는 경우 단일 증상성 야뇨증으로 분류합니다.

만 5세의 아이들의 15%에서 야뇨증이 있는 것으로 알려져 있으며 초등학교에 들어가는 7세경에는 약 10% 정도의 아이들이 야뇨증을 갖고 있습니다. 대개 나이가 들면서 저절로 없어지는 경우가 많아 15세경의 청소년에서는 약 1%에서만 야뇨증이 있습니다.

남아가 여아보다 발생 빈도가 높고 우리나라의 경우 5~12세 남아의 16%, 여아의 10%가 일 년에 한 번 이상 야뇨증을 겪는다고 보고되었습니다.

야뇨증의 원인으로는 기능적 방광용적의 감소, 무억제성 방광수축, 유전적 소인, 수면 시 각성장애, 정신장애나 행동장애, 신경계통의 성숙지연, 알레르기 반응, 요로감염, 항이뇨호르몬 분비 변화 등이 제시되었으나 아직까지 확실한 원인은 밝혀진 바가 없고 발달지연의 한 현상으로 이해되고 있습니다. 야뇨증은 가족력이 있다고 알려져 있어 부모 모두 야뇨증이 있었던 경우 자녀의 77%, 한쪽만 있었던 경우 자녀의 44%, 부모가 모두 야뇨증이 없었던 경우 자녀의 15%에서 야뇨증이 발생합니다.

항이뇨호르몬은 야간에 상승하여 밤에 소변을 만드는 것을 감소시키는 것이 정상입니다. 그러나 야뇨증이 있는 소아의 경우 야간에 항이뇨호르몬의 분비가 증가하지 않아 밤에도 소변이 많이 만들어지고 이 때문에 야뇨증이 발생한다는 이론이 최근에 널리 받아들여지고 있습니다. 또한, 야뇨증이 정신적인 문제로 인해 생긴다기보다 야뇨증 때문에 정신적인 문

DAY 09

제가 이차적으로 발생한다는 의견이 더 많습니다. 대부분의 야뇨증 환자들은 몸의 다른 이상을 갖고 있지 않지만, 신경계통의 질환이나 비뇨기계통의 기형 등이 있는 경우 야뇨증이 발생할 수 있습니다.

야경증의 정의와 원인

야경증(sleep terror disorder)은 비렘(NREM) 수면 각성장애 중 하나로 비렘수면기 중 수면 초반 1|3 앞쪽에서 가장 흔하며, 주로 소아에서 갑자기 잠에서 깨어 비명을 지르며 공황 상태를 보이는 질환입니다. 대체로 4~12세 사이에 시작되어 청소년기에는 자연스럽게 해결되는 경우가 많다고 알려져 있습니다.

소아의 1~6% 정도가 경험하는 것으로 알려져 있고 남자아이들에게 훨씬 더 흔합니다. 몽유병(sleepwalking syndrome) 또는 야뇨증과 동반되는 경우가 많이 있습니다.

야경증의 정확한 원인은 아직 잘 모릅니다. 정서적 불안, 스트레스, 수면 부족, 그리고 고열 등에 의해 유발될 수 있는 것으로 알려져 있을 뿐입니다.

미국 정신의학회(American Psychiatric Association)의 정신장애 진단 통계편람(DSM-5)의 진단 기준에 따르면 다음의 기준을 모두 만족해야 진짜 야경증으로 진단할 수 있습니다.

1. 대개 주요 수면 삽화의 초기 1|3 동안에 발생하며 돌발적 비명과 함께 급작스럽게 잠에서 깨는 반복적인 삽화가 있다. 각 삽화 동안 심한 공포와 동공산대, 빈맥, 빈호흡, 발한 같은 자율신경계 반응의 징후가 있고 삽화 동안 안심시키려는 다른 사람의 노력에 비교적 반

응하지 않는다.

2. 꿈 이미지를 전혀 또는 거의(예, 단지 시각적 한 장면) 회상하지 못한다.

3. 삽화를 기억하지 못한다.

4. 삽화가 사회적, 직업적 또는 다른 중요한 기능 영역에서 임상적으로 현저한 고통이나 손상을 초래한다.

5. 장애가 물질(남용 약물, 치료약물 등)의 생리적 효과로 인한 것이 아니다.

6. 공존하는 정신질환과 의학적 장애가 야경증 삽화를 충분히 설명할 수 없다.

야뇨증에 대한 한의학적 체질개선 요법

한의학적으로는 이런 야뇨증 어린이들이 흔히 신기부족(腎氣不足)이나 간기울결(肝氣鬱結) 등의 변증(辨證)으로 진단되는 경우가 흔한데 임상적으로는 '신계 허약아' 또는 '비뇨생식기계 허약아'로 분류하여 아이의 기본적인 체질 특성과 병증 심각도 등에 따라서 한약 처방을 진행하게 됩니다.

한의학적인 야뇨증 증상 치료는 문진을 통해 원인적 상황을 정확히 파악하고, 아이의 병증 심각도에 맞게 방광과 신장의 기운을 강화시키고 울체된 기운을 풀어주는 방향으로 설계된 한약(축천환, 향부자팔물탕 등)을 적절한 용량으로 처방하면서 필요에 따라 침 치료(주로 하복부의 경혈. 수도(水道), 관원(關元) 등)나 과립제 및 복부 마사지 등을 함께 시행하는 것입니다.

또한 단순히 야뇨증 증상만의 개선이 아니라 근본적인 한방 체질개선 요법을 적극적으로 병행하기도 하는데, 만일 아이에게 야뇨증 증상 이외에도 신계 허약아의 일반적 특성들(성

장부진, 저체중, 빈뇨, 다뇨, 오줌을 오래 참지 못함, 혈뇨, 탁한 소변, 배뇨 시 통증, 감수성이 높고 신경이 예민함, 아침에 일어나면 눈 주위가 자주 붓고 안색이 창백함, 치아 발육 상태가 느리거나 충치가 잘 생기는 경향성, 모발(머리카락)은 힘이 없고 가늘고 윤기가 없으며 머리숱이 비교적 적음 등)이 함께 동반된다면 아이의 체질적 상황에 맞는 적절한 한방 체질개선 처방(육미지황탕, 신기탕 등 신계 허약아를 치료하는 한약 처방 복용과 정기적인 침구 치료 등)이 매우 큰 도움이 됩니다.

야경증에 대한 한의학적 체질개선 요법

야경증을 보통 한의학에서는 '객오(客忤)로 인한 소아야제(小兒夜啼)'라고 표현하며 한의학적 원인으로는

1. 심기(心氣)가 부족한 경우
2. 심담허겁(心膽虛怯)
3. 간기울결(肝氣鬱結)
4. 심신불교(心腎不交)의

상황에서 흔히 나타날 수 있다고 분석합니다.

사상체질의학적으로 판단해 보면 야경증과 같은 이상 행동들은 보통 소양인(少陽人) 어린 이에게서 흔히 관찰됩니다.

한약 처방 중에서 소아청소년 야경증에 사용할 수 있는 대표적인 처방은 '억간산(抑肝散)'

입니다. 특히 억간산(조구등, 백출, 백복령, 당귀, 천궁, 시호, 감초 등 총 7가지 약재로 구성된 한약)의 '항 스트레스 효과'를 입증하는 논문이 2017년 일본에서 발표되었는데 스트레스와 관련된 신경 단백인 오렉신 분비를 억간산이 유의미하게 감소시킨다는 사실이 확인되었습니다.

사실 일시적인 야경증은 어린 시기에 꽤 많이 경험할 수 있는 것이므로 아이들이 불안하지 않게, 스트레스 받지 않게 부모와의 관계를 원만케 하는 데 노력하면 대부분 자연스럽게 없어집니다. 그러나 매일 지속되어 외부활동에 영향을 줄 정도가 되거나, 야경증 발작 시 시간이 너무 길거나, 증상이 심하거나 가족력이 뚜렷할 경우에는 전문가로부터 꼭 진료를 받아볼 필요가 있겠습니다.

건강 Q&A - 야뇨증에 대한 생활법

Q. 제 아들이 현재 초등학교 3학년인데 거의 하루도 빠짐없이 밤에 계속 소변 실수를 하고 있어서 너무 걱정입니다. 집에서 할 수 있는 좋은 생활 섭생법이 있을까요?

A. 야뇨증인 경우에 일상 생활에서는 다음과 같은 점을 일반적으로 주의해야 합니다.

1. 밤에 잘 자고 있는 아이를 억지로 깨워서 소변을 보게 하는 것은 별로 좋지 않습니다. 왜냐하면, 밤에 아이들이 숙면을 할 때 일반적으로 몸에서 '항이뇨호르몬(vasopressin)'이 증가하게 되는데 만일 아이를 깨우게 되면 이 호르몬의 증가를 기대할 수 없어서 증상 개선에 방해가 될 수 있기 때문입니다.

2. 저녁 식사 이후 또는 밤에 잠 들기 1~2시간 이전부터는 수분 섭취를 최대한 제한하는 것이 좋습니다.

3. 인스턴트 음식이나 염분이 많은 음식은 가급적 절제하는 것이 도움이 됩니다.

4. 치료하겠다는 의지를 갖는 것이 중요합니다. 아이를 최대한 안심시키고 오줌을 지린 아이가 죄책감을 갖지 않도록 심리적으로 지지해 주는 것이 매우 바람직합니다.

역류성 식도염

역류성 식도염에 도움이 되는 한방차

역류성 식도염이란?

역류성 식도염은 정상적인 경우라면 위(Stomach) 안에 있어야 하는 위산 또는 위액이 식도 쪽으로 거슬러 올라가는 현상이 지속되어서 식도가 헐거나 염증을 일으키는 질환이라고 정의할 수 있습니다.

역류성 식도염의 대표적인 증상으로는 목에 뭔가 걸려있는 듯한 느낌을 지속적으로 받게 되고 가슴이 타는 것 같은 통증이나 불편감이 나타나며, 신물이 올라오고, 신트림이나 속쓰림 현상을 보이는 것입니다.

조금 더 상세하게 설명드리면 역류성 식도염은 위와 식도 사이에 위치하는 '하부 식도 괄약근'에 문제가 생겼을 때 주로 발생하는데, 원래 하부 식도 괄약근은 평소에는 닫혀 있다가 음식을 먹거나 트림을 할 때에만 열리는 것이 정상인데 이렇게 밸브 역할을 하는 괄약근의 조이는 힘이 여러 가지 이유로 인해서 느슨해지게 되면 위 안의 내용물들이 식도로 역류하게 되고 역류한 위산이 식도 점막을 지속적으로 자극하게 되어 병을 일으키게 되는 것입니다.

만일 위산이 식도를 지나서 기도로까지 넘어가면 만성기침이 생기거나 목이 쉴 수도 있고, 후두염, 천식 등이 유발되기도 하기 때문에, 만성적인 기침이나 갑작스럽게 목이 쉬는 경우처럼 호흡기 계통 병증이 이상하게 잘 치료되지 않고 있을 때에는 혹시 역류성 식도염이 동반되어 있기 때문은 아닌지 의심해 볼 필요가 있는 것입니다.

역류성 식도염의 추세

국민건강보험공단 자료에 따르면 '역류성 식도염' 환자 수는 폭발적으로 늘어나고 있는 추세라고 할 수 있습니다. 이 중에서 60세 이상 노인분들의 증가가 대부분이기에 노인분들이 주로 많이 걸리는 질병 중의 하나라고 볼 수 있습니다.

60세 이상 노인분들의 역류성 식도염 증가폭이 큰 이유는, 연령이 높아질수록 하부 식도 괄약근 기능이 떨어지게 될 뿐 아니라 여러 가지 만성적인 질환으로 인해서 장기간 양약을 복용하거나 남용하기 때문이라고 할 수 있겠습니다. 특히 천식약이나 근육이완제, 과민성 방광 치료제, 편두통 치료제, 지사제, 항히스타민제, 항우울증 치료제 등을 장기간 복용할 경우에는 역류성 식도염 증상이 유발되거나 더 심해질 수 있으니 주의가 필요합니다.
또한, 고기나 기름기 많은 음식, 지방이 많은 포함된 식품을 섭취할 경우에는 위에서 음식이 체류하는 시간이 길어지고 복압을 상승시켜서 위산 역류가 보다 잘 일어날 수 있습니다. 음식물의 과잉 섭취도 위산의 과잉 분비와 복압 상승을 야기시켜서 위산 역류를 초래할 수 있습니다. 복부 비만에 의한 복압의 상승 역시도 역류성 식도염의 한 가지 원인이 됩니다. 복부 비만인 사람들은 정상인들에 비해서 역류성 식도염에 걸릴 확률이 1.6배 정도 높은 것으로 조사되어 있습니다.

역류성 식도염에 도움이 되는 생활법

가장 중요한 것은 '규칙적인 식생활'이라고 할 수 있습니다. 즉 일정한 식사 시간을 준수하고 식사량도 매 끼니마다 일정하게 유지하는 노력이 중요합니다. 또한, 잠들기 2~3시간 전에는 음식을 먹지 말아야 하겠습니다. 술을 먹거나 담배를 피우면 증세가 더 안 좋아지기 때문에 반드시 금주와 금연을 실천해야 하며, 커피, 콜라, 기름진 육류, 튀김 요리 등과 같은 자극적인 음식은 먹지 않아야 하겠습니다.

음식을 먹고 바로 눕거나 구부린 자세를 취하게 되면 위 안의 내용물이 위식도 연결 부위에 위치하게 되어 좋지 않으므로, 식후에 바로 눕는 동작을 피하는 것도 중요합니다. 또한, 잠을 잘 때 상체 부위를 약간 높게 하는 것도 치료에 도움이 됩니다. 환자용 침대가 아닌 일반 침대에서 상체를 높이고 자는 것이 물론 쉽지만은 않겠지만 베개나 쿠션, 이불 등을 이용해서 시행하면 도움이 됩니다. 그리고 허리띠를 꽉 졸라맨다든지 꽉 끼는 바지를 입는 것은 복압을 올려서 역류성 식도염을 악화시키기 때문에 피하는 것이 좋습니다.

이와 함께 걷기, 조깅, 수영과 같은 가벼운 운동을 꾸준히 하는 것이 좋은데, 그중에서도 '계단 오르내리기'와 같은 운동은 소화를 촉진시키는 데 많은 도움이 됩니다. 한 가지 주의할 사항은 어떤 운동을 할 때 밥을 먹은 다음에 1시간 정도는 지난 이후부터 시작하는 것이 좋습니다. 밥을 먹은 다음에 1시간이 지나지 않고 바로 급하게 운동을 시작할 경우에는 위에 아직 남아 있는 음식물이 위에서 십이지장으로 넘어가는 위치의 근육이 수축되어 위에 있는 음식이 장으로 내려가지 못하여 소화 장애를 일으킬 수 있기 때문입니다.

역류성 식도염 방치 시 문제점

역류성 식도염을 적절한 치료적 노력 없이 방치하게 되면 만성 염증이 고착화되어 궤양이 나타날 수도 있을 뿐만 아니라 식도가 달라붙는 '식도협착'을 일으킬 수도 있습니다. 또한, 식도 조직이 위 조직으로 이행되는 '바렛(Barrett) 식도'가 되거나 식도암으로 발전할 가능성도 있기 때문에 초기부터 각별한 주의가 필요하겠습니다.

역류성 식도염에 도움이 되는 한방차

산사나무 열매를 산사자(山査子)라고 하는데, 한의학에서는 예로부터 소화제와 정장제로 굉장히 많이 활용해 왔습니다. 특히 신물이 넘어오는 역류성 식도염 증세를 개선하는데 좋은 효능이 있기 때문에 꾸준하게 산사차를 먹는 것을 추천해 드리고 싶습니다.

또한 백출(白朮)이라고도 부르는 '흰삽주뿌리'도 역류성 식도염 증세 완화에 도움이 되는데, 매일 백출 20g을 물 2리터에 넣고 30분~1시간 정도 끓인 다음에 마시면 속쓰림 개선에 도움이 됩니다.

애성(쉰 목소리)

건강 Q&A - 애성에 좋은 생활 섭생법

정상 목소리와 쉰 목소리

코를 통해서 들이마신 공기는 성대가 있는 후두를 거쳐서 기도, 기관지를 지나 폐 속으로 들어가게 됩니다. 이렇게 들이마신 숨을 천천히 다시 내보내면서 성대를 진동시키면 소리가 생성되는 것입니다. 이 소리가 공명과 구음이라는 과정을 거쳐서 음성이라는 목소리로 인식되는데 이 중에서 목소리의 고유한 특색을 결정해 주는 것은 성대의 진동에 의한 정상적인 소리의 생성입니다.

목소리를 별로 많이 안 쓰던 사람이 갑자기 말을 장시간 했다거나 노래를 너무 무리해서 여러 곡 불렀을 때 목소리가 가라앉고 변하는 것을 우리는 흔히 경험하게 됩니다. 이것은 성대가 평소보다 진동을 많이 함으로써 그 마찰로 인해서 성대 점막이 충혈되고 부어올라 정상적인 진동이 잘되지 않기 때문입니다. 즉, 한마디로 목소리는 성대가 정상적인 상황이 아닐 때 변하게 되는 것입니다.

쉰 목소리의 원인

쉰 목소리를 일으키는 병리적 원인으로는 목소리의 남용에서부터 후두염, 성대결절, 악성종양 등과 같은 기저 질환에 이르기까지 매우 다양합니다.

1. 후두염

감기를 앓은 후 쉰 목소리가 나타날 때 성대를 잘 관찰해보면 성대 점막이 부어있고 충혈이 되어 있는 급성 후두염 소견을 관찰할 수 있습니다. 교수님들이나 학교 선생님들의 경우처럼 많은 말을 해야 하는 직업을 가진 분들은 이런 후두염 상태가 장기간 지속되는 경우가 상당히 많습니다. 이것을 만성 후두염이라고 하며 음성을 사용하지 않을 때는 비교적 괜찮다가도 다시 사용하면 목소리가 변화되고 일정한 통증도 동반될 수 있습니다.

만성 후두염(chronic laryngitis)은 후두에 발생한 만성 염증으로서 원인에 따라 감염성과 비감염성으로 나눌 수 있습니다. 감염성 만성 후두염의 경우 후두 자체에 급성 염증의 반복으로 발생하거나, 또는 후두 주변의 편도나 부비동, 기관지, 식도 등에 생긴 질병이 간접적으로 후두에 영향을 미쳐 발생하는 경우도 있습니다.

일반적으로 급성 후두염의 경우 감염에 의한 것이 대부분인 반면, 만성 후두염의 경우에는 후두에 급성 염증이 반복적으로 발생하거나 편도나 부비강에 있는 염증이 후두로 파급되어 발생할 수 있고 주로 목소리를 너무 많이 쓰거나, 지나친 흡연과 음주, 위식도역류, 스모그(smog)의 흡입 등 비감염성 원인에 의해 발생됩니다. 임상적으로 만성 후두염의 대부분의 원인은 인후두 역류 질환인 경우가 압도적으로 많습니다. 따라서 만성 후두염 환자들은 발열, 통증, 연하 곤란 등의 염증에서 비롯되는 증상보다는 쉰 목소리와 같은 목소리 변화와 함께 기침, 인두 이물감, 음성 피로 등의 증상을 주로 호소합니다. 또한, 급성 후두염에 비해 실제 성대 부위에 병적인 변화가 동반되어 있을 가능성이 높습니다.

2. 성대결절(폴립)

이것은 성대의 한쪽 또는 양쪽에 좁쌀만 한 작은 혹이 생기는 질환입니다. 성대 물혹 또는 성대 군살이라고도 부릅니다. 이 물혹은 성대의 마찰이 지나칠 경우 성대가 부어올랐다가 가라앉지 않고 그대로 굳어진 것입니다.

성대결절(vocal nodules)은 지속적인 음성(목소리) 남용이나 무리한 발성에 의해서 생기며 6~7세의 남자 어린이, 30대 초반의 여성, 가수나 교사·강사 등의 직업을 가진 사람들에게서 특히 많이 나타납니다. 특히 구개열(입천장 갈림 증)이 있는 어린이의 경우 연구개 인두 부전을 보상하기 위해 성대를 무리하게 사용해서 성대결절이 발생되는 경우가 매우 많습니다.

성대 점막의 원활한 윤활 작용을 위해서 성대에 습기를 충분히 보충해주고, 수술적 치료보다는 음성 휴식(voice rest)이나 음성치료(voice therapy) 등과 같은 보존적 치료를 우선적으로 시행하는 것이 성대결절 치료의 원칙입니다. 음성치료에 의해 환자의 80% 이상에서 증상 호전이 가능합니다. 특히 소아에서의 음성치료 효과가 성인에서보다 훨씬 더 좋다는 논문 보고가 있습니다. 소아의 성대결절은 원칙적으로 수술을 시행하지 않습니다. 그 이유는 첫째, 수술 후 재발이 잦고 둘째, 소아는 후두의 크기가 작으므로 병소를 정확하게 제거하는 것이 어렵고 셋째, 사춘기 이전에 대부분 결절이 자연적으로 소멸되며 넷째, 수술 후 음성휴식에 대한 협조가 잘 이루어지지 않기 때문입니다. 치료 후의 효과를 판단할 때에는 후두경 검사 결과나 음성분석 결과보다는 본인의 만족도가 더 중요합니다.

3. 성대마비

성대는 정상적으로 호흡할 때에는 열려서 공기가 통하며, 발성을 할 때에는 닫혀서 양측 성대 사이에 빈틈이 전혀 없어야 정상적인 목소리를 낼 수 있습니다. 만일 성대에 마비가 오면 양측 성대 사이에 틈이 생기게 되므로 발성을 할 때 바람이 새는 쉰 목소리가 나게 되며, 그 간격이 넓으면 음식을 삼킬 때 기도로 흡인이 일어나서 기침을 많이 하게 됩니다.

4. 악성 종양

성대나 성대 주변에 악성 종양(암)이 발생하면 성대의 정상적인 진동이 이루어지지 못하여 쉰 목소리가 나타납니다.

쉰 목소리는 이와 같이 매우 다양한 여러 가지 병리적 원인들에 의해서 발생할 수 있습니다.

따라서

(1) 애성이 2~3주 이상 지속될 때
(2) 애성과 함께 감기 외의 다른 원인에 의한 통증이 동반될 때

(3) 객혈이 동반될 때

(4) 침을 삼키기 어려울 때

(5) 목에 혹이 만져질 때

(6) 며칠 이내에 목소리가 전혀 나오지 않거나 심한 목소리 변화가 있을 때

같은 경우에는 그냥 기다리지 말고 반드시 전문가를 찾아서 진찰을 받고 상의하는 것이 바람직하겠습니다.

쉰 목소리의 치료 원칙과 치료 방향

쉰 목소리 치료에 있어서 제일 중요한 원칙은 음성사용 제한(음성 휴식)입니다. 만성 후두염 치료의 기본 원칙도 음성사용을 가급적 제한하는 '침묵 요법'입니다.

성대결절은 발생 초기에는 음성사용을 최대한 제한하고 음성치료를 통하여 올바른 발성법을 교육받으면 원상으로 회복되는 경우가 많습니다. 성대마비의 경우 단순히 한쪽 성대만 마비된 경우에는 6개월~1년을 조심하면서 기다리면 음성이 정상적으로 잘 회복되고 흡인도 소실되는 경우가 많습니다.

애성에 대한 한의약적 치료법

애성(嘎聲, hoarseness)이란 목소리의 여러 가지 변화 상태를 통칭하는 전문 의학 용어입니다. 예를 들어 "쉰 목소리가 난다", "목소리가 잘 안 나온다", "목소리가 계속 잠긴다", "부

드럽던 목소리가 거칠어졌다", "높은음을 내기가 힘들다(고음 불가)", "(목소리를 오래 쓰면) 목소리가 쉽게 잠긴다", "목소리가 갈라지거나 떨리는 느낌이 든다" 등이 대표적인 애성의 임상적 표현들입니다.

동의보감에서는 소리(노래)를 지나치게 불러서 목이 쉬고 목이 잠긴 증상(목소리가 잘 안 나오는 증상(失音) 포함)을 치료할 때에는 마땅히 '향성파적환(響聲破笛丸)'을 제1순위로 처방해야 한다고 기록되어 있습니다.

향성파적환은 박하(薄荷), 연교(連翹), 길경(桔梗), 감초(甘草), 백약전(百藥煎), 천궁(川芎), 사인(砂仁), 가자(訶子), 대황(大黃) 등의 목(인후·성대)과 기관지 등에 좋은 한약재로 구성된 매우 유명한 '목소리 개선을 위한 특효 처방'입니다. 명(明)나라 때 발간된 저명한 의서(醫書)인 '만병회춘(萬病回春)'에서도 설명된 향성파적환은 한마디로 목(인후·성대) 질환과 목소리 특효 처방으로서 쉰(거친) 목소리, 목 잠김, 목소리가 안 나오는 증상, 목 이물감(목 불편감), 만성 인후두염 등에 모두 매우 효과적입니다.

(1) 일반인들의 경우에는 심한 목감기에 걸린 후, 스포츠(야구, 축구 등)를 관람하면서 목이 터져라 응원한 후, 노래방에서 노래를 평소보다 많이 부른 후, 목소리를 평소에 별로 안 쓰던 사람이 장시간 동안 말을 많이 하게 되었다거나, 찬송가를 소리 높여 불렀거나 등처럼 확실한 애성의 발생 이유가 있는 경우가 많고(즉, 대부분 음성 남용을 함으로써 성대가 평소보다 진동을 많이 해서 그 마찰로 인해 성대 점막이 충혈되고 부어올라 정상적 진동이 잘되지 않기 때문)

(2) 평소에 목소리를 많이 사용하는 특정한 직업군(교수, 교사, 강사, 성악가, 가수, 전화상담원, 아나운서 등)에 속한 경우에는 조금만 컨디션이 떨어지거나 무리를 해도 곧바로 애성이

나타나는 경우가 많습니다. 이러한 경우에는 주로 만성 후두염이나 성대결절, 성대 폴립(성대 물혹, 성대 군살) 등이 문제가 되는 경우가 많습니다.

(3) 특별한 이유 없이 갑자기 목소리 변화가 진행된다면 후두암과 같이 중대한 질병의 증상일 수도 있습니다.

(4) 다만, 50대 후반이나 60대 초반의 남성이 특별한 원인 없이 점차 목소리가 작아지고 목이 쉽게 잠기면서 목소리 내기가 힘들다면 노인성 성대 변화가 시작되었을 수도 있습니다.

즉, 갑자기 애성이 나타날 때에는 성대결절, 성대 폴립, 성대 낭종(vocal fold cyst), 위식도 역류, 역류성 후두염, 역류성 식도염, 급성·만성 편도염, 급성·만성 후두염, 급성·만성 인두염, 폐암, 식도암, 성대마비, 기능적 발성 장애, 연축성 발성 장애, 성대구증, 성대육아종, 성대반흔, 성대 출혈, 후두암 등과 연관될 수 있기 때문에 반드시 전문가로부터 진찰을 받아보셔야 하겠습니다.

만일 쉰 목소리나 거친 목소리 또는 목소리가 잘 안 나오는 증상이 장기화되는 경우 향성파적환 처방을 받아보시는 것도 좋겠습니다. 향성파적환을 꾸준히 챙겨 드시는 것은 쉰 목소리 예방(평상시 목 관리)을 위해서도 매우 좋습니다.

쉰 목소리 예방법(아름다운 목소리 유지·관리법)

1. 금연할 것, 간접흡연을 피할 것
2. 술, 커피 등 탈수를 유발하는 음식 피할 것
3. 다량의 수분 섭취와 습도 조절할 것
4. 확실하고 천천히 말할 것
5. 지나치게 장시간 말하거나 노래하지 말 것
6. 넓고 시끄러운 곳에서는 큰 소리로 말하지 말고 마이크를 사용할 것
7. 목이 쉬거나 피곤할 때에는 가급적 음성사용을 자제할 것
8. 목에 힘을 주고 흥분하지 말 것
9. 고함치거나 흥분해서 소리치지 말 것
10. 극단적인 고음이나 저음을 내지 말 것
11. 이상한 남의 목소리를 흉내 내지 말 것
12. 맵고 기름진 음식, 초콜릿 등의 섭취를 피할 것
13. 몸에 꽉 조이는 옷을 피할 것
14. 가급적 정상 체중을 유지할 것
15. 취침 시 머리 부위를 15cm 정도 높일 것

모든 질환은 치료보다 예방이 훨씬 더 중요합니다. 따라서 쉰 목소리와 같은 성대 질환은 위의 방법만으로도 상당 부분 예방이 가능합니다. 올바른 음성 습관을 갖는 것이 아름다운 목소리를 유지하기 위한 제일 좋은 방법입니다.

DAY 09

건강 Q&A – 애성에 좋은 생활 섭생법

Q. 만 7세 남자 어린이입니다. 몇 달 전부터 계속 쉰 목소리가 지속되어서 정밀 검사를 받아보니 성대결절이라고 진단을 받았습니다. 쉰 목소리가 심하게 있는 상황에서도 큰소리를 꽥꽥 지르면서 노는 것을 보니 도대체 언제 좋아질지 아득하기만 합니다. 쉰 목소리에 좋은 한의학적 섭생법을 좀 추천해 주세요.

A. 1. 도라지(길경) : 쉰 목소리 개선에 좋은 대표적인 한약으로 도라지가 있습니다. 한의학에서는 '길경'이라는 이름으로도 부릅니다. 도라지는 속열을 식혀주고 가래 배출을 도와주고 목을 부드럽게 해줍니다. 사포닌이 많이 함유되어 있어서 전반적인 호흡기 면역력을 올려주기도 합니다. 아이가 먹기 쉽게 도라지 청을 만들어서 배즙에 섞어 같이 먹게 해주셔도 좋습니다. 도라지 정과를 잘게 썰어서 간식이나 반찬 만들 때 활용해서 먹이셔도 됩니다.

2. 박하차 : '민트'라고 잘 알려져 있는 박하는 동의보감에서 상초의 열 특히 목의 염증을 완화시켜 주는데 대단히 효과적이라고 기재되어 있습니다. 박하의 멘톨 성분이 주는 차갑고 매운맛은 편도염과 후두염, 인후염 등에 모두 효과적입니다.

3. 콩나물파국 : 콩나물은 비타민 C와 아스파라긴산이 풍부해서 목의 피로 회복과 면역 능력 증진에 좋습니다. 한의학에서는 '총백'이라고 부르는 파 뿌리는 몸속의 한기를 몰아내 주는 좋은 효능을 가지고 있어서 코와 목의 염증을 치료하는 한약으로도 많이 사용되고 있습니다. 파 뿌리와 콩나물을 같이 맑게 끓여서 시원하게 만들어주면 어린아이들도 거부감 없이 잘 먹을 수 있습니다.

이 외에도 생강청이나 유자청, 모과청 등을 너무 달지 않게 물에 타주는 것도 좋은 방법이 됩니다.

어지럼증

어지럼증의 위험성과 유의사항

어지럼증이란?

어지러움은 한마디로 머리가 핑 도는 듯한 느낌을 말하는데 본인 스스로 또는 자기 주위가 빙빙 도는 느낌을 받을 수 있고, 주변이 사방으로 이동하는 느낌도 받을 수 있고, 곧 넘어질 것만 같은 느낌이나 눈앞이 캄캄해지는 느낌 그리고 똑바로 설 수 없을 것 같은 느낌이 있으면서 전신 무력감이나 배를 타고 있는 듯한 동요감 등도 나타날 수 있습니다.

어지럼증이 생기면 자율신경 증상도 동반되어서 토할 것 같은 오심, 구토 및 식은땀 등이 나타나며 평형감각 불균형이 발생하게 됩니다.

어지럼증의 원인과 증상

어지럼증의 원인은 50% 이상이 달팽이관이나 전정기관 이상과 같은 이비인후과적 질환입니다. 그 외에 고혈압, 당뇨, 갑상선 질환을 포함한 다양한 내과적 질환이나 청신경종양, 뇌졸중(중풍) 같은 중추신경계의 이상도 원인이 될 수 있습니다. 또 나쁜 자세나 신경과민, 정신적 긴장도 원인으로 작용할 수 있습니다.

가만히 있어도 눈을 뜨면 주위가 빙글빙글 돈다거나 고개를 움직이면 어지러운 경우, 어지러울 때 속이 메슥거리고 토할 것 같은 경우, 몸의 중심이 잘 안 잡히고 비틀거리게 되는 경우, 움직이면 어지럼증이 더 심해지는 경우, 어지럼증이 있으면서 귀가 잘 들리지 않는 경우, 어지럼증과 함께 귀에서 윙윙 소리가 나거나 귀가 꽉 막힌 느낌이 나는 경우 그리고 증상은 그리 심하지 않아도 지속적으로 나타나는 경우에는 일단 전문가의 진찰이 필요합니다.

특히 많은 어지럼증 양상 중에서 현훈(Vertigo)은 주위가 빙글빙글 돌고 자기 몸이 붕 뜬 것 같은 느낌을 받고 옆이나 뒤로 자기 몸이 잡아당겨지는 듯한 환각과 유사한 느낌이 들기 때문에 주변 사람들은 짐작하지 못하는 매우 큰 고통이 나타낼 수 있습니다.

어지럼증의 종류

어지럼증은 크게 말초성 어지럼증과 중추성 어지럼증으로 나눌 수 있습니다. 말초성 어지럼증은 말초전정계 즉 내이 질환에 의해 유발되는 어지럼증을 말하고 중추성 어지럼증은 뇌간에 있는 전정신경핵에 이상이 있어서 오는 경우를 말합니다.

1, 말초성 어지럼증

(1) 양성돌발성체위성 어지럼증
가장 흔한 내이 장애 질환으로 갑자기 머리나 몸의 위치를 바꿀 때 나타나고 보통은 30초 이내에 끝나지만 몇 시간 혹은 하루 종일 어지러움을 느낄 수도 있으며 주로 아침에 심하고 오후에는 증상이 완화되는 것이 보통이며 50대 후반에 호발합니다.

(2) 전정신경염
과로를 하거나 감기를 앓고 난 다음 갑자기 심한 어지러움과 함께 주위가 빙빙 돌고 구토를 심하게 하며 어지럼증은 여러 날 지속되지만 이명이나 청력 장애는 없습니다.

(3) 메니에르 질환
어지럼증과 구토가 있으면서 특징적으로 이명과 청력감소, 귀 안이 꽉 찬 느낌 등을 동반하며 양측성으로도 나타나는 내이 질환입니다. 특징으로는 주변이나 본인 자신이 회전하는 것처럼 느끼는 회전성 어지럼증이나 물체가 기울어져 보이는 어지럼증을 호소하며 지속시간은 20분 이상이고 24시간 이내에 사라지나 대개 반복적으로 나타납니다.

2. 중추성 어지럼증

(1) 뇌간허혈 및 뇌경색 뇌간허혈은 뇌간으로 가는 혈관이 좁아지거나 막힐 경우 뇌간에 있는 전정신경핵의 허혈로 인해 발생되는 전정계의 기능 이상으로 어지럼증과 더불어 신경 증상을 동반하는 질환입니다.

(2) 뇌종양

전정신경계에 영향을 미치는 뇌간, 소뇌 부위의 뇌종양에 의해서도 어지럼증이 나타나는데 비교적 증상이 서서히 나타나며 초기에는 증상이 심하지 않고 청각 장애나 이명을 동반하는 경우가 많습니다.

(3) 편두통

편두통은 보통 맥박성 두통을 특징으로 하지만 어지러움으로 나타나는 경우도 있습니다.

어지럼증과 빈혈

어지럼증이 나타나면 흔히 빈혈 때문이라고 생각할 수 있는데 이는 매우 잘못된 생각입니다. 과거에 우리나라가 경제적으로 어렵던 시절에는 잘 먹지 못해서 위궤양을 비롯한 소화기 장애나 만성 빈혈, 영양 부족 등이 많이 있었습니다.

빈혈처럼 몸속에 산소를 운반하는 적혈구가 모자라는 경우에는 어지럼증보다는 주로 '무기력증'과 '식욕부진 증상'을 느끼게 됩니다. 빈혈로 인해서 천장이 빙글빙글 돈다거나 구토가 동반되는 등의 어지럼증이 나타나는 사례는 매우 드물기 때문에 구분을 잘 할 필요가 있습니다.

어지럼증의 한의약적 치료

한의학에서는 어지러움의 원인을 주로 비 생리적인 체액 정체 상태인 '담음(痰飮)'으로 해석합니다.

이에 따라서 '백출'이나 '반하', '천마'와 같은 약재를 조합하여 체질에 맞게 처방을 하여 치료하고 있습니다. '족양명위경'이나 '족태음비경'과 같은 경락의 특정 혈 자리를 침이나 뜸으로 자극해 주기도 합니다.

어지럼증의 위험성과 유의사항

뇌출혈이나 뇌경색에 의한 급성 어지럼증은 처음에는 증상이 가벼웠다가 급속히 사지 마비나 혼수상태로 진행될 수 있으니 정말 주의해야 합니다. 일단 나이가 많고 고혈압이나 당뇨병 또는 심장병이나 흡연력 같은 뇌졸중 위험 인자가 있었던 사람이 갑자기 어지럼증과 함께 비틀거리면 뇌졸중을 생각해 보아야 합니다.

만일 어지럼증과 함께 말이 어눌해지거나 물체가 둘로 보이고, 한쪽 팔다리가 저리거나 힘이 빠지는 경우, 걸을 때 한쪽으로 쏠리는 경우면 거의 예외 없이 뇌졸중이라고 할 수 있습니다. 이때는 시간을 다투는 응급상황이므로 빨리 병원에 가서 치료를 받아야 합니다.

일단 어지럼증이 나타나면 이를 유발시킬 수 있는 조건이라고 할 수 있는 과로, 담배, 술이나 수면 부족 등을 가능한 한 피해야 하겠습니다. 또한, 고혈압 환자는 혈압 조절에 더욱 신경을 써야 하고 당뇨병이 있는 경우에는 혈당 조절도 잘 해 주어야 합니다. 휴대폰을 너무 장시간 사용하는 것도 어지럼증의 원인이 될 수 있으니 주의해야 하며 특히 여성들의 경우에는 무리한 다이어트 후유증으로 어지럼증이 생길 수도 있으니 유의할 필요가 있을 것 같습니다.

얼굴 마비(구안와사)

소아청소년 얼굴 마비에 대한 생활법

얼굴 마비의 개요

얼굴 마비 일명 '구안와사(口眼喎斜, facial nerve palsy)'는 입과 눈 주변 근육이 마비되어서 얼굴이 한쪽으로 비뚤어지는 질환입니다.

얼굴 마비는 대단히 흔한 질병으로 건강보험심사평가원 통계에 따르면 연간 약 20만 명 이상이 걸리고 있는 것으로 나타났습니다. 즉 인구 255명당 1명으로 구안와사가 결코 희귀한 질환이 아니라 누적된 스트레스가 많거나 면역력이 떨어진 상황에서는 누구라도 걸릴 수 있는 질병임을 보여주고 있습니다. 남녀 간 역학적 차이는 특별히 없고 어떤 연령에서도 발생할 수 있지만, 25~30세의 비교적 젊은 사람들에게서 특히 더 자주 발생됩니다. 가족력이 있는 경우도 2~14% 있습니다.

구안와사는 말초성 안면신경 마비로서 뇌졸중·뇌종양으로 인해서 발생되는 중추성 안면신경 마비(중풍)와는 반드시 구분해서 치료해야 합니다. 일반적으로 안면근육은 이하선 신경절에서 분지한 7번 뇌 신경인 안면신경의 여러 가지에 의해서 지배를 받고 있습니다. 여러 원인으로 인해서 안면신경 기능이 정상적이지 않을 때 근육 마비 증상이 나타나게 됩니다.

다행스럽게도 대부분의 말초성 안면신경 마비는 양호한 예후를 보입니다. 증상은 대체로 3~4일에 걸쳐서 진행되며 보통 수 주에서 수개월에 걸쳐서 자연적으로 호전되는 경우가 많고 1년 이내에는 거의 대부분 회복됩니다. 그러나 조기 진단과 조기 치료에 실패하거나 환자의 면역력이 심하게 떨어지는 상황에서는 완전하게 회복되지 않고 결국 후유증을 남기는 경우도 간혹 있을 수 있기 때문에 증상이 처음 나타났을 때부터 완전한 증세 회복에 이르기까지 상당한 주의가 필요합니다. 안면신경 마비의 재발률은 약 5~7% 정도로 알려져 있습니다.

경희대학교 한방병원 안면마비센터 논문 자료에 의하면 전체 안면 마비 환자의 3.6%에 불과하던 소아청소년 비율이 3년 만에 7.4%로 점점 높아지고 있다고 합니다.

소아(어린이)청소년 안면 마비, 구안와사가 특히 위험한 까닭은 무엇일까요? 우선, 정확한 증상 표현이 서툰 어린이들의 경우 자신의 불편한 증상을 발병 초기에 자세히 설명하지 못해서 치료의 골든타임을 놓치는 경우가 매우 많습니다. 더욱이 어린이들은 표정이나 주름 변화를 통한 안면 마비 심각도나 호전도를 관찰하기가 쉽지 않고 얼굴 뼈와 근육이 자라면서 숨겨져 있던 안면 마비 후유증이 뒤늦게 나타날 수도 있습니다.

보통 감염과 외상, 면역력 약화, 소화기관 기능 저하 등이 소아청소년 구안와사의 주요 원인으로 지목되고 있는데, 소아청소년 아이들에게서 발생되는 구안와사는 일반적으로 성인 환자보다 후유증 가능성이 훨씬 크고 재발 가능성도 상대적으로 꽤 높아서 발병 초기부터 적극적인 대응과 치료가 매우 중요합니다. 또한, 정신적으로 매우 예민한 소아청소년들에게 얼굴 마비 후유증은 얼굴이 비뚤어지는 신체적 고통과 함께 대인기피증과 우울증 등의 정신적 고통을 함께 안겨줄 수 있으므로 세심한 심리적 보살핌도 꼭 필요합니다.

얼굴 마비의 증상

얼굴 마비는 외관상 얼굴이 비뚤어지고 이상 감각을 보입니다. 이마에 주름 잡기, 눈 감기, 입꼬리 올리기, 코 찡그리기 등과 같은 움직임이 어렵게 됩니다. 특히 근육 기능이 저하되어서 물을 마시거나 음식을 먹을 때 마비된 쪽으로 음식물이 새어 나오고, 악어 눈물 증후군 (crocodile tears syndrome : 침샘과 눈물샘 신경이 뒤얽혀서 나타나는 눈물 흘림 증상을 가리키는 의학 용어. 뇌졸중이나, 뇌 외상에서 회복되는 과정이나 안면 마비가 자연적으로 회복될 때 나타나는데 일반적으로 안면신경 마비 후 약 2~3주 이후 혹은 6개월 이후에 잘 발현됨)이라고 불리는 눈물이 새는 증상이 있으며 세수할 때 눈이 완전히 감기지 않아서 비눗물이 눈 안으로 들어가는 등의 여러 가지 불편함이 나타날 수 있습니다.

안면신경의 신경 가지는 안면운동 신경핵, 상타액 신경핵, 지각 신경핵 3가지 주요한 신경핵에서 분지합니다.

안면운동 신경핵에서 나온 대부분의 신경 가지는 얼굴 표정을 만드는 근육을 지배합니다. 상타액 신경핵의 신경 가지는 2가지로 나뉘어서, 한 분지는 턱밑샘과 혀밑샘을 지배하고 다

른 한 분지는 눈물샘과 코 샘을 지배합니다. 지각 신경핵의 신경 가지는 혀의 전면부 2|3의 미각을 담당합니다. 그러므로 어느 신경이 손상되었는가에 따라서 나타나는 증상도 각각 다를 수 있습니다.

얼굴 마비의 원인 및 진단

1. 얼굴 마비의 원인

대부분의 말초성 안면신경 마비는 벨 마비(Bell's palsy)에 속하는 특발성 안면신경 마비입니다. 뚜렷한 원인을 찾을 수 없으나 바이러스에 의한 감염 혹은 신경염에 의한 마비로 추정되고 있습니다.

그다음으로는 람세이 헌트 증후군(Ramsay Hunt's syndrome)에 의한 안면신경 마비가 많은데 이것은 대상포진(herpes zoster) 바이러스에 의한 마비로서 통증이 매우 심하고 수포가 발생합니다.

길랭 바레 증후군(Guillain-Barre syndrom) 또한 안면신경 마비를 일으키는 원인이 될 수 있습니다. 이 경우는 사실 원인이 분명하지는 않지만, 자가면역 장애를 그 원인으로 추정하고 있으며 대칭성의 상행성 운동마비, 심부건반사 저하 및 소실 등이 특징적으로 나타납니다.

그밖에 급성 중이염, 외상이나 수술 등으로 안면신경이 손상된 경우, 신경종양으로 안면신경이 압박된 경우, 라임병(Lyme disease)·뫼비우스 증후군(Moebious Syndrome) 등의 질병과 관련된 안면신경 장애가 있고 유전적 원인(선천성 뇌신경 장애)에 의해서도 안면신경 마비가 발생합니다. 또한, 너무 차가운 상황에 노출되어서 혈류 장애가 발생하여 안면 근육이 마비되기도 합니다.

2. 얼굴 마비의 감별 진단

얼굴 마비는 대부분 말초성 안면신경 마비에 의한 것이지만, 구안와사 증상이 발현되면 가장 먼저 중추성 안면신경 마비가 아닌지를 꼭 살펴보아야 합니다.

중추성 안면신경 마비의 경우에는 전두근이 마비되지 않아서 양측 이마에 주름잡는 것이 가능하고 양쪽 눈 감는 것 또한 가능합니다. 그러나 말초성 안면신경 마비라면 환측 이마 주름을 잡을 수 없으며 눈을 감을 때 환측 눈이 완전히 감기지 않고 눈동자가 외상방으로 편위(벨씨 현상)됩니다.

얼굴 마비의 진행 속도도 중추성인 뇌졸중과 말초성인 벨마비에 차이가 있습니다. 뇌졸중은 대부분 증상이 발생한 당일에 마비가 가장 심하지만, 벨마비의 경우는 증상 발생 후 점점 심해져서 대개 3일 정도 지나야 마비가 최고조에 이르며 1주일 동안 마비가 진행되는 경우도 있습니다.

중추성 얼굴신경마비의 경우 미각이나 청각은 장애를 받지 않으며 눈물이나 침 분비는 정상인 경우가 대부분입니다. 하지만 말초성 얼굴신경마비의 경우에는 얼굴 마비 외에 눈물이 감소되거나 음식 맛을 느끼지 못하는 증상이 동반될 수 있습니다. 또한, 청력의 소실은 없지만, 오히려 소리가 비정상적으로 크게 들리는 증상이 발생할 수도 있습니다.

"이마에 주름을 잡아보세요", "눈을 감아보세요", "눈을 깜박여보세요", "치아를 보여주세요" 등의 간단한 요청으로 중추성과 말초성을 구별하는 것이 사실상 가능합니다.
보다 정확하게는 CT 혹은 MRI 등으로 검사하여서 확인할 수도 있습니다.

얼굴 마비에 대한 한의학적 원인 분류

한의학에서는 구안와사를 구안괘사(口眼喎斜), 와사풍(喎斜風), 구벽(口僻), 와벽(歪僻) 등 다양한 용어로 표현하고 있습니다.

1. 풍사외습(風邪外濕)

구안와사의 원인을 바이러스, 세균 혹은 찬 기운 등 외부 환경에서 온 풍한사(風寒邪)가 안면부의 경락에 침범하여 순환 이상을 일으키고 이에 기혈이 조화되지 못하고 근육이 자양되지 못해 발병합니다.

2. 허풍내동(虛風內動)

심리적으로 어려움이 있거나 면역력이 저하되는 등 신체 내적 원인에 의해 발병합니다. 소아청소년 얼굴 마비(구안와사)는 허풍내동이 원인이 되는 경우가 상당히 많습니다.

3. 기혈어조(氣血瘀阻)

기혈이 제대로 순환되지 않아 어혈이 쌓인 것이 원인이 되어 발병합니다. 여성분들의 얼굴 마비는 기혈어조가 원인이 되는 경우가 상당히 많습니다.

얼굴 마비에 대한 한의학적 치료법

구안와사는 사실 자연적으로 회복되는 경우가 꽤 많습니다. 그러나 회복이 늦어지는 경과를 보일 경우, 자칫 심각한 후유증이 남을 수도 있습니다.

얼굴 마비를 적절하게 치료해도 다양한 후유증이 남을 수 있습니다. 불완전하게 회복되어 마비가 남는 후유증 이외에도 마비가 회복되면서 서서히 안면 경련이 심해지는 경우도 있고, 입을 벌리면 눈이 감기는 '동시 운동증'도 있으며, 식사할 때 눈물이 나는 증상 등 여러 가지 형태의 후유증이 남을 수 있습니다. 이러한 후유증이 일어나는 원인은 안면신경이 회복되는 과정에서 정상적인 통로로 회복되지 않고 잘못된 신경 기능을 갖기 때문입니다.

그래서 후유증 최소화를 위해서라도 정확한 원인에 따라서 적절한 한의학적 치료를 초기부터 집중적으로 진행하는 것이 매우 중요하며, 증상이 아주 심한 경우에는 스테로이드 치료나 항바이러스제 등을 병행할 수도 있습니다. 또한, 근전도 검사를 해보면 안면신경 손상 정도를 추측할 수 있는데 그 정도가 매우 심한 것이 밝혀지면 수술을 통해 도움을 받을 수도 있습니다.

1. 침 치료
인체의 기혈 순환을 조절하여서 구안와사의 주원인인 풍한사를 제거하며, 안면부의 손상된 신경과 근육 기능의 회복을 돕게 됩니다.

2. 뜸 치료
안면의 찬 기운을 몰아내고 환측의 혈액 순환을 촉진하여서 부종으로 인한 신경 압박을 줄여주어 구안와사를 치료하는 임상적 효과가 있습니다.

3. 약침
순수 한약 성분을 정제한 약침을 경혈에 주입하여서 한약과 침의 효과를 동시에 볼 수 있는 치료법으로서, 경락학설에 따라 안면부 지배 경락인 족양명위경, 수소양삼초경, 수양명대장경 등의 경혈 자리에 주입하여, 국소 발열과 발적 반응을 유발하여 뜸 효과와 유사한 임상적 효과를 얻고 동시에 소염, 진통, 면역강화, 순환촉진 등의 효과를 볼 수 있습니다.

4. 추나요법

골격을 교정하고 긴장된 근육을 이완시켜 신체의 균형을 맞추어 신체 전반적인 면역력을 높이고 저하된 혈행을 촉진시켜 치료를 간접적으로 돕습니다.

5. 부항

음압을 이용하여 관련 부위의 혈행을 개선하고, 귀 뒤쪽에 통증이 있는 경우 습식부항 치료를 진행하여 통증을 줄이고 피하 일혈반(溢血斑)의 재흡수 과정에서 면역체 형성에 영향을 주는 효능이 있습니다.

6. 한약

원인이 다양하므로 각 환자들을 변증하여 어떠한 원인이 구안와사를 일으켰는지 먼저 진단한 후 그에 따라 한약을 처방합니다. 손상된 신경과 저하된 근육 기능의 회복을 돕고 후유증을 예방하는데 뛰어난 효과를 가진 한약을 개별 환자에 따라서 맞춤 처방합니다.

7. 안면신경 마비에 대한 한약과 침의 복합 병행 치료가 침만으로 치료했을 때보다 임상적 효과가 통계적으로 유의미하게 높다는 결과를 확인한, 만 15년 동안 진행된 연구 논문이 2020년 5월 통합의료 국제학술지(Integrative Medicine Research)에 게재되었습니다.

모 한방병원 내원 환자 총 856명을 대상으로 안면 마비 초기 회복 속도를 과학적으로 분석한 결과 침 단독 치료 군의 3주 내 회복 비율은 83.0%에 그친 반면, 한약과 침의 복합 병행 치료 군의 경우에는 93.2%가 3주 이내에 완전히 회복했습니다. 또한, 초기 회복까지 소요된 기간을 검증한 결과 침 단독 치료 군에서는 평균 16.43일이 소요되었으나, 한약과 침의 복합 병행 치료 군은 이보다 3.5일 정도 빠른 평균 12.36일이 걸려서 회복 속도 역시 통계적으로 유의미하게 빠른 것으로 나타났습니다.

소아청소년 얼굴 마비에 대한 생활법

환부를 차가운 곳에 노출하거나 찬바람에 쐬지 않도록 유의합니다. 또한, 구안와사 상태에는 눈이 쉽게 건조해질 수 있으므로 생리식염수, 인공눈물 등을 이용하여 건조해지는 것을 예방하며 수면 시 안대를 착용하여 외부 공기와의 접촉을 차단하는 것도 한 방법이 될 수 있습니다.

비누를 이용하여 세수하는 경우 눈이 잘 감기지 않아 눈에 비눗물에 직접 접촉될 수 있으므로 비누 사용을 피합니다. 환부의 혈액 순환을 개선하기 위해 마사지, 더운 찜질을 시행하는 것도 좋습니다. 평소에 과로와 스트레스를 피하고 면역력이 저하되는 것을 막기 위해 충분한 수면과 영양섭취가 필요합니다.

식중독

식중독 예방을 위한 조리 원칙

식중독이란?

식중독(food poisoning)이란 섭취한 음식물의 독성 물질 때문에 발생한 일련의 증후군을 말합니다. 식중독은 그 원인에 따라 세균 자체에 의한 감염이나 세균에서 생산된 독소에 의해 증상을 일으키는 세균성(포도상구균, 살모넬라균, 시겔라, 병원성 대장균 등) 식중독, 자연계에 존재하는 동물성(복어 등) 혹은 식물성(독버섯, 감자 등) 독소에 의한 자연독 식중독, 인공적인 화학물(수은, 카드뮴, 조미료, 방부제 등)에 의해 증상을 일으키는 화학성 식중독으로 크게 3가지로 나누어 볼 수 있습니다.

음식물을 부적절한 온도에서 장시간 보관하는 것도 중요한 원인이 될 수 있습니다. 또한, 비위생적인 환경 속에서 오염된 식품 원료나 조리 기구를 사용하는 것, 개인의 비위생적인 습관이나 손 씻기 소홀과 같은 개인위생 관리 부주의도 고려할만한 원인으로 말씀드릴 수 있겠습니다.

많은 분들께서 한여름철인 7~8월에 식중독이 제일 많이 발생할 것이라고 하는 선입견을 가지고 계신데, 실제로 발생 통계를 내보면 5~6월이 식중독이 가장 집중적으로 많이 발생하는 시기입니다. 5~6월에 식중독이 제일 많이 발생하는 이유를 간략하게 말씀드리자면, 이 시기는 일교차가 비교적 큰 시기로서 식중독에 대한 주의를 소홀히 할 경우 식중독균이 매우 잘 증식 되어서 식중독 위험이 한여름철보다 오히려 더 커질 수 있기 때문입니다.

식중독 증세

식중독을 일으키는 원인 물질에 따라 증상과 심각도가 각각 다르게 나타날 수 있는데 일반적으로, 문제가 되는 음식물 섭취 후 72시간 이내에 구토나 설사, 복통, 발열, 식은땀, 혈압 저하, 피로감, 두통 등의 증상이 나타나게 됩니다. 식중독은 대부분의 경우에는 발병 후에 매우 단시간 내에 완치가 되지만 유아나 임산부, 허약한 노인, 만성 질환을 가진 환자의 경우에는 영구적인 건강 장애나 심지어 죽음을 초래할 수도 있습니다.

원인 물질에 따라서 시간도 조금씩 차이가 있을 수 있는데 포도상구균에 의한 식중독은 오염된 샐러드와 육류(특히 햄과 같은 돼지고기 제품) 등을 먹은 후 보통 1~6시간(평균 3시간), 넓게는 1~8시간 후에 심한 구토와 설사, 복통과 같은 증상이 나타나고 24시간 이내에 자연히 회복되는 경향을 보이게 됩니다.

살모넬라균 식중독과 장염 비브리오균 식중독

우리나라에서 가장 흔한 식중독이라고 할 수 있는 살모넬라균에 의한 식중독은 주로 오염된 우유나 달걀, 닭고기 등을 먹은 후에 발생하는데 잠복기는 12~24시간이며 2주 동안 증상이 이어질 수도 있습니다. 심한 복통과 설사, 구토, 발열, 오한 등이 주증상입니다. 물설사의 경우 피나 점액이 섞여서 나오기도 하는데 아주 심한 중증인 경우에는 경련이나 의식 장애를 일으키고 심장이 약해져서 간혹 사망하는 경우도 생길 수 있습니다. 사람과 동물의 장내에 존재하는 대장균은 대부분 해가 없지만, 병원성 대장균(O-157)은 사람의 장에 감염을 일으키고 증식해서 '베로(vero) 독소'라고 하는 강력한 독소를 생산하게 됩니다. 오염된 햄버거, 우유, 사과 주스, 요구르트, 치즈, 발효 소시지, 상추를 먹었을 때 12~72시간 후에 심한 설사와 복통, 경련, 의식 장애를 일으킵니다.

장염 비브리오균 식중독은 일본 등에서 하절기 식중독의 50% 이상을 차지할 정도로 흔한 식중독인데 근래 한국에서도 어패류 등 해산물을 날로 먹는 식생활 습관이 많아짐에 따라 점차 증가하고 있는 추세에 있습니다. 장염 비브리오균이 붙어있는 가자미, 문어, 오징어 같은 생선류나 조개류를 날로 또는 덜 익은 상태로 먹었을 경우 48시간의 잠복기를 거쳐서 급성 설사 증세가 나타납니다. 대개 5~6일 이내에 자연히 회복되기 때문에 특별한 치료는 거의 필요가 없습니다.

식중독과 끓인 음식

국이나 찌개는 여러 음식이 섞인 복합적인 음식물인데, '조리된 상태로 상온에서 어느 정도 시간이 지나면 먹으면 안 된다'라는 명확한 지침은 아직 없는 상태입니다. 다만 조리한 후

식은 음식을 다시 끓이기만 하면 식중독이 예방될 수 있다고 흔히 생각하고들 계시지만, 실제로 식중독 중에는 세균이 생산한 독소가 원인이 되는 경우도 많이 있으므로 식었던 국을 다시 끓이는 경우 세균은 죽더라도 독소는 그대로 남아 있기 때문에 결코 안심해서는 안 된다고 말씀 드리고 싶습니다. 특히 6~8월 사이에는 냉장 보관하지 않아서 조금이라도 의심이 갈 때는 아깝더라도 그냥 버리는 것이 가장 현명한 조치입니다.

식중독 예방법과 치료법

우선 모든 음식물은 익혀서 먹고 물은 반드시 끓여 먹는 것이 중요합니다. 육고기나 어패류, 야채와 같은 가공되지 않은 날 식품을 먹을 경우에는 최대한 신선한 것을 구입하는 것이 또한 중요하겠고 음식 조리 전이나 먹기 전, 화장실을 다녀온 후, 외출 후에는 반드시 손을 씻는 것이 좋으며 부엌에 있는 가구와 식기류 등 모든 물건의 표면을 깨끗하게 유지하는 것이 좋습니다. 특히 조리대와 도마, 칼, 행주 등은 항상 청결을 유지해야 합니다. 손에 상처가 났을 때에는 육류나 어패류를 만지지 않는다는 점도 유의할 필요가 있겠습니다.

식중독 환자는 일단 한두 끼 정도 금식을 하는 것을 원칙으로 하고 그동안에는 보리차나 이온음료, 당분이 포함된 음료 등으로 수분 및 칼로리를 충분히 보충해 주어야 합니다. 이때 주의 할 사항은 설사 증세가 있다고 해서 집에 상비약으로 가지고 있던 지사제를 함부로 먹는 것은 오히려 식중독을 더 악화시킬 수 있다는 점입니다. 설사를 통해 해로운 물질을 몸 밖으로 배출하려는 우리 몸의 자구적인 노력을 강제로 멈추게 해서 오히려 균이나 독소의 배출을 막을 수 있기 때문입니다.

한의학에서는 식중독을 '토사곽란(吐瀉霍亂)'이라고 명명하는데, 이는 상한 음식을 섭취해서 비위의 기운이 혼란스럽게 흐트러진 상태를 의미합니다. 일반적으로 헝클어진 비위 기능을 조절하면서 위장관 내에 정체된 습독(濕毒)를 제거하기 위해서 향유산(香薷散)이나 이공산(異功散), 곽향정기산(藿香正氣散) 등의 처방을 운용합니다.

식중독 예방을 위한 조리 원칙

세계보건기구(WHO)에서 발표한 식중독 예방을 위한 안전한 식품 조리 10대 원칙

1. 안전을 위해 가공식품을 선택한다.

2. 적절한 방법으로 가열, 조리하는 것이 중요하다.(식중독 등을 유발하는 미생물을 없애려면 철저히 가열해야 한다. 고기는 70도 이상에서 익혀야 하고 뼈에 붙은 고기도 잘 익히도록 한다).

3. 조리한 식품을 실온에 방치하면 미생물이 증식할 수 있으므로 조리한 음식은 가능한 한 빨리 섭취한다.

4. 조리 식품을 4~5시간 이상 보관할 경우에는 반드시 60도 이상이나 10도 이하에서 저장해야 한다. 특히 먹다 남은 유아식은 보관하지 말고 버려야 한다. 많은 양의 조리 식품을 한꺼번에 냉장고에 보관하지 않는 것도 중요하다.

5. 냉장보관 중에도 해로운 미생물의 증식이 가능한 만큼 저장했던 조리 식품은 70도 이상의 온도에서 3분 이상 재가열 한 뒤 먹어야 한다.

6. 가열 조리한 식품과 조리하지 않은 식품이 맞닿으면 오염될 수 있으므로 서로 섞이지 않도록 한다.

7. 조리 전이나 다른 용무를 본 후에는 반드시 손을 씻어야 한다.

8. 부엌의 조리대를 항상 청결하게 유지하고 음식이 오염되지 않도록 한다. 행주, 도마 등 조리 기구는 매일 살균, 소독, 건조해야 한다.

9. 곤충, 쥐, 기타 동물 등을 통해 식품이 오염될 수도 있는 만큼 음식물에 대한 동물의 접근을 막아야 한다.

10. 깨끗한 물로 세척하거나 조리해야 하지만 오염이 의심될 때에는 물을 끓여 사용한다. 특히 유아식을 만들 때는 오염 여부를 주의하는 것이 좋다.

추가적으로, 집단 급식 시설의 주방 등 많은 사람이 조리, 배식, 식사를 하는 곳에서는 감염자가 사용한 식기류나 구토물이 묻은 식기류가 있을 수 있으므로 주의가 필요합니다. 식기류는 식사 후 곧바로 차아염소산나트륨(Sodium Hypochlorite) 액에 충분히 담궈 소독한 후 주방으로 가져오도록 해야 합니다. 또한, 가능하다면 감염자는 자기만 사용할 수 있는 별도의 식기류를 사용하는 것이 좋겠습니다.

위염

위염 예방법과 주의할 점

위염의 추세

2010년 발표된 건강보험심사평가원 자료에 의하면 위염(gastritis)으로 진료받은 사람은 연평균 6.6%가량 증가했으며 이 중에서 여성이 남성보다 매년 1.6배 정도 위염에 많이 걸리는 것으로 나타났습니다. 연령별로는 40대가 19.2%로 가장 많았는데 10세 이하 소아 환자를 제외한 모든 연령에서 남성보다 여성의 발생률이 높게 나타났습니다. 특히 20대 여성의 경우에는 같은 연령대의 남성에 비해 위염 환자가 거의 2.1배 정도 많았습니다. 20대 여성들이 비교적 높은 위염 발생률을 보이는 것은 체중 조절을 위한 반복적이고 무리한 다이어트로 인해서 불충분하고 불규칙한 식습관이 일상화되었고 취업과 결혼 등으로 인한 만성적인 스트레스 때문인 것으로 생각됩니다.

위염의 원인

위에 염증을 일으키는 원인은 사실 매우 다양합니다. 일반적으로 음식을 지나치게 많이 먹거나 시간에 쫓겨 서둘러서 급하게 먹는 경우, 매운 음식을 자주 즐겨 먹었을 때 위에 염증이 잘 유발될 수 있으며 '헬리코박터 파일로리(Helicobacter pylori)'라는 세균 감염에 의해서 생길 수도 있습니다.

또한, 진통제나 항생제, 소염제, 스테로이드 제제와 같은 약물에 의해서도 위염이 잘 생기게 됩니다. 그리고 심한 정신적 스트레스나 흡연, 음주 습관 등도 위염을 잘 일으키는 것으로 알려져 있습니다.

위염과 위암

위염은 크게 급성 위염과 만성 위염의 두 가지 형태로 나누어 볼 수 있는데, 위에 염증이 일시적으로 생겼다가 없어지면 급성 위염으로 진단하고 3개월 이상 병증이 지속되면 만성 위염으로 구분하게 됩니다.

급성 위염은 다시 급성 미란성 위염, 급성 출혈성 위염 등으로 나눌 수 있는데, 위벽이 깊게 패지 않고 살짝 벗겨진 상태를 급성 미란성 위염이라고 하고 위점막에 출혈이 생기면서 위벽이 살짝 벗겨진 경우를 급성 출혈성 위염이라고 합니다.

만성 위염도 몇 가지로 분류할 수 있는데 내시경상으로는 만성 위염을 표재성 위염, 위축성 위염, 화생성 위염 등으로 나누고 있습니다. 표재성 위염은 위내시경 검사상 위 표면에 불규칙하게 발적이 있거나 손톱으로 긁은 듯한 붉은 줄이 빗살 모양으로 나타나 있는 경우를 말하고, 위축성 위염은 만성적인 염증 반응으로 인해서 위 점막이 혈관이 보일 정도로 얇아지면서 소화 효소를 분비하는 위샘이 파괴된 상태를 말하며, 화생성 위염은 위 점막이 오랫동안 안 좋은 자극을 받아서 원래 모습을 잃고 소장 점막이나 대장 점막 모양으로 변한 경우(이런 이유로 화생성 위염을 장상피화생(腸上皮化生)이라고도 함)를 말하는데 내시경상으로 위점막에 무수한 융기를 볼 수 있으며 위벽이 붉지 않고 회백색의 색조를 띄게 됩니다.

보통 위축성 위염이 더 악화되어 화생성 위염이 되고 최종적으로 위암이 생기는 것으로 이해되고 있습니다.

한가지 알아두셔야 할 부분은 위궤양을 방치한다고 해서 위암으로 발전하지는 않는다는 사실입니다. 일부 위암 환자에게서 위궤양이 함께 나타나는 경우가 있지만 두 질병 사이에 직접적 연관성은 없는 것으로 알려져 있습니다.

전 세계적으로 높은 우리나라의 위염 발병률

우리나라 국민의 일반적인 식생활을 살펴보면 소금기가 많은 음식을 즐겨 먹는 경우가 많은데 짠 음식은 위점막을 지속적으로 손상시켜서 위염 발생 확률을 높이며 나아가서는 발암 물질로써의 역할을 할 수도 있습니다. 염분은 위점막에 위축성 위염을 일으키는 직접적 원인이 되는 것으로 파악되고 있습니다.

또한, 우리나라는 곡류(탄수화물) 위주의 식생활을 하는 대표적인 국가인데 곡류는 위장에서 머무는 시간이 짧아서 식사한 지 얼마 지나지 않아 허기를 쉽게 다시 느끼게 됩니다. 이런 곡류 위주의 식습관은 자연스럽게 과식의 원인으로 작용하게 되는데 과식 자체도 위에 부담을 주게 되지만 추가적인 식사를 할 때 또 맵고 짠 반찬이나 국을 함께 먹게 되면 더더욱 위에 부담을 가중시키게 되기 때문에 우리나라에서의 위염 발생률이 매우 높은 수준으로 나타나는 것으로 알려져 있습니다.

위염 치료법

위염 치료는 위염을 일으키는 원인과 염증의 심각도에 따라서 조금씩 다른데 증상이 크게 심하지 않거나 거의 없는 급성 위염과 만성 위염의 경우에는 일반적으로 적극적인 치료 대상이 되지는 않습니다. 증상이 나타날 때마다 위산 억제제나 위장 점막 보호제를 처방하고 흡연이나 음주, 카페인, 자극적인 음식과 같은 증상을 악화시키는 요소를 멀리하라는 권유를 실천하면 됩니다.

급·만성 위염의 대표적인 원인이라고 할 수 있는 헬리코박터균에 대해서는 의사의 판단에 따라서 치료를 적극적으로 권유하는 경우와 그렇지 않은 경우가 있는데, 최근에 발표된 대규모 임상 연구에서는 헬리코박터균에 대한 적극적인 치료가 환자가 느끼는 주관적인 증상 호전에 있어서는 별다른 효과가 없는 것으로 보고되었습니다. 하지만 위암의 가족력이 있는 경우, 위암 수술 이후에도 헬리코박터 연관성 위염이 여전히 있는 경우, 아스피린이나 진통제에 의해 심한 출혈성의 병리적 증상이 있었던 경우에는 헬리코박터균 치료를 적극적으로 시행하는 것이 좋습니다.

한의학에서는 위염 증세 완화를 위해서 창출(蒼朮), 백출(白朮), 백복령(白茯笭), 후박(厚朴), 지실(枳實), 감초(甘草), 사인(砂仁), 산사(山査)와 같은 비위 계통을 다스리는 약재를 많이 활용하고 있는데, 특히 생강차나 진피차를 위염 환자가 평소에 꾸준하게 복용하게 되면 위장이 편안해지고 속이 더부룩하고 답답한 증세나 복부팽만감 등의 증세가 상당히 완화됩니다.

위염 예방법과 주의할 점

위염을 예방하기 위해서는 음주, 흡연, 스트레스, 약물의 4대 위염 증상 유발 인자를 최대한 피하는 것이 제일 중요합니다. 특정한 식이요법을 하기보다는 특별한 문제나 불편감이 없는 한 하루 세 번씩 규칙적이고 자연스러운 식사를 하는 것이 좋습니다. 음식을 너무 자주 먹거나 취침 전 두 시간 이내에 먹게 되면 위산 분비가 증가하기 때문에 주의가 필요합니다. 항상 긍정적이고 밝은 마음을 가지기 위해서 꾸준하게 명상을 하는 것도 위염 예방에 도움이 됩니다.

밀가루 음식(라면, 국수, 빵 등)이나 인스턴트 음식(햄버거, 피자, 떡볶이 등), 탄산이나 카페인 음료, 산도가 높은 과일 주스, 식초, 매운 음식 등은 위염 증상을 더욱 악화시키기 때문에 가급적 삼가야 합니다.

또한, 만성 위염의 경우에는 소금에 오래 절인 음식이나 불에 구워먹는 생선이나 고기, 신선하지 않은 오래된 음식 등이 위암의 발생률을 높일 수 있으므로 가능하면 피하는 것이 좋겠습니다. 반면에 신선한 야채나 물에 삶은 고기 그리고 신선하게 보관된 음식을 적절하게 먹으면 위염이 악화되지 않는다고 알려져 있습니다.

유행성 결막염

유행성 결막염의 치료법과 예방법

유행성 결막염이란?

먼저 결막의 해부학적 위치를 말씀드리면 결막(conjunctiva)은 안구(눈)와 안검(눈꺼풀)을 결합시키는 점막 조직으로서 한마디로 눈(안구)을 바깥에서 감싸서 보호하고 있습니다. 결막은 다시 눈의 흰자 부위인 '구결막'과 윗눈꺼풀을 뒤집거나 아랫눈꺼풀을 당겼을 때 진분홍색으로 보이는 '검결막'으로 다시 분류됩니다. 전염력이 매우 강한 아데노 바이러스(adenovirus)라는 바이러스에 의해서 이 결막 부위에 염증이 생긴 질환을 유행성 결막염(epidemic keratoconjunctivitis)이라고 합니다.

한의학에서는 '천행적열(天行赤熱)' 또는 '천행적안 폭예(天行赤眼 暴瞖)'라고 부릅니다.

유행성 결막염은 병을 일으키는 바이러스 종류에 따라서 보통 '유행성각결막염', '인두결막염', '급성 출혈성 결막염(아폴로 눈병)'의 3가지로 분류됩니다. 흔히 아폴로 눈병이라고 부르고 있는 '급성 출혈성 결막염(acute hemorrhagic conjuntivitis)'은 엔테로 바이러스 제70형이나 콕사키 바이러스 A 24형에 결막이 감염되어 생기는 유행성 결막염의 한 종류인데 아폴로 눈병이라는 이름은 이 눈병이 전 세계적으로 대유행을 하던 시기에 아폴로 11호가 달에 착륙했기 때문에 그 시기적 유사성으로 인해서 붙여진 이름입니다.

유행성 결막염과 여름

기온과 습도가 높은 여름철에는 미생물이 활동하기에 적합하고, 생체 리듬이 깨어지면서 우리 몸의 방어 기능인 면역력이 약화되기 쉬우며, 사람들이 수영장에 많이 다니기 때문에 눈 바깥쪽에 있는 각막과 결막이 감염에 노출되기 쉽습니다. 그래서 특히 여름철에는 유행성 결막염으로 인해 병원을 찾는 경우가 많습니다. 비교하자면 이와는 달리 봄철에는 '알레르기성 결막염'이 주로 나타납니다

유행성 결막염의 전염성과 전염 경로

유행성 결막염의 잠복기는 접촉 후 대개 5~7일 정도인 것으로 알려져 있는데 이 잠복기도 임상적 상황에 따라서 다양하게 나타날 수 있는 것으로 보고되고 있습니다.

'유행성'이라는 이름에서도 알 수 있듯이 전염력이 매우 강한 편이며 직간접적인 접촉을 통해 옮겨지기 때문에 주의해야 하는 질병입니다. 특히 병을 일으키는 바이러스인 아데노 바이러스는 고온다습한 환경에서 생존율이 더욱 길어지기 때문에 사우나, 찜질방, 목욕탕 같은 곳에서의 전염 방지에 더욱 신경을 쓰는 것이 좋겠습니다. 또한, 감기 치료를 받으러 갔다가 눈병에 걸린 다른 아이와의 직·간접적인 접촉 과정에서 유행성 결막염에 걸리게 되는 아이들도 많이 있기 때문에 병원과 같이 아픈 아이들이 많이 모인 장소에서도 주의가 필요하겠습니다.

흔히 눈병은 보기만 해도 옮는다고 말하는 경우가 종종 있는데 이것은 잘못 알려진 것입니다. 눈병을 일으키는 바이러스는 공기로 전파되는 것이 아니라 접촉으로 옮기기 때문입니다. 즉, 눈병에 걸린 환자에서 나오는 분비물(눈꼽, 눈물)에 접촉되어서 전파되므로 눈병 환자가 쓰던 물건(수건, 세숫대야, 세면기 등)을 같이 사용하거나 바이러스가 감염된 물건(손잡이 등)을 만진 후 자신의 눈에 손을 대면 눈병이 옮게 됩니다.

한마디로 직접적인 접촉을 통한 전염은 물론이고 간접적인 접촉을 통해서도 전염이 이루어지게 됩니다. 유행성 결막염을 앓고 있는 사람이 만진 모든 물건에 접촉하게 되면 바로 이 눈병이 전염될 수 있을 정도로 아데노 바이러스는 전염력이 굉장히 강하기 때문에 주의할 필요가 있습니다. 따라서 바이러스에 노출된 사람이 만진 물건에 접촉했을 수도 있는 손을 자주자주 씻는 것이 전염 예방에 있어 매우 중요하다고 할 수 있습니다.

유행성 결막염의 주요 증상과 합병증

유행성 결막염의 잠복기는 접촉 후 대개 5~7일 정도인 것으로 알려져 있는데 이 잠복기도 임상적 상황에 따라서 다양하게 나타날 수 있는 것으로 보고되고 있습니다.

유행성 결막염의 증상은 보통 양쪽 눈에 다 나타나는 경우가 많은데 일반적으로 먼저 전염된 쪽 눈의 증상이 더 심하게 나타나게 됩니다. 눈이 빨갛게 충혈되고, 자고 일어나면 눈꼽이 눈에 달라붙어서 눈을 뜰 수가 없고 눈꺼풀이 퉁퉁 붓기도 하며 눈을 깜빡거릴 때 통증이 심하게 나타날 수도 있습니다. 눈물이 갑자기 많이 날 수도 있고, 귀 앞쪽에 있는 임파선이 붓는 경우도 많고 눈부심 현상이 나타나기도 합니다. 사람에 따라서는 몸살감기 증상이나 인두통이 동반되기도 하는데 특히 어린 아이에서 구토, 설사와 복통 등 소화기 장애가 함께 잘 나타납니다.

유행성 결막염 환자 중에서 아주 드물지만, 간혹 결막에 심한 상처가 남거나 안구와 눈꺼풀이 들러붙는 심각한 합병증이 발생할 수도 있는데 이런 경우에는 안과 전문가의 치료를 꼭 받아야 합니다. 그러나 대부분의 유행성 결막염 환자들은 2~4주 정도 내에 특별한 합병증 없이 대증 치료만으로도 잘 치료됩니다.

주의할 점으로 세균이나 곰팡이 또는 헤르페스 바이러스 등에 의한 결막염 또는 각막염이나 포도막염 등과 같이 눈에 심각한 합병증 및 후유증을 초래하는 질환도 초기에는 유행성 결막염과 비슷한 증상으로 나타날 수 있는데, 이런 경우에는 조기에 적절한 치료를 받지 않으면 실명을 초래할 수도 있으니 각별한 주의가 필요하겠습니다.

유행성 결막염의 치료법과 예방법

현재까지는 바이러스를 직접 제거할 수 있는 특효약이 없기 때문에 증상을 완화시키고 합병증을 줄이는 것이 주된 치료입니다. 처음 1주일 동안은 치료를 해도 별로 효과가 없고 오히려 점점 더 심해지다가 10~20일 정도가 지나야 조금씩 호전되는 경우가 많습니다.

2차적인 세균 감염을 예방하기 위해서 항생제를 사용할 수도 있고, 증상이 심할 때는 냉찜질을 해서 증상을 완화시키는 것이 좋습니다. 발병 후 2주 동안은 특히 강력한 전염성을 가지기 때문에 다른 사람들을 위해 바깥출입을 되도록 삼가는 것이 좋겠습니다.

한의학에서는 몸의 면역력을 강화시키고 눈의 염증 반응을 줄이기 위해서 박하, 결명자, 백질려, 국화, 연교, 천궁 등과 같은 한약을 주로 선택하게 됩니다. 대부분의 환자는 급성 출혈성 결막염은 2~3주, 유행성 각결막염은 3~4주 이내에 특별한 합병증 없이 잘 치료됩니다.

예방법으로는 비누를 사용해서 흐르는 수돗물에 손을 자주 씻도록 하는 것이 제일 중요합니다. 또한, 수건이나 컵과 같은 개인 소지품을 다른 사람과 함께 사용하지 않는 것이 좋고 눈병이 유행하는 시기에는 사람들이 많이 모이는 밀집된 장소는 피하고, 특히 수영장 출입을 삼가는 것이 좋겠습니다. 혹시 어쩔 수 없이 수영장에 갔을 때에는 렌즈를 낀 상태로 수영을 하면 더욱 발병 위험이 높아지므로 렌즈를 빼고 수영을 하는 것이 좋습니다. 또한, 눈은 가급적 만지지 않도록 하며 만지기 전후에는 반드시 흐르는 수돗물에 손을 깨끗이 씻도록 해야 합니다.

특히, 가렵다고 해서 눈을 비비면 합병증의 원인이 되므로 절대적으로 주의가 필요합니다. 학생들 사이에서 일부러 눈병에 걸린 친구의 눈을 만진 후에 자기 눈을 만져서 전염되게 하는 경우가 드물지 않은데 유행성 결막염이 일반적으로 잘 치유된다고는 하지만 일부의 경우에는 심각한 후유증이 생길 수 있으므로 이러한 행동은 절대적으로 금해야 하겠습니다.

유행성 발열 질환

야외 활동 시 주의사항

유행성 발열 질환이란?

'가을철 3대 유행성 발열 질환'이라고 하면 보통 렙토스피라증, 유행성 출혈열, 쯔쯔가무시병을 말합니다.

우선 렙토스피라증(Leptospirosis)은 렙토스피라속(Leptospira)의 나선균이 감염되어 일으키는 질환입니다. 개, 돼지, 들쥐, 집쥐, 족제비, 여우 등으로부터 사람에게 전파되기도 하고 감염된 동물의 소변으로 균이 배출되어 늪, 수도, 연못 등의 오염된 물에서 작업하는 사람의 미세한 피부 상처를 통해 균이 옮겨져서 전파되며 주로 농촌 추수기 전후(8~11월)에

20~70대의 농업 종사자에게 많이 발생하고 있습니다.

유행성 출혈열은 '신증후군 출혈열'이라고도 부르는데 시골에 많은 등줄쥐의 배설물이나 타액 안에 포함되어 있는 '한탄 바이러스'가 사람의 호흡기를 통해 들어와서 감염됩니다. 고열과 더불어 혈관을 포함하는 체내의 맥관 계통에 특징적인 기능 장애를 일으킴으로써 피하에 점상 출혈이 나타나고 소변으로 다량의 단백질이 배출되는 것 등을 주요 병리적 특징으로 하는 바이러스성 급성 전염병입니다.

쯔쯔가무시병(Tsutsugamushi disease)은 리케치아(rickettsia)의 일종인 Rickettsia tsutsugamushi에 의해 발생하는 전염병으로서 털 진드기의 유충이 사람을 물면 걸릴 수 있습니다. 들에서 일을 하는 사람과 야외 훈련을 하는 군인들이 발생하기 쉽다고 알려져 있습니다.

유행성 발열 질환과 신종 플루

특히 9월에서 10월 사이에 외부 활동을 하고 마치 감기에 걸려 잠시 몸살이 나는 것처럼 고열에 오한과 근육통이 동반되는 경우가 종종 있는데, 이런 경우 감기를 가장하고 나타나는 '가을철 유행성 발열 질환'일 가능성을 반드시 염두에 두고 조치를 취해야 합니다.

우리나라에서는 보통 9월과 10월에 추석 명절이 있기 때문에 도시에서 생활하던 분들도 성묘와 벌초 등의 야외 활동을 많이 하게 되고 각종 단체에서도 야유회나 등산과 같은 모임이 많이 생깁니다. 질병관리본부 발표에 따르면 가을철 3대 유행성 발열 질환 환자가 매년 6,000명 이상 발생하고 있는 것으로 나타나고 있는데 대부분의 환자 발생이 9~10월에 집중되고 있습니다.

특히 수년 전 신종 플루가 대유행하는 사건이 있었는데, 그래서 많은 분들이 가을철에 열이 나고 몸살 증상이 나타나면 지레짐작으로 혹시 신종 플루는 아닐까 하는 염려를 우선적으로 더 많이 할 수도 있을 것 같다는 생각이 듭니다.

그러나 '가을철 유행성 발열 질환'은 일반인들이 흔히 간과하기 쉬운 질환이지만 자칫 잘못하면 치명적일 수 있기 때문에(신종 플루보다 치사율이 높음) 매우 주의를 기울여야 합니다.

유행성 발열 질환의 주요 증상

렙토스피라증은 감염 후 보통 4~19일(평균 10일)간의 잠복기를 거쳐서 발열, 두통, 오한, 근육통, 결막 충혈이 생기며 때때로 황달, 신부전증, 빈혈, 피부 출혈이 나타납니다.

유행성 출혈열은 고열, 구토, 복통이 주 증상으로 나타나는데 발열기·저혈압기·핍뇨기·이뇨기·회복기와 같은 전형적인 증상 진행 단계를 거치게 됩니다.

쯔쯔가무시병은 보통 10일(6~20일) 정도의 잠복기를 거친 후에 급성으로 발생하는데 고열, 오한, 구토, 복통, 기침, 인두통 등의 증세를 보이다가 피부 발진, 림프절 비대, 간장 비대 및 비장 종대, 결막 충혈 등이 나타나게 됩니다. 진드기가 문 곳에는 피부 궤양 및 가피가 형성되며 피부 발진은 몸통에 주로 발생한 후에 몸 전체로 퍼지게 됩니다. 가을철에 진드기에 물린 상처가 있거나 피부 발진이 있으면서 급성 발열이 있으면 반드시 쯔쯔가무시병 여부를 의심해 보아야 하겠습니다.

유행성 발열 질환과 감기의 차이점

감기는 비강, 인두, 후두, 기관, 기관지, 폐와 같은 호흡기 계통에 발생하는 급성적이면서도 일과성인 가벼운 염증성 질환이라고 할 수 있습니다. 감기 바이러스의 원인은 다양하지만, 야외 활동을 하지 않는 누구라도 쉽게 잘 걸리게 되는 흔한 병이고 증상 심각도의 측면에서도 별로 위중하지 않고 경과도 대부분 양호합니다.

그러나 가을철 3대 유행성 발열 질환은 초기에만 잠깐 감기처럼 보이지만 원인이 되는 병원체가 감기와는 분명히 구별되며 증상의 심각도도 매우 위중하기 때문에 조기발견과 조기 치료가 요구되는 질환들입니다.

유행성 발열 질환의 전염성과 치사율, 합병증

가을철 유행성 발열 질환들은 사람과 사람 사이에서의 감염이 이루어지지는 않습니다.

즉 유행성 발열 질환들은 격리 조치를 하지 않아도 무방합니다. 인수 공통 전염병이긴 해도 사람과 사람 사이엔 전파되지 않기 때문입니다.

일반적으로 렙토스피라증은 2~12%, 유행성 출혈열은 1~5%, 쯔쯔가무시병은 균주에 따라 1~50%의 치사율을 보이고 있습니다. 과거 유행했던 신종 플루의 치사율인 0.08%보다 훨씬 높은 만큼 감염 예방에 각별한 주의가 필요합니다.

렙토스피라증은 심한 경우에 간이나 신장 합병증, 다량의 폐출혈을 동반할 수 있고 유행성 출혈열은 급성 신부전증과 출혈, 쇼크 등을, 쯔쯔가무시병은 심한 경우 폐렴이나 신부전증 같은 합병증을 동반할 수 있습니다.

유행성 발열 질환의 치료법

렙토스피라증 환자는 황달이 나타나지 않는 경증 환자의 경우에는 2~3주일이 지나면 회복 되지만, 황달이 생긴 중증 환자는 신부전으로 5~30%가 사망하고 있습니다. 투석으로 사망 률을 감소시킬 수 있다고 합니다. 항생제는 발병 초기에 효과가 있다고 알려져 있습니다.

유행성 출혈열의 경우에는 특효약이 없으므로 발병 초기에 최대한 빨리 병원에 가야 하며 출혈이 각종 장기에 일어날 수 있기 때문에 절대 안정이 필요합니다. 가장 효과적인 대처 방 법은 미리 예방 주사를 맞는 것인데, 한 달 간격으로 백신을 2번 피하에 접종하면 약 1년간 면역 효과가 있으며 1년 후에 재접종하면 면역이 유지됩니다. 따라서 농민·군인 및 토목 공 사 종사자 그리고 캠핑이나 낚시, 사냥을 자주 하시는 분들과 골퍼들도 유행성 출혈열 예방 주사를 맞는 것이 좋겠습니다.

쯔쯔가무시병은 아직까지 개발된 백신도 없고 특효 요법도 없지만, 테트라사이클린 (tetracycline)이나 클로람페니콜(chloramphenicol)을 사용하면 36~48시간 내 해열이 된 다고 알려져 있습니다.

야외 활동 시 주의사항

야외 활동을 하면서 이와 같은 질병 예방을 위해 반드시 긴 옷을 입어 주시고, 풀밭에서 함부로 누워서 잠을 자지 않아야 하며, 풀숲에 앉아서 용변을 보지 말아야 하겠습니다. 만일 야외 활동을 했다면 옷을 잘 세척하고 몸을 깨끗이 씻어 주어야 합니다. 그리고 농민분들과 하수도 관련 업종 종사자 분들은 흙이나 물 과의 직접 접촉을 피하기 위해서 긴 장화와 장갑 등을 착용해야 하겠습니다.

일반적으로 감염이 빈번히 일어나는 농촌 지역 주민과 군인, 공사장 인부, 낚시꾼, 동물실험 종사자뿐만 아니라 가을철 산행을 즐기시는 분들과 성묘나 벌초를 하시는 분들은 특히 주의가 필요합니다.

일본뇌염

일본뇌염 예방법과 모기에 안 물리는 방법

일본뇌염이란?

일본뇌염은 '일본 뇌염 바이러스(Japanese encephalitis virus)'에 감염된 작은 빨간 집 모기(Culex tritaeniorhynchus, 뇌염모기)가 사람을 무는 과정에서 인체의 신경 조직에 감염되어 발생하는 급성 바이러스성 전염병입니다. 뇌염 바이러스의 분리와 동정에 대한 방법을 세계 최초로 기술한 사람이 일본의 후지타(1933)와 다니구찌(1936)였기 때문에 일본뇌염이라고 명명된 것입니다.

고온다습하고 미개발 지역이 많은 열대 지방에서 많이 발생하는 질병이라서 열대병(熱帶

病, tropical disease)의 범주에 속합니다. 질병의 지리학적 분포는 동남아시아 지역에 제한되어 있으며 감염이 보고된 나라로는 일본, 한국, 중국, 대만, 필리핀, 인도네시아, 싱가폴, 말레이시아, 홍콩, 베트남, 라오스, 태국, 버어마, 스리랑카 및 인도 등입니다.

뇌염모기(작은 빨간 집 모기)가 산란기에 감염된 돼지를 흡혈한 후 사람을 무는 과정에서 주로 전염되는 것으로 알려져 있습니다. 모기 활동이 많은 여름철과 초가을에 많이 발생하고 어느 연령층에서나 발생할 수는 있지만, 임상적으로는 15세 이하(70~80%)의 어린아이들이나 노인층에서 집중적으로 발생하고 있습니다. 우리나라에서는 보통 6월 말~10월 초순이 일반적인 유행 시기인데 8~9월에 제일 많이 발생하고 있습니다.

증상은 보통 급격한 패턴으로 나타나게 되는데 초기에는 고열, 두통, 무기력 혹은 흥분 상태 등이 나타나고, 병이 진행되면서 중추신경계가 감염되어서 의식장애, 경련, 혼수 증상이 나타나고 심한 경우에는 사망에 이를 수도 있습니다.

일본뇌염의 원인과 모기

위에서도 말씀드린 것처럼 한마디로 일본뇌염은 일본 뇌염 바이러스 감염에 의해 발생됩니다.

일본 뇌염 바이러스는 뇌염모기에 의해서 전파되는데 이 모기는 일본 뇌염 바이러스에 감염된 야생 조류나 일부 포유류의 피를 빨아먹는 과정에서 바이러스에 감염되고, 이 모기가 다시 사람을 무는 과정에서 일본 뇌염 바이러스가 인체 내에 침투하여 감염을 일으키게 되는 것입니다. 일본 뇌염 바이러스는 주로 돼지의 체내에서 증식하는 것으로 알려져 있는데 결국 돼지가 이 바이러스의 증폭 숙주 동물로서의 역할을 하고 있다고 생각하시면 될 것 같습니다.

우리나라에는 중국 얼룩 날개 모기와 금빛숲모기, 빨간 집 모기, 작은 빨간 집 모기 등 총 56종의 모기가 있는 것으로 보고되어 있는데 이 중에서 일본 뇌염 바이러스를 가지고 있는 작은 빨간 집 모기에 물려야 일본뇌염이 발생하는 것입니다.

일본뇌염의 증상

사실 일본 뇌염 바이러스에 감염되더라도 임상 증상이 나타나지 않는 경우가 대부분(95%)입니다. 증상이 나타나는 감염의 경우 모기에 물린 후 보통 4~14일 정도의 잠복기를 거쳐서 발병합니다.

일단 일본뇌염이 증상적으로 발병하게 되면 사망률이 5~30% 나 되고 회복되더라도 언어장애, 판단능력 저하, 사지 운동 저하와 같은 후유증이 생기는 경우가 있으니 주의해야 합니다.

병의 경과는 그 증상에 따라 전구기(2~3일), 급성기(3~4일), 아급성기(7~10일), 회복기(4~7주)로 구분할 수 있는데 고열(39~40도), 두통, 현기증, 구토, 복통, 지각 이상 등의 증세를 흔히 보이게 됩니다. 병이 진행되면 의식장애, 경련, 혼수에 이를 수 있고 아주 심한 경우에는 발병 10일 이내에 사망하는 경우도 있습니다.

경과가 좋은 경우에는 약 1주일을 전후로 열이 내리면서 회복됩니다.

일본뇌염의 고위험군과 합병증, 치료법

일반적으로 감기를 달고 사는 아이들이 고위험군에 속한다고 할 수 있습니다. 평소 감기를 달고 사는 아이들은 그만큼 면역력이 약하다는 증거이기 때문에 이런 아이들은 더더욱 여름철 건강 관리에 신경을 써 주어야 하겠습니다. 이렇게 허약한 아이들은 호흡기 면역력을 강화시켜 주고 기력을 보강해 주는 형개보중탕이나 보중익기탕(夏方)과 같은 한약을 미리 복용시켜 주는 것이 도움이 됩니다.

합병증으로는 마비, 중추신경계 이상, 기면증, 섬망 등을 들 수 있겠고 호흡 곤란을 동반한 폐렴 증상이 나타나기도 합니다. 연령이 낮을수록 합병증이 심하게 나타나는 경향이 있습니다.

안타깝게도 일본뇌염에 대해서 특효를 보이는 치료법은 아직 개발되어 있지 않습니다. 다만 일본뇌염 감염에 의해서 나타나는 여러 가지 증상들에 대한 개별적인 대증 치료법을 통해서 치료를 시행해주고 있습니다.

일본뇌염 예방법과 모기에 안 물리는 방법

일본뇌염에 있어서도 예방이 제일 중요합니다.

예방 대책으로는 매개 모기의 구제, 증폭 숙주 동물인 돼지에 대한 대책, 그리고 사람 특히 어린이에 대한 예방 접종이 있습니다.

15세 미만 아동은 일본뇌염 예방 접종을 반드시 시행해야 하며 예방 접종으로 발생은 줄일 수 있지만, 완전히 근절할 수는 없기 때문에 모기에 일단 안 물리도록 하는 개인위생과 모기의 번식과 서식을 방어하는 환경위생이 동시에 중요하다고 할 수 있습니다.

일본뇌염 백신에는 사백신과 생백신이 있는데 WHO와 질병관리본부에서는 사백신을 권장하고 있습니다. 일본뇌염 백신에 대한 연구에 의하면 항체가 생길 확률은 95%, 방어율은 80~90% 정도로 보고되었습니다.

모기에 안 물리려면 잠자기 전에 꼭 목욕을 하고, 향이 진한 화장품을 사용하지 않도록 하는 것이 좋겠습니다. 모기는 땀 냄새나 젖산 냄새 등 각종 냄새를 맡고 달려들기 때문입니다.

또 모기는 어두운색을 좋아하므로 밝은색 잠옷을 입는 것이 좋고 모기가 일단 집안으로 들어오면 처음에는 벽에 가만히 있기 때문에 아이의 잠자리는 벽에서 멀리 두는 것이 좋습니다. 모기가 왕성하게 활동하는 해가 진 저녁 무렵부터 새벽 사이에는 야외 활동을 자제하는 것이 좋겠습니다.

특히 가축 사육장이나 미나리 밭과 같은 취약 지역에 대한 살충 소독 강화와 고인 물이나 물웅덩이, 화분, 깡통과 같은 모기 서식처를 철저히 제거해 주는 환경 개선이 꼭 이루어져야 하겠습니다.

일광화상

일광화상의 예방법

일광화상이란?

특히 대도시 환경에서 활동을 하는 현대인들의 경우에는 자외선에 직접적으로 장시간 노출되는 시간이 상대적으로 적은 편입니다. 거의 일 년 동안 이렇게 실내 공간 속에서 주로 지내다가 여름 휴가 기간에 짧은 옷차림으로 오랫동안 야외 활동을 하게 되면 강한 자외선 자극에 의해서 일광화상(sunburn)과 같은 피부 손상이 잘 발생하게 됩니다.

일광화상이란 한마디로 여름철에 햇빛을 지나치게 많이 받았을 경우에 생기는 '열에 의한 피부 손상' 또는 '햇빛에 의해 피부가 타들어간 상태'라고 말할 수 있겠습니다. 피부가 흰 편인 사람들의 경우에는 색소 침착 기전을 통해서 자외선으로부터 신체를 보호해주는 '멜라닌'이라는 색소가 일반적으로 적기 때문에 일광화상이 더 많이 생길 수 있습니다. 또한, 햇빛 자극에 예민하게 반응하는 과민한 피부를 가진 사람도 역시 주의가 필요합니다.

자외선은 파장 길이에 따라서 자외선 A(파장이 제일 길어서 진피층까지 깊숙이 침투할 수 있다. 진피층에 있는 탄력 섬유를 파괴해서 주름살을 만들고 피부 노화의 원인으로 작용함), 자외선 B(파장이 중간 정도라서 피부 표피층 정도까지만 영향을 미치는데, 세포 파괴능력이 있어서 일광화상을 잘 일으키며 기미, 주근깨, 잡티 등 색소 질환을 일으킴), 자외선 C(파장이 제일 짧다. 대부분 오존층에 흡수되기 때문에 지표면에 도달하는 경우는 별로 없음)로 분류되는데, 일광화상의 직접적인 원인으로 가장 문제가 되는 것은 바로 '자외선 B(UVB)'입니다.

물론 '자외선 A(UVA)'도 일광화상에 약간의 영향을 미칩니다. 일광화상 자체를 일으키는 능력은 자외선 B(UVB)가 월등하지만, 지표면에 도달하는 태양광 속에는 자외선 A(UVA)가 자외선 B(UVB)보다 100배 정도는 많이 있습니다.

일광화상은 심각도에 따라서 등급이 정해져 있는데 가장 일반적인 경우인 1도 일광화상은 피부가 붉어지고 화끈거리거나 쓰리고, 따끔거리고 가려움증이 생기며 허물이 벗겨지는 경우를 말합니다. 2도 일광화상은 피부가 부풀어 오르고 물집이 잡히고 진물이 흐르는 경우를 말하고 3도 일광화상은 통증이 사라지면서 피부가 검게 또는 희게 변하고, 어지럽고, 메스껍고 구토 증세가 있으며 고열이 나면서 으슬으슬한 몸살기가 있기도 하고 의식이 혼미해지기도 합니다.

일광화상 방치 시 문제점과 시간

1도 일광화상은 얼음이나 찬 수건으로 피부 열감이 가라앉을 때까지 냉찜질을 해주는 것과 같은 자가 치료만으로도 충분히 완전한 회복이 가능하지만, 자가 치료도 전혀 하지 않고 그 대로 방치하게 되면 각질이 일어나고 색소 침착이 생기는 경우도 있습니다.

또한, 오랫동안 반복적으로 일광에 자주 노출되는 사람의 경우에는 피부 혈관이 확장되고 반점이나 주근깨가 생기는 것과 같은 문제가 생길 수 있고 주름살과 같은 피부 노화 현상이 빠르게 진행되기도 합니다. 드물기는 하지만 악성 흑색종과 같은 피부암으로 이행하는 경우도 있다는 연구 보고가 있으니 주의할 필요가 있을 것 같습니다.

특히 3도 일광화상의 경우에는 갑자기 어지럼증을 느끼게 되고, 맥박이 빨라지고 열이 나며 머리가 아프고, 속이 메슥거리고 구토 증상이 있으며 실신까지 할 수도 있는데, 이것은 뇌에서 체온 조절을 담당하는 신경계통의 이상으로 인해서 일사병이 동반된 상황이기 때문에 급히 병원으로 옮겨서 치료를 받게 해야 합니다.

일광화상은 30분 정도의 강한 햇빛 노출만으로도 발생할 수 있는데 보통 자외선에 강하게 노출된 이후 6~8시간 정도 지나서부터(즉 잠자리에 들 무렵) 가렵고, 쓰리고 따가운 증상이 본격적으로 나타나기 시작합니다. 일반적으로 일광 노출 후 2~6시간 후부터 조금씩 증상이 출현하고 24시간 후에는 증상이 거의 최고조에 이르게 됩니다.

일광화상과 날씨

피부가 예민하거나 흰 분들의 경우에는 계절이나 날씨 그리고 외출 여부에 관계없이 자외선 차단제를 꼼꼼하게 발라주시는 것이 좋을 것 같습니다. 흔히 일조량이 적은 겨울철이나 흐리거나 비 오는 날에는 자외선에서 안전할 거로 생각하는데 실제로 자외선 A(UVA)는 여름이건 겨울이건, 흐린 날이건 맑은 날이건, 실내이건 외부이건 상관없이 피부에 도달해서 점진적으로 주름과 일광화상 등을 일으킬 수 있기 때문에 자외선 차단제를 꾸준하게 사용하시는 것이 도움이 되겠습니다.

그리고 우리나라와 같은 온대 지방의 경우에는 오전 10시부터 오후 3시 사이에 태양광이 제일 강하기 때문에 가급적 이 시간대의 햇빛은 피하는 것이 좋겠습니다.

일광화상의 치료법

한의학에서는 일광화상을 서병(暑病)의 범주로 분류하는데 그중에서도 중열(中熱)에 해당되는 피부 증상으로 볼 수 있습니다.

가벼운 일광화상을 입은 경우라면 냉찜질을 하는 것이 증상을 완화시키는데 도움이 많이 됩니다. 얼음이나 찬 수건이 주위에 마련되어 있지 않은 경우에는 알로에나 찬 우유로 팩을 해주는 것도 피부 표면의 온도를 낮추어 주기 때문에 열감이 지속되고 있는 경우에 도움이 될 수 있습니다. 또 상처 치유와 피부 진정 효과가 있는 감자나 오이를 이용해서 일광화상 부위에 가볍게 팩을 해주는 것도 괜찮습니다. 만일 심한 통증으로 잠을 이룰 수 없는 경우라면 진통 효과가 있는 약물을 잠시 복용할 수도 있겠습니다.

2차 감염이 우려되는 경우라면 항염증제나 항히스타민제 등을 내복하기도 합니다. 상황에 따라서 코르티코스테로이드 크림을 바르기도 합니다. 한의학에서는 피부에서의 해열, 항균, 소염 작용 및 피부 재생 효과를 가진 약재들(당귀, 자초 및 금은화, 연교, 황금, 황기, 지실, 감초 등)을 조합하여 만든 외용제인 '자운고(紫雲膏)' 처방을 주로 활용하고 있습니다.

증상의 심각도에 따라서 치료 기간이 많이 다를 수 있겠지만, 가장 흔한 1도 일광화상의 경우라면 보통 2~3일 정도 내에 표피 탈락과 함께 완치가 이루어지게 됩니다.

일광화상의 예방법

일광화상 예방에 있어 가장 중요한 것은 물론 최대한 햇빛 노출을 피하는 것입니다. 특히 6개월 미만의 영아는 가급적 햇빛에 노출되지 않아야 합니다. 만일 직업적으로나 불가피하게 장시간 햇빛에 노출될 수 밖에 없는 경우라면 서서히 노출 시간을 늘려나가는 적응 요법을 고려하거나 자외선 차단제를 수시로 발라주는 것이 좋습니다. 피부가 흰 경우에는 일광 차단지수(sun protection factor: SPF)가 적어도 15 이상인 제품을 선택하시는 것이 도움이 됩니다. 또한, 햇빛에 직접 노출되지 않도록 얼굴을 충분히 가릴 수 있는 차양이 넓은 모자와 선글라스, 긴 옷을 준비하는 것이 좋겠습니다.

자외선 차단제를 한 번 발라 주었다고 하루 종일 안심할 수는 없습니다. 비록 땀이 많지 않거나 물놀이를 하지 않는다 하더라도 손으로 만지거나 미세한 땀 분비에 의해 자외선 차단제가 금세 없어지기 때문에 가급적 3~4시간에 한 번씩은 덧발라 주시는 것이 안전하겠습니다. 땀을 너무 많이 흘리거나 물놀이를 해서 자외선 차단제가 씻겨 나간 경우에는 더 자주 반복적으로 바르는 것이 좋겠습니다.

일사병과 열사병

일사병과 열사병의 응급조치법과 유의사항

일사병과 열사병의 개요

대표적인 열 관련 병증으로 '일사병'과 '열사병'이 있습니다. 특히 열사병 같은 경우에는 가장 위험한 열 관련 병증으로서 혼수상태에 빠지거나 제대로 된 응급처치가 없는 경우에는 사망에 이를 수도 있는 무서운 질병이기 때문에 많은 주의가 필요합니다.

미국 통계를 보면 지난 10년 동안 거의 매년 400명 정도가 열사병으로 사망했다고 하는데, 계절적으로 보았을 때 7~8월에 사고가 집중되었다고 합니다. 우리나라에서도 마라톤이나 국토순례대행진 같은 생활체육 참여 인구가 늘어나면서 일사병이나 열사병 환자가 증가 추세에 있다고 말씀드릴 수 있겠고, 군대와 같은 특수 환경에서 근무하는 군인들에게 있어서도 더운 여름철에 일사병과 열사병이 굉장히 많이 나타나고 있습니다.

일사병은 흔히 '더위 먹은 병'이라고 표현하듯이 땡볕 아래에서 직사광선을 장시간 쐬면서 서 있거나 돌아다녔을 때 발생하며 열사병은 꼭 땡볕 아래에서 뿐만이 아니라 용광로 근처와 같이 환기가 잘 되지 않고 매우 습하고 더운 환경에서 작업할 때 발생하기도 합니다.

열사병은 땀 분비에 이상이 생김에 따라 열 발산 기능 저하로 나타나기 때문에 땀 분비가 전혀 없거나 매우 소량만이 나오고 결국 피부는 매우 건조하면서 뜨거워지지만, 일사병은 이와는 정반대로 몸에서 열이 나기는 하지만 피부 자체는 전체적으로 차가운 편이고 땀 분비로 인해서 피부가 매우 촉촉한 분명한 차이가 있습니다.

또한, 일사병은 체온이 거의 정상 범위를 많이 벗어나지는 않는데 열사병은 40도 이상의 매우 높은 체온을 나타내게 됩니다. 따라서 열사병에서는 의식불명이나 섬망, 경련 발작과 같은 심각한 중추신경계 장애를 흔히 동반하게 되는데, 일사병에서는 얼굴이 창백해지면서 잠깐의 기절 증상 정도로 끝나는 경우가 많습니다.

일사병의 원인과 증상

일사병의 주요 원인은 무더위인데 특히 머리와 목덜미 주위가 강한 태양 광선에 장시간 노출되었을 때 체온을 조절하는 신경 중추가 일시적으로 기능을 상실하고 수분과 전해질이 소실되면서 발생하게 됩니다. 수면 부족이나 음주 후에 몸이 전체적으로 약해졌을 때 잘 나타나게 되고 너무 꽉 끼는 의복 착용도 원인이 될 수 있습니다. 체력이 약한 노인분들이나 어린이들에게 잘 발생하기 때문에 너무 무더운 날씨에는 바깥에서 오래 있지 않도록 가족들의 배려와 관심이 필요합니다.

보통 일사병에서는 가벼운 어지럼증이나 두통, 피로감, 무기력감, 구역질, 눈의 충혈, 안면 창백과 같은 증상이 나타나고 있는데, 중증인 경우에는 1분에 100회 이상의 빈맥, 저혈압, 근육통, 경련, 실신, 의식이 몽롱한 증세도 나타날 수 있습니다.

열사병의 위험군과 심각성

한여름 더운 날씨에 구보나 행군 같은 힘든 훈련을 받는 군인들, 실외 스포츠나 장거리 마라톤 경기를 즐기는 분들, 고열이 발생하는 장비를 취급하면서도 환기가 잘 되지 않는 작업장에서 일하시는 분들, 알코올 중독자, 당뇨병이나 심장병 환자, 밀폐된 환경에서 거주하는 노령자분들, 더운 여름날 문이 잠겨진 차량에 갇히게 된 어린이들, 평소 신체가 허약한 분들에게서 열사병이 주로 많이 발생하게 됩니다.

체온이 40도 이상으로 급격히 상승한 일사병 환자도 언제든지 열사병으로도 이행할 수 있는데 이런 경우에 정신이상이나 의식 혼미, 경련 증상이 함께 나타날 수 있습니다.

열사병은 일사병처럼 흔하지는 않지만, 생리적 방어 기능이 소실되고 높은 체온으로 인해서 신체 조직이 파괴되면서 증세가 심각한 경우 언제든지 사망에 이를 수 있는 매우 위험한 질병이라고 할 수 있습니다.

일사병과 열사병의 응급조치법과 유의사항

일사병 증상이 나타나고 있을 때 가장 먼저 해주실 일은 최대한 빨리 환자를 그늘지고 선선한 장소로 이동시키는 것입니다. 겉옷을 모두 벗기고 꼭 끼는 의복은 최대한 느슨하게 해주셔야 하겠고 의식이 있으면 입을 통해서 수분이나 전해질 용액을 충분히 주시는 것이 좋습니다. 물에 소금을 타서 약간 짭짤한 맛이 나도록 해서 마시게 하거나 시중에 나와 있는 이온 음료나 스포츠음료를 마시게 하는 것도 손쉽고 좋은 방법입니다.

다만 환자가 의식이 명료하지 않을 경우에는 절대 입으로 수분을 투여하지 않아야 합니다. 폐로 물이 들어가서 흡인성 폐렴이 될 수도 있기 때문입니다.

열이 심할 경우에는 천으로 환자를 덮고 천에 계속 물을 뿌려서 환자의 체온을 38도 정도까지는 떨어뜨리는 것이 좋은데 만일 38도 정도까지 체온이 떨어지면 젖은 천을 마른 천으로 바꾸어 덮어주시면 됩니다. 정신이 돌아오지 않고 더욱 의식불명 상태가 지속되거나 체온이 내려가지 않고 점점 상승하면 즉시 병원으로 이송하셔야 하겠습니다.

열사병이 의심되는 환자의 경우는 우선 그늘지고 시원한 곳으로 빨리 옮겨야 하고, 가급적 다리 쪽을 높게 해주어서 혈액이 뇌로 잘 전달되도록 해주어야 혈액 순환이 좋아져서 조금이라도 회복이 빠를 수 있습니다. 또한, 병원이나 119에 전화로 도움을 요청하고 구급차가 도착할 때까지 '냉각 처치'를 지속하면서 최대한 체온을 낮추도록 해야 합니다.

냉각 처치 방법은 얇은 천으로 환자의 몸을 덮은 후에 물을 계속 흩뿌려 주면서 타올 같은 것을 이용해 환자에게 부채질을 해주어서 기화열을 통해 체온을 낮추어 주거나, 겨드랑이나 사타구니 또는 목 부위나 허벅지 안쪽과 같은 신체의 오목한 부위에 얼음주머니를 대어서 열전도 현상을 통해 체온을 낮추는 방법을 말합니다.

열사병 환자가 의식이 없을 경우에는 물을 포함해 어떠한 것도 입으로 먹여서는 안 된다는 점이 제일 유의해야 할 부분입니다.

장염

장염의 자연치유와 식이요법

장염이란?

장염이란 장(소장, 대장)에 염증이 생기는 모든 질병을 일컫는 굉장히 광범위한 용어이며, 크게 세균성 장염과 바이러스성 장염으로 분류하고 있습니다. 아이들에게 잘 생기는 장염의 대부분은 바이러스성이며 그중에서 제일 잘 알려진 것이 가성 콜레라입니다. 세균성 장염은 이질, 장티푸스와 같이 세균감염으로 장점막이 손상되는 것을 말합니다. 주로 6개월 ~24개월 사이의 어린아이들에게 장염이 많이 발생하고 있습니다.

장염의 주요 증상

아이들 장염의 가장 큰 원인인 가성 콜레라에 걸리면 대부분의 경우 처음에 열부터 나게 됩니다. 아주 심할 때에는 열성 경련을 일으키는 경우도 있습니다. 그리고 토하기 시작하는데, 토하는 것이 심한 경우에는 먹은 음식뿐만 아니라 물까지 다 토해서 아이가 축 처지게 되는 경우도 흔합니다. 보통 2~3일 정도 동안 열이 나고 토를 하는데 그 이후에는 토하는 것이 약간 줄면서 설사를 하게 됩니다. 심한 경우에는 적게는 하루 2~3회 많게는 하루 20회가 넘는 경우도 있습니다.

복통이 나타나는 경우도 있는데, 이 경우에는 정확히 위치를 표시할 수 없는 묵직한 통증이 가장 흔하며 이러한 묵직한 통증으로 시작하여 뒤틀리는 듯이 심하게 아픈 통증으로 진행되는 경우도 흔합니다. 소장이 감염된 경우에는 변에 코와 같은 점액이 별로 섞여 나오지 않는 반면에 대장이 감염된 경우에는 변에 코와 같은 점액이 많이 섞여 나오는 것으로 감염 위치를 분별할 수도 있습니다.

만일 설사에 피가 섞여 있거나 2시간 이상 복통이 지속되는 경우 그리고 8시간 동안 8회 이상 설사를 하는 경우, 1세 미만의 아이가 8시간 이상 소변을 보지 않거나 1세 이상의 아이가 12시간 이상 소변을 보지 않는 경우, 입술이 마르고 눈이 쑥 들어갔거나 울어도 눈물이 나오지 않는 경우, 기운이 없어 축 처지거나 깨워도 반응이 없는 경우, 피부가 차고 축축해 보이는 경우에는 응급 상황이기 때문에 바로 병원으로 가야 하겠습니다.

장염은 심한 경우 탈수와 무기력증을 일으키고 증세가 지속되면서 배변이 불규칙해지고 설사와 변비가 반복되어서 일상생활에 많은 지장을 줄 수 있습니다. 또한, 식욕부진이나 복통, 복부팽만감, 흡수 장애 등으로 인해서 영양 상태가 점점 악화되고 빈혈 증상이 일어날 수도 있어서 장염 환자들은 일상생활을 수행하는데 여러모로 어려움을 겪는 경우가 많습니다.

장염의 종류

크게, 급성 장염(Acute Enteritis)와 만성 장염(Chronic Enteritis)로 나눌 수 있습니다.

급성 장염은 다시 감염성 장염과 비감염성 장염으로 구분할 수 있겠습니다. 감염성 장염은 이질균, 장염 비브리오, 살모넬라, 콜레라 등의 세균과 바이러스 등이 원인이고 비감염성 장염은 폭식, 폭음, 식중독, 불소화성 음식물을 다량 섭취한 경우나 약물 알레르기나 음식물 알레르기 등이 원인입니다.

만성 장염은 보통 급성 장염으로부터 시간이 흘러서 만성화된 장염을 말하지만, 처음부터 만성 장염일 때도 있습니다. 결핵이나 기생충, 궤양성 대장염, 직장암 등으로 생겨나게 된다고 알려져 있습니다. 배변은 불규칙적이고 설사와 변비가 반복되는 경우가 많습니다. 그 외에 식욕부진, 복통, 복부팽만감, 흡수 장애로 인해 영양 상태가 악화되고 빈혈이 일어나기도 쉽습니다.

급성 장염의 치료법

급성 장염의 경우에는 1~2일간 절식하고 변의 상태를 관찰하면서 유동식(미음·죽·수프) ⇒ 전유동식(상온, 체온에서 액체 상태인 모든 음식 : 서늘하게 먹인다) ⇒ 연식(액체와 반고형인 식품) ⇒ 경식(연식에서 일반식으로 옮기기 전에 주는 식사)으로 이행하고 부식으로는 부드러운 야채, 흰살 생선, 반숙란 등을 추가해서 먹는 것이 좋습니다. 장에 기계적·화학적 자극을 피하고, 섬유가 많은 야채나 발효되기 쉬운 식품 그리고 뜨겁거나 찬 음식은 피하는 것이 좋습니다.

우유는 영양가가 높은 식품이지만 설사를 촉진하기 쉬우므로 초기에는 조심하는 것이 좋습니다. 증상이 심하지 않을 경우에는 식단조절만으로도 충분히 완치가 가능합니다. 단, 심한 경우에는 당연히 병원에 가서 치료를 받는 것이 좋겠습니다. 한의학에서는 '삼령백출산'이나 '계비탕'과 같은 처방을 활용하여 치료하거나, 배꼽 주위에 있는 중완, 천추, 관원과 같은 중요한 경혈에 뜸을 뜨거나 침을 놓는 치료를 하기도 합니다.

장염의 자연치유와 식이요법

제일 중요한 것은 탈수를 방지하기 위해서 따뜻한 보리차를 충분히 먹도록 하는 것입니다. 물론 장염이 너무 심해서 물만 조금 먹어도 바로 설사하는 경우에는 물을 포함해서 완전히 금식하는 것이 좋겠습니다. 또한, 배를 따뜻하게 하고 안정을 취하는 것도 중요합니다. 대추차나 꿀차를 따뜻하게 해서 조금씩 주는 것도 괜찮습니다.

평소에 생활 관리를 열심히 잘 해서 면역기능이 충분히 잘 갖추어져 있는 건강한 사람들은 장염에 걸려도 보통 3~4일 정도의 시간만 지나면 특별한 치료를 하지 않아도 저절로 낫게 됩니다. 하지만 심한 장염일 경우에는 만성 장염으로 진행하기도 하기 때문에 주의가 필요합니다.
특히 면역력이 떨어진 어린이와 노약자의 경우에는 가벼운 장염도 심각한 결과를 가져올 수 있으므로 전문가로부터 관리를 받는 것이 현명한 방법이 되겠습니다.

식이요법이 장염 치료와 회복에 결정적으로 중요한 경우가 많은데 우선 충분한 열량 및 단백질의 섭취가 필요합니다. 충분한 열량이란 하루에 체중 kg당 35~45kcal 정도를 말합니다. 또한, 양질의 단백질 식품을 하루에 체중 kg당 1.5~2.5g 정도를 공급해 주는 것이 좋습니다.

어류와 육류를 먹는 경우에는 결체 조직이나 지방이 많은 부위는 가급적 먹지 않는 것이 좋습니다. 채소류는 부드러운 것을 선택하고 되도록 푹 익혀서 먹는 것이 좋고, 곡류는 완전히 껍질이 벗겨진 형태의 곡류를 선택하는 것이 좋겠습니다. 비타민제와 무기질 제제를 보충하는 것도 괜찮습니다. 그리고 우유나 유제품 그리고 과일주스나 야채주스는 당분간 제한하는 것이 좋습니다.